TRAITÉ D'ANESTHÉSIE CHIRURGICALE

DU RÔLE

DE L'ALCOOL ET DES ANESTHÉSIQUES

DANS L'ORGANISME

RECHERCHES EXPÉRIMENTALES

PAR

LUDGER LALLEMAND et MAURICE PERRIN

Chevaliers de la Légion d'honneur, médecins-majors, professeurs agrégés
à l'École impériale de médecine et de pharmacie militaires,

et DUROY

Membre de la Société de pharmacie.

1 vol. in-8, orné de dix figures intercalées dans le texte. Prix : 7 fr.

Paris. — Imprimerie de L. MARTINET, rue Mignon, 2.

TRAITÉ
D'ANESTHÉSIE
CHIRURGICALE

PAR

MAURICE PERRIN

Professeur agrégé à l'École impériale de médecine et de pharmacie militaires,
Lauréat de l'Institut (prix Montyon de 1860);
Membre de la Société anatomique, de la Société médicale d'émulation,
correspondant de la Société de chirurgie;
Chevalier de la Légion d'honneur.

ET

LUDGER LALLEMAND

Professeur agrégé à l'École impériale de médecine et de pharmacie militaires,
Médecin en chef du corps expéditionnaire français du Mexique;
Lauréat de l'Institut (prix Montyon de 1860),
Membre de la Société médicale des hôpitaux, de la Société médicale d'émulation
Chevalier de la Légion d'honneur.

PARIS

F. CHAMEROT, LIBRAIRE-ÉDITEUR

RUE DU JARDINET, 13.

1863

AVANT-PROPOS.

Au moment de donner à ce livre sa forme définitive, mon excellent ami Ludger Lallemand fut appelé au poste de médecin en chef du corps expéditionnaire français au Mexique.

Il ne devait s'écouler que bien peu de jours avant qu'une mort glorieuse vînt changer les soucis de l'absence en éternels regrets !

Une séparation aussi cruelle m'eût éloigné de la réalisation de notre projet, si la publication de recherches qui nous étaient communes, d'idées que nous avions cultivées ensemble, ne s'était présentée à mon esprit comme une dette sacrée dont je devais compte à sa mémoire, comme un pieux hommage que je rendais à l'amitié.

Soutenu par son souvenir, j'ai accompli mon désir le plus cher.

Puissé-je, dans cet adieu suprême, avoir scellé dignement des liens formés dans l'intimité d'une même vie intellectuelle !

Maurice PERRIN.

Paris, 10 décembre 1862.

INTRODUCTION

En publiant, avec notre collaborateur M. Duroy, nos recherches physiologiques sur les agents anesthésiques, notre but principal était de servir la cause de l'anesthésie chirurgicale.

Le grand intérêt pratique de cette question, les développements qu'elle comporte, nous avaient décidés, dès le principe, à en faire l'objet d'une publication spéciale qui se trouve annoncée à la fin de l'introduction de notre premier travail (1).

Pour réaliser ce projet, deux partis se présentaient : rester sur le terrain de la physiologie expérimentale, et conclure, sans plus ample informé, des animaux à l'homme ; ou bien poursuivre notre enquête, faire pour ce dernier ce que nous avions fait pour les premiers, interroger l'observation sans opinion préconçue, et voir, avant de poser des conclusions et proposer des règles à suivre dans la pratique de l'anesthésie, quelles analogies et quelles différences peut susciter l'action des éthers, selon qu'elle s'exerce sur un animal ou sur l'homme lui-même.

De ces deux voies, la première était la plus séduisante. En raison des lois si simples et si rigoureuses qui régissent les effets anesthésiques dans toute l'échelle zoologique, il eût été facile de déterminer les conditions physiques des inhalations, capables de contenir dans des limites toujours inoffensives l'action progressive du médicament.

(1) *Du rôle de l'alcool et des anesthésiques dans l'organisme*, recherches expérimentales par Ludger Lallemand, Maurice Perrin et J. L. P. Duroy. Paris, 1860, p. XI.

Ce que nous savions du passé de l'éthérisation chez l'homme, et surtout des redoutables accidents survenus dans les conditions de la plus scrupuleuse réserve, nous indiquait clairement qu'en procédant de la sorte, nous ne répondrions à aucune des exigences de notre sujet, et nous passerions à côté de la vérité, cachée sous quelque décevante théorie. Malgré le regret de nous séparer, au sujet de cette question fondamentale, d'un collaborateur dont le concours nous était cher, notre choix ne pouvait être douteux.

Chacun le sait, la physiologie expérimentale ne peut tout expliquer. S'il est des questions, celles en particulier qui n'intéressent que la vie organique, pour lesquelles on est en droit de conclure par induction, il en est d'autres où l'homme ne relève que de lui-même. Les expériences peuvent et doivent tracer la route, mais les enseignements qui en découlent ont besoin, pour devenir féconds, d'être sanctionnés par l'observation directe.

Basée sur ces principes, la première partie de cet ouvrage ne sera que la continuation et le couronnement de nos recherches physiologiques. Elles auront l'homme pour sujet, au lieu de s'appliquer aux mammifères, aux oiseaux, aux reptiles, etc.

Nous avons employé les mêmes procédés scientifiques : réunir beaucoup de faits, les comparer entre eux de façon à distinguer l'exception de la règle, le phénomène contingent de l'effet légitime. Pour cela, il devenait impossible d'avoir recours à des expériences directes ; mais nous avions à notre disposition, grâce à la vulgarisation de la méthode anesthésique, l'expérimentation la plus étendue, la plus variée, qu'il fût possible d'instituer. D'autres ressources également précieuses nous étaient livrées dans les excellents travaux et les nombreuses observations consignés par des hommes éminents dans les archives de la science.

Par l'examen des faits, on ne tarde pas à acquérir la conviction que l'éthérisation chez l'homme diffère radicalement, sur certains points, de l'éthérisation chez les animaux.

Ici l'action anesthésique est en raison directe du titre du mélange stupéfiant et de l'énergie de la fonction respiratoire. On peut donc à l'avance, quand on en a acquis l'habitude, contenir sûrement l'anesthésie dans des limites précises, on pourrait dire rigoureuses.

Là, au contraire, l'énergie de l'effet ne répond plus à l'intensité de la cause. L'homme possède des susceptibilités nouvelles que l'agent met en jeu. En dehors de l'action régulière et progressive qui persiste toujours, surgissent d'autres perturbations contingentes, dont les manifestations jettent le trouble dans l'ordre des phénomènes de l'éthérisme, ou en suspendent l'évolution par un arrêt brusque, parfois définitif des mouvements du cœur.

Ces défaillances organiques imprévues ne sont pas un des moindres problèmes livrés aux méditations du physiologiste, occupé de suivre la vie à tous ses degrés dans sa lutte contre les éthers.

Elles font de la chloroformisation chez l'homme une étude difficile et toute spéciale, de même que les conditions biologiques et psychiques de son existence font de lui un type sans analogue dans le règne animal.

Si, par son intelligence, il a une manière d'être qui n'appartient qu'à lui, il a aussi une manière à lui de réagir et de cesser de vivre pendant la chloroformisation. Ainsi se trouve corroboré jusque dans cette fâcheuse aptitude l'un de ses caractères fondamentaux, l'exclusivité.

Des considérations plus pressantes nous faisaient un devoir d'approfondir, dans la limite de nos forces, cette particularité biologique. Là, en effet, abstraction faite de toute imprudence, gît la source principale et peut-être unique des accidents observés pendant l'administration des anesthésiques.

D'excellents esprits nous ont précédés dans cette voie ; nous nous plaisons à le reconnaître. Aussi notre but est-il bien moins d'émettre des idées nouvelles que de vulgariser et de faire pénétrer de plus en plus dans l'esprit médical des idées justes et fécondes pour la pratique.

Pour plus de sécurité, nous avons réuni toutes les observations de mort subite, publiées avec quelques détails et présentant des garanties d'authenticité. C'est exclusivement dans leurs détails, souvent peu précis malheureusement, que nous avons cherché à nous renseigner sur leur nature et les circonstances probables qui ont favorisé leur apparition.

On reconnaîtra, nous l'espérons, que cette revue clinique embrassant un grand nombre de faits nous a permis de dégager cette question capitale d'un certain nombre d'hypothèses contradictoires ou secondaires qui l'obscurcissaient, et de rattacher à un même principe des causes d'accident différentes en apparence, multipliées sans grande raison comme sans nécessité.

Si nous sommes dans le vrai, l'esprit d'analyse s'est trop attaché jusqu'alors aux circonstances du fait particulier ou d'un petit groupe de faits. Le malade, par exemple, était-il, au moment de succomber, pâle, en état de résolution musculaire, sans pouls, sans respiration, on le faisait mourir de syncope. Avait-il présenté des signes de congestion vers la tête, de la gêne momentanée dans la respiration, c'était de l'asphyxie. Avait-il été en quelque sorte foudroyé, c'était de la sidération, cardiaque pour les uns, pulmonaire pour les autres. Avait-on constaté, à l'autopsie, la présence de bulles gazeuses dans les vaisseaux, il avait été victime de la pénétration accidentelle de l'air dans les veines. Enfin, ne trouvait-on rien ni dans les circonstances de l'accident, ni après la mort, on faisait intervenir une complaisante et impénétrable idiosyncrasie : le malade était mort parce qu'il y était prédisposé.

On saisit mal comment le même agent, administré d'après les mêmes règles, serait capable de produire des résultats si différents et si explicitement distingués entre eux. Tout s'explique au contraire, autant qu'on peut expliquer quelque chose dans ce qui touche à la vie, si l'on parvient à trouver un lien entre ces entités disparates, et une seule réalité masquée sous des apparences diverses.

Il nous a paru que la voie la plus simple et la plus sûre pour y arriver, était de comparer ce qui se passe pendant l'éthérisation avec ce que l'on observe en dehors d'elle.

Quand on analyse les modes suivant lesquels l'homme réagit contre les atteintes graves et imprévues portées à l'exercice des principales fonctions, on s'aperçoit bien vite qu'à côté des troubles fonctionnels qui menacent directement la vie, viennent accidentellement se placer d'autres troubles d'ordre dynamique, dont la manifestation organique habituelle est un arrêt imprévu des battements du cœur, c'est-à-dire une syncope.

En raison de cette complication toujours menaçante, le mécanisme de la mort n'est pas toujours celui que l'on pouvait préjuger, et les dangers les plus dissemblables aboutissent à une même catastrophe. C'est ainsi qu'une excitation vive du système nerveux, la peur, une émotion, la crainte d'une opération, la submersion, la strangulation, et d'autres troubles fonctionnels moins graves, peuvent tous se juger par une syncope.

Ce fait si remarquable de physiologie pathologique méritait toute notre attention : nous en avons recherché le principe dans l'organisation et le mode de fonctionnement du système nerveux ; nous en avons reconnu la condition générale dans une réaction de la vie psychique sur la vie organique, du moral sur le physique.

Appliquant alors ce que nous enseignait la pathologie générale, aux circonstances particulières de l'éthérisation, nous avons vu les mêmes causes favoriser la même aptitude, et divers troubles fonctionnels, tels qu'un accès de suffocation, un arrêt momentané des mouvements respiratoires, une grande fatigue des nerfs, etc., qui pouvaient faire croire à autant d'accidents spéciaux, aboutir tous à une syncope dont l'existence s'est révélée pendant la vie et après la mort.

De part et d'autre même diversité dans les troubles fonctionnels qui précèdent, même identité dans leur produit, même effet sans cause organique appréciable !

Par conséquent il est aussi inutile que dangereux de s'égarer à la recherche de causes de mort subite, spéciales à la chloroformisation ; il n'y a, dans ces événements imprévus, rien qui ne s'observe partout ailleurs dans l'exercice de la vie chez l'homme.

Nous devons aller ici au-devant d'une objection.

Du moment que la mort subite pendant l'état anesthésique est le résultat d'une syncope accidentelle, la chloroformisation n'a pas besoin de règles; elle réclame plus de bonheur que de prudence.

Nous croyons tout le contraire. En restituant à la vie psychique le rôle prépondérant qu'elle ne cesse d'exercer, on rappelle au clinicien qu'il n'a pas tout fait lorsqu'il s'est prémuni contre les dangers d'empoisonnement et d'asphyxie.

C'est surtout contre des difficultés d'un autre ordre qu'il doit être en défiance.

La chloroformisation n'est point une manipulation physique étrangère à l'art de guérir, et dont l'habile direction soit une sauvegarde, comme beaucoup d'opérateurs paraissent encore disposés à le croire.

Elle représente une délicate observation physiologique dont la précision est le plus sûr abri contre le danger.

Le passé de la méthode anesthésique renferme à cet égard un enseignement qui n'a pas besoin de commentaires.

A l'époque où la doctrine de l'asphyxie triomphait, où l'on était surtout préoccupé de perfectionner les procédés d'éthérisation, la moyenne annuelle des morts subites était de 7 environ pendant une période de sept années.

Depuis que les idées de syncope ont prévalu, et que l'on a appris à tenir plus grand compte de l'état moral, soit dans l'appréciation des indications, soit dans la manière de conduire l'éthérisation, cette moyenne reste fixée à 3. Et cependant les procédés d'inhalation n'ont pas été changés, on emploie le chloroforme plus souvent et avec moins de réserve. Qu'est-ce à dire, sinon qu'on sait mieux s'en servir, ou plus exactement, qu'on sait mieux à qui on le donne !

La cause du danger, étant accidentelle et inhérente au sujet, reste permanente comme lui : il n'existe et il n'existera jamais de méthode qui en mette sûrement à l'abri.

Le seul progrès réalisable consiste à écarter toutes les circonstances, dépendantes du malade ou situées en dehors de lui, qui ont été, soit pendant l'état anesthésique, soit ailleurs, les conditions habituelles de son apparition. A cet égard, le progrès existe ; il s'est montré dans le passé, il se continuera dans l'avenir, et l'esprit peut entrevoir le moment où l'habileté du chloroformisateur saura déjouer toute prédisposition fâcheuse.

Quoi qu'il en soit, le péril subsistera, au moins en puissance, sinon en acte.

Cette crainte qui engage l'avenir, fortifiée encore par la contemplation du passé, a mis plusieurs fois en échec l'existence de la méthode anesthésique. On se sent ému de pitié en présence de ces victimes pleines de vie et de confiance, qui trouvent la mort quand elles n'avaient rêvé que l'oubli de leurs souffrances ; on se demande avec anxiété s'il n'y aurait pas quelque chose de mieux à tenter. Plusieurs chirurgiens, guidés par un sentiment philanthropique facile à comprendre, ou dominés par l'émotion de quelque récent mécompte, ont même proposé de proscrire l'éthérisation.

Rien n'est parfait dans les institutions humaines. Leur raison d'être n'est jamais absolue, elle se déduit d'une sorte de balance établie entre leurs avantages et leurs inconvénients.

La méthode anesthésique ne fait pas exception,

Le grand reproche qu'elle mérite, c'est que son application peut devenir funeste au moment où l'on s'y attend le moins. Nous avons pu réunir plus de cent cas de mort qui lui sont imputables, puisque l'accident s'est déclaré pendant l'état éthérique.

Mais supposons un instant que la crainte de ce danger conduise à l'abandon du chloroforme, on n'aura évité un écueil que pour tomber dans un autre.

Si la pratique de l'anesthésie est une cause actuellement incontestable de mort subite, la pratique des opérations en est une autre non moins certaine. Le fait ne saurait être mis en doute.

Un homme robuste mourut brusquement de douleur pendant des efforts faits pour réduire une prétendue luxation du genou (1).

Un soldat de vingt-cinq ans affecté d'un phimosis qui cachait des excroissances fongueuses, se soumit avec beaucoup de peine à l'opération. A peine eut-il vu la main du chirurgien armé du

(1) J. L. Petit, *Traité des maladies des os*.

bistouri, qu'il tomba en syncope et mourut sur le coup (1).

Une femme âgée de quarante-cinq ans, d'un tempérament bilieux et très irritable, portait un cancer à la mamelle; elle ne se décida à se laisser opérer qu'avec la plus grande peine. Au moment de l'opération elle mourut en présence des assistants, entre les mains du chirurgien, dans l'instant où, après avoir fait les deux incisions, il commençait à disséquer la tumeur (2).

Un vieillard que l'on croyait atteint de la pierre devait être sondé; il avait une crainte incroyable de cette investigation. A peine M. Civiale avait approché la sonde du méat urinaire, que ce vieillard, saisi de terreur, expirait sous les yeux de praticiens célèbres (MM. Civiale et Honoré), malgré leurs soins empressés (3).

Des accidents semblables se sont déclarés deux fois à l'Hôtel-Dieu de Paris dans le service de Roux : d'abord chez un malade auquel il avait enlevé une tumeur considérable de la face, puis chez un autre qu'il venait de délivrer d'une énorme tumeur qui occupait la région dorsale (4).

On pourrait grossir cette énumération par les faits bien connus de Garengeot, de Chopart, de Desault, de M. Cazenave (de Bordeaux), et de plusieurs autres, s'il en était besoin.

Un témoignage important manque, il est vrai, à ces observations, l'autopsie. Mais leur ressemblance est si frappante, qu'il n'a paru douteux pour personne que la mort ne fût le résultat d'un épuisement nerveux, ou d'influences psychiques sur la vie organique; d'une sorte de sidération morale, pour nous servir de l'expression de M. H. Larrey (5).

(1) Goulard, *De l'influence des affections morales sur le résultat des opérations de la chirurgie* (thèse de Paris, 1823).

(2) *Dictionnaire des sciences médicales*, t. XXXVII, p. 383.

(3) Chailly, *Des considérations puissantes qui doivent empêcher d'user de l'éther ou du chloroforme dans l'accouchement naturel*. Paris, 1853, p. 12.

(4) *Bulletin de l'Académie de médecine*, t. XIV, p. 401.

(5) *Bulletin de la Société de chirurgie*, t. IV, p. 100.

Il en résulte que pour écarter sûrement cette sorte de dangers dans l'exercice de la chirurgie, il faudrait non-seulement renoncer au chloroforme, mais encore à la pratique des opérations. Une telle extrémité ne saurait être en cause : la question se réduit à savoir quelle est des deux influences la plus active et la plus préjudiciable.

Au premier abord, on n'hésite pas à placer en première ligne l'action anesthésique, et pourtant cette funeste prérogative n'est peut-être pas aussi prépondérante qu'on pourrait le supposer sans information. Depuis la découverte de Jackson, la presse a fait connaître, en France, 19 accidents, 2 avec l'éther et 17 avec le chloroforme.

On pourrait, sans remonter au delà de la seconde moitié du dernier siècle, et sans rechercher à l'étranger, réunir au moins quinze à vingt cas de mort subite, survenus sans cause connue, à l'occasion d'opérations chirurgicales. Ce chiffre approximatif est évidemment au-dessous de la vérité, parce que, avant l'éthérisation, on était peu empressé de tenir un compte exact de ces surprises malheureuses, embarassantes, dont la divulgation, sans grand intérêt pour la science, n'était guère propre qu'à discréditer la chirurgie militante. C'est ainsi que dans le seul service de Roux, l'honnêteté scientifique même, deux faits de ce genre étaient passés inaperçus jusqu'au moment où la cause du chloroforme lui fournit l'occasion d'en entretenir l'Académie de médecine.

Mais nous admettons volontiers que les anesthésiques aient augmenté la proportion de ces mécomptes. Il n'en reste pas moins établi péremptoirement qu'ils ne sont pas responsables de tous ceux qui leur sont imputés ; beaucoup se seraient produits sans eux, ou se sont montrés malgré leur emploi. Ce n'est que dans les limites d'une telle différence qu'il est logique d'engager leur responsabilité.

Que deviennent ces rares accidents, dont le nombre est destiné à diminuer progressivement, en présence des avantages obtenus par l'anesthésie ?

Le plus grand, le premier de tous, est la suppression de la douleur physique et des influences morales qui en sont la conséquence inévitable. Il faut en avoir perdu le souvenir, suivant le noble langage de M. Denonvilliers, pour en tenir aussi peu de compte. « Qui de nous, ajoute le même auteur, ne songe, en frémissant encore de souvenir, aux battements de cœur, aux cruelles inquiétudes que lui a causées pendant ses insomnies, la seule pensée qu'il pourrait un jour être appelé, par la maladie, à livrer un de ses membres au couteau de l'opérateur ? Ces agitations, tout le monde les comprend, tout le monde les a ressenties, des millions d'hommes les ont partagées ; elles ont plus d'une fois troublé leur sommeil, et aujourd'hui, grâce à l'admirable découverte des anesthésiques, ces millions d'hommes vivent et reposent tranquilles dans la confiance que si l'intervention de la chirurgie leur devient un jour nécessaire, cette intervention sera du moins exempte du cortége de douleurs qu'elle traînait jadis après elle (1). »

La terreur inspirée par le chirurgien faisait souvent refuser une opération urgente : tous les cliniciens ont vu des cas de ce genre. Les esprits les plus élevés n'étaient point exempts d'une telle faiblesse : Buffon préféra la mort à la lithotomie. Que de victimes, qu'une horreur invincible de la douleur vouait ainsi fatalement à la mort, ont été sauvées par l'intervention du chloroforme ! On peut dire, sans crainte de se tromper, que le nombre des malheureux, dont la résistance a été vaincue de la sorte, représente au centuple le chiffre des accidents attribués à la méthode anesthésique.

(1) *Bulletin de la Société de chirurgie*, t. IV, p. 108.

En supprimant la douleur, l'anesthésie a fait disparaître l'entrave principale de la chirurgie active. Grâce à son concours, les luxations compliquées ont cessé d'être irréductibles, le traitement des luxations anciennes a été plus souvent couronné de succès ; l'usage du taxis dans les hernies étranglées s'est généralisé et substitué avec avantage à des opérations plus graves ; des méthodes thérapeutiques nouvelles, peu connues de la pratique jusqu'alors, en raison surtout de la douleur intolérable qu'elles provoquaient, l'écrasement linéaire, le redressement immédiat par exemple, ont été instituées et rapidement vulgarisées... Toutes les parties de la médecine opératoire, en un mot, ont changé de face. Ce n'est qu'à partir du moment où il lui a été possible de ne plus compter avec la douleur, que le génie chirurgical a pris réellement son essor, et fait reculer dans des régions inconnues jusqu'alors les limites de son efficace intervention.

Ici l'avantage de l'anesthésie ne se juge pas toujours par une question de vie ou de mort ; mais n'est-ce rien que de remédier à des difformités, de restituer l'usage d'un membre ? Après le service capital de sauver la vie, en est-il de plus grand que de la rendre agréable ou supportable ?

A tant de titres, l'anesthésie chirurgicale mérite d'être considérée comme un des plus grands bienfaits rendus à la société, dans les temps modernes, par l'art de guérir ; et ce qui, à nos yeux, rehausse encore sa valeur, c'est qu'en servant les intérêts de l'humanité, elle a tari, pour l'opérateur, la source de toute émotion pénible, et contribué puissamment à délivrer l'art chirurgical de ce sentiment de répulsion irréfléchie qu'il soulevait par l'exercice de son douloureux ministère.

Nous avons cherché, par ce qui précède, à faire connaître l'esprit général dans lequel a été entrepris ce travail : d'abord bien connaître l'état éthérique chez l'homme, soit dans ses manifestations régulières, soit dans ses perturbations; puis déduire de cette notion tous les enseignements qui peuvent être utiles pour prévenir les accidents, pour les combattre s'ils se présentent, et pour tirer le meilleur parti des ressources de l'anesth ési.

L'ouvrage se trouve ainsi partagé en deux sections : l'une abstraite, l'autre pratique ; l'une affectée à l'étude dogmatique des principes de la méthode, l'autre à l'examen de toutes les applications utiles à l'anesthésie chirurgicale, qui en sont la conséquence naturelle.

Malgré le soin que nous avons pris d'écarter toutes les discussions non indispensables, toutes les digressions physiologiques, ce livre a atteint des proportions qui paraîtront peut-être considérables. Il était difficile qu'il en fût autrement.

Nous étions trop pénétrés de l'importance de la méthode anesthésique, pour négliger d'en faire connaître avec détail la découverte, ou d'en rechercher les *lettres de noblesse* jusque dans l'antiquité.

D'un autre côté, quand, sur une question qui a suscité tant de travaux, soulevé tant de discussions et vu naître tant d'opinions contradictoires, la science en est encore à chercher sa route sur un grand nombre de points, tels que la valeur comparative des divers agents anesthésiques et des divers appareils, la nature des accidents, les meilleurs soins qu'ils réclament, etc., le premier de tous les devoirs n'est-il pas de dresser l'inventaire du passé, de marquer chaque pierre apportée à l'édifice ?

Mais pour qu'un pareil soin ne dégénère pas en une énumération stérile, bien plus propre à fatiguer l'attention qu'à former le jugement, le flambeau de la critique doit toujours éclairer la route. Nous n'avons point failli à cette tâche délicate, et, à défaut d'autre mérite, nous avons la conscience de l'avoir entreprise avec le désir de rendre justice à chacun, avec le sentiment de la plus profonde estime pour tous.

Enfin, nous avons cru devoir rapporter textuellement, comme nous l'avons dit, tous les faits graves qui sont à la charge de la méthode ; nous avons pensé qu'avec les observations sous les yeux, nous serions plus sûrs de ne pas nous écarter du terrain de la clinique, et que s'il nous arrivait de ne pas résoudre, à la satisfaction de tous, la question toujours palpitante des accidents de l'éthérisation, les pièces justificatives fournies au procès auraient du moins l'avantage, soit de montrer que, s'il reste des obscurités, elles tiennent à la nature même du sujet, soit de fournir les éléments d'une solution ultérieure.

Le plan que nous avons adopté permettait de satisfaire à ces exigences, sans nuire aux qualités que doit avoir un livre de cette nature : dans deux parties distinctes, il permettait de donner, suivant le but de leur recherche, aux uns la vérité dans la science, aux autres le progrès dans la pratique.

Pour oser espérer que nous l'avons exécuté avec quelque succès, nous avons besoin de nous rappeler toute la bienveillance avec laquelle l'Académie des sciences et le public médical ont accueilli nos *Recherches expérimentales*.

Paris, le 10 décembre 1862.

TRAITÉ
D'ANESTHÉSIE
CHIRURGICALE

PREMIÈRE SECTION.

PRINCIPES DE LA MÉTHODE ANESTHÉSIQUE.

CHAPITRE PREMIER.

HISTORIQUE.

La méthode anesthésique ne date que de la connaissance des propriétés stupéfiantes de l'éther et du chloroforme.

Mais si les procédés qu'elle emploie sont une conquête moderne, il n'en est pas de même de l'idée qui lui a donné naissance. De tout temps, le pouvoir de calmer la douleur a été considéré comme l'une des plus nobles aspirations de l'art de guérir.

L'histoire a perpétué le souvenir d'un grand nombre de tentatives d'anesthésie appliquée à la chirurgie ; peu d'entre elles ont réussi. Il nous paraît intéressant néanmoins de les rappeler, parce que, si elles n'enseignent rien de bien utile, elles conservent à travers les temps la tradition de l'anesthésie chirurgicale, et fortifient le sentiment d'admiration que doit inspirer une découverte qui réalise un progrès poursuivi pendant plus de dix-huit siècles.

ARTICLE PREMIER.

ESSAIS D'ANESTHÉSIE CHIRURGICALE DANS LES TEMPS ANCIENS ET AU MOYEN AGE.

§ I. — Coutume des Assyriens.

Les premières applications de l'anesthésie préventive dont la connaissance soit parvenue jusqu'à nous, paraissent remonter à l'époque des Assyriens.

Casp. Hoffmann cite un passage de Benedictus dans lequel ce dernier auteur rapporte que « c'était une coutume de lier les veines qui sont autour de la gorge aux jeunes gens à qui l'on veut enlever le prépuce, car ils perdent le sentiment et le mouvement (1). »

« Lier les veines de la gorge » aurait de nos jours une inquiétante signification; on ne peut sérieusement s'y arrêter ! Peut-être le texte de Benedictus renferme-t-il quelques éclaircissements sur l'origine et sur la nature de cette curieuse pratique; mais nous n'avons découvert ni le titre de l'ouvrage, ni la citation invoqués par Hoffmann. A leur défaut, on en trouve une explication plausible dans une opinion fort ancienne, qui souleva au moyen âge bien des controverses. Cette opinion consistait à attribuer à la compression des veines du cou (et, sous ce nom, la plupart des auteurs anciens désignaient tous les vaisseaux carotidiens et les troncs nerveux qui s'y trouvent accolés) le pouvoir d'anéantir le sentiment et le mouvement. « Si ces veines, écrit Aristote, se trouvent comprimées extérieurement, ce qui arrive quelquefois, on voit un homme fermer l'œil et tomber sans sentiment, comme s'il était étranglé, quoiqu'il ne le soit pas (2). »

Tout porte à croire que c'est en exerçant cette compression que les Assyriens provoquaient l'insensibilité ; seulement, au

(1) Casp. Hoffmann, *De thorace*, lib. II, cap. XXIX, édition de MDCXXV, p. 77.

(2) Aristote, *Histoire des animaux*, avec la traduction française par Camus, avocat au parlement, édition de MDCCLXXXIII, p. 127.

lieu de la faire directement, ils l'obtenaient à l'aide d'une ligature médiate agissant sur la totalité du cou.

L'influence de la compression des vaisseaux carotidiens sur les fonctions cérébrales paraît avoir été constatée de nouveau, et tout récemment, par un médecin anglais, M. Fleming (1). Il fit faire sur lui-même, puis il pratiqua sur d'autres personnes une compression sur le trajet des carotides. Il en résulta presque immédiatement un sommeil calme et profond avec anesthésie complète. Ces effets étaient d'autant plus sûrs et plus prompts que la circulation artérielle était seule interrompue, ce dont on était facilement averti par le défaut de turgescence des veines de la face. Du moment que la compression était abandonnée, le sujet revenait à lui au bout de quelques secondes.

L'auteur attribue ces résultats exclusivement à la compression des carotides, qui serait ainsi la seule cause efficace dans la ligature en masse d'Aristote et des Assyriens. Il existe dans la science, sur ce point, tant d'expériences contradictoires, qu'une telle opinion aurait besoin d'être confirmée par de nouveaux faits, dans lesquels serait indiqué le moyen de comprimer les carotides sans agir en même temps sur les veines jugulaires internes et sur les pneumogastriques.

§ II. — **Pierre de Memphis.**

Des moyens moins périlleux ou moins incertains que la pratique des Assyriens furent employés, dans le même but, chez les Grecs et chez les Romains. L'un de ces agents anesthésiques appartient au règne minéral. Dioscoride et Pline en font mention sous le nom de *pierre de Memphis*.

Cette substance, ainsi appelée du lieu où on la trouve, broyée et délayée dans du vinaigre, puis étendue sur la peau, avait la propriété de rendre insensibles les parties qui devaient être

(1) *British and foreign medico-chirurg. Review*, t. XXX, p. 259.

coupées ou divisées, sans qu'il en résultât aucun danger pour le patient.

Il est difficile d'être édifié sur la nature de cette pierre magique, d'après la description qu'en donnent ses apologistes.

Dioscoride dit seulement qu'elle est onctueuse au toucher, de diverses couleurs, et qu'elle a le volume d'un petit caillou : Λίθος μεμφίτης εὑρίσκεται εν Αἰγυπτω κατὰ Μεμφιν, εχων ψηφίδων μέγεθος, λιπαρος καὶ ποικίλος (1). Les deux premiers caractères peuvent convenir à une espèce particulière de marbre ; mais dans cette hypothèse, on se demande pourquoi l'auteur prend soin de lui assigner un volume particulier. Le marbre existe en roches amorphes ; ce n'est qu'exceptionnellement qu'on le rencontre dans la nature sous une forme définie.

Pline n'est pas plus explicite ; au contraire, il suscite un embarras nouveau, en ajoutant que la pierre de Memphis est de la nature des pierres précieuses : « Vocatur et Memphites a » loco, gemmantis naturæ. Hujus usus conteri ; et iis quæ » urenda sint et secanda, ex aceto illini. Obtupescit ita corpus » nec sentit cruciatum (2). »

A la vérité, à l'époque de Pline, la nature des corps ne s'appréciait guère que par leurs caractères extérieurs ; il serait donc peu surprenant que le marbre, quoique très répandu dans les contrées visitées par ce naturaliste, fût considéré, à cause de son poli, de son brillant, comme une pierre précieuse.

Tel est d'ailleurs le sens attaché à la pensée de Pline par ses traducteurs français, Antoine du Pinet et M. Littré. « Quant au marbre du grand Caire, qui est dit des anciens de Méphites, écrit Antoine du Pinet, il reluit comme une pierre précieuse (3). » « Il est aussi, dit de son côté M. Littré, un marbre

(1) *Dioscoridis libri octo græce et latine*. Parisiis, lib. V, cap. CLVIII, édition in-12 de MDXLIX.

(2) Pline, *Histoire naturelle*, traduction française par M. Littré, t. II, liv. XXVI, chap. XI, 3, p. 509 (*Collection des auteurs latins*, publiée sous la direction de M. Nisard. Paris, 1855).

(3) Pline, *Histoire naturelle*, traduite en français par Antoine du Pinet, seigneur de Noroy, liv. XXXVI, chap. VII, édition in-folio de MDCXV, p. 518.

Memphite, ainsi appelé du lieu où on le trouve ; il a de l'analogie avec les pierres précieuses. Pour s'en servir on le broie et on l'applique avec du vinaigre sur les parties à cautériser ou à inciser : la partie s'engourdit et ne sent pas de douleur... (1). »

En acceptant cette version comme la plus probable, l'action de la pierre de Memphis n'a rien qui doive nous surprendre ; pulvérisé et délayé dans du vinaigre, ce sel calcaire donnait naissance à une grande quantité d'acide carbonique, qui devait être le principe actif de la préparation : ainsi se trouveraient reportées à dix-huit siècles les premières applications d'un moyen recommandé de nos jours pour obtenir l'insensibilité, et basé sur les propriétés anesthésiques de l'acide carbonique.

§ III. — **Mandragore. — Breuvages sommifères.**

A la même époque, la mandragore jouissait d'une grande réputation comme agent somnifère et anesthésique : les médecins s'en servaient pour endormir les malades à qui l'on devait faire des incisions, pratiquer des cautérisations. Dioscoride lui attribue des propriétés stupéfiantes très énergiques, que l'on trouve plus nettement définies encore dans le passage suivant du livre de son commentateur Matthiole (2) : « Tradunt eam in » pane, offa, obsoniove diachmæ pondere devoratam, usum » rationis intercipere. Obdormiscit enim homo, cò ferè quo » conderit habitu sensus impos, ternis, quaternisve ex quo » data est horis. Hoc medici utantur cum scindendi, urendive » necessitas adest. »

Pline fait aussi mention des propriétés stupéfiantes du suc des feuilles et des fruits de la mandragore pris en boissons, et des ressources qu'il fournissait à la pratique des opérations.

A une dose variable, suivant les forces du sujet, il (le suc des feuilles fraîches) est soporifique ; la dose moyenne est d'un

(1) Pline, *ouvr. cité.*

(2) *Petri Andreæ Matthioli, Senensis medici, commentarii in libr. quartum Dioscoridis*, édition in-folio de MDLXXIX, p. 1078.

cyathe (0$^{lit.}$,045) ; on l'administre contre les serpents, et avant les incisions et les ponctions, pour engourdir la sensibilité. Il suffit, pour cet effet, à quelques personnes, de s'être procuré le sommeil par l'odeur qu'il exhale (1). » La manière dont est formulée l'opinion du crédule naturaliste n'est pas de nature à inspirer une bien grande confiance dans un breuvage possédant la double vertu d'émousser la sensibilité et de guérir les morsures de serpent.

Si l'on en excepte la ligature préventive des membres, plutôt destinée, du reste, à prévenir l'hémorrhagie qu'à combattre la douleur, la scolastique arabe, héritière directe des traditions de la Grèce et de Rome, ne renferme rien qui rappelle l'idée de l'anesthésie chirurgicale : aussi l'école de Salerne, qui n'avait d'autre fonds scientifique que quelques ouvrages arabes importés en Italie, et dans laquelle d'ailleurs on s'occupait fort peu de chirurgie, se fait-elle remarquer par le même oubli.

Un siècle plus tard seulement, à l'époque où l'étude des ouvrages grecs et latins fit briller d'un si vif éclat l'école de Bologne, il est de nouveau fait mention de certaines préparations stupéfiantes imitées des anciens, et dont la composition se transmettait traditionnellement du maître au disciple.

C'est ainsi qu'un chirurgien fort remarquable de l'époque, Théodoric, frère prêcheur, puis évêque de Bistonto et de Servia, paraît avoir appris de son maître, Hugues de Lucques, une recette assez complexe, destinée à provoquer l'anesthésie préventive.

Jean Canappe, dans sa traduction en français de l'ouvrage de Gui de Chauliac, a reproduit la liste des nombreux ingrédients qui entraient dans cette préparation somnifère ; il a de plus indiqué la manière de s'en servir.

Dans un chapitre qui a pour titre : *Du régime de trancher le membre mortifié*, il rappelle de la façon suivante la pratique

(1) *Ouvr. cité*, t. II, liv. XXV, chap. xciv, 4, p. 190.

de Théodoric : « Mais aucuns, comme Théodoric, leurs donnent » médecines abdormitives qui les endorment, affin que ne sen- » tent incision, comme opium, succus morellæ, hyosciami, » mandragoræ, hederæ arboreæ, cicutæ, lactucæ, et plongent » dedans esponge et la laissent seicher au soleil, et quand il » est nécessité, ilz mettent cette esponge en eaul chaulde et » leur donnent à odorer tant qu'ilz prennent sommeil et s'en- » dorment, et quand ilz sont endormis ils font l'opération. Et » puis avec une austre esponge, baignée en vin aigre et appli- » quée es narines, les éveillent ou ilz mettent es narines ou en » l'oreille succum rutæ ou seni et ainsi les éveillent comme ilz » dient (1). »

M. Bouisson a conclu de ce passage du livre de Canappe que pour Théodoric et ses contemporains, l'inhalation des substances somnifères n'était qu'un moyen auxiliaire, et qu'ils avaient l'habitude de donner d'abord à l'intérieur : « médecines » abdormitives. » L'interprétation donnée par M. Bouisson à la phrase ambiguë de Canappe ne nous paraît pas devoir être acceptée, car Théodoric ne parle pas de préparation narcotique prise à l'intérieur avant l'inhalation.

Voici en effet comment il formule, pour le chirurgien, la manière d'employer la recette de Hugues de Lucques :

« *Quotiens aut opus erit, mittas ipsam spongiam in aquam* » *calidam per unam horam : naribus apponatur : quousque* » *somnum capiat : qui incidendus est : sic fiat cyrurgia qua* » *pacta ut excitet aliam spongiam in aceto infusam : frequen-* » *ter ad nares ponas* (2). »

Si nous attachons une certaine importance à ce détail, c'est qu'il nous a paru fort intéressant de retrouver, dès le commencement du XIIIe siècle, la pratique de l'anesthésie, telle

(1) Maistre Jehan Canappe, *Le Guidon en françoys*. Lyon, édition de MDXXXVIII, p. 258.

(2) *Cyrurgia Guidonis de Cauliaco* et *Cyrurgia Brani Theodorici*, lib. IV, édition in-folio publiée à Venise en MDXIX, p. 134. L'alinéa commence ainsi : « *Confectio soporis à cyrurgia facienda secundum Hugonem, sic fit.* »

qu'elle existe de nos jours, et procédant exclusivement par odoration, suivant la pittoresque expression de Duval (1). Quels étaient les résultats de cette méthode entre les mains des chirurgiens de l'école de Bologne ? Nous n'en savons rien : toutefois il est permis de croire qu'ils parvenaient à provoquer de la sorte un véritable sommeil anesthésique, puisqu'ils ont pris la peine d'indiquer, pour réveiller les malades, un moyen que ne désavoueraient pas les chirurgiens modernes dans les cas de sommeil éthéré prolongé outre mesure.

L'*Histoire des plantes* de Rembert Dodoens confirme ce que nous savons déjà des propriétés de la mandragore : il n'est plus question ici de l'odoration, et le chapitre consacré à cette plante médicinale n'est que la reproduction des idées de Dioscoride et de Pline : « Le vin auquel on a mis tremper ou » cuire la racine de mandragore fait dormir et appaise toutes » les douleurs, pourqu'oy on la donne proufitablement à ceux » auxquelz on veut coupper, sier ou brusler quelques parties » du corps, afin qu'ils ne sentent la douleur.

» La flaireur des pommes fait dormir, mais beaucoup moins » le ius d'icelles prins au dedans. (2) »

Un document historique rappelé par M. Dechambre témoigne que la mandragore et autres drogues avaient encore, quelques siècles plus tard, une certaine réputation, même en France, et qu'elles étaient employées en Turquie, dans le but spécial de produire l'anesthésie chirurgicale. Il s'agit du passage suivant de Bodin, le célèbre auteur de la *Démonomanie*.

« On peut bien endormir les personnes avec la mandragore » et autres breuvages narcotiques, en sorte que la personne » semblera morte, et néanmoins il y en a qu'on endort si bien » qu'ils ne resveillent plus, et les autres ayans pris les breu-

(1) *Bulletin de l'Académie de médecine*, 1848, t. XIII, p. 1272.

(2) Rembert Dodoens, médecin de la ville de Malines, *Histoire des plantes*, traduction française de Charles de Lécluse, chap. LXXXIII, édit. in-folio de MDLVII, p. 297.

» vages dorment quelquefois trois ou quatre jours sans esveil-
» ler comme on faict en Turquie à ceux qu'on veut chastrer,
» et se pratiqua en un garçon du bas Languedoc étant esclave,
» qui depuis fut racheté (1). »

Au lieu d'affirmations tant de fois reproduites, combien il serait préférable de posséder quelques observations qui permissent d'avoir une idée exacte de la nature et de l'étendue des services rendus par cette sorte de sommeil provoqué à l'aide de diverses plantes de la famille des solanées. Ce qui augmente encore le doute et la défiance, c'est que la plupart des documents que possèdent les annales de l'art, proviennent d'une époque où l'intelligence humaine, affaissée sous le joug de l'autorité, s'épargnait trop souvent la peine d'observer et de penser, en paraphrasant la parole du maître.

Pourtant, de nos jours, M. Dauriol paraît avoir obtenu, par ce procédé, une anesthésie complète chez cinq de ses malades soumis à des opérations sanglantes (2).

L'usage des breuvages somnifères et anesthésiques se répandit dans le public au moyen âge, et vint fréquemment adoucir les tortures des victimes de la sainte inquisition. L'insensibilité à la douleur physique, pendant la question, est un fait rappelé par des témoins trop peu suspects pour être révoqué en doute. Nicolas Eymeric, grand inquisiteur d'Aragon, dans son *Directoire des inquisiteurs* (3), espèce de code adressé aux membres actifs de l'inquisition, et, après lui, François Pegna, qui enrichit l'ouvrage d'Eymeric de scholies et de commentaires, se plaignent amèrement de l'impuissance de la question à l'égard de certains coupables, accusant de connivence avec le diable, de sorcellerie et sortilége leurs impassibles victimes. « Et d'autres qui, par leurs sortiléges, deviennent comme insensibles et

(1) Bodin, *Démonomanie des sorciers*, édition in-12 de MDXCVIII, p. 247.

(2) Dauriol, *Journal de médecine et de chirurgie de Toulouse*, 1847.

(3) Ouvrage de Nicolas Eymeric, grand inquisiteur d'Aragon, publié vers 1358 et réimprimé par François Pegna, docteur en théologie, avec des scholies et des commentaires (Rome, édition in-folio de MDLVIII).

mourraient dans les supplices plutôt que de rien avouer. Ces malheureux emploient, pour leurs maléfices, des passages de l'Écriture qu'ils écrivent d'une manière étrange sur des parchemins vierges; ils y mêlent des noms d'anges que l'on ne connaît point, des cercles, des caractères particuliers, et portent ces caractères sur quelque endroit caché de leur corps. Je ne sais pas encore de remède bien sûr contre ces sortiléges; on fera cependant bien de dépouiller et de visiter les coupables avec soin avant de les mettre à la question (1). »

Hippolytus, professeur de jurisprudence à Bologne en 1524 (2), assure, dans sa pratique criminelle, avoir vu des accusés demeurer comme endormis au milieu des tortures et plongés dans un engourdissement en tout semblable à celui qui résulterait de l'action des narcotiques.

Étienne Taboureau, contemporain de Pegna, a décrit également l'état soporeux qui dérobait les condamnés aux souffrances de la torture. Suivant lui, il était devenu presque inutile de donner la question, la recette engourdissante étant connue de tous les geôliers, qui ne manquaient pas de la communiquer aux malheureux captifs destinés à subir cette cruelle épreuve.

Ne faut-il pas voir, dans ces connaissances cultivées dans l'ombre, clandestinement propagées dans le peuple par crainte ou en haine de l'inquisition, l'origine de toutes ces préparations subtiles qui, à une certaine époque, créèrent en Italie l'art tout nouveau d'empoisonner en empruntant le masque de toutes les séductions?

Ce n'est pas seulement en Italie et comme sauvegarde contre les excès de l'intolérance religieuse, que l'usage des drogues narcotiques fut détourné de son but thérapeutique.

Des voleurs du Languedoc, au témoignage de Boissier de

(1) *Annotation* de Pegna au IIIe livre d'Eymeric, traduit en français, dans le *Manuel des inquisiteurs*, p. 79.

(2) Figuier, *Découvertes scientifiques*, t. III, p. 186.

Sauvages, cité par Isid. Bourdon (1), réduisaient au silence et à l'engourdissement les voyageurs qu'ils voulaient dévaliser, en leur faisant prendre une décoction de stramoine, et la comtesse de Saint-Géran fut sérieusement compromise par une léthargie provoquée à l'aide de moyens semblables à ceux qui viennent d'être rappelés.

§ IV. — **Ma-yo des Chinois.**

Par une coïncidence bien propre à rappeler que l'idée de l'anesthésie chirurgicale est universelle comme la douleur, vers l'époque où les écrits de Dioscoride et de Pline vulgarisaient l'usage de la mandragore, une plante de la famille des urticées était fructueusement employée chez les Chinois comme agent anesthésique. On peut en juger par la lecture d'un document dont la science est redevable à l'initiative du savant orientaliste Stanislas Julien (2), et qui est extrait de la notice biographique du médecin Hoa-tho, qui florissait sous la dynastie des Weï, entre les années 220 et 230 de notre ère.

Cette notice, placée avec celle de tous les principaux médecins de la Chine, en tête du recueil général des médecins anciens et modernes, en cinquante volumes (*Kou-kin-i-tong*), renferme les détails suivants : « Lorsqu'il reconnaissait qu'il fallait employer l'acupuncture, il l'appliquait en deux ou trois endroits; il faisait de même pour le moxa, s'il était indiqué par la nature de l'affection qu'il avait à traiter; mais si la maladie résidait dans des parties sur lesquelles l'aiguille, le moxa ou les médicaments liquides ne pouvaient avoir d'action, par exemple dans les os, la moelle des os, dans l'estomac ou les intestins, il donnait au malade une préparation de chanvre (*má-yo*), et, au bout de quelques instants, *il devenait aussi insensible que s'il eût été plongé dans l'ivresse ou privé de vie*. Après un certain nombre de jours (au bout d'un

(1) *De l'éthérisme*, par Isid. Bourdon. Paris, 1847, p. 16.
(2) *Comptes rendus de l'Académie des sciences*, t. XXVIII, p. 197.

mois, suivant les *Annales* de Han postérieur), le malade se trouvait rétabli *sans avoir éprouvé pendant l'opération la plus legère douleur.* »

On connaît les vertus enivrantes du chanvre indien, le *haschisch;* il est peu surprenant que les Chinois, dont le pays confine à l'Inde, aient songé à les utiliser. Ce qui étonne davantage, c'est de voir l'état d'ivresse choisi comme terme de comparaison pour montrer à quel degré d'insensibilité et d'anéantissement des forces on pouvait être amené par l'usage de ces préparations stupéfiantes. Un pareil langage révèle, en effet, qu'il était, à cette époque reculée, de connaissance vulgaire dans l'empire chinois, que l'ivresse plonge l'organisme dans une anesthésie profonde.

ARTICLE II.

ESSAIS D'ANESTHÉSIE CHIRURGICALE DANS LES TEMPS MODERNES.

L'école d'Ambroise Paré garde le silence au sujet des préparations stupéfiantes usitées jusqu'alors. On sait que l'érudition était peu florissante dans le camp des barbiers-chirurgiens. De ce défaut de connaissances autant que des idées philosophiques nouvelles, naquirent sans doute ce mouvement d'indépendance scientifique, cet esprit d'observation, qui conduisirent à répudier les enseignements du passé, d'autant plus facilement qu'on le connaissait moins. Malgré cet abandon, l'idée de l'anesthésie chirurgicale survécut; mais, au lieu de chercher sa réalisation dans l'emploi régulier des agents de la matière médicale, l'esprit d'investigation s'égara dans des recherches individuelles dont le résultat fut d'utiliser les modifications apportées à la sensibilité par quelques influences de l'ordre physique ou biologique.

Nous devons faire une exception en faveur de l'opium, le seul des médicaments stupéfiants qui ait été négligé par les anciens, et en particulier par Théodoric, à cause du danger de ses préparations et de l'inefficacité ou de l'inconstance de ses effets anesthésiques.

Sassard (1), chirurgien de la Charité, publia, en 1781, un mémoire dans lequel il recommande, avant les opérations chirurgicales, l'usage d'une préparation opiacée, appropriée à l'âge, au sexe et aux conditions de santé de l'opéré; mais, comme il est facile de s'en assurer, le but que se proposait Sassard était beaucoup moins d'abolir la douleur physique pendant l'opération, que de modérer l'ébranlement nerveux qui est la conséquence habituelle des grandes opérations. Il n'en est plus de même dans le fait suivant : Cornaz (de Neufchâtel), cité par M. Courty (2), a été témoin d'une désarticulation coxo-fémorale pratiquée par le professeur Hermann Demme à l'hôpital de l'Isle, à Berne, chez une femme narcotisée à l'aide de l'opium. Cette opération ne provoqua qu'un seul cri plaintif chez la malade, qui fut comme endormie pendant tout le temps.

Les moyens dont nous allons nous occuper n'ont guère réussi que chez les animaux, ou chez l'homme dans quelques cas exceptionnels. La rareté suspecte de leurs effets anesthésiques était peu propre à faire avancer la question de l'anesthésie chirurgicale.

§ I. — **Compression des tissus.**

L'influence de la compression sur l'état de la sensibilité est un fait d'observation journalière. En exerçant sur un membre une compression circulaire, suffisante pour interrompre le cours de la circulation et l'innervation, on rend l'organe insensible, après une courte période de fourmillement et de douleur.

Mais si l'insensibilité peut être obtenue de cette façon, ce

(1) Sassard, *Dissertation sur les moyens de calmer la douleur* (*Journal de physique*, 1781).

(2) Courty, thèse de concours. Montpellier, 1849, p. 17.

n'est pas avec certitude ni sans danger. Employée circulairement, la compression ne devient efficace qu'à la condition d'être très énergique et de suspendre la circulation dans les plans superficiels et profonds. Elle provoque ainsi la stagnation du sang dans les capillaires, le gonflement du membre, et pour peu qu'elle se prolonge, elle prépare la mort des tissus ; d'un autre côté, les troncs nerveux soumis à une compression suffisante pour abolir leurs fonctions, subissent rapidement une altération de structure qui les frappe de paralysie d'une façon temporaire ou permanente.

Néanmoins, vers la fin du siècle dernier, un chirurgien anglais nommé James Moore, tenta d'ériger la compression exercée exclusivement sur les troncs nerveux, en méthode régulière pour anéantir ou diminuer la douleur des opérations chirurgicales (1).

Pénétré des avantages que la chirurgie opératoire trouverait dans la découverte d'un moyen anesthésique, Moore paraît s'être livré à ce genre de recherches dès le début de sa carrière médicale. Il avait songé d'abord à provoquer l'insensibilité des parties, en pratiquant la section des nerfs qui s'y distribuent, puis bientôt il chercha à atteindre le même but, avec moins d'inconvénients en substituant la compression à la section.

Ce fut sur lui-même qu'eurent lieu les premiers essais avec l'aide du tourniquet ordinaire ; il n'obtint qu'un résultat incomplet. Une pelote appliquée sur le nerf sciatique, au niveau du grand trochanter, ne modifia en rien la sensibilité du membre fémoral ; maintenue dans le même point pendant quatorze minutes, elle finit pourtant par déterminer de l'engourdissement et une certaine insensibilité du pied, de la jambe et de la face externe de la cuisse. Peu satisfait de ce résultat, dont il attribua, avec juste raison, l'insuffisance à

(1) *A method of preventing or diminishing pain in several operations of surgery.* London, 1784.

l'action non interrompue des nerfs crural et obturateur, il fit construire un compresseur à deux pelotes, destiné à agir simultanément sur les nerfs sciatique crural et obturateur, sans toucher à d'autres points du membre, et d'un mécanisme semblable à celui dont l'invention est attribuée à Dupuytren. Avec cet appareil perfectionné, Moore assure avoir déterminé une anesthésie complète dans toute l'étendue et sur tous les points du membre inférieur. Pour démontrer l'efficacité de son procédé, il relate dans son ouvrage les détails d'une amputation de jambe au lieu d'élection, supportée sans douleur.

Benjamin Bell (1) fait valoir dans son *Cours de chirurgie* les idées de Moore; il leur reconnaît assez d'importance, pour recommander la compression et reproduire les appareils à l'aide desquels elle peut être faite, mais il laisse facilement supposer qu'elle est bien plutôt un moyen de calmer que de faire disparaître la douleur.

M. Liégard (de Caen) a de nouveau attiré l'attention sur cette pratique. Au lieu d'une compression limitée au trajet des nerfs, il recommande la compression circulaire du membre, mais à la condition de la répartir sur une large surface, de la pratiquer avec mesure et pendant un certain temps avant l'opération (2). Les observations rapportées dans le travail de M. Liégard ne sont pas de nature à réhabiliter la méthode de Moore; elles sont relatives à de petites opérations de courte durée, et pendant lesquelles la sensibilité a été plutôt émoussée qu'abolie. Aussi la compression, quel que soit le mode employé pour l'obtenir, nous paraît-elle condamnée à un juste oubli ; toutefois des essais tentés jusqu'alors, découlent certaines connaissances dont l'anesthésie locale peut faire son profit dans quelques circonstances particulières.

(1) Benjamin Bell, *Cours complet de chirurgie*, traduction de Bosquillon, t. V, p. 261.

(2) *De la compression circulaire très exacte des membres au-dessus du point malade avant et pendant l'opération* (*Mélanges de médecine et de chirurgie pratiques*, Caen, 1837, in 8, p. 350).

§ II. — Réfrigération des tissus.

Le froid porté à un certain degré rend insensibles les parties sur lesquelles il exerce son action. Déjà John Hunter avait constaté qu'en entourant les oreilles d'un lapin d'un mélange réfrigérant, on parvenait rapidement à les congeler; que dans ces conditions, les ponctions, les incisions n'étaient accompagnées ni de douleur, ni d'écoulement de sang, et bien plus, que les parties vivantes étaient capables, au dégel, de recouvrer l'intégrité de leurs fonctions. Larrey avait observé chez l'homme des effets comparables. Il avait été frappé du peu de sensibilité des nombreux blessés, engourdis par le froid, qu'il fut obligé d'amputer après la bataille d'Eylau. Ces remarques intéressantes ne devaient pas rester tout à fait infructueuses pour la pratique. On sait avec quels avantages, de plus en plus appréciés, sont employées les irrigations et les applications réfrigérantes pour combattre la douleur et prévenir les inflammations causées par les lésions traumatiques.

L'impossibilité d'obtenir la réfrigération à travers une certaine épaisseur de tissus vivants, le péril imminent qu'il y aurait pour la vie du sujet à provoquer la congélation ou un état voisin de la congélation dans une grande étendue et à une grande profondeur, indiquent dans quelles limites le froid peut être utilement employé. Un grand nombre de chirurgiens, et en particulier MM. Arnott et Velpeau, ont reconnu que dans les opérations de courte durée, n'intéressant que la peau ou les plans sous-cutanés, les mélanges réfrigérants étaient un agent précieux d'anesthésie locale dont l'usage est peut-être trop négligé de nos jours.

§ III. — Ivresse.

La torpeur ébrieuse a été utilisée dans quelques cas pour pratiquer des opérations urgentes.

Haller range l'ivresse au nombre des causes capables de permettre l'accouchement à l'insu de la femme.

L'observation suivante de Deneux, rapportée par M. Bouisson (1), vient à l'appui de l'opinion de Haller. « Il s'agit d'une femme qui fut apportée à l'Hôtel-Dieu d'Amiens, dans un état comateux causé par l'abus des boissons alcooliques auxquelles elle s'était livrée depuis le commencement du travail. Elle accoucha naturellement pendant cet état d'ivresse, et le sommeil de l'ébriété continua pendant quelque temps après sa délivrance. La femme, se réveillant, fut fort étonnée de voir son accouchement terminé et se félicita d'avoir trouvé un moyen aussi heureux. Elle se promit, ajoute Deneux, de s'en servir à la première occasion. »

L'insensibilité est assez profonde pendant l'état d'ivresse portée à un certain degré, pour que Blandin ait pu pratiquer une amputation de la cuisse, sans provoquer la moindre douleur, chez un homme trouvé ivre-mort et grièvement blessé sur la voie publique (2).

On sait aussi que chez les ivrognes, la fibre organique se relâche, les muscles cessent de se contracter. Nul doute que de telles conditions ne soient très favorables à la réduction des luxations.

Percy raconte, à ce sujet, qu'une famille de rebouteurs, fort en vogue de son temps, avait pour coutume de provoquer cette résolution musculaire à l'aide de libations copieuses, dans certains cas de luxations difficiles. Un curé s'étant luxé le bras en tombant de cheval, les chirurgiens les plus renommés firent de vains efforts pour remettre le membre en place. Percy, sur l'invitation de l'évêque, essaya à son tour; ce fut en vain. Et pourtant, malgré les tentatives violentes qui avaient eu lieu, la tuméfaction était modérée; mais il y avait une sensibilité telle chez cet ecclésiastique, qui était fort et robuste, qu'on ne pouvait l'approcher sans lui faire pousser des cris. L'oncle Val-d'Ajol (3), c'est ainsi qu'on désignait le

(1) Bouisson, *ouvr. cité*, p. 469.

(2) *Bulletin de l'Académie de médecine*. Paris, 1847, t. XII, p. 317.

(3) Village du département des Vosges.

plus en renom de cette famille, fut appelé. Après avoir reconnu l'existence et la nature de la luxation, qui pour lui était encore un déboitement, il jugea qu'elle ne pouvait être réduite par les moyens ordinaires, à cause de la roideur et de la tension des muscles, irrités encore par des tiraillements antérieurs. Il fit chauffer une demi-bouteille de vin rouge qu'il donna à boire au curé, nullement habitué aux alcooliques; ensuite il alla faire sa prière selon sa coutume, et au bout de trois quarts d'heure, il renouvela sa dose, à laquelle il ajouta un peu de sucre. Le patient commença à chanceler; il demanda à s'asseoir et tomba dans un état de somnolence où l'attendait le renoueur. Celui-ci, sachant bien que les muscles devaient être relâchés et étendus, fit assujettir le tronc par Percy, et fit la réduction du premier coup sans presque causer de douleur (1). Percy ajoute qu'il fut tellement frappé de ce résultat, qu'il mit ce procédé quelquefois en usage avec succès.

Nous nous plaisons à rappeler ces faits exceptionnels, parce qu'ils nous fournissent l'occasion de constater chez l'homme la réalité du pouvoir anesthésique de l'alcool que nous avons cherché à démontrer dans nos recherches expérimentales (2).

Néanmoins l'abus des boissons alcooliques dans un but thérapeutique, quel que soit le déguisement sous lequel il se présente, a été l'objet d'une juste réprobation de la part des chirurgiens.

L'action anesthésique de l'alcool est lente à se développer. A cause du peu de volatilité et de l'extrême solubilité de cet agent dans le liquide sanguin, la torpeur de l'ivresse, difficile à obtenir, persiste pendant plusieurs heures; le ralentissement considérable qu'elle apporte dans l'exercice des grandes fonctions favorise le développement de congestions violentes vers l'encéphale, et surtout vers les poumons. Ces congestions, une fois produites, deviennent une grave complication de l'ivresse,

(1) *Histoire de la vie et des ouvrages de Percy*, par C. Laurent. Versailles, 1827, p. 6. — *Dictionnaire des sciences médicales*, t. VIII, p. 107.

(2) *Rôle de l'alcool et des anesthésiques dans l'organisme*. Paris, 1860.

et peuvent même amener la mort au moment où les symptômes de l'intoxication commencent à se dissiper et même ont complétement disparu. Ajoutons que les liquides alcooliques ne pouvant être administrés que par l'estomac, il est impossible d'en régler l'emploi ; qu'ils exercent sur la muqueuse gastrique une action irritante locale très préjudiciable aux fonctions de l'organe.

D'ailleurs des considérations d'un autre ordre suffiraient à elles seules pour faire réprouver toute nouvelle tentative. La science, qui ennoblit tout ce qu'elle touche, ne doit en aucune circonstance se faire la complice de la débauche.

§ IV. — **Distractions. — Émotions vives.**

La contention d'esprit, les émotions vives ou inattendues, suffisent quelquefois pour suspendre un instant la sensibilité et surtout l'activité musculaire. Il se passe alors quelque chose d'analogue à ce que produisent certaines passions à leur paroxysme. Chacun sait, en effet, que, sous l'influence de la colère, et de la frayeur en particulier, les muscles peuvent être subitement frappés d'inaction ; les membres cèdent à leur poids, la voix fait défaut, les sphincters cessent d'agir.

A une certaine époque, les praticiens aimaient assez à solliciter, par quelques interpellations brusques, offensantes, voire même par quelques soufflets salutaires, cette sorte de détente musculaire, quand ils avaient à réduire soit une hernie, soit une luxation récente.

Jussy, l'un des chirurgiens de l'hôpital Saint-Jacques de Besançon, n'ayant pu réduire une luxation du bras chez un maçon robuste, recommanda en secret à l'un de ses aides de lui appliquer un vigoureux soufflet. La réduction fut instantanée (1).

Jean Firmin, dit le *Furet*, fameux renoueur des environs de Bruyère, avait aussi pour coutume de ne pas épargner les

(1) *Dictionnaire des sciences médicales*, t. LII, p. 192.

joues des individus de toutes classes qui, ayant un os luxé, se roidissaient trop, comme il avait l'habitude de dire. Aux uns il faisait appliquer un bon soufflet; aux autres il brûlait les cheveux, la barbe ou la chemise, et pendant l'étonnement qui en résultait, Firmin terminait tranquillement son opération.

Il paraît que Dupuytren lui-même, après Boyer et tant d'autres, ne dédaignait point cette ressource dans l'occasion. Ses élèves racontent des faits qui démontrent tout le parti qu'il savait en tirer.

« Dupuytren, un jour, ne pouvant réduire une luxation sur » une femme énergique à qui de vaines tentatives arrachaient » des cris, allait renoncer à mettre en place l'os démis, quand » soudain il s'avisa de l'expédient que voici : — Madame, dit-il » à la patiente (femme irréprochable et fort susceptible en » fait d'honneur), on m'a fait sur votre conduite des récits » bien graves. Votre fils m'a affirmé que chaque jour, après » dîner, vous tombiez en état d'ivresse. Est-ce possible, et » que dois-je croire? — La malheureuse femme fut tellement » saisie par cette accusation inopinée, qu'elle prit une pâleur » mortelle, et fut au moment de s'évanouir. Tous ses muscles » tombèrent anéantis, comme si elle eût déjà perdu connais- » sance. Homme habile, Dupuytren saisit ce moment pour » tenter de nouveaux efforts, et la luxation, cette fois, fut » promptement réduite. Alors, prenant son air le plus rayon- » nant et le plus gracieux : — Madame, je disais le faux pour » vous guérir. Monsieur votre fils m'a dit, au contraire, ce qu'au » reste je savais déjà, que vous êtes en tout respectable, noble » cœur et d'une conduite exemplaire. Maintenant que vous » êtes guérie, vous joindrez à vos autres vertus le pardon d'une » offense nécessaire, que le succès vient de couronner (1). »

Il faut bien convenir qu'une pareille attente sera souvent déçue : trop peu de sujets ont la fibre assez sensible, les réac-

(1) Isid. Bourdon, *Mém. cit.*, p. 16.

tions assez délicates pour être distraits, par ce petit stratagème, des préoccupations causées par l'attente d'une opération douloureuse. Ce n'est donc pas un procédé susceptible d'applications nombreuses ni générales. Et pourtant, même à côté du chloroforme ou de l'éther, il peut rendre de véritables services. Il y a peu de temps encore, l'un de nous eut l'occasion de le constater pendant l'extraction d'une cataracte. La section de la cornée amena des mouvements oscillatoires tellement brusques et rapides du globe oculaire, qu'il fut impossible, pendant plus d'une demi-heure, de continuer l'opération. Déjà on songeait au chloroforme, lorsqu'une interpellation fortement accentuée fut immédiatement suivie d'un temps d'arrêt pendant lequel il devint facile de dégager le cristallin. Chez les enfants, sur l'esprit desquels l'éclat de la voix, le geste de la menace font une impression très vive, on peut aussi avoir recours à cette manœuvre dans les cas où l'emploi des anesthésiques n'est pas suffisamment indiqué. Nous avons vu souvent M. Guersant y recourir avec succès pendant l'excision des amygdales. Du moment que l'enfant était effrayé, il laissait instinctivement tomber la mâchoire inférieure, jusqu'alors convulsivement resserrée.

§ V. — **Sommeil naturel. — Somnambulisme. — Hypnotisme.**

Le sommeil naturel, qui annihile ou atténue dans une certaine mesure l'impression sur la conscience des sensations externes, a paru une condition favorable à l'exécution des opérations de courte durée. La ponction d'une tumeur, l'exploration d'une fistule, l'ouverture d'un abcès, la réduction d'une hernie, d'une luxation, etc., etc., peuvent être avantageusement tentées pendant le sommeil. C'est moins encore en émoussant la sensibilité qu'en soustrayant l'âme à toute vigilance, que le repos physiologique des centres nerveux peut être de quelque secours ; aussi faut-il en attendre principalement de bons effets chez les sujets pusillanimes et chez les enfants dont les répulsions instinctives sont, de la sorte, prises à l'improviste.

Il n'est pas jusqu'à l'insensibilité qui affecte certains sujets en état de somnambulisme que l'on n'ait songé à utiliser dans la pratique des opérations. Comme cette question de l'insensibilité magnétique, envisagée au point de vue particulier de l'anesthésie chirurgicale, présente un certain intérêt d'actualité, il nous paraît utile d'exposer ici, aussi sommairement que possible, les faits qui peuvent servir de base à un jugement dégagé de toute prévention.

Les promesses pompeuses du mesmérisme méritent à peine une simple mention. Ces fantastiques baquets, dont les entrailles devaient contenir le remède à tous les maux, le soulagement de toutes les souffrances, n'ont laissé d'autre trace que le souvenir de quelques faits incertains bien propres à témoigner de l'immense influence du merveilleux sur l'esprit humain, mais que la science positive n'a pas cru devoir, avec beaucoup de raison, consigner dans ses annales.

Doctement condamné par la commission académique de 1784, le mesmérisme était oublié depuis longtemps, lorsqu'un chirurgien de Paris, professeur agrégé près la Faculté de médecine, vint le 16 avril 1829, devant la section de chirurgie de l'Académie royale de médecine, rendre compte d'un fait qui suscita un profond étonnement. Il s'agissait de l'ablation d'un sein cancéreux, pratiquée sans causer de douleur, chez une dame mise en état de somnambulisme. Voici dans quels termes est rapportée la communication verbale de M. Jules Cloquet (1).

Observation. — « Le 8 avril, M. Cloquet fut consulté par une dame (2) » âgée de soixante-quatre ans, pour un cancer ulcéré du sein droit, » compliqué d'un engorgement considérable des ganglions axillaires cor- » respondants. Ce chirurgien pensa que le seul moyen de sauver la ma-

(1) *Archives générales de médecine*, 1re série, t. XX, p. 131.

(2) Madame Flandin.

» lade était de pratiquer l'opération ; mais comme elle ne se trouvait pas » dans des conditions très favorables, il l'engagea à prendre l'avis de » quelques-uns de ses confrères. M. le docteur Chapelain, médecin ordi- » naire de la malade, appuya près d'elle les motifs de M. Jules Cloquet, et » chercha à la décider à une opération qu'elle redoutait extrêmement, et » à laquelle elle se refusait. Cette dame, d'une constitution éminemment » nerveuse, très irritable, était facilement impressionnée par l'action du » magnétisme animal, que M. Chapelain avait employé sur elle depuis » quelques mois, mais sans succès, dans le but de dissoudre l'engorge- » ment du sein. Celui-ci proposa donc à M. Cloquet de pratiquer l'opération » pendant que la malade serait dans le sommeil magnétique, afin de lui » épargner, par la suspension de la sensibilité, les douleurs de l'opération » et les accidents qui en sont ordinairement la suite. M. Jules Cloquet n'y » voyant pas d'inconvénient, bien que persuadé que la malade se réveil- » lerait au premier coup de bistouri, l'opération fut fixée au dimanche » 12 avril. La veille et l'avant-veille, la dame fut somnambulisée plusieurs » fois par M. Chapelain, qui, dans cet état, la disposait à supporter sans » crainte l'opération, tandis qu'à son réveil, elle en repoussait l'idée avec » horreur.

» Le jour fixé, M. Jules Cloquet, en arrivant à dix heures et demie, » trouva la malade habillée et assise sur un fauteuil, dans l'attitude d'une » personne paisiblement livrée au sommeil naturel ; il y avait une heure » à peu près qu'elle était revenue de la messe, qu'elle entendait habituel- » lement à la même heure, et M. Chapelain l'avait mise dans le sommeil » magnétique depuis son retour. La malade parla avec beaucoup de calme » de l'opération qu'elle allait subir. Tout étant disposé pour l'opérer, elle » se déshabilla elle-même, s'assit sur une chaise. M. le docteur Cha- » pelain soutint le bras droit, le bras gauche fut laissé pendant sur le » côté du corps ; M. Pailloux, élève interne de l'hôpital Saint-Louis, fut » chargé de présenter les instruments et de faire les ligatures. Une pre- » mière incision, partant du creux de l'aisselle, fut dirigée au-dessus de la » tumeur, jusqu'à la face interne de la mamelle ; la seconde, commencée » au même point, cerna la tumeur par en bas et fut conduite à la ren- » contre de la première. Les ganglions engorgés furent disséqués et enle- » vés avec beaucoup de précaution, à raison de leur voisinage de l'artère » axillaire, et la tumeur fut extirpée : la durée de l'opération a été de dix » à douze minutes ; pendant ce temps, la malade a continué à s'entre- » tenir tranquillement avec l'opérateur, et n'a pas donné le plus léger » signe de sensibilité. Aucun mouvement dans les membres ou dans les » traits, aucun changement dans la respiration ni dans la voix, aucune » émotion dans le pouls ne s'est manifestée ; la malade n'a cessé de

» présenter cet état d'abandon et d'impassibilité automatique qu'elle offrait » à l'arrivée de M. Jules Cloquet; on n'a pas été obligé de la conte- » nir, mais seulement de la soutenir : une ligature a été appliquée sur » l'artère thoracique latérale, ouverte pendant l'extraction des ganglions; » mais, chose digne d'observation, lorsque le chirurgien vint à laver la » peau aux environs de la plaie, avec une éponge imbibée d'eau, la ma- » lade manifesta des sensations semblables à celles produites par le cha- » touillement, et dit plusieurs fois avec hilarité : « Eh ! finissez, ne me cha- » touillez pas..... » La plaie étant réunie par des agglutinatifs et pansée, » l'opérée fut mise au lit, toujours dans l'état de somnambulisme, dans » lequel on la laissa pendant quarante-huit heures. Une heure après » l'opération, il se manifesta une légère hémorrhagie, qui n'eut point de » suite. Le premier appareil fut levé le mardi suivant : la plaie fut nettoyée et » pansée de nouveau, la malade ne manifesta aucune sensibilité ni douleur, » le pouls conserva son rhythme habituel. Après ce pansement, M. Chape- » lain réveilla la malade, dont le sommeil magnétique durait depuis deux » jours. Elle ne parut avoir aucune idée, aucun sentiment de ce qui s'était » passé; mais en apprenant qu'elle avait été opérée, et voyant ses en- » fants autour d'elle, elle éprouva une émotion très vive que M. Chapelain » fit cesser en l'endormant aussitôt. Aujourd'hui 16 avril, la plaie a été » pansée pour la seconde fois; elle est en bon état, la malade est calme, » et aucun accident n'est survenu. »

L'observation contenait des détails si précis, elle provenait d'une source si autorisée, que la défiante compagnie se crut obligée, malgré de vives dénégations, de nommer une commission, composée de Lisfranc, Hervez de Chégoin, Oudet et Moreau, pour voir par elle-même les effets du sommeil magnétique dans lequel était fréquemment plongée, après l'opération, la malade de M. Cloquet.

L'essai ne fut pas heureux; par des circonstances indépendantes de sa volonté, la commission ne put remplir son mandat. En fallait-il davantage pour donner gain de cause aux incrédules, et faire tomber dans l'oubli une observation pourtant digne d'intérêt.

Des conseils bienveillants engagèrent même l'opérateur à diriger dans une autre voie son ardeur scientifique. « Le fait est très intéressant, lui dit Antoine Dubois, dans le langage affectueusement familier de l'époque, mais garde-toi bien d'en publier un second semblable (1). »

Dix ans plus tard, M. Oudet, à la prière de Capuron, fit part à l'Académie de médecine (2) d'un cas analogue à celui de M. Cloquet.

Observation. — « Madame B... a vingt-cinq ans et un caractère très impressionnable, elle appréhende vivement la moindre douleur et souffre de l'action de causes à peine appréciables pour d'autres. C'est ainsi qu'elle ne peut pas entendre craquer les doigts de quelqu'un sans éprouver des palpitations ou une sorte de défaillance.

» Plusieurs fois, j'avais produit (c'est le magnétiseur qui parle avec l'autorisation de M. Oudet) en elle le somnambulisme et constaté son insensibilité dans cet état, quand, le 6 septembre dernier (1836), elle se plaignit à moi d'un mal de dents qui, disait-elle, la rendait malade depuis quelques jours. L'extraction de la dent était l'unique remède à ses souffrances, mais l'idée d'une opération la tourmentait au point qu'elle en éprouvait presque des convulsions. Je la conduisis à M. le docteur Oudet, qui, étant prévenu de l'état particulier de cette dame, la rassura sur la nécessité qu'elle redoutait, et je convins secrètement avec mon estimable confrère qu'il la trouverait chez moi en somnambulisme.

» Le 14 novembre, à l'heure indiquée, M. Oudet la vit paisiblement assise dans un fauteuil et livrée depuis une heure au sommeil magnétique. Pour explorer la sensibilité, je la piquai fortement et à plusieurs reprises avec une épingle, je lui plongeai un doigt pendant quelques secondes dans la flamme d'une chandelle, elle ne donna absolument aucun signe de douleur. Durant ces épreuves, madame B... répondait à mes questions avec l'indolence ordinaire à son état. M. Oudet déplia sa trousse, le cliquetis des instruments ne parut causer aucune sensation ; ma somnambule se croyait seule avec moi, je la priai de me laisser voir sa dent malade : c'était une grosse molaire. Elle ouvrit la bouche sans défiance en disant : « Elle ne me fait plus de mal. » M. Oudet plaça son instrument ; au moment de l'accrocher, la tête sembla fuir un peu la main de l'opérateur, et nous entendîmes un léger cri. Ces deux signes de douleur eurent la rapidité de l'éclair. Le pouls de la patiente était calme, son visage n'indiquait pas la moindre émotion ; ses mains étaient devenues immobiles sur ses

(1) Cette anecdote était rappelée par M. Jules Cloquet lui-même, il y a environ deux années, dans le sein de la Société de chirurgie.

(2) *Bulletin de l'Académie de médecine*, t. I, p. 343.

genoux. Je me hâtai de lui adresser cette question : « Avez-vous souffert ? » elle répondit tranquillement : « Pourquoi souffrir ? » Elle ignorait ce qu'on venait de lui faire. Je lui offris un verre d'eau en l'engageant à se laver la bouche, elle ne comprit pas ma recommandation, ne but, ni ne cracha.

» Pendant une demi-heure que je prolongeai encore son sommeil, je la fis beaucoup parler, mais je ne pus découvrir en elle aucune marque de douleur. Éveillée, elle ne se douta de rien et ne se plaignit point d'abord. Vingt minutes après, elle porta la main à sa joue en disant : « Voilà ma dent qui va recommencer à me tourmenter. » Je lui appris enfin, à sa grande satisfaction, ce que j'avais fait pour lui épargner des terreurs et de la souffrance. »

Ici le mouvement de la malade, le léger cri poussé par elle au moment de l'opération, laissent quelque doute sur l'existence d'une anesthésie complète.

Vers la fin de septembre 1842, Ward, ancien chirurgien de l'hôpital Saint-Barthélemy de Londres, paraît avoir pratiqué, sans causer de douleur, une amputation de cuisse chez un homme de quarante-deux ans, soumis à l'action magnétique (1).

Trois années plus tard, M. le docteur Loysel (de Cherbourg) fit une amputation de jambe chez une jeune fille de dix-sept ans, plongée dans le sommeil magnétique (2). L'insensibilité fut aussi complète que possible ; mais il importe de faire observer que la perte de la sensibilité ne fut obtenue qu'à la cent soixante-douzième séance de magnétisme.

Dans le courant de l'année suivante, le même opérateur paraît avoir obtenu trois fois, de la même façon, une insensibilité suffisante pour pratiquer d'importantes opérations, et en particulier l'extirpation de ganglions dégénérés chez une

(1) *Account of a case of successful amputation of the thig duringh the mesmeric state, without the knowledge of the patient*, by W. Topham and W. Ward ; *Remarks* by J. Elliotson. In-8°, London, 1842-1843.

(2) *Observations concernant une jeune fille de dix-sept ans amputée d'une jambe, à Cherbourg, le 2 octobre 1845, pendant le sommeil magnétique*, par A. Loysel. Cherbourg.

femme nommée Anne Lemarchand, et chez un jeune homme du nom de Baysset (1).

M. Courty (de Montpellier) (2), dit aussi avoir vu un exemple remarquable d'insensibilité magnétique chez une femme endormie par Kühnholtz.

Nous empruntons à un article de la *Gazette des hôpitaux* (3), par M. Charpignon, médecin des prisons d'Orléans, la mention des opérations suivantes pratiquées sans douleur avec l'aide du même moyen :

« En 1847, le docteur Ribaud et M. Kiars, dentiste, enle-
» vèrent, à Poitiers, une tumeur volumineuse de la mâchoire
» à une fille endormie par M. Vallette.

» En mars 1845, amputation de la cuisse d'un jeune homme
» par le docteur Fanton; en septembre 1845, amputation du
» bras chez madame Nortway par le docteur Jolly; et enfin,
» vers la même époque, amputation de la cuisse sur miss Lakin
» par le docteur Tossvel. »

Il paraît aussi que des expériences faites à Calcutta, en présence d'une commission scientifique, ont paru assez satisfaisantes, pour que Esdaille, chirurgien des hôpitaux de cette ville, ait été officiellement encouragé dans ses recherches sur l'insensibilité magnétique. S'il faut en croire une lettre adressée par ce dernier à James Braid, chirurgien de Manchester, ses tentatives ont été couronnées de succès dans plus de trois cents opérations chirurgicales.

« Durant les six dernières années, écrit Esdaille, j'ai exé-
» cuté plus de trois cents opérations capitales de toute espèce,
» et dont beaucoup étaient de la nature la plus terrible, sans
» occasionner aucune douleur aux patients. Dans tous les cas,

(1) *Recueil d'opérations chirurgicales sur des sujets magnétisés*, par Loysel. Cherbourg.

(2) Courty, *Apprécier l'emploi des moyens anesthésiques en chirurgie*, thèse de concours. Montpellier, 1849, p. 15.

(3) *Gazette des hôpitaux*, 1860, p. 13.

» l'insensibilité était produite de la même manière (par le » mesmérisme) (1). »

Nous ne sommes pas en mesure d'apprécier avec connaissance de cause la valeur des résultats obtenus et annoncés par Esdaille : du moment qu'ils ont été vérifiés par une commission officielle et acceptés par des hommes considérables dans la science, ils méritent une sérieuse considération; mais, pour nous servir du langage de M. H. Larrey, appréciant ce genre de travaux du chirurgien de Calcutta, « nous ne pouvons non plus accepter sans beaucoup de réserve une doctrine et un système aussi contraires aux croyances médicales les plus rationnelles et les plus répandues en Europe (2) ».

Sans que la bonne foi de personne soit un instant mise en cause, il paraîtra toujours surprenant que l'auteur d'aussi nombreux succès n'ait pas trouvé jusqu'alors, fût-il au fond de l'Inde, d'imitateurs aussi heureux !

Quoi qu'il en soit, tous ces faits étranges, éclos sur la terre classique du charlatanisme, ne pouvaient être acceptés qu'avec une extrême et légitime défiance. Accueillis chez les uns par des protestations retentissantes, chez d'autres par un silence indulgent, ils n'eurent d'autre effet que de passionner quelques adeptes voués au culte compromettant des sciences occultes.

Pendant ces dernières années, on crut un instant que cette interminable question du magnétisme ou du somnambulisme, dépouillée désormais de toute manœuvre secrète ou suspecte, allait définitivement entrer dans le domaine de l'observation rigoureuse.

Le 5 décembre 1859, M. Velpeau, au nom de M. Broca, entretint l'Académie des sciences d'un moyen nouveau, capable d'annihiler la douleur pendant les opérations.

Voici dans quelle circonstance fut constatée l'efficacité de

(1) *Witchcraft*, p. 78.

(2) Rapport sur le mémoire de M. Clot-bey, intitulé *De l'éléphantiasis des Arabes, et en particulier de ceux qui se développent au scrotum* (*Mémoires de la Société de chirurgie*, t. IV, p. 65).

ce procédé, qui, dans la pensée de l'auteur, pouvait devenir le point de départ d'une véritable méthode.

Observation. — « Une femme de vingt-quatre ans, entrée à l'hôpital pour une vaste brûlure du dos et des deux membres droits, était atteinte en outre d'un abcès volumineux et extrêmement douloureux de la marge de l'anus. Épuisée par la douleur, et d'ailleurs fort pusillanime, elle redoutait beaucoup une incision, dont elle comprenait la nécessité. Après avoir placé son lit en face d'une fenêtre, je lui ai annoncé, dit M. Broca, que j'allais l'endormir. J'ai placé ma lorgnette à 15 centimètres en avant de la racine du nez, en deçà par conséquent des limites de la vision distincte, et la malade, pour regarder fixement cet objet, a été obligée de loucher fortement en dedans. Les pupilles se sont aussitôt contractées. Le pouls, déjà rapide avant l'expérience, s'est d'abord un peu accéléré, puis tout à coup est devenu beaucoup plus faible et beaucoup plus lent, ce qui avait été également observé sur nos deux premiers sujets. Au bout de deux minutes, les pupilles commencent à se dilater, nous élevons le bras gauche presque verticalement au-dessus du lit : ce membre reste immobile. Vers la quatrième minute, les réponses sont lentes et presque pénibles, mais du reste parfaitement sensées. La respiration est très légèrement saccadée. Au bout de cinq minutes, M. Follin, à l'insu de la malade, pique la peau du bras gauche, qui est toujours dans la situation verticale. Rien ne bouge. Une nouvelle piqûre, plus profonde, qui fait sortir une gouttelette de sang, passe également inaperçue. On élève le bras droit, qui reste suspendu en immobilité, comme le gauche. On soulève alors les couvertures, on écarte les membres inférieurs, pour mettre à découvert le siége de l'abcès ; la malade se laisse faire, en disant toutefois avec tranquillité qu'on va sans doute lui faire du mal. Enfin, sept minutes après le début de l'expérience, pendant que je continue à tenir l'objet brillant devant les yeux, M. Follin pratique sur l'abcès une large ouverture qui donne issue à une énorme quantité de pus fétide. Un léger cri, qui dure moins d'une seconde, est le seul signe de réaction que donne notre malade : il n'y a pas eu le moindre tressaillement, soit dans les muscles de la face, soit dans les muscles des membres. Les deux bras sont restés, sans le moindre ébranlement, dans l'attitude qu'ils conservent depuis plusieurs minutes.

» Deux minutes plus tard la pose est toujours la même, les yeux sont largement ouverts, un peu injectés, le visage immobile comme un masque, le pouls exactement comme au moment de notre arrivée, la respiration parfaitement libre, mais l'opérée est toujours insensible. Le talon gauche, qu'on élève au-dessus du lit, reste suspendu en l'air ; les deux membres supérieurs sont toujours dans la même attitude.

» J'enlève le corps brillant placé au-devant des yeux, l'insensibilité et l'immobilité cataleptique persistent toujours. Je fais sur les yeux une friction légère et une insufflation d'air froid : l'opérée fait quelques petits mouvements. On lui demande si on lui a fait quelque chose : elle répond qu'elle n'en sait rien : du reste, ses trois membres sont toujours dans les attitudes qu'on leur a données ; il y a déjà plus de treize minutes que le bras gauche est dans la position verticale. M Follin pratique sur ce bras une piqûre qui amène une gouttelette de sang : la malade ne s'aperçoit de rien, et ses doigts mêmes restent entièrement immobiles. Enfin, dix-huit à vingt minutes après le début de l'expérience, et plus de douze minutes après l'opération, je fais sur les yeux une friction plus forte que la première et j'insuffle sur le visage une plus grande quantité d'air froid. Cette fois la malade se réveille presque subitement : ses deux bras et sa jambe gauche se relâchent presque à la fois, et retombent tout à coup sur le lit ; puis elle se frotte les yeux, et reprend toute sa connaissance. Elle ne se souvient de rien, et s'étonne d'apprendre qu'elle a été opérée. Au bout de quelques instants, elle se plaint de souffrir un peu de la plaie qu'on vient de lui faire, mais cette douleur est très modérée (1). »

Ainsi qu'il résulte d'une communication fort intéressante sur le même sujet, faite le 7 décembre par M. Broca dans le sein de la Société de chirurgie, les moyens employés par lui sur la malade de M. Follin étaient depuis longtemps connus en Angleterre, puis en Amérique, et spécialement étudiés depuis vingt ans par Braid (de Manchester). Dans quelques publications spéciales (2), Braid avait appris que chez un certain nombre de sujets, et notamment chez des femmes, il est possible, en recommandant de regarder fixement un objet placé en deçà de la vue distincte, ou bien en soutenant l'attention pendant un temps suffisant, de provoquer un état cérébral tout particulier, une sorte de sommeil qu'il désigna sous le nom d'*hypnotisme*, et qui n'est, en dernière analyse, qu'une phase de l'état de somnambulisme obtenue par des procédés spéciaux.

(1) *Comptes rendus de l'Académie des sciences*, t. XLIX, p. 904.

(2) Voici le titre des principaux écrits de Braid sur ce sujet : *Neurhypnologie*, 1843 ; — *Observations on trance*, 1845 ; — *Witchcraft, hypnotism, electro-biology*, 1852.

Mais si l'hypnotisme, ou le braidisme, ainsi qu'il s'est appelé du nom de son inventeur, était connu depuis plusieurs années, ce n'était qu'au point de vue physiologique, et en appelant l'attention sur les applications pratiques qui pouvaient en découler, M. Broca découvrait un horizon nouveau.

L'immense intérêt qui se rattache à tout ce qui touche à l'anesthésie chirurgicale, l'autorité scientifique des auteurs et promoteurs de la découverte, la singularité des troubles fonctionnels observés pendant l'état hypnoptique, piquèrent vivement la curiosité. Chacun fit des expériences, chacun voulut constater la réalité de faits aussi inattendus, et produire le contingent de son observation personnelle. Malheureusement, les nombreuses communications faites ultérieurement à la Société de chirurgie n'avancèrent pas beaucoup la question de l'anesthésie hypnotique; elles retracèrent scrupuleusement ce qui était connu en Angleterre depuis longtemps, et, sous ce rapport, elles eurent le mérite de le vulgariser parmi nous; mais le nouvel agent anesthésique fut, entre les mains du plus grand nombre, convaincu d'impuissance. Un seul chirurgien, M. Guérineau (de Poitiers), aurait été assez heureux pour rencontrer un sujet favorable.

Observation. — « Jarrie (Georges), âgé de trente-quatre ans, du village de Morthemer, département de la Vienne, entre à l'Hôtel-Dieu de Poitiers le 25 octobre 1859, pour y être traité d'une tumeur blanche du genou gauche. Ce malade, d'une constitution lymphatique, très amaigri, ne paraît nullement impressionnable; fatigué par les privations de toute nature et par une maladie qui dure depuis deux ans, il réclame lui-même avec calme l'amputation de la cuisse. Certains symptômes fournis par l'auscultation faisant craindre la présence de tubercules, on prescrit pendant deux mois environ une nourriture substantielle, le vin de quinquina et l'huile de foie de morue.

» Le 19 décembre, l'état s'étant beaucoup amélioré, je propose l'amputation, qui est acceptée sans hésitation pour le lendemain. Il faut ajouter que pendant le séjour à l'hôpital le genou gauche, qui présentait un volume d'un tiers au moins plus considérable que le droit, avait été traité localement, mais sans succès, par tous les moyens employés d'ordinaire contre les tumeurs blanches. Ce genou était tellement douloureux, quele moindre mouvement imprimé au membre arrachait des cris au malade. Ce dernier craignait la douleur à ce point, qu'il a mieux aimé se traîner peu à peu lui-même jusqu'à la salle d'opérations, que de s'y faire porter par des infirmiers; toutefois, épuisé de fatigue, il se trouva mal en y arrivant.

» Une heure environ après cette syncope, j'explore le pouls, qui était un peu faible; le malade, il est vrai, n'avait pas voulu prendre de nourriture depuis vingt-quatre heures.

» J'opérai en présence de MM. Pomonti, chirurgien-major au 72e de ligne; Delaunay, professeur adjoint; Jallet, chef des travaux anatomiques, et des élèves de l'école de médecine de Poitiers. L'un d'eux place une spatule à 2 décimètres environ de la racine du nez du malade, couché dans la position horizontale, les jambes et les cuisses ne reposant pas sur le lit. Craignant les vives douleurs que le moindre mouvement imprimé au genou faisait renaître, Jarrie soutenait sa jambe gauche avec la droite croisée au-dessous; un des élèves maintenait les deux membres dans cette position. Le strabisme convergent et en haut se produit promptement. Je veux alors séparer les deux jambes du malade; il se plaint beaucoup et s'y oppose. Je lui fais observer qu'il m'est impossible d'opérer dans la position qu'il occupe; il se décide alors à laisser placer les deux cuisses dans l'abduction, malgré la vive douleur qu'il éprouve et en poussant des gémissements.

» Cinq minutes s'étaient écoulées depuis que les yeux étaient fixés sur la spatule. J'élève le bras gauche au-dessus du lit, puis je l'abandonne; il y retombe aussitôt. Il n'y a point de catalepsie, le malade me dit que je ne pourrai pas l'endormir par ce procédé. Je recommande aussitôt le plus grand silence dans la salle, où de nombreuses conversations particulières s'établissaient déjà, et moi-même je n'adresse plus la parole au patient, qui regarde la spatule avec persévérance.

» Après cinq minutes du plus profond silence, je pratique l'amputation à la partie inférieure de la cuisse par la méthode à deux lambeaux. Pendant cette opération, qui dure une minute et demie, le malade ne profère aucune plainte et ne fait pas le moindre mouvement, bien qu'il soit à peine maintenu. Je lui adresse alors la parole et lui demande comment il se trouve; il me répond qu'il se croit dans le paradis, saisit aussitôt ma main et la porte à ses lèvres.

» Pendant l'opération, les yeux étaient agités d'un mouvement oscillatoire; ils avaient l'air de chercher à voir la spatule. L'un des élèves pinça la cuisse environ deux minutes avant l'amputation et demanda au malade s'il éprouvait de la douleur. « Oh! je sens bien un peu, » répondit-il. Vers le même moment, un autre élève souleva le bras, qui retomba sur le lit ; il ne paraît donc point y avoir eu de catalepsie. L'amputation terminée, le malade dit à l'élève : « J'ai senti ce qu'on m'a fait, et la preuve, » c'est que ma cuisse a été coupée au moment où vous me demandiez si » j'éprouvais quelque douleur. » Or, ce n'est que deux minutes après cette interrogation que commença l'opération, et, pendant tout ce temps, les traits du visage n'ont pas montré le moindre spasme, ni la moindre contraction : Jarrie semblait toujours chercher des yeux le corps brillant.

» Il est bien resté avéré pour tous les assistants que le malade n'avait pas éprouvé de douleur, car il n'a pas proféré la moindre plainte, tandis qu'auparavant, il criait aussitôt qu'on imprimait le plus léger mouvement au membre lésé (1). »

On trouve aussi, dans un travail de M. Philips, la mention d'une opération qui aurait été pratiquée sans douleur à la faveur du sommeil braidique. A défaut d'observation, nous nous contentons de reproduire textuellement le passage de M. Philips :

« M. Tavernier (de la Nièvre), médecin et rédacteur de » l'*Opinion nationale*, nous a dit avoir reçu communication » d'une amputation d'un doigt de la main pratiquée sans dou- » leur par un médecin de province, à la faveur du sommeil » braidique (2). »

Enfin M. Guillard (d'Aix-les-Bains), relatant dans la *Gazette médicale de Lyon* quelques expériences sur l'hypnotisme tentées par M. Carret, chirurgien en chef de l'Hôtel-Dieu de Chambéry, parle « d'un vieillard sexagénaire chez qui un » abcès à la cuisse droite, suite d'angioleucite et fort dou- » loureux, a été ouvert et vidé par d'énergiques pressions sans » que le malade y prêtât la moindre attention. »

Découragés par le peu de succès de leurs tentatives, les chirurgiens désertèrent brusquement la cause de l'hypnotisme. A une période d'engouement peu commune succéda tout à coup un silence absolu, comme si l'on se fût aperçu mais un peu tard, que l'hypnotisme n'était qu'un visage nou-

(1) *Gazette hebdomadaire*, 1859, p. 818.
(2) *Cours théorique et pratique de braidisme*. Paris, 1860, p. 140.

veau de ce protée déjà frappé d'ostracisme sous les noms de Mesmer et de Cagliostro.

Si rien ne nous échappe, les faits qui précèdent, représentent tout ce qui a été publié sur l'anesthésie observée pendant l'état de somnambulisme ou d'hypnotisme. On pourrait y ajouter des cas nombreux dans lesquels des sujets hypnotisés sont restés insensibles à des piqûres d'épingle, des pincements réitérés à la peau, quelquefois même à des avulsions de dents; mais ces faits, annoncés sommairement, transmis souvent dans le courant de la conversation, rentrent plutôt dans le cadre d'une étude physiologique que dans celui de l'anesthésie chirurgicale, qui demande des faits précis, circonstanciés, et de plus, puisés dans le domaine de la médecine opératoire.

Ainsi, dans une période de quarante années, quinze fois à peine, en Europe du moins, le sommeil magnétique a pu prêter un concours efficace à la chirurgie, et depuis deux années que l'attention du monde savant a été appelée d'une façon solennelle sur la venue du braidisme, quatre faits se sont produits.

En présence de pareils résultats, deux questions doivent être posées :

1° L'anesthésie magnétique peut-elle être affirmée comme un fait désormais acquis à la science? 2° D'après ce qu'elle a donné, d'après sa nature, peut-elle être utilisée, et les moyens de l'obtenir peuvent-ils être érigés en méthode scientifique?

1° Si, pour répondre à la première question, nous consultions le témoignage des académiciens qui accueillirent les communications de MM. J. Cloquet, Oudet et autres; si même nous prêtions quelque peu l'oreille aux commentateurs officieux des phénomènes anesthésiques du braidisme, nous n'hésiterions pas à répondre par la négative. L'esprit accueille naturellement avec défiance des faits qui ont le tort d'être si rares; il leur oppose volontiers d'autres faits du même ordre, tout aussi inexpliqués et derrière lesquels il abrite son incrédulité.

C'est là ce qui est arrivé. A chaque exemple d'insensibilité, on a opposé d'autres exemples plus nombreux, et dans lesquels les opérations les plus longues, les plus cruelles, telles que des amputations de jambe, de cuisse, de sein, de testicule, etc., avaient été supportées sans provoquer aucun signe de douleur. S'il n'était arrivé à chaque opérateur un peu répandu de rencontrer des cas de ce genre, nous pourrions rappeler les faits invoqués par Larrey, Roux, Capuron, etc., dans le cours de la discussion qui suivit la célèbre communication de M. Cloquet (1).

En principe, nous nous défions beaucoup de ce moyen sommaire de juger les choses. De tels arguments nous paraissent moins propres à préparer une conviction scientifique qu'à déguiser une fin de non-recevoir systématique. Aussi, malgré de nombreuses et énergiques dénégations, nous croyons à l'existence de l'anesthésie pendant le somnambulisme provoqué et l'hypnotisme, parce qu'elle s'est révélée à des observateurs dont le nom seul est une garantie contre toute chance d'illusion ou d'erreur.

2° Mais si cette insensibilité persistante, profonde, nous paraît démontrée, l'observation conduit à ne voir là qu'un fait exceptionnel, contingent, particulier à l'individu, dépendant de causes ignorées, et ne présentant aucun des caractères de permanence et de régularité que l'on est habitué à demander aux méthodes scientifiques. La plupart des chirurgiens qui ont employé le braidisme ont complétement échoué ; les autres sont parvenus à obtenir, tantôt une anesthésie complète, mais éminemment transitoire, tantôt de brusques alternatives d'hyperesthésie et d'analgésie, tantôt enfin une insensibilité bornée aux téguments, sans qu'il soit possible de démêler à quoi tiennent ces différences ou ces oppositions.

Le magnétisme animal jusqu'alors ne s'est discipliné dans

(1) *Bulletin de l'Académie de médecine*, 1829. — *Archives générales de médecine*, 1re série, t. XX, p. 131 et suiv.

aucune de ses phases, et s'il était de notre sujet d'envisager la question au point de vue physiologique, nous invoquerions de bonnes raisons pour attribuer les perturbations fonctionnelles qui le caractérisent à un état névropathique provoqué chez des cerveaux malades ou prédisposés.

Néanmoins certains auteurs spéciaux, et en particulier M. Philips (1), ont prétendu maintenir, diriger l'influence magnétique, et déterminer chez la grande majorité des individus, *à volonté*, une série de modifications correspondant à la série des fonctions nerveuses. Parmi ces modifications obtenues à volonté, se trouvent mentionnés la surexcitation ou l'anéantissement de la sensibilité générale, l'anesthésie générale ou circonscrite à un bras, à une jambe, ou même à une seule phalange des doigts, etc., etc. Certes, il était difficile de mieux spécifier les qualités que tout chirurgien philanthrope souhaiterait à une nouvelle méthode anesthésique, mais nous avons bien peur de nous trouver ici dans le monde des illusions et de la fantaisie.

Nous ne croyons pas plus à l'avenir chirurgical du somnambulisme et du braidisme qu'à son passé, et pourtant nous n'hésitons pas à transcrire ici le programme de leurs adeptes. La science a le droit et le devoir d'étudier ces problèmes difficiles, dont l'esprit de routine ou une fausse pudeur ont fait toujours écarter la solution. C'est en reprenant des recherches trop tôt abandonnées, mais en les reprenant avec calme et persévérance, que l'on parviendra à dégager ce qu'il peut y avoir de vérités inconnues sur ce point livré jusqu'à nos jours aux rêveries des visionnaires ou aux exploitations du charlatanisme.

La prophylaxie de la douleur a été, comme on le voit, l'objet de tentatives réitérées et persévérantes ; le nombre des moyens tour à tour proposés, puis abandonnés, témoigne assez de leur

(1) *Mémoire cité*, p. 25 et suiv.

impuissance. Toutefois il faut établir entre eux une distinction : les uns sont depuis longtemps oubliés, les autres, par l'infidélité de leur action, par leur capricieuse insuffisance ou les dangers inhérents à leur emploi, ne peuvent servir de base à une méthode générale, mais ils offrent des ressources précieuses dans certains cas, et peut-être trop négligées ou méconnues de nos jours. Nous y reviendrons quand nous nous occuperons de l'anesthésie locale.

ARTICLE III.

CRÉATION DE LA MÉTHODE ANESTHÉSIQUE.

Les grandes découvertes sont rarement l'œuvre d'un seul homme. On dirait que l'idée dont la découverte est la réalisation a besoin de subir une évolution latente et graduelle, avant que l'intelligence humaine soit apte à lui donner un corps. Entre celui qui, par une intuition sublime, attire les esprits dans une direction nouvelle, et celui qui, sur cette route, est l'homme heureux marqué pour la postérité, il existe une solidarité étroite. Si l'un a produit l'effet, l'autre a conçu la cause. C'est donc une chose indispensable de faire précéder l'histoire d'une découverte, du développement de la pensée qui lui a donné naissance, comme c'est un devoir de justice et de reconnaissance de rappeler, à côté du nom de l'inventeur, le nom des hommes qui en ont préparé l'avénement. Les documents et les nombreuses pièces justificatives publiés à l'occasion du procès qui éclata entre Jackson et Morton (1), les curieux détails relatés au sujet de l'histoire de l'éthérisation par M. L. Figuier (2), nous aideront beaucoup dans la tâche délicate de rendre à chacun la part qui lui revient dans la découverte de la méthode anesthésique.

(1) *Défense des droits de Charles T. Jackson à la découverte de l'éthérisation*, par Joseph et Henry Lord. Paris, 1848. — *Mémoire sur la découverte du nouvel emploi de l'éther sulfurique*, par Morton, suivi des pièces justificatives. Paris, 1847.

(2) L. Figuier, *L'éthérisation* (*Découvertes scientifiques*, t. III, p. 179).

§ I. — Action anesthésique du protoxyde d'azote et de l'éther.

La matière médicale ne manquait pas d'agents énergiques capables de déterminer une insensibilité profonde, et de réaliser ainsi, en partie, le but que se propose l'anesthésie chirurgicale ; mais la multiplicité de leurs effets, la persistance de leur action surtout, qui suffit pour mettre la vie en péril, ne permettaient pas de songer jamais à utiliser d'une manière générale leurs vertus stupéfiantes. Il fallait trouver une autre classe de modificateurs tout aussi énergiques, mais qui, pénétrant dans l'organisme sous la forme de vapeurs subtiles, ne fissent que traverser l'économie ; provoquant une action vive, prompte, mais éphémère comme leur séjour ; ayant dans leur nature tout ce qu'il faut pour procurer une anesthésie profonde, mais trouvant dans leur état physique, gaz, vapeurs insolubles ou peu solubles dans le sang, la cause d'une élimination incessante assez active pour détruire leurs effets au fur et à mesure qu'ils se produisent.

Le mode régulier de pénétration de pareilles substances dans l'organisme, c'est l'absorption pulmonaire ; leur mode régulier d'administration devait être l'inhalation. En remontant ainsi des effets vers leur cause, on est conduit à considérer les procédés par inhalation comme le principe d'une bonne méthode anesthésique. C'est à ce titre qu'un homme à la fois chimiste et médecin, Beddoès, dont le nom se trouve à la tête du mouvement médical, qui, vers la fin du siècle dernier, vulgarisa en Angleterre, comme moyen de traitement, l'aspiration de certains gaz, nous paraît être le promoteur de la méthode anesthésique.

On ne doit pas oublier pourtant qu'au moyen âge certaines recettes engourdissantes dont nous avons parlé, étaient déjà administrées par *odoration*. L'indication est plus explicite encore dans un passage fort curieux du livre de Jean-Baptiste Pesta, sur la *magie naturelle*. Dans un chapitre qui a pour titre : *Medicamenta somnifera*, l'auteur décrit de la manière suivante le mode de conservation et d'administration d'une teinture somnifère :

« Ces substances étaient converties en essence, dit-il; celle-ci » doit être renfermée hermétiquement dans des vases de » plomb pour que la partie subtile ne s'en échappe point, car » sans cette précaution, le remède perdrait sa vertu. Au mo- » ment de s'en servir, on ôte le couvercle, et l'on porte immé- » diatement le vase aux narines de la personne à endormir; » elle aspire la partie la plus subtile de l'essence, et par ce » moyen ses sens seront enfermés comme dans une citadelle, » de telle sorte qu'elle pourrait être enterrée dans le sommeil » le plus profond, dont il ne serait possible de la tirer que par » la plus grande violence. Après ce sommeil, la personne » n'éprouve aucune pesanteur de tête et n'a aucune connais- » sance de ce qui lui est arrivé. »

En présence de détails aussi précis, n'est-on pas tenté de croire qu'à cette époque l'alcool, et peut-être l'éther ou le chloroforme, se trouvaient entre les mains de quelques initiés qui connaissaient leurs vertus stupéfiantes ?

On trouve, dans un petit opuscule attribué à Albert le Grand, la formule d'une préparation qui rend la chose moins invraisemblable qu'elle ne le paraît au premier abord. Pour préparer un certain liquide, que l'auteur désigne sous le nom d'*aqua ardens*, il recommande de distiller dans un alambic un mélange de vin foncé en couleur, de chaux vive, de sel commun, de tartre et de figues vertes, et de conserver le produit de la distillation dans un vase de verre (1). Nous ne savons quels peuvent être les résultats d'une semblable réaction ; du moins c'est là un moyen d'obtenir de l'alcool à un haut degré

(1) « Aquam ardentem sic facias : Recipe vinum nigrum, spissum, potens et vetus et in una quarta ipsius distemperabis vivæ calcis, sulphuris vivi, subtilissime pulverisati tartari de bono vino et salis communis albi grossi, postea pones in cucurbita bene lutata, et desuper posito alembico, distillabis aquam ardentem quam servare debes in vase vitreo. » — *Alberti Magni liber de mirabilibus mundi*, édit. in-12, sans pagination, de MDLV.

de concentration, et capable, à une certaine température, de provoquer l'anesthésie par l'*odoration*.

Le fait fût-il démontré, qu'il n'enlèverait rien au mérite et à l'originalité des vues du physiologiste anglais.

Vers 1795, Beddoès fonda par souscription une Institution pneumatique (*Medical pneumatic Institution*) dans un petit bourg situé aux environs de Bristol. Comment fut-il conduit à créer cet établissement ? Évidemment, l'anesthésie chirurgicale n'y était pour rien ; on était à une époque où les inhalations d'éther, de même que celles d'air fixe (acide carbonique), jouissaient en Angleterre d'une certaine faveur dans le traitement de la phthisie et d'autres affections pulmonaires. Beddoès s'intéressait à cette innovation thérapeutique. Il a même fait connaître quelques-uns des succès obtenus par Pearson et Thornton, qui expérimentaient plus spécialement cette méthode de traitement à laquelle leur nom est resté attaché. L'un d'entre eux, qui se rapporte plus spécialement à un cas de chirurgie, mérite d'être cité. Thornton, un jour, employa les inhalations d'éther pour obtenir le soulagement d'une inflammation très douloureuse de la glande mammaire.

« Je remplis une cloche de verre d'air atmosphérique, dit- » il, et j'y fis brûler deux cuillerées à bouche d'éther. La » malade inhala le produit pendant deux minutes environ en » se tenant debout, jusqu'à ce que le pouls s'effaçât ; les yeux » s'obscurcirent et ne représentèrent plus les objets de la » vision. La face devint d'une pâleur mortelle ; la malade finit » par s'évanouir dans les bras d'une domestique. Au bout de » dix minutes environ, elle reprit ses sens ; le pouls était faible » et donnait 98 pulsations : pour la première fois depuis plu- » sieurs semaines, la malade ne sentait ni chaleur ni oppres- » sion à la poitrine (1). »

L'inhalation produisit évidemment, dans ce cas, la plupart des effets que nous connaissons aujourd'hui : un pas de plus,

(1) Bouisson, *ouv. cit.*, p. 60.

et l'éthérisation chirurgicale était trouvée. Mais il est bien rare que l'esprit humain arrive au but par la voie la plus directe. Sans doute, ce fut la connaissance des propriétés thérapeutiques de l'éther qui, au lieu de conduire à l'étude physiologique de cette substance, fit naître le projet étrange, téméraire peut-être, de soumettre à l'expérimentation sur l'homme malade, pour en étudier les vertus curatives, les airs artificiels (*on factitious airs*) dont la découverte venait d'illustrer les noms de Cavendish et de Priestley.

Beddoès avait dans son Institution pneumatique un laboratoire pour la préparation des gaz, et un hôpital pour loger les malades qui devaient être soumis périodiquement aux inhalations gazeuses.

Pour diriger son laboratoire, il fallait un chimiste habile. Guilbert, l'un de ses amis, lui proposa un jeune homme que le hasard lui avait fait rencontrer dans l'humble boutique d'un droguiste : c'est ainsi que Humphry Davy, à peine âgé de vingt ans, fut appelé, le 1er mars 1798 (1), à seconder les projets de Beddoès.

Le premier mérite de Beddoès avait été de fonder une Institution pneumatique ; le second, celui de pouvoir y attacher un homme de la valeur de Humphry Davy.

Dans sa position nouvelle, Davy fut chargé spécialement de préparer les gaz et d'étudier leur action sur l'organisme. Le premier corps que le hasard des préparations soumit à son investigation fut précisément l'oxyde d'azote, celui qui exerce sur l'organisme humain l'action qui se rapproche le plus de l'action anesthésique. Les résultats obtenus par le jeune chimiste avec le protoxyde d'azote, qu'il désigne sous le nom d'*oxyde nitreux*, lui parurent assez importants pour en faire l'objet d'un travail publié en 1799 (2). Ce mémoire est une espèce de journal qui renferme la série d'épreuves tentées par

(1) Figuier, *ouv. cit.*, t. III, p. 199.

(2) Davy, *Researches chim. on the gazeous oxyd of azote*, etc.

Davy sur lui-même, soit avec le protoxyde d'azote mélangé à l'air, soit avec le gaz pur.

Elles démontrent que ce gaz, pris en inhalation pendant quelques minutes, exerce une action sur les centres nerveux, caractérisée surtout par une tendance excessive à l'hilarité (d'où le nom de *gaz hilarant*, qui lui est resté) et l'exaltation de la force musculaire.

Davy ne s'arrêta pas à cette remarque physiologique; il pensa qu'un modificateur aussi puissant pouvait bien n'être pas sans action sur l'exercice de la sensibilité, et que l'on pourrait peut-être, avec son aide, suspendre ou atténuer la douleur physique. L'expérience répondit à son attente; deux fois il parvint de la sorte à dissiper une violente céphalalgie, et une troisième fois à faire disparaître une douleur violente causée par le percement d'une dent.

« La douleur, dit-il (1), diminuait toujours après les quatre ou » cinq premières inspirations; le chatouillement venait comme » à l'ordinaire, et la douleur était pendant quelques minutes » effacée par la jouissance. » A la suite de cette remarque, Humphry Davy, avec cette pénétration d'esprit qui n'appartient qu'au génie, prépare l'avénement de l'anesthésie chirurgicale dans la phrase suivante : « Le protoxyde d'azote pur » paraissait jouir, entre autres propriétés, de celle de détruire » la douleur; on pourrait probablement l'employer avec avan- » tage dans les opérations de chirurgie qui ne s'accompagnent » pas d'une grande effusion de sang. »

La constatation réitérée de phénomènes aussi singuliers, aussi nouveaux, captiva vivement l'attention; l'opinion s'en émut, et pendant un certain temps l'Institution pneumatique de Clifton devint un foyer où l'amour de la science, l'intérêt et la curiosité, attiraient les savants, les malades et même les poëtes de l'époque. Les expériences de Davy furent répétées, mais avec des résultats très variables.

(1) Figuier, *ouvr. cit.*, t. III, p. 203.

Bientôt la nouvelle de cette découverte se répandit de l'autre côté du détroit et dans tout le continent. En France, Proust, Vauquelin, Thenard; Berzelius en Suède, Pfaff et Wurzer en Allemagne, recherchèrent dans les inhalations du protoxyde d'azote les effets constatés en Angleterre. Les uns, et c'est le plus grand nombre, furent assez heureux pour observer sur eux-mêmes l'action spéciale du gaz exhilarant; les autres ne ressentirent, tantôt qu'une saveur douceâtre au palais, tantôt rien du tout ou seulement de la gêne dans la respiration et un sentiment de compression au niveau des tempes. Une telle diversité d'action, attribuée avec beaucoup de raison à la pureté plus ou moins grande du produit; la menace d'accidents graves chez plusieurs personnes qui en essayèrent l'emploi, firent renoncer bien vite à l'usage du protoxyde d'azote. L'abandon de ce premier agent anesthésique fut précisément la cause du pas important qu'allait faire la science dans la voie toute tracée de l'anesthésie chirurgicale.

L'impulsion était donnée, la mode était plus que jamais aux inhalations gazeuses. Le protoxyde d'azote une fois abandonné, il fallait le remplacer par un agent moins irritant, moins indocile et tout aussi capable de procurer ces rêves délicieux, cette gaieté folle, qui étaient le principal mobile de recherches poursuivies surtout par des étudiants ou des garçons de pharmacie. Sans doute, bien des essais infructueux furent tentés, mais un jour vint à l'esprit de l'un d'eux l'idée de respirer les vapeurs dégagées par l'éther sulfurique.

On ne sait ni par qui, ni dans quelle circonstance, l'éther fut ainsi substitué au protoxyde d'azote. On conçoit sans peine d'ailleurs qu'un liquide séduisant à l'œil, volatil, chaudement aromatique comme l'éther sulfurique, dut être l'un des premiers à tenter le zèle de jeunes gens plutôt en quête d'émotions que de découvertes scientifiques. Toujours est-il certain que « quelques années après l'abandon du protoxyde d'azote, les » élèves de chimie, dans les cours publics, les apprentis, dans » les laboratoires de pharmacie, étaient dans l'habitude de res-

» pirer des vapeurs d'éther comme objet d'amusement, ou pour » se procurer cette ivresse de nature si spéciale qu'amenait » l'inspiration du protoxyde d'azote. La tradition qui confirme » cette pratique est encore vivante en Angleterre et aux États-» Unis (1). »

A côté de ces souvenirs qui établissent une notoriété d'assez vieille date, la science avait consigné dans ses annales, durant la longue période qui s'étend de l'école de Beddoès à la découverte de la méthode anesthésique, un certain nombre de faits qui mettaient hors de doute, non pas seulement les vertus enivrantes, mais l'action profondément stupéfiante de l'éther sulfurique.

Orfila (2), ayant introduit dans l'estomac d'un chien une demi-once (15 grammes) d'éther sulfurique, l'avait vu tomber, avant de mourir, dans un état complet d'insensibilité, précédé d'un affaiblissement musculaire très prononcé.

La même influence fut constatée par R. C. Brodie (3) sur un cheval auquel on avait administré une certaine dose d'éther.

Giacomini avait aussi remarqué (4) que si l'on fait inspirer de l'éther à des lapins, ils restent pendant quelque temps éblouis, abattus, bouleversés, puis ils chancellent et deviennent soporeux. Le même auteur ajoute que, chez l'homme, l'éther à dose modérée produit de la chaleur, de la sueur, l'élévation du pouls, une légère surexcitation cérébrale; à une dose plus forte, il détermine une espèce d'ivresse de peu de durée, avec torpeur dans les membres.

Nous avons déjà rapporté l'observation si intéressante de Thornton.

Dès l'année 1818, un article sur les propriétés stupéfiantes

(1) Figuier, *ouvr. cit.*, t. III, p. 207.

(2) Orfila, *Toxicologie générale*, 4e édition, t. II, p. 531.

(3) *Journal de médecine* de Leroux, t. XXVI, p. 32.

(4) *Traité philosophique et expérimental de matière médicale et de thérapeutique*, par G. A. Giacomini, professeur à l'université de Pavie, publié en français dans l'*Encyclopédie des sciences médicales*, 1839, p. 57.

de l'éther fut publié dans un journal anglais (1) ; on y trouve racontée l'histoire d'un gentleman qui, pour avoir respiré des vapeurs d'éther, tomba dans une léthargie profonde qui dura trente heures et menaça sérieusement sa vie.

Un autre journal anglais rapporte l'histoire de la servante d'un droguiste qui fut trouvée morte pour avoir respiré les vapeurs d'éther émanées d'une jarre accidentellement brisée dans la pièce où elle se trouvait couchée. On trouve aussi, dans Christison, le fait plus significatif encore d'un jeune homme qui tomba dans un état complet d'insensibilité après avoir respiré un air fortement chargé de vapeurs d'éther sulfurique. Il resta dans un état apoplectique pendant quelques heures, et il aurait probablement succombé, si, après s'être aperçu de son état, on ne se fût hâté de le transporter à l'air libre (2).

M. le professeur Cruveilhier nous a parlé d'un cas de sa pratique dans lequel il a observé tous les phénomènes de l'anesthésie quelque temps avant la découverte de l'éthérisation : c'était vers 1837. Il s'agissait d'une dame du plus grand monde, fréquemment exposée à de violents accès de suffocation. L'éther pris en inhalation était le seul moyen d'obtenir du calme ; aussi, chaque fois que le mal reparaissait, la malade, d'elle-même, s'emparait d'un flacon d'éther dont elle aspirait avidement les vapeurs jusqu'à ce qu'il survînt un sommeil profond avec anéantissement complet et perte de connaissance.

§ II. — **Premiers essais d'anesthésie chirurgicale avec le protoxyde d'azote et l'éther.**

Malgré des enseignements aussi précis et dont il nous est si facile, après coup, de mesurer la portée, aucune tentative d'anesthésie chirurgicale ne fut faite à cette époque.

(1) *Quarterly Journal of sciences*, 1818.

(2) Christison, *On poisons*, 2e édition. Edimbourg, 1836, p. 804.

Le temps n'était pas venu encore d'accorder à ces faits toute leur signification.

Il y a pourtant un homme dont les vues éminemment pratiques méritent une mention spéciale. C'est cet Anglais, M. Hickman, chirurgien de Londres, dont les propositions furent si mal accueillies, malgré les observations du baron Larrey, par l'Académie royale de médecine. Notre confrère de Londres avait adressé en 1828, au roi Charles X, une lettre, renvoyée aussitôt à l'examen de l'Académie, dans laquelle il annonçait avoir trouvé le moyen de rendre insensible pendant les opérations les plus longues et les plus délicates. Le procédé indiqué sommairement par l'auteur consistait à faire pénétrer méthodiquement et par inhalation certains gaz dans l'organisme. De nombreuses expériences tentées avec succès chez les animaux servaient de base à sa proposition (1).

C'est avec regret que nous rappelons ici la mesure peu libérale que l'Académie crut devoir prendre en cette circonstance. Sous ce rapport, nous nous associons hautement aux sentiments de M. Gérardin (2), qui eut la bonne pensée de sauver de l'oubli le nom de M. Hickman au moment où furent annoncés les premiers succès de la découverte américaine. Il est vrai que s'il faut s'en rapporter à un travail ultérieur du même expérimentateur, relatif à divers moyens d'abolir la conscience (3), il avait surtout en vue l'acide carbonique; mais il ajoute quelques autres composés capables de produire l'asphyxie. Rien ne permet d'affirmer qu'il ne s'agissait point, sous cette dernière dénomination, de l'éther sulfurique, dont le rôle était confondu, dans le principe, avec celui des agents asphyxiants. Dans cette hypothèse, un simple vote favorable de

(1) Extrait du procès-verbal de la séance du 28 septembre 1828, dans laquelle M. Gérardin rendit compte de la lettre de M. Hickman. (*Bulletin de l'Académie de médecine*, t. XII, p. 418).

(2) *Bulletin de l'Académie de médecine*, t. XII, p. 396.

(1) *The Lancet*, 27 mars 1847.

l'Académie eût peut-être avancé de vingt ans l'avénement de la méthode anesthésique et doté la France d'une grande découverte.

L'honneur d'une première tentative publique et authentique d'anesthésie chirurgicale, à l'aide des moyens nouvellement découverts, revient tout entier à un obscur dentiste de Hartford, petite ville du comté de Connecticut.

Horace Wells (1), qui avait résidé quelque temps à Boston comme associé du dentiste Morton, avait pu se mettre au courant de ce que l'on connaissait sur les propriétés du protoxyde d'azote et de l'éther sulfurique.

De retour dans sa ville natale, en 1844, il conçut le projet de faire des expériences sur l'homme, et spécialement de vérifier, après quarante-cinq ans, la réalité de la proposition de Humphry Davy, relative aux effets anesthésiques du protoxyde d'azote. Pourquoi choisit-il ce gaz oublié depuis longtemps, de préférence à l'éther, qui jouissait à cette époque dans les boutiques de pharmacie, les ateliers de dentiste, d'une séduisante popularité? Tout porte à croire que les cas de mort accidentelle dont nous avons parlé plus haut, que l'histoire de jeunes gens ayant succombé après avoir respiré pendant trop longtemps des vapeurs d'éther dans les laboratoires, avaient fait, à ce dernier, la réputation d'un agent beaucoup plus dangereux que l'oxyde de carbone. Toujours est-il que le choix de Wells se porta sur le gaz hilarant. Le premier essai fut tenté sur lui-même; il respira de ce gaz, et au bout de quelques inspirations, il put se faire arracher une dent sans éprouver la moindre douleur. La même expérience fut répétée, et toujours avec le même succès, sur douze ou quatorze de ses clients. C'est à ce moment qu'enhardi par ses amis, et sur le conseil d'un certain docteur Marcy, le dentiste de Hartford

(1) Voyez, pour les détails des expériences d'Horace Wells : Galignani's *Messenger*, 28 février 1847 ; *Boston medical and surgical Journal*, décembre 1846 ; ou bien *Journal des connaissances médico-chirurgicales*, 1er semestre, 1847, p. 924, et enfin *Bulletin de l'Académie royale de médecine*, t. XII, p. 394.

aurait substitué l'éther au protoxyde d'azote dans une opération non spécifiée, pratiquée chez le docteur Marcy. On ignore le résultat qu'il en obtint; il est probable qu'il fut négatif, d'autant plus qu'après cet essai, Horace Wells, sur un nouvel avis contradictoire, renonça désormais à l'éther comme étant un agent trop actif.

Les succès obtenus par le dentiste étaient encourageants; il résolut de les faire connaître et de les renouveler devant la Faculté de Boston. Enhardi encore par les conseils de son ancien associé Morton, il se rendit chez un professeur de cette Faculté, le docteur George Haywart, qui accueillit avec faveur sa proposition; mais il ne put y donner suite, faute d'opération à pratiquer. Wells fut plus heureux auprès d'un autre professeur, le docteur Warren. « Tenez, lui dit-il, cela se rencontre à merveille; nos élèves se réunissent ce soir pour s'amuser à respirer de l'éther; vous profiterez de l'occasion, et vous trouverez là des spectateurs tout prêts pour une expérience publique. Préparez donc votre gaz et rendez-vous à l'amphithéâtre; nous ferons l'essai sur un malade à qui l'on doit extraire une dent (1). » Les préparatifs de l'opération furent exécutés comme il en avait été convenu, en présence d'un auditoire aussi nombreux que peu disposé à l'indulgence. Chacun juge de l'émotion du pauvre dentiste. Lui-même se chargea d'administrer le gaz et de pratiquer l'opération. Hélas! au moment du triomphe, un cri perçant de douleur vint renverser toutes ses espérances! Ce fut avec peine qu'il parvint à s'échapper au milieu des hourras et des sifflets de l'assemblée. La cause du protoxyde d'azote, comme agent anesthésique, était définitivement perdue. Quant au malheureux Wells, sa déconvenue le rendit sérieusement malade. Revenu à la santé, il renonça à de nouvelles tentatives, ne voulut plus même arracher de dents, et se mit à la tête d'une exposition d'oiseaux.

(1) Figuier, *ouvr. cit.*, p. 219.

Une expérience de hasard, faite avec l'éther deux ans avant cet échec, devait au contraire être suivie des plus heureuses conséquences. Le docteur Charles Jackson, reçu docteur en 1829 à l'université de Harwart, était venu passer quelques années tant à Paris qu'à Vienne afin de se perfectionner dans son art, et surtout de satisfaire le goût prononcé qu'il avait pour la chimie et la géologie. Revenu en Amérique, il abandonna bientôt la pratique médicale peu compatible avec la nature de son esprit, pour se livrer entièrement à l'étude de la chimie et de la géologie. C'est à ce double titre qu'il ne tarda pas à se faire une certaine réputation aux États-Unis, et même en Europe, et qu'il fut nommé inspecteur des mines du Michigan. Plein d'ardeur pour la science, il enseigna publiquement la chimie et ouvrit un laboratoire dans lequel un grand nombre d'élèves venaient s'exercer aux manipulations.

Jackson avoue qu'à cette époque (1) il connaissait l'ivresse particulière déterminée par la vapeur d'éther. Une expérience lui avait même appris qu'elle pouvait être accompagnée de perte de connaissance. Sur ces entrefaites, il se présenta une occasion qui lui parut favorable à l'emploi de ces vapeurs, mais dans un but bien singulier et plus digne d'un chimiste que d'un physiologiste.

Un jour que, pendant l'hiver de 1841 à 1842, il préparait du chlore pour une leçon qu'il devait donner à l'Association charitable de Massachusetts, il aspira une quantité considérable de ce gaz émané d'une grande bouteille accidentellement brisée. Pour remédier à l'irritation violente qui en fut la suite, Jackson imagina de respirer des vapeurs d'éther et d'ammoniaque, non pas précisément dans le but de calmer la douleur, mais dans l'espoir que, par une double combinaison, l'hydrogène de l'éther formerait avec le chlore de l'acide chlorhydrique, lequel serait immédiatement fixé par l'ammo-

(1) Les détails relatifs à ces faits peu connus sont racontés par l'auteur lui-même dans deux lettres adressées, l'une au docteur Martin Gay, l'autre à M. Joseph Hale Abbod (*Défense de Jackson*, *Mém. cit.*, p. 100 et 127).

niaque. Quoi qu'il en soit, l'éther procura du soulagement; son usage fut continué, et des phénomènes d'un autre ordre ne tardèrent pas à se produire. « Mes pieds et mes jambes, écrit-il, étaient engourdis et insensibles; il me semblait que je flottais dans l'air; je ne sentais plus la berceuse sur laquelle j'étais assis, ma gorge et ma poitrine ne me faisaient plus de mal; je me trouvai enfin pendant un espace de temps que je ne puis définir dans un état de rêverie et d'insensibilité. Lorsque je revins, j'avais toujours des vertiges, mais point d'envie de me mouvoir; la toile qui contenait l'éther était tombée de ma bouche; je n'avais plus de douleur dans la poitrine ni dans la gorge, mais je ressentis bientôt un tremblement inexplicable dans tout le corps; le mal de gorge et de poitrine revint bientôt, cependant avec moins d'intensité qu'auparavant (1). »

Il paraît que dès ce moment le problème de l'anesthésie chirurgicale fut théoriquement résolu dans l'esprit de Jackson. « Comme je ne m'étais pas aperçu, continue-t-il, de la douleur, non plus que des objets extérieurs, peu de temps avant et après que j'eus perdu connaissance, je conclus que la paralysie des nerfs de la sensibilité serait si grande tant que durerait cet état, que l'on pourrait opérer un malade soumis à l'influence de l'éther sans qu'il ressentît la moindre douleur (2). »

Cette vue si nette, si précise de la valeur des vertus de l'éther appliquées aux opérations, remonte à l'année 1842. N'y a-t-il pas lieu de s'étonner, quand on songe à l'époque de la première éthérisation, de voir ainsi confinée dans le domaine improductif de l'observation personnelle, pendant plus de quatre années, une idée qui doit agiter le monde scientifique et changer la face de la chirurgie! Il faut voir dans Jackson un de ces esprits spéculatifs peu soucieux d'applications pratiques; hardis et féconds quand il s'agit de déductions théoriques, impuissants ou inactifs

(1) *Défense de Jackson*, *Mém. cit.*, p. 128.
(2) *Ibid.*

quand il s'agit d'en faire la vérification et de leur donner la vie, à moins d'admettre que le long espace de temps qui s'est écoulé entre l'époque de ses premières impressions et le moment où il jugea à propos de les faire connaître, n'ait contribué à grandir dans son esprit, à son insu, l'importance attachée par lui d'abord à ces premières recherches. Ce n'est, en effet, que dans le courant de l'année 1848, à l'époque où les droits à sa découverte lui étaient contestés, que Jackson décrivit si bien, dans une lettre datée de Boston, le 18 juin 1848, les phénomènes et la marche de l'éthérisation, constatés huit années auparavant.

Les convictions de Jackson n'aboutirent dans le principe qu'à lui faire conseiller, quand l'occasion s'en présentait, l'usage de l'éther pour des opérations de mince importance. C'est ainsi qu'au mois de février 1846, il le proposa à l'un de ses élèves, nommé Joseph Peabody (1), au moment où ce dernier se faisait magnétiser dans l'espoir de se faire arracher une dent sans douleur. « Si vous voulez vous faire arracher une dent sans douleur, lui dit Jackson, prenez du mesmérisme, que j'ai enfermé dans une bouteille, dans l'autre chambre, sous forme d'éther sulfurique. » L'élève résolut de tenter l'expérience; mais pendant qu'il préparait de l'éther à cet effet, des influences de famille, des renseignements puisés dans les ouvrages scientifiques de l'époque, qui tous signalaient cet agent comme très dangereux, modifièrent sa détermination et l'empêchèrent de mettre à profit les conseils de son maître.

Quelques mois plus tard, le hasard fournit à Jackson une occasion plus favorable dans la personne de l'un de ces hommes actifs, entreprenants et toujours prêts à s'unir à l'homme de génie, pour lui prêter à gros intérêts l'appoint qui lui manque. Afin de ne pas affaiblir l'intérêt qui se rattache à l'entrevue dans laquelle fut décidée la première éthérisation, tant

(1) *Affidavit* de Joseph Peabody (*Défense de Jackson, Mém. cit.*, p. 107).

au point de vue historique qu'au point de vue des droits respectifs de Jackson et de Morton à cette découverte, nous croyons devoir reproduire la déposition assermentée d'un des témoins oculaires, qui tous, du reste, d'accord sur le fait, ne varient entre eux que par la mise en scène ou l'étendue des détails.

Pendant le mois de septembre 1846, George O'Barnes (1), étudiant en chimie chez le docteur Jackson, était à travailler dans l'arrière-chambre du laboratoire, lorsque M. W. T. G. Morton passa par cette chambre, sans doute pour se rendre dans la maison qui touchait le laboratoire; il revint bientôt ayant en main un sac de gomme élastique appartenant au docteur Jackson. Comme il se dirigeait vers la salle où se trouvent les appareils, O'Barnes entendit le docteur Jackson lui demander ce qu'il voulait faire de ce sac. Il répondit qu'ayant une malade tout à fait réfractaire, qui ne voulait pas se laisser arracher une dent, il voulait agir sur son imagination de manière qu'elle lui laissât faire l'opération; il voulait remplir le sac d'air, voulant dire, à ce que l'on crut comprendre, de l'air atmosphérique.

« Je crois, monsieur Morton, ajouta Jackson, que votre projet est bien absurde (*sic*). Votre malade ne se laissera pas tromper de cette manière, et vous n'arriverez à aucun autre résultat que celui de vous faire dénoncer comme un imposteur...

— Je ne crois pas cela, reprit Morton, je crois qu'avec un sac bien rempli d'air sous mon bras, je lui ferais accroire tout ce que je voudrais. »

En disant cela, il mit le sac sous son bras, et le pressant plusieurs fois avec son coude, il lui montra la manière dont il voulait le faire agir.

« Si je pouvais seulement réussir à lui faire ouvrir la bouche, dit Morton, je lui arracherais sa dent. Un homme n'a-t-il pas

(1) *Affidavit* de George O'Barnes, de Plymouth (*Défense de Jackson*, *Mém. cit.*, p. 109).

saigné jusqu'à ce que la mort s'ensuivît par le seul effet de son imagination? »

Comme il continuait à détailler son expérience, le docteur Jackson l'interrompit, et lui dit :

« Ah! bah! je ne pense pas que vous croyiez de semblables histoires; je vous conseille d'abandonner l'idée que vous avez de tromper vos malades par le moyen de l'air atmosphérique; vous ne réussirez qu'à vous faire du tort. »

M. Morton répondit :

« Je m'en soucie peu; je ferai toujours mon expérience avec l'air atmosphérique. »

M. Morton quitta le docteur Jackson et la chambre où se trouvaient les appareils, dans laquelle la dernière partie de cette conversation avait eu lieu; il se dirigeait de la chambre de devant vers la porte qui donne sur la rue en balançant de sa main son sac de gomme élastique.

Le docteur Jackson le suivit, prit le sac de ses mains et le jeta à terre.

« Maintenant, Morton, lui dit-il, je puis vous indiquer quelque chose qui produira un effet réel. Allez chez l'apothicaire Burnett, achetez de l'éther sulfurique très fort. Plus il sera fort, mieux il vaudra. Versez-le sur votre mouchoir, et faites bien attention qu'elle respire convenablement. En une ou deux minutes, vous produirez une parfaite insensibilité.

— De l'éther sulfurique? dit Morton. Qu'est-ce que c'est? Est-ce un gaz? En avez-vous un peu? montrez-m'en? »

Le docteur Jackson alla vers l'appareil et en tira une bouteille d'éther sulfurique. M. Morton l'examina, le sentit comme s'il n'en avait jamais vu, et dit :

— Il possède une singulière odeur. Êtes-vous bien sûr que cela produira l'effet désiré?

— Oui, répondit le docteur Jackson, j'en suis persuadé. »

Morton, non convaincu, interroge les élèves du laboratoire pour savoir si l'emploi de ce nouvel agent est réellement sans danger.

« Est-ce que cela ne fera pas de mal aux malades? leur dit-il. »

Le docteur Jackson raconte alors sommairement ses propres expériences et les effets qu'il avait produits; il annonce que les malades, après avoir respiré de l'éther une douzaine de fois, s'affaisseront insensiblement sur leur chaise.

« Vous pourrez alors, dit Jackson, faire ce que vous voudrez d'eux; ils ne s'apercevront de rien et ne souffriront nullement; vous enlèverez leurs dents à loisir. L'éther ne fera aucun mal, je vous l'assure. »

Le docteur Jackson, tout en prenant la responsabilité sur lui, conseille à M. Morton d'essayer l'éther sur lui-même, en disant que c'était le plus sûr moyen de se convaincre de son efficacité.

Morton promit de le faire.

Au moment où il était sur le point de partir, Jackson lui remit un appareil dont il pourrait faire usage, et composé, dit Morton, d'une bouteille et d'un tube.

Le dentiste partit. Les étudiants qui étaient dans le laboratoire conversèrent longuement sur cette expérience, et l'un d'eux ayant demandé si Morton réussirait :

« Certainement, répondit Jackson avec beaucoup de confiance, s'il suit mes instructions. »

Muni de l'appareil que lui avait confié Jackson, Morton se procura chez Burnett de l'éther rectifié, s'enferma dans son cabinet, s'assit dans un grand fauteuil et tenta l'expérience. Le résultat lui parut satisfaisant; il résolut d'en essayer chez le premier client qui se présenterait à son cabinet. L'occasion ne se fit pas attendre. Le même jour, 30 septembre, à neuf heures du soir, un habitant de Boston, nommé Eben Frost (1), se présenta chez le dentiste, souffrant du plus violent mal de dent. Morton prit son mouchoir de poche, y versa une certaine quantité d'éther dont il fit aspirer les vapeurs au

(1) Morton, *Mém. cit.*

malade. Au bout d'une demi-minute, la dent put être enlevée, en présence du sieur Hayden, sans causer la moindre douleur.

Le lendemain, Morton s'empressa d'annoncer à Jackson son succès de la veille. Celui-ci, au témoignage de tous les élèves du laboratoire, n'en parut nullement surpris; il semblait, au contraire, attendre ce résultat. Morton se proposait de compléter sur ses clients la conquête de l'éthérisation; mais Jackson lui fit entendre qu'on ne croirait pas aux propriétés de l'éther tant qu'il serait appliqué à des opérations insignifiantes comme l'extraction d'une dent, pendant laquelle il arrive assez souvent que le malade déclare n'avoir rien senti.

« Il faut que vous alliez au docteur Warren, lui dit Jackson, et que vous lui demandiez la permission d'administrer de l'éther à l'hôpital général de Massachusetts, et, si cela est possible, tâchez de l'employer dans une opération sérieuse. »

Morton, peu soucieux de divulguer un secret dont il voulait faire son profit, fit d'abord beaucoup d'objections pour éviter d'aller à l'hôpital. Il demanda s'il n'y avait pas moyen d'ajouter à l'éther quelque chose qui en masquât l'odeur.

« Oui, répliqua Jackson en souriant, quelque essence française, comme l'huile de néroli, peut remplir ce but; il restera un parfum agréable sur le malade, qui conservera l'odeur des roses (1). » Néanmoins, après quelques débats, Morton, sur l'instance de Jackson, promit de se rendre à l'hôpital. Il s'adressa au docteur Warren, qui consentit à lui fournir bientôt l'occasion de faire une expérience.

En attendant, les éthérisations se multiplièrent dans le cabinet du dentiste mais avec des succès divers. Chez un jeune garçon (2), il ne survint d'autre effet qu'un malaise accompagné de vomissements. On fut obligé de reconduire le petit malade en voiture; un médecin, appelé en toute hâte,

(1) *Défense de Jackson*, *Mém. cit.*, p. 213

(2) Morton, *Mém. cit.*, p. 20.

déclara qu'il avait été empoisonné. La famille s'en plaignit. La justice était sur le point d'informer, quand le bruit d'autres succès vint faire une heureuse diversion en faveur de Morton. Porté à attribuer à l'appareil que lui avait donné Jackson une part dans les insuccès, il lui substitua un tube de verre, de forme conique, dans l'extrémité évasée duquel il introduisait une éponge saturée d'éther. Cette modification ne donna pas les bons résultats qu'en attendait l'auteur.

Enfin, le 14 octobre 1846, le chirurgien interne de l'hôpital général de Massachusetts, M. Heywood (1), prévint Morton, de la part du docteur Warren, qu'il pouvait se rendre à l'hôpital le vendredi 17 octobre à dix heures du matin, pour administrer à une personne qui devait être opérée à ce moment la préparation inventée pour diminuer le sentiment de la douleur.

Morton, agité, inquiet, peu satisfait des appareils qu'il possédait, employa le temps qui le séparait encore du moment décisif à esquisser des appareils, aidé des conseils du docteur Gould. Le jour venu, M. Chamberlain, fabricant d'instruments, à qui la construction d'un nouvel appareil avait été confiée, fut peu exact. Dix heures étaient sonnées, et M. Warren, ne comptant plus sur l'éther, se disposait à commencer l'opération, lorsque Morton entra tout essoufflé. En présence d'une foule d'étudiants dont l'impatience était à peine contenue, et la curiosité piquée au plus haut point, Morton, à l'aide de l'appareil à deux tubulures qui porte son nom, administra lui-même l'éther. Les effets ne se firent pas attendre : au moment jugé convenable, l'opération fut pratiquée, et le malade, interrogé au réveil par M. Warren, déclara n'avoir rien ressenti.

Le jour suivant, 18 octobre, une nouvelle opération fut exécutée au même hôpital, par le docteur Hayward, sur une femme qui portait une tumeur au bras. Cette fois, les inhalations furent continuées pendant la durée de l'opération.

(1) *Défense de Jackson*, *Mém. cit.*, p. 60.

Il n'y eut aucune manifestation de douleur, mais seulement quelques murmures attribués par la malade aux effets d'un mauvais rêve.

Le problème de l'anesthésie chirurgicale était définitivement résolu.

Toutefois la préparation de Morton n'était encore qu'un arcane. Les chirurgiens de l'hôpital, MM. Warren et Hayward, d'un commun accord, ne crurent pas devoir continuer à faire usage d'un agent dont ils ignoraient la nature. Communication fut faite à Morton de cette détermination. A grand'-peine il se décida à révéler son secret, dans une lettre adressée à M. Warren, au personnel médical de l'hôpital de Massachusetts.

A partir de ce moment, les expériences de Morton furent continuées librement à l'hôpital et ailleurs.

Le 7 novembre, une résection partielle de la mâchoire inférieure fut pratiquée par M. Warren sur un malade dont les douleurs furent remarquablement allégées. Le même jour, une amputation de cuisse fut pratiquée par M. Hayward. Dans ce cas, la respiration de la vapeur éthérée réussit complétement à empêcher la douleur de l'opération, et le malade déclara qu'il ignorait si on lui avait fait quelque chose (1).

Morton, dès le premier jour, n'avait vu dans le pouvoir assuré d'anéantir la douleur qu'une bonne affaire à poursuivre ; aussi son premier soin fut-il de monopoliser à son profit les bienfaits de l'éthérisation.

Il rencontra dans Boston une nature bien capable de seconder ses vues, M. H. Eddy, dont il ne tarda pas, d'après plusieurs témoignages (2), à faire un associé. Celui-ci con-

(1) Les détails relatifs à ces premières opérations pratiquées sous l'influence de l'éther sont extraits d'un article publié par M. Warren dans le *Boston medical and chirurgical Journal*, et qui a pour titre : « *Origin of inhalation of ethereal vapour for the prevention of pain in surgical operations.* »

(2) *Affidavits* de don Pedro Welson et de John Hunt (*Défense de Jackson*, *Mém. cit.*, p. 76 et 81).

seilla à Morton de prendre une patente, mais d'y faire figurer à côté du nom peu connu de Morton celui de Jackson. Lui-même se chargea d'en parler à ce dernier. » Il le trouva, dit-il, imbu d'anciens et vains préjugés contre les brevets, et il s'efforça de les combattre. » Connaissant les scrupules qui retenaient Jackson, l'habile homme d'affaires le pressa de renoncer à ses objections, et de conclure une association avec le docteur Morton, en lui assurant que les statuts de la société médicale de Massachusetts ne s'y opposaient pas, mais surtout en lui laissant entrevoir qu'en abandonnant à Morton la propriété de la patente, il perdrait tout droit à une découverte dont Morton seul serait réputé l'auteur. Jackson, peu sensible à l'appât du gain, ne put résister à la crainte d'être dépossédé de ses droits d'inventeur, et le mardi matin 27 octobre, une patente fut demandée aux noms collectifs de Jackson et de Morton, avec la clause spéciale qu'un bénéfice de 10 pour 100 serait prélevé en faveur de Jackson sur la vente des licences. S'il faut en croire le *Medical Times*, ce brevet vient d'être renouvelé en faveur de Morton, à l'exclusion des droits de Jackson, par le comité des patentes, donnant pour motif de cette détermination, la pauvreté de Morton, qui avait fait de grands sacrifices pécuniaires pour sa découverte (1).

Rendons justice au désintéressement de Jackson. Morton, ayant adressé à son associé un bon représentatif de la part du bénéfice qui lui revenait, celui-ci le déchira, comme il refusa plus tard les sommes d'argent provenant de la même source et déposées pour lui chez Eddy.

Peu de jours après, Jackson, dans la pensée sans doute de sauvegarder des droits auxquels il venait de faire un si pénible sacrifice, adressa de Boston, à la date du 13 novembre 1846, à l'Académie des sciences de Paris, un paquet cacheté, qui fut ouvert le 18 janvier 1847, à la requête de

(1) Traduit dans la *Gazette médicale de Paris*, 1861, p. 421.

M. Élie de Beaumont. Il contenait, dans les termes suivants, l'exposé de la découverte américaine :

« Je vous demande la permission de communiquer, par votre intermédiaire, à l'Académie des sciences, une découverte que j'ai faite et que je crois importante pour le soulagement de l'humanité souffrante, et d'une grande valeur pour l'art chirurgical.

» Il y a cinq ou six ans, je reconnus l'état particulier d'insensibilité dans lequel le système nerveux est plongé par l'inhalation de la vapeur d'éther sulfurique pur que je respirai en grande abondance, d'abord par forme d'expérience, et plus tard dans un moment où j'avais un rhume très fort causé par l'inhalation du chlore. J'ai tiré dernièrement un parti utile de ce fait en déterminant un dentiste de cette ville à administrer la vapeur d'éther aux personnes auxquelles il devait arracher des dents. On observa que ces personnes n'éprouvèrent aucune douleur dans l'opération, et qu'il ne résulta aucun inconvénient de l'administration de la vapeur d'éther.

» Je priai ensuite ce dentiste d'aller à l'hôpital général de Massachusetts, et d'administrer la vapeur d'éther à un malade auquel on allait faire subir une opération chirurgicale douloureuse. Le résultat fut que le malade n'éprouva pas la moindre douleur et alla bien ensuite. Une opération à la mâchoire, l'amputation de la jambe et la dissection d'une tumeur ont été faites sur différents malades avec le même succès, et toujours sans douleur. Les malades ont eu des convalescences remarquablement faciles et sans secousse nerveuse.

» Je désirerais que l'Académie des sciences voulût bien nommer une commission chargée de faire les expériences nécessaires pour constater l'exactitude des assertions que je vous adresse sur les effets merveilleux de l'inhalation de la vapeur d'éther.

» On peut respirer très commodément cette vapeur en plongeant une grande éponge dans l'éther, la plaçant dans un tube conique court ou dans un entonnoir, et aspirant l'air atmosphérique dans les poumons à travers l'éponge saturée d'éther. L'air peut ensuite être rejeté par les narines, ou bien on peut mettre des soupapes au tube et à l'entonnoir, de manière que l'haleine ne sorte pas à travers l'éponge, où elle affaiblirait l'éther par la vapeur d'eau qu'elle renferme.

» Au bout de quelques minutes, le malade tombe dans un état de sommeil très particulier, et peut être soumis à toutes les opérations chirurgicales sans éprouver aucune douleur; son pouls devient un peu plus rapide, et ses yeux brillent comme par l'effet d'un état particulier d'excitation. En se remettant au bout de quelques minutes, il vous dira qu'il a *dormi* ou qu'il a *rêvé*.

» Si l'éther est faible, il ne produira pas l'effet qui lui est propre. Le malade sera seulement enivré et éprouvera ensuite un mal de tête sourd. On ne doit, par conséquent, faire usage que de l'éther le plus fortement rectifié.

» Si un dentiste arrache les dents le soir, il serait à propos d'avoir une lampe de sûreté de Davy pour y placer la lumière, afin d'éviter le danger des explosions causées par la vapeur d'éther, qui s'enflammerait si une flamme nue était approchée de la bouche.

» Pour l'administration de la vapeur d'éther, il est important d'en avoir un grand volume, de manière qu'elle puisse être respirée librement et produire promptement son effet, parce qu'on évite ainsi toute sensation désagréable; mais il n'y a aucun danger à craindre d'une inhalation prolongée de la vapeur d'éther, pourvu que l'air atmosphérique soit lui-même admis convenablement. Dans les opérations prolongées, on pourrait appliquer la vapeur d'éther plusieurs fois, à des intervalles convenables, de manière à tenir le malade endormi (1). »

En asservissant l'idée la plus philanthropique des temps modernes et la soumettant au comptoir d'une indigne exploitation

(1) *Comptes rendus de l'Académie des sciences*, t. XXIV, p. 74.

commerciale, Morton restait dans la légalité; il ne se rendait justiciable que de la postérité. Ses tentatives ne s'arrêtèrent pas là. Dès le mois de février 1847, il entreprit de ravir à Jackson l'honneur de sa découverte. Un procès ne tarda pas à éclater entre les deux associés. Morton écrivit un volumineux mémoire, accompagné de pièces justificatives, et adressé à l'Académie des sciences de Paris, pour légitimer ses droits d'inventeur. Son moyen de défense consiste à démontrer, à l'aide de témoignages ambigus, l'existence d'expériences à lui personnelles et antérieures à cette fameuse et compromettante entrevue que nous avons rapportée plus haut. Nous avons lu attentivement et longuement médité les pièces du procès; il reste pour nous la conviction que Morton ne se doutait de l'existence ni de l'éther ni de ses propriétés avant qu'il l'eût apprise de Jackson.

Jackson, le premier, mit hors de doute ce fait capital, qu'une insensibilité générale est un des effets habituels de l'éther sur l'organisme; il reconnut en outre que cette insensibilité était obtenue dans un temps très court, qu'elle disparaissait rapidement, que cet état ne faisait courir aucun des dangers qui lui étaient attribués avant lui. Mais ces révélations fondamentales, plutôt entrevues que démontrées par l'expérience, avaient besoin d'être fructifiées par un agent d'exécution docile, entreprenant, d'autant plus hardi qu'il connaissait moins la question.

A Jackson l'idée, à Morton la réalisation de l'idée : sans celui-là, l'éthérisation n'avait aucune raison d'être; sans celui-ci, son avénement eût pu être retardé de plusieurs années. Tous les deux, à des titres divers, en dotant la chirurgie d'un moyen héroïque d'abolir la douleur physique, ont bien mérité de l'humanité. Mais si la postérité élève des statues à Jackson, elle hésitera peut-être à reconnaître pour un de ses bienfaiteurs un vulgaire marchand de léthéon (1).

(1) C'était le nom sous lequel la préparation restée secrète de Morton était désignée par les commis voyageurs chargés d'aller vendre le droit du libre usage de l'éther.

§ III. — Progrès de l'éthérisation.

Dès le 17 décembre, un dentiste de Londres, M. Boot, fut informé par William Morton lui-même des secrets de l'éthérisation. Il se hâta d'en avertir un de ses confrères en renom, M. Robinson, dentiste de la cour, qui fit immédiatement construire un appareil peu différent de celui qui porte le nom de Morton, et à l'aide duquel il administra l'éther avec assez de succès pour arracher une dent sans douleur. Deux jours après, Liston pratiquait avec le même bonheur, à l'hôpital du collége de l'Université, un arrachement de l'ongle et une amputation de cuisse. De nombreuses tentatives, un instant suspendues par l'intervention d'un agent de Morton, qui essaya d'importer en Europe les entraves du monopole, furent faites en quelques jours par MM. Guthrie, Lawrence, Fergusson, etc.

Les faits d'éthérisation publiés en Amérique et en Angleterre ne pouvaient rester longtemps ignorés en France : malgré la distance plus considérable des lieux, la nouvelle nous est parvenue d'Amérique. Une lettre de M. Warren (de Boston) en informa M. Velpeau dès le commencement de décembre, et le 15 du même mois, un dentiste de la même ville, M. Willis Fischer, vint lui proposer de faire quelques essais à l'hôpital de la Charité (1). Comme on tenait à garder le secret sur la nature des substances employées, M. Velpeau refusa de prêter la main à aucune expérimentation.

Il paraît que M. Jobert (2) fit, précisément à cette même date, le 15 décembre, une première tentative d'éthérisation d'après les indications qui lui furent données par un jeune médecin américain, probablement M. Willis Fischer. Cette expérience, faite à l'aide d'un flacon à deux tubulures, ne réussit point.

Le premier chirurgien français à qui revient l'honneur d'avoir vérifié et promulgué les merveilles de l'éthérisation est

(1) *Comptes rendus de l'Académie des sciences*, t. XIV, p. 76.

(2) *Bulletin de l'Académie de médecine*, t. XII, p. 314.

M. Malgaigne. C'est le 12 janvier 1847 qu'il vint rendre compte à l'Académie de médecine des résultats obtenus dans son service à l'hôpital Saint-Louis. A défaut d'autre appareil, M. Malgaigne s'était servi d'un tube dans lequel il introduisait un corps poreux imprégné d'une certaine quantité d'éther ; le bout du tube le plus éloigné du liquide volatil était engagé dans une des narines du malade. Cinq fois les vapeurs d'éther furent employées de la sorte, et quatre fois avec succès (1).

La communication de M. Malgaigne, en répandant en France les premières notions de l'éthérisation, devint le point de départ d'une vaste expérimentation scientifique.

Six jours après, l'Institut était saisi de la question par M. Velpeau, qui, édifié sur la nature de l'agent mis en œuvre, s'était empressé d'en faire usage. Les premiers résultats qu'il obtint furent incomplets; aussi sa parole fut-elle d'abord hésitante, pleine de sages réserves. De nouveaux faits plus concluants, grâce à l'emploi de meilleurs appareils, gagnèrent promptement son appui à la cause de l'éthérisation.

« Le fait qu'elle renferme, disait-il à la date du 1er février, est un des plus importants qui se soient vus : un fait dont il n'est déjà plus possible de calculer la portée, qui est de nature à remuer, à impressionner profondément non-seulement la chirurgie, mais encore la physiologie, voire même la psychologie (2). »

M. Velpeau devint même très promptement un des plus chaleureux partisans de la nouvelle méthode qu'il fut appelé à défendre, aidé des témoignages favorables de MM. J. Cloquet, Roux, Jobert, Laugier, contre une tentative d'opposition faite au palais Mazarin, au nom de l'utilité de la douleur et de la morale publique, par Lallemand (de Montpellier) et Magendie.

C'est alors que M. Ducros, dans une lettre adressée à l'Aca-

(1) *Bulletin de l'Académie de médecine*, p. 263.

(2) *Comptes rendus de l'Académie des sciences*, t. XIV, p. 133.

démie des sciences (1), rappela la présentation qu'il avait faite dès le 16 mars 1846, d'une note intitulée : *Effets physiologiques de l'éther sulfurique.* Dans cette note, qui rappelait des expériences déjà rendues publiques en 1842, sur les effets soporifiques de l'éther employé en frictions chez les gallinacés, l'auteur annonçait, en outre, que des effets analogues s'étaient produits chez l'homme, et qu'il serait possible d'en tirer parti dans diverses maladies. Sur cette base était appuyée une demande en revendication de priorité au sujet de l'éthérisation. Les faits observés par M. Ducros étaient trop éloignés de ce qu'avait découvert Jackson ; ils se rapprochaient trop de la pratique de Thornton, pour que la réclamation fût prise en considération : personne ne vint l'appuyer.

Au même moment se succédaient sans interruption, à l'Académie de médecine, les communications de Roux, Gerdy, Blandin, Amussat, de MM. Boulay, Renault (d'Alfort), Bouvier, Laugier, Ségalas, etc.

Cette fièvre d'expérimentation qui s'était emparée du corps médical à Paris, ne tarda pas à se faire sentir en province et à l'étranger.

MM. Bonnet et Barrier à Lyon, Sédillot à Strasbourg, Simonin à Nancy, Serres et Bouisson à Montpellier, Hénot à l'hôpital militaire de Metz ; Dieffenbach et Juncken à Berlin, Wattmann à Vienne, Heyfelder à l'université d'Erlingen, Siebold à Gœttingue, Porta à Pavie, Pirogoff à Saint-Pétersbourg, s'occupèrent les premiers de la question de l'éthérisation, et mirent au service de la nouvelle cause le triple prestige de l'honnêteté scientifique, du talent et d'une grande réputation.

Contrairement à ce qui arrive au début de beaucoup d'autres découvertes, la conquête du monde chirurgical par l'éthérisation se fit sans opposition, sans réaction sérieuse : sa propagation en Europe fut une marche triomphale.

(1) *Comptes rendus de l'Académie des sciences*, t. XIV, p. 74.

Rien n'égale le nombre, la variété des communications scientifiques, des travaux spéciaux, suscités par l'éthérisation, si ce n'est la grandeur de la découverte elle-même et le nombre des bienfaits dont elle va devenir la source.

L'Amérique nous avait livré le principe de la méthode anesthésique. Grâce à l'impulsion qu'il provoque et dont le foyer rayonne de Paris, le principe a été fécondé, la méthode s'est rapidement constituée, en perfectionnant la manière d'administrer les vapeurs d'éther, en soumettant à une analyse attentive les phénomènes de l'éthérisation, et enfin en demandant à la physiologie expérimentale, à des analyses délicates, le secret de l'action anesthésique sur l'organisation humaine.

Au début, toute l'attention des observateurs se concentra sur la constatation du fait de l'insensibilité; on s'aperçut bientôt que dans un certain nombre de cas, les inhalations restaient impuissantes, les effets de l'éther à peu près nuls. La cause principale en fut attribuée à l'imperfection des appareils primitifs, qui consistaient en un simple tube, ou un flacon à une ouverture, muni d'un tube de dégagement. Chacun comprit que de pareils auxiliaires, exigeant l'intervention de la volonté du patient, cessaient d'être utiles au moment où faiblissait l'activité volontaire : d'où résultaient forcément des éthérisations incomplètes, interrompues au moment de l'apparition des premiers phénomènes généraux de l'éthérisme.

Le système de soupapes disposées en sens inverse et permettant le jeu de la respiration sans qu'il soit besoin de quitter le tube aspirateur, constitue un premier perfectionnement dont l'importance avait déjà frappé Jackson et Morton. Le diamètre des tubes d'appel calculé sur celui de la trachée; l'allongement de l'aspirateur, que l'on eut soin de terminer par une embouchure adaptée à la configuration de la bouche; la forme du récipient appropriée aux meilleures conditions d'une évaporation abondante; le tube d'appel disposé de façon que le courant d'air établi par les aspirations vienne effleurer la surface du liquide anesthésique ; l'adaptation d'un robinet surmonté d'une cupule, et dont le jeu permet l'introduction d'une quantité de liquide déterminée dans l'appareil : toutes ces conditions, réunies par une suite d'ingénieuses modifications dues surtout à MM. Charrière et Luer, permirent bientôt d'administrer l'éther avec plus de sûreté et de régularité.

Quand il s'agit d'administrer un médicament actif, le premier soin est d'en formuler le dosage. La science doit tenir compte des efforts tentés dans ce but par MM. Maissiat, Doyère et quelques autres; mais la rigueur plus apparente que réelle des différents éthéromètres appliqués à l'anesthésie chirurgicale a suscité plus d'efforts qu'il n'a procuré d'avantages à la pratique.

Dès qu'on fut en possession d'appareils convenables, on obtint des résultats beaucoup plus satisfaisants; alors commença le rôle de l'observation scientifique. On soumit l'état éthérique à une analyse attentive; on l'étudia comme une maladie provoquée, dont les manifestations les plus habituelles furent groupées, classées de façon à reproduire autant que possible sa physionomie.

Gerdy, d'après des observations faites sur lui-même, donna dès le 26 janvier 1847 (1), une idée assez nette des phénomènes de l'éthérisation, poussée jusqu'à l'abolition complète de la conscience. L'influence que la volonté et l'attention peuvent exercer sur l'époque, le mode d'apparition des premiers troubles nerveux, sur la conservation de la conscience et de l'intelligence, quand déjà la sensibilité générale ou sensoriale est troublée ou pervertie, fut étudiée pour la première fois avec un grand talent d'analyse par l'ingénieux physiologiste.

Dans le courant de la même année, la Société des médecins allemands de Paris (2), publia une série de recherches éga-

(1) *Bulletin de l'Académie de médecine*, t. XII, p. 303.

(2) *Gazette médicale*, 1847, p. 101.

lement faites sur ses membres dans le but d'observer les effets de l'éther. Son attention fut particulièrement fixée sur les troubles survenus dans les fonctions de la vie organique; elle constata l'élévation constante du chiffre des pulsations pendant les trois premières minutes de l'expérimentation, puis un abaissement notable, bien que le pouls restât plus fréquent encore qu'à l'état normal. La fréquence et la plénitude de la respiration lui parurent être dans un rapport exact avec l'état de la circulation. D'abord plus actifs, plus larges, ses mouvements devenaient progressivement moins amples, tout en conservant une certaine fréquence à mesure que le pouls devenait lui-même plus lent et filiforme.

Les communications aux Académies, aux sociétés savantes, les publications spéciales de Roux (1), Blandin (2), de MM. Jobert (3), Sédillot (4), Hutin (5), Hénot (de Metz) (6), Chambert (7), Pirogoff (de Saint-Pétersbourg) (8), Lavacherie (de Liége) (9), Simonin (de Nancy) (10), G. P. Poggi (de Milan) (11), eurent particulièrement pour but l'étude clinique de l'anesthésie chirurgicale : la valeur des signes qu'il importe surtout aux praticiens de connaître, leur ordre de succession, la durée du sommeil anesthésique, le temps nécessaire pour le

(1) *Bulletin de l'Académie de médecine*, t. XII.

(2) Blandin, *De l'usage des inhalations d'éther dans les opérations chirurgicales*. Paris, 1847.

(3) *Bulletin de l'Académie de médecine*, t. XII.

(4) Sédillot, *De l'éthérisation et des opérations sans douleur*. Strasbourg, 1847.

(5) Hutin, *Comptes rendus de l'Académie des sciences*, t. XXIV, p. 202.

(6) Hénot, *Mémoire sur l'éthérisation appliquée à une amputation dans l'articulation de la hanche droite et à diverses opérations chirurgicales pratiquées sans douleur*. Metz, 1847.

(7) Chambert, *Des effets physiologiques et thérapeutiques des éthers*. Paris, 1848,

(8) Pirogoff, *Recherches pratiques et physiologiques sur l'éthérisation*. Saint Pétersbourg, 1817.

(9) Lavacherie, *Observations et réflexions sur les inhalations d'éther*. Liége, 1847.

(10) Simonin, *De l'emploi de l'éther sulfurique et du chloroforme à la clinique chirurgicale de Nancy*. Paris, 1849.

(11) Poggi, *Dell'etere sopente nelle operazioni della chirurgia*. Milano, 1847.

produire, y sont l'objet d'une analyse approfondie. Tous ont fait connaître que l'éthérisation, chez l'homme, se développe d'une manière progressive, parcourant successivement trois périodes assez distinctes : une première, caractérisée par une excitation générale et un surcroît d'activité dans toutes les fonctions de la vie animale et organique; une deuxième, pendant laquelle se remarquent des troubles généraux dans les fonctions des divers appareils, troubles qui peuvent se rapporter à un excès ou à un défaut d'action, ou bien à une perversion dans le mode d'action habituel; enfin une troisième période pendant laquelle le système musculaire tombe dans la résolution, la vie de relation est suspendue, la sensibilité entièrement abolie. D'autres auteurs, tels que MM. Castel (1), Lordat (2), Parchappe (3), dans de savantes considérations générales, envisageant surtout le côté psychique de la question, cherchèrent à pénétrer le secret de ce dédoublement, de cette dissociation des facultés cérébrales qui s'observent habituellement chez l'homme avant leur abolition.

L'éther fut d'abord exclusivement employé en inhalations pulmonaires; on ne tarda pas à en proposer l'usage par le rectum. Roux, le premier, entretint l'Académie des sciences de la possibilité d'amener l'insensibilité en injectant l'éther dans le rectum. Diverses tentatives ont été faites dans ce sens; aucune, ainsi qu'il était facile de le prévoir, n'a donné en France de résultats dignes d'encouragement.

Quelques accidents observés pendant les inhalations d'éther, des cas de mort prompte survenus peu de temps après son administration, fixèrent un instant l'attention du public médical et des Académies; mais les circonstances dans les-

(1) Castel, *Explication physiologique des phénomènes qui sont le produit de l'inhalation d'éther*. Paris, 1847.

(2) Lordat, *Leçon sur la doctrine de l'alliance des deux puissances du dynamisme humain appliquée à la théorie de l'éthérisation*. Montpellier, 1847.

(3) Parchappe, *De l'action toxique de l'éther sulfurique*, dans les *Annales médico-psychologiques*, t. XI, p. 159.

quelles s'étaient déclarés ces événements permirent d'attribuer légitimement la mort à des causes étrangères, et l'émotion un instant produite autour de ces faits ne tarda pas à se calmer en présence des services de jour en jour plus considérables rendus par l'anesthésie.

A mesure que la méthode nouvelle pénétrait plus avant dans la pratique de la chirurgie, le cercle de ses applications grandissait. MM. Delabarre (1), Cousin (2), faisaient connaître les services rendus à l'art dentaire par le sommeil éthéré. M. Simpson, en Angleterre (3), MM. Fournier-Deschamps, Paul Dubois (4), Stolz (de Strasbourg), Siebold (de Gœttingue), Jungmann (de Prague), Honoré Chailly, Colrat, etc., etc., quoique divisés sur la question de pratique, produisaient des faits nombreux qui, tous, témoignaient de la possibilité de soustraire impunément la femme, pendant la durée du travail, aux douleurs de l'enfantement. Baudens (5) et M. Bouisson (de Montpellier) (6) appelaient l'attention, à leur tour, sur les avantages que peut offrir l'usage de l'éther dans les recherches souvent si difficiles de la médecine légale.

Au point de vue physiologique, les questions soulevées par la découverte de Jackson ne furent pas moins importantes ni moins nombreuses qu'au point de vue clinique et thérapeutique. Dans le but d'assurer la sécurité de l'anesthésie chirurgicale, on demanda à la physiologie expérimentale la nature et l'étendue de l'action anesthésique, la raison des accidents qui peuvent la compliquer.

L'analogie de composition fit penser que d'autres corps

(1) Delabarre, *Méthode d'éthérisation par le chloroforme et l'éther sulfurique.* Paris, 1847.

(2) Cousin, *Notice sur l'éther et son emploi dans les opérations de la chirurgie.* Paris, 1847.

(3) *Monthly Journal of medical science.* Février, 1847.

(4) *Bulletin de l'Académie de médecine*, t. XII.

(5) *Comptes rendus de l'Académie des sciences*, t. XXIV, p. 382.

(6) Bouisson, *Mémoire sur l'éthérisation considérée dans ses rapports avec certains cas de médecine légale.* Paris, 1847.

volatils pourraient bien avoir des propriétés analogues à celles de l'éther sulfurique. On ne tarda pas à reconnaître que tous les éthers, à des degrés divers, étaient doués du pouvoir anesthésique.

Leur mode d'action sur les centres nerveux, quand ils sont employés en inhalations, a été plus spécialement étudié par MM. Flourens et Longet. M. Flourens (1), dès les premiers mois de l'année 1847, établissait dans de savantes recherches que l'action de l'éther s'exerce directement et primitivement sur le système nerveux ; qu'elle est successive et progressive ; que l'animal perd d'abord l'intelligence et l'équilibre de ses mouvements, et que ces pertes successives entraînent bientôt celle de la vie.

« C'est là ce qu'il faudra désormais, conclut l'illustre physiologiste, que le chirurgien ait constamment à l'esprit : l'éther, qui ôte la douleur, ôte aussi la vie, et l'agent nouveau que vient d'acquérir la chirurgie est à la fois merveilleux et terrible (2). »

En coupant les pneumogastriques à des animaux qu'il soumit ensuite à l'influence de l'éther, le professeur Panizza put se convaincre, par cette voie nouvelle, que l'action de l'éther est réellement une action directe exercée sur les centres nerveux par l'intermédiaire du sang, et non une action transmise par l'intermédiaire des pneumogastriques directement influencés (3).

M. Longet (4) obtint, dans ses expériences, les mêmes résultats généraux que M. Flourens. Il lui parut démontré que l'action anesthésique sur le système nerveux central présente, chez les animaux, quatre phases bien distinctes correspondant à l'envahissement successif des quatre départements

(1) *Comptes rendus de l'Académie des sciences*, t. XXIX, p. 161, 253 et 340.

(2) *Ibid.*, p. 257.

(3) *Gazette médicale de Milan*, 1847.

(4) Longet, *Expériences relatives aux effets de l'inhalation de l'éther sulfurique sur le système nerveux*. Paris, 1847, p. 23 et suiv.

principaux des centres encéphalo-rachidiens : l'éthérisation du cerveau et du cervelet; celle de la protubérance annulaire ; celle de la moelle épinière, et enfin celle de la moelle allongée.

Cette application de la doctrine de la localisation des facultés cérébrales à l'étude de l'éthérisme, confirmée jusqu'à un certain point par la marche de ce dernier, fut assez vivement combattue, surtout pour ce qui concerne l'homme, par MM. Castel (1), Isidore Bourdon (2) et Bouisson (3).

Afin de pénétrer davantage l'essence même de l'action anesthésique, on crut pouvoir substituer l'agent liquide aux vapeurs, l'application locale sur le tissu nerveux aux inhalations. M. Serres (4), à la suite d'expériences pratiquées sur les nerfs de la cuisse d'un lapin, mis à nu et imbibés d'éther sulfurique, reconnut que la sensibilité des nerfs soumis à l'action de l'éther est abolie dans les points qui ont été soumis à cette action. La sensibilité, au contraire, est conservée dans la partie du nerf qui est au-dessus du point immergé. Les organes auxquels se distribuent les nerfs affectés sont aussi paralysés ; mais contrairement à ce qui se passe à la suite des inhalations, la paralysie persiste, et pour peu que le contact soit prolongé, elle est incurable. M. Serres pense que l'éther liquide altère la composition du tissu nerveux, ce qui explique la permanence des effets produits.

M. Longet (5), se plaçant dans les mêmes conditions expérimentales que M. Serres, a constaté comme lui que le dernier terme de l'action de l'éther liquide sur le tissu nerveux était l'abolition définitive des fonctions de l'organe ; mais en faisant varier dans ses expériences la durée du contact de l'éther, il put remarquer que la paralysie est progressivement déterminée par la perte de la sensibilité, puis de la motricité volontaire, et enfin de l'excitabilité du nerf. La paralysie est égale-

(1) Castel, *Mém. cit.*

(2) Isid. Bourdon, *Mém. cit.*

(3) Bouisson, *ouvr. cit.*

(4) *Comptes rendus de l'Académie des sciences*, 1847, t. XXIV, p. 162 et 227.

(5) Longet, *Mém. cit.*

ment attribuée par M. Longet à une altération dans la structure intime du tissu nerveux. Cette modification dans la composition des nerfs paraît avoir été constatée directement, à l'aide du microscope, par MM. Pappenheim et Good. L'altération de structure commence par la gaîne, qui se détache d'abord de son contenu, de sorte que les bords doubles commencent à devenir visibles. Plus tard, la coagulation naît et l'aspect devient grumeleux (1). Contentons-nous, pour le moment, d'opposer à ce résultat fourni par l'action directe de l'éther liquide sur le tissu nerveux, le résultat entièrement négatif des recherches faites dans le même but à la suite des inhalations d'éther, par M. Chambert (2) et plusieurs autres auteurs.

Les recherches des physiologistes français, publiées au commencement de l'année 1847, démontraient péremptoirement que l'action anesthésique s'exerce directement et primitivement sur le système nerveux, dont il abolit progressivement les fonctions. Néanmoins d'autres travaux furent entrepris dans le but de démontrer que cette action sur le système nerveux n'était ni primitive ni directe.

M. Coze (de Strasbourg) (3), et un médecin anglais, M. Black (4), firent valoir la compression exercée sur les centres nerveux par la vapeur d'éther, dont la tension s'élève sous l'influence de la chaleur animale.

Amussat, à la suite d'expériences exécutées en présence de MM. Rayer, Lallemand, Flandin, fut conduit à admettre que l'ensemble des phénomènes de l'éthérisme et son dernier terme, la mort, devaient être attribués à une sorte d'asphyxie résultant de la pénétration de l'éther dans le sang (5). La doctrine de l'asphyxie eût pu prévaloir un instant, si elle n'avait eu contre elle, et l'observation clinique, et les expériences con-

(1) *Comptes rendus de l'Académie des sciences*, t. XXIV, p. 496.

(2) Chambert, *Mém. cit.*, p. 50.

(3) Lettre de M. Coze adressée à Orfila (*Gazette médicale*, 1848, t. XVI, p. 993).

(4) Black, *London medical Gazette*, 26 mars 1848.

(5) *Bulletin de l'Académie de médecine*, t. XII, p. 356 et 378.

tradictoires de M. Renault (d'Alfort), qui établirent que si le sang artériel devenait noir chez les animaux anesthésiés par Amussat, cela tenait uniquement au mode d'administration, mais non à l'agent lui-même.

Ce n'est pas la seule fois que l'on ait tenté de faire accepter l'éthérisme comme une forme particulière d'asphyxie déterminée, soit par une cause, soit par une autre : les communications de M. Édouard Robin (1), les travaux spéciaux de M. Ozanam (2), de M. Faure (3), témoignent des efforts multipliés qui ont été faits à diverses époques pour éloigner les esprits de la voie dans laquelle les avaient fait entrer, dans le principe, les travaux de MM. Flourens et Longet.

Nous aurons à peine donné une idée du nombre et de l'importance des travaux suscités par l'apparition de l'éther, si nous ajoutons à ce qui précède l'énumération suivante :

MM. Wille et Blandin (4) font connaître la composition des produits de l'expiration pulmonaire pendant l'éthérisation.

MM. Duméril et Demarquay (5) attirent l'attention sur les modifications imprimées à la température animale par les agents anesthésiques. M. Flourens (6), à la suite d'injections d'éther dans l'estomac et dans les artères, détermine les conditions dans lesquelles peut s'exercer le pouvoir anesthésique; il établit, le premier, un principe trop oublié depuis, c'est que l'éthérisation ne s'obtient que par inhalation. Enfin M. Lassaigne (7), en cherchant la composition, à diverses tempéra-

(1) Édouard Robin, *Théorie de l'éthérisation* (*Comptes rendus de l'Académie des sciences*, 1847, t. XXIV, p. 567, et 1850, t. XXX, p. 52).

(2) Ozanam, *Des anesthésies en général, etc.; exposé des travaux de la Société des sciences médicales de la Moselle*, 1857 et 1858.

(3) Faure, *Le chloroforme et l'asphyxie* (*Archives générales de médecine*, 5e série, t. XII, p. 48).

(4) *Comptes rendus de l'Académie des sciences*, 1847, t. XXIV, p. 1017.

(5) Auguste Duméril et Demarquay, *Recherches expérimentales sur les modifications imprimées à la température animale par l'éther et le chloroforme* (*Archives générales de médecine*, 1848, 4e série, t. XVI, p. 189 et 332.)

(6) *Comptes rendus de l'Académie des sciences*, 1847, t. XXIV, p. 257.

(7) *Bulletin de l'Académie de médecine*, t. XII, p. 445 et suiv.

tures, d'un mélange aéro-éthéré se rapprochant, pour la proportion d'air et d'éther sulfurique, de celui qui est fourni par les appareils ordinaires d'éthérisation, essaye de fixer les bornes au delà desquelles l'usage de l'éther devient dangereux, le médicament devient un poison.

C'est par cet ensemble de travaux, à la plupart desquels se rattache un nom français, que la pratique de l'anesthésie chirurgicale fut constituée en moins d'une année. Si tous les honneurs de la découverte appartiennent à Jackson et à Morton, il est juste de rappeler que c'est à l'ardente initiative des chirurgiens et des physiologistes français que l'on doit d'avoir vu succéder aussi rapidement à une simple notion empirique une véritable méthode scientifique.

§ IV. — Découverte des propriétés anesthésiques du chloroforme.

L'esprit de recherche se contente bien rarement d'un premier succès dans une voie nouvelle ouverte au progrès. Les effets surprenants de l'éther avaient opéré une révolution profonde dans les idées et excité de toutes parts le plus grand enthousiasme. On avait pu se convaincre, il est vrai, qu'il fallait un certain temps pour obtenir le sommeil éthéré; que l'odeur de l'éther était désagréable aux malades, son action locale irritante; que ses effets n'étaient ni assez constants, ni assez durables, pour entretenir, chez tous les opérés qui le réclament, le bienfaisant oubli de la douleur. Toutefois personne ne songeait à se plaindre de cet agent, malgré ses imperfections, et surtout ne songeait à le remplacer avantageusement, lorsque le chloroforme fut signalé d'Édimbourg à l'attention publique. Voici dans quelles circonstances :

M. Flourens, dans le cours de ses recherches physiologiques sur l'éthérisation, avait constaté les propriétés anesthésiques du chloroforme. Dans la communication qu'il fit, à ce sujet, à l'Académie des sciences (1), l'illustre physiologiste annonce qu'ayant obtenu des effets remarquables d'anesthésie avec

(1) *Comptes rendus de l'Académie des sciences*, 1847, t. XXIV, p. 342.

l'éther chlorhydrique, il fut conduit à lui substituer le chloroforme, qui offre, avec ce dernier, une grande analogie de composition. Au bout de quelques minutes d'expérience, les animaux furent complétement éthérisés, et à un tel degré, qu'il fut possible de constater sur la moelle, mise à nu, la perte de son pouvoir excito-moteur. Il était impossible de pousser plus loin la vérification de la puissance anesthésique du chloroforme; mais la découverte de M. Flourens passa inaperçue, sans doute parce qu'elle n'avait été, de la part de l'auteur, l'objet d'aucune mention spéciale capable d'attirer l'attention des chirurgiens.

A quelque temps de là, un chirurgien anglais, nommé Jacob Bell, connaissant les résultats satisfaisants obtenus chez les animaux avec l'éther chlorhydrique, eut l'idée de l'employer chez l'homme; il réussit. M. Valdie (de Liverpool), se trouvant à Édimbourg dans le courant de l'année 1847, parla de la pratique de Jacob Bell à M. Simpson, qui s'occupait spécialement de l'étude des anesthésiques. Ce fut un trait de lumière pour ce dernier. Comme le chloroforme avait été substitué avantageusement par M. Flourens à l'éther chlorhydrique chez les animaux, il pensa qu'il pouvait en être de même chez l'homme.

On trouve, dans un mémoire du professeur Miller, quelques autres détails relatifs aux circonstances dans lesquelles fut tentée la première chloroformisation; ils diffèrent sensiblement de la version précédente. C'est à la seule initiative de Simpson que l'auteur anglais attribue l'application des propriétés anesthésiques du chloroforme.

« M. le professeur Simpson, dit-il, intimement persuadé » qu'il devait exister des agents anesthésiques plus puissants » que l'éther sulfurique, se livrait depuis quelque temps à des » expériences sur les éthers, des huiles essentielles, des sub» stances gazeuses. Un soir, c'était le 4 novembre 1847, il » continuait, en compagnie de deux médecins de ses amis, » MM. Keith et J. M. Duncan, ses intéressantes recherches, sans

» grands résultats, lorsqu'il leur tomba sous la main une sub-» stance que son poids lui avait déjà fait rejeter comme peu » propre à de pareilles expériences : c'était un flacon de » chloroforme. Chacun en versa dans une soucoupe et recom-» mença les inhalations ; tous furent pris immédiatement d'une » gaieté folle ; ils disaient en termes expressifs tout le bonheur » qu'ils ressentaient. Bientôt ils accusèrent un bruit de roule-» ment dans les oreilles, et ils tombèrent dans l'immobilité la » plus complète. Lorsque M. Simpson se réveilla, sa première » pensée fut que c'était bien plus fort et bien meilleur que » l'éther ; mais en cherchant à se rendre compte de ce qui lui » était arrivé, il se vit à terre, et autour de lui tout était » alarme et confusion. M. Duncan était sous une chaise, la » mâchoire abaissée, les yeux fermés, la tête à moitié pliée » sous son corps ; il avait complétement perdu connaissance, » et il ronflait d'une manière qui n'était pas rassurante. En » cherchant M. Keith, il l'aperçut sous la table, en proie à une » agitation furieuse et cherchant à briser ce qui lui faisait » obstacle. Avec le temps, M. Simpson parvint à regagner son » siége ; M. Duncan cessa son ronflement, et le docteur Keith » finit par s'arranger à l'amiable avec la table qu'il voulait » briser. Lorsque tout ce désordre fut réparé, chacun rendit » compte des sensations agréables qu'il avait éprouvées. » Bientôt on revint à de nouvelles expériences ; mais, cette » fois, on ne poussa pas les inhalations jusqu'à la perte de » connaissance, et l'on put suivre d'une manière plus précise » la marche des phénomènes produits par le chloroforme. Le » reste de la soirée se passa à rechercher dans des ouvrages » de chimie des détails sur cette précieuse substance, et l'on » se sépara à trois heures du matin avec la conviction intime » qu'on avait trouvé un agent anesthésique supérieur à l'éther. » Ainsi la découverte du chloroforme, comme tant d'autres » découvertes, est due tout simplement au hasard (1). »

(1) James Miller, *Surgical experiences of chloroform* (Edimbourg, 1848), traduit dans le *Bulletin général de thérapeutique*, 1849, t. XXXVI, p. 48.

Dans tous les cas, il demeure incontesté que la première chloroformisation chez l'homme appartient à Simpson. Le succès dépassa les espérances qu'avait conçues le professeur d'Édimbourg; mais en homme prudent, en observateur sévère, il ne se hâta point de faire connaître les résultats de son expérience. Il administra d'abord le nouvel agent avec beaucoup de réserve, pour des opérations de courte durée ou de peu d'importance, puis pour des cas un peu plus graves, et enfin pendant les accouchements et les grandes opérations. Ce ne fut que lorsqu'il eut réuni cinquante faits de chloroformisation suivie d'un succès complet, qu'il annonça la supériorité remarquable du chloroforme sur l'éther, dans un mémoire lu, le 10 novembre 1847, devant la Société médico-chirurgicale d'Édimbourg. Les conclusions du mémoire de Simpson sont trop importantes pour ne pas être reproduites textuellement :

« 1° Il faut beaucoup moins de chloroforme que d'éther pour » déterminer l'insensibilité : 100 à 120 gouttes suffisent pour » l'ordinaire; chez quelques sujets, beaucoup moins.

» 2° Son action est beaucoup plus rapide et plus complète, et » généralement plus satisfaisante; dix à vingt inspirations suf- » fisent, et quelquefois moins; il y a aussi économie de temps » pour la chirurgie, et cette période d'excitation, qui appar- » tient à tous les agents narcotiques, étant réduite de durée ou » véritablement abolie, le malade n'a pas autant de tendance » à l'exhilaration et à la loquacité.

» 3° La plupart de ceux qui connaissent, par une expérience » antécédente, les sensations produites par les inhalations de » l'éther, et qui ont ensuite respiré le chloroforme, ont ferme- » ment déclaré que l'inhalation et les effets du chloroforme » sont beaucoup plus agréables que ceux de l'éther.

» 4° En considérant la petite quantité requise comparative- » ment à celle de l'éther, l'usage du chloroforme sera moins » dispendieux.

» 5° Son odeur n'est point désagréable, tout au contraire;

» elle ne reste point attachée aux vêtements de l'opérateur, » et ne s'exhale point d'une manière fâcheuse des poumons du » patient, comme cela arrive généralement avec l'éther.

» 6° A raison de la moindre quantité requise, il est plus facile » à porter avec soi que l'éther.

» 7° Il n'est besoin d'aucun appareil spécial pour son admi» nistration ; un peu de liquide versé dans une éponge figurée » en creux, ou sur un mouchoir de poche, et appliqué par» dessus la bouche et les narines, de manière à être sagement » respiré, suffit généralement en une ou deux minutes pour » produire l'effet désiré (1). »

Le travail de Simpson, reproduit immédiatement dans les différents journaux, fit une sensation presque aussi profonde que l'apparition de l'éther. En France et à l'étranger, on se mit immédiatement à l'œuvre, on répéta les expériences, et du moment qu'il fut constaté que quelques gouttes de chloroforme versées sur un mouchoir, pouvaient en quelques minutes, d'une façon constante, déterminer un sommeil profond et durable, le triomphe du chloroforme était assuré.

La vérification physiologique et clinique de la valeur du nouvel agent confirma tout ce qu'avait fait connaître l'étude de l'éther.

La méthode anesthésique ne fit que gagner en importance par cette nouvelle conquête ; elle ne pouvait manquer de trouver un historien. M. le docteur Chambert (de Laon) (2) entreprit l'inventaire des nombreux documents consignés, à des titres divers, dans les archives de la science ; il y ajouta de curieuses recherches personnelles, et put ainsi, dans une monographie aussi complète que consciencieuse, faire connaître l'état de nos connaissances sur l'anesthésie, au double point de vue de la physiologie et des applications à l'art de guérir. Deux années plus tard, M. le professeur Bouisson (de

(1) Simpson, *Découverte d'un nouvel agent anesthésique plus efficace que l'éther sulfurique* (*Journal de chirurgie* de Malgaigne, décembre 1847, p. 330).

(2) Chambert, *Mém. cit.*

Montpellier) (1) réalisa le même projet sur un plan beaucoup plus vaste, dans un important ouvrage où toutes les questions qui se rattachent à la méthode anesthésique sont étudiées d'une manière approfondie, avec autant d'élévation dans les idées que de richesse dans les détails et d'élégante clarté dans la forme.

L'enthousiasme causé par l'avénement du chloroforme ne tarda pas à être troublé par quelques rumeurs d'abord insaisissables au sujet des effets du puissant, mais redoutable agent. Quelques morts étaient survenues promptement après son usage. M. Sédillot, un des premiers (2), cita l'exemple de deux de ses opérés qui avaient succombé dans des conditions telles qu'il était difficile de ne pas laisser planer quelques soupçons sur le chloroforme. On s'entretenait aussi de la prolongation des effets de l'éthérisme après la cessation des inhalations chez certains sujets, de cet anéantissement de toute vie de relation, si prompt à se reproduire, de cette véritable *cadavérisation* qui avait plus d'une fois porté l'effroi dans l'âme des chirurgiens, lorsque la nouvelle d'un terrible accident vint donner plus de consistance à ces bruits et leur fournit l'occasion de se produire.

Une jeune femme de Boulogne, pleine de vigueur et de santé, soumise pour une opération insignifiante aux vapeurs de chloroforme, était tombée comme foudroyée.

Communication du fait fut immédiatement adressée à l'Académie de médecine par l'un de ses correspondants, M. Gorré, entre les mains duquel s'était déclaré l'accident.

L'Académie, informée par M. Robert d'un second cas de mort subite analogue au premier, avait déjà nommé une commission pour lui en rendre compte, lorsqu'une lettre officielle, émanée du ministère de l'instruction publique et provoquée par un commencement d'information judiciaire à l'égard du

(1) Bouisson, *ouvr. cit.*

(2) *De l'insensibilité produite par le chloroforme et par l'éther, et des opérations sans douleur*. Paris, 1848.

fait de Boulogne, vint presser les débats et leur donner une solennité et une importance exceptionnelles, en invitant l'Académie à s'occuper de la question générale, se basant sur ce que « l'humanité, autant que la justice, est intéressée à la solu- » tion des doutes qui subsistent encore sur la complète inno- » cuité du chloroforme ».

La question posée dans ces termes par l'autorité sera désormais le but vers lequel vont converger les efforts : de même que l'on avait vu, pendant le règne exclusif de l'éthérisation, les savants se préoccuper surtout de la question physiologique, des moyens d'obtenir avec l'éther des effets plus constants, plus durables, à l'aide d'instruments perfectionnés ; de même, rassurés désormais sur la facilité avec laquelle on provoque, à l'aide du chloroforme, l'état éthérique, ils vont tenter d'énergiques efforts, interroger encore une fois les expériences sur les animaux, l'observation clinique, les analyses chimiques, pour se mettre en état de résoudre ce problème palpitant d'intérêt : Le chloroforme peut-il par lui-même causer la mort ? Quelle est la nature des accidents qu'il provoque ? Quels sont les moyens de les prévenir ? quels sont les moyens de les combattre ?

Une occasion brillante était offerte à l'Académie ; elle s'empressa de la saisir et de justifier la haute mission dont elle était investie.

Le rapport de la commission lui fut présenté par M. Malgaigne, dans la séance du 31 octobre 1848.

Cinq cas de mort survenus pendant l'administration du chloroforme et relatés dans les journaux anglais, joints aux trois faits de MM. Gorré, Robert et du rapporteur lui-même, servirent de base aux appréciations de M. Malgaigne. L'extrême brusquerie avec laquelle s'étaient développés ces accidents étonnait à bon droit l'éloquent rapporteur. Ne pouvant les concilier avec l'idée d'une éthérisation progressive conduite à ses limites extrêmes et telle que nous la fait connaître la physiologie expérimentale, il prit le parti de les récuser autant que possible. Cinq cas de mort furent de la sorte éliminés et laborieusement attribués à des causes diverses. C'était diminuer de beaucoup le contingent funèbre de l'agent incriminé. Mais il en restait toujours trois à l'égard desquels le doute n'était guère possible et sur lesquels il fallait bien se prononcer.

L'attitude choisie par M. Malgaigne fut de nature à ne satisfaire aucune opinion. Physiologiste, il contesta les idées d'Amussat sur l'asphyxie envisagée comme la source unique de l'anesthésie; clinicien, il admit sans discussion, sans preuve bien sérieuse, l'asphyxie à titre d'accident. A défaut d'arguments puisés dans les faits eux-mêmes, il se complut à mettre en cause et à incriminer certains appareils, la compresse, le mouchoir, etc., qui gênent, dit-il, jusqu'à un certain point la respiration et avec lesquels l'asphyxie et l'insensibilité marchent du même pas, de façon que, lorsque l'on croit n'avoir produit que l'insensibilité, l'animal est frappé d'une asphyxie incurable et mortelle (1). Le tort de M. Malgaigne, c'est de n'avoir pas su pressentir ce que l'organisation humaine ajoute d'imprévu, de dangers spéciaux aux phénomènes réguliers de l'éthérisation; le côté fâcheux de son œuvre, c'est de laisser peser sur le chirurgien une lourde part de responsabilité.

A ce rapport succédèrent de longs et retentissants débats (2). Les moyens spécieux à l'aide desquels le rapporteur avait su écarter la plupart des cas de mort, la doctrine de l'asphyxie accidentelle furent vivement critiqués par MM. Sédillot, Blandin, Rochoux, Jules Guérin, qui, n'accordant qu'une importance très secondaire à l'influence possible mais non démontrée de l'asphyxie, firent valoir au contraire, pour la première fois, l'idée d'une syncope chloroformique repoussée par le rapporteur, quoique signalée déjà par MM. Robert et Gorré.

(1) *Bulletin de l'Académie de médecine*, t. XIV, p. 246.

(2) On trouve tous les détails de cette discussion dans le tome XIV du *Bulletin de l'Académie de médecine*.

Néanmoins le travail de la commission fut à peine modifié. L'asphyxie par privation d'air quand on fait usage de certains appareils, la durée prolongée des inhalations furent signalées au public médical comme la source des dangers inhérents à l'usage des agents anesthésiques. Nous pensons avec M. Baillager que l'Académie avait été prématurément saisie de cette question.

Aussi quelques mois se passèrent à peine avant que ce jugement fût frappé d'appel : M. Robert vint insister de nouveau sur les dangers du chloroforme. Il apportait à la tribune des faits devant lesquels l'interprétation de M. Malgaigne devenait manifestement insuffisante : d'une part, l'expérience avait démontré que l'anesthésie peut être prolongée impunément pendant une demi-heure et même une heure ; de l'autre, on avait observé des accidents au début de l'éthérisation et en dehors de tout état d'asphyxie pur et simple, combiné ou surajouté. L'auteur s'attacha à reproduire avec force une idée déjà émise par lui et M. Jules Guérin : c'est que le chloroforme et sans doute les autres anesthésiques ont une action beaucoup plus complexe chez l'homme que chez les animaux (1).

En se plaçant à ce point de vue, M. Robert faisait faire un grand pas à la question. Sa communication ne signalait aucune idée nouvelle, mais elle avait le mérite de détacher les esprits d'appréhensions illusoires et de les ramener de plus en plus dans le domaine de l'observation clinique. Celle-ci apprit bien vite que le système nerveux, soumis chez l'homme à l'influence des vapeurs anesthésiques, est le foyer de réactions nombreuses, désordonnées, dont l'apparition contingente peut être la cause d'accidents, et dont le conflit peut donner la mort dès les premières inhalations.

De cette notion découlait une manière nouvelle d'envisager la cause de ces morts subites. Au lieu d'y reconnaître les effets

(1) Robert, *Note sur le danger du chloroforme* (*Bulletin de l'Académie de médecine*, t. XIV, p. 1091).

d'une action toxique trop longtemps prolongée, on fut conduit à les attribuer à certaines prédispositions inconnues dans leur nature et spéciales à l'homme. Tel est, en effet, l'esprit général qui anime les travaux dont il nous reste à parler.

M. Jules Guérin consacra à la défense de ces idées plusieurs articles remarquables. Pour lui, les notions capitales relatives à l'emploi du chloroforme comprennent trois faits principaux : le premier, c'est que l'agent toxique n'a jamais causé d'accidents par asphyxie passive, par insuffisance d'air ; le second, c'est que la mort peut arriver de deux façons : tantôt par une succession régulière et progressive des effets de l'anesthésie, comme chez les animaux mis en expérimentation, tantôt presque subitement par une sorte de sidération; le troisième, c'est qu'à une certaine dose le chloroforme tue toujours, et qu'à la dose où il est sans danger pour le plus grand nombre, il devient mortel pour certaines personnes, en vertu de dispositions particulières (1).

Imbus des mêmes idées, MM. Ancelon (de Dieuze) (2), Mercier (3), Stansky (4), Bouisson (5), signalaient comme dangereuses, le premier, l'administration des vapeurs anesthésiques après le repas, les seconds, les inhalations pratiquées chez des malades maintenus dans la station assise.

Les mêmes vues générales ne tardèrent pas à recevoir une consécration nouvelle dans la célèbre discussion soulevée au sein de la Société de chirurgie. Le 17 février 1853, M. Vallet, chirurgien en chef de l'Hôtel-Dieu d'Orléans, communiqua à cette société savante l'observation d'un nouveau cas de mort subite survenue sous ses yeux pendant l'administration du chloroforme. Chargé, au nom d'une commission, de rendre

(1) Jules Guérin, *Gazette médicale*, 1853, p. 413.

(2) Ancelon, *Mémoire sur les dangers de l'éthérisation après le repas* (*Comptes rendus de l'Académie des sciences*, t. XXX, p. 5).

(3) Mercier, *Bulletin de l'Académie de médecine*, t. XIII, 2e partie, p. 1186.

(4) Stansky, *Union médicale*, 1849, p. 70.

(5) Bouisson, *ouv. cit.*

compte de ce fait, M. Robert crut le moment favorable pour agiter de nouveau le problème, toujours palpitant d'intérêt, des dangers de la chloroformisation et des moyens de les combattre. L'auteur avait pris au sujet de cette question une attitude qui faisait prévoir quelles seraient ses conclusions; elles peuvent se résumer dans les trois propositions suivantes :

1° La mort, pendant l'administration du chloroforme, paraît causée par une véritable syncope résultant, non pas d'une administration excessive de l'agent anesthésique, mais bien d'une disposition particulière de l'organisme inconnue dans sa nature;

2° La science ne possède jusqu'à ce jour aucun moyen de reconnaître ces idiosyncrasies;

3° L'art ne possède aucun moyen efficace d'enrayer la marche des accidents produits par le chloroforme et d'en prévenir les funestes résultats (1).

L'objet du rapport, autant que l'œuvre du rapporteur, devint le point de départ d'une discussion approfondie, dans laquelle furent successivement passées en revue toutes les questions qui se rattachent à l'administration du chloroforme; c'est à peine si l'asphyxie mécanique simple ou combinée trouva encore des défenseurs. L'existence d'une idiosyncrasie chloroformique inconnue dans sa nature, fatale dans ses manifestations, fut contestée par MM. Roux, Giraldès, Demarquay. Des exemples d'accidents graves, conjurés à l'aide de divers moyens, furent signalés par MM. Maisonneuve, Boinet, Denonvilliers, dans le but de montrer que la science n'était pas complétement désarmée en pareille circonstance. La plupart des membres qui prirent la parole tombèrent d'accord pour reconnaître que la mort est habituellement causée par un arrêt brusque des battements du cœur, dont les causes prochaines, si bien exposées par M. H. Larrey, paraissent résider surtout

(1) *Rapport de M. Robert* (*Bulletin de la Société de chirurgie*, t. III, p. 582).

dans certaines conditions morales pour ainsi dire funestes, telles qu'une excitation vive, une terreur profonde, en un mot toute cause d'épuisement nerveux (1). Enfin la méthode suivant laquelle doivent être administrés les anesthésiques pour éviter sûrement les accidents, ou, du moins, les rendre moins fréquents, fut l'objet de judicieuses remarques de la part de MM. Sédillot, Forget, Chassaignac, Guersant.

L'idée qui domine toute cette discussion, prolongée pendant plus de trois mois, est relative à l'importance qu'il faut attacher à la syncope survenant accidentellement pendant l'administration du chloroforme; qu'elle résulte d'une action directe de l'agent anesthésique sur le cœur, comme le pensent MM. Gosselin et Robert, ou qu'elle provienne d'une véritable sidération exercée sur les centres nerveux par une action générale, profonde, subtile, comme le suppose M. J. Guérin. Telle est la doctrine formulée de la façon la plus explicite dans la cinquième conclusion du résumé de M. Robert : « Dans le cas où la mort a lieu exceptionnellement, elle a lieu par syncope. La cessation des battements du cœur est quelquefois tellement soudaine qu'elle constitue une véritable sidération (2). »

C'est autour de cette pensée fondamentale que viennent se grouper, comme autant de corollaires, d'autres propositions résumant l'ensemble des moyens dictés par l'expérience dans le but de prévenir ou de combattre cette fatale tendance.

Moins absolue que M. Sédillot, la Société de chirurgie, avec de pareils principes, ne pouvait proclamer l'innocuité constante du chloroforme pur et bien employé. Éloignée de toute idée systématique, elle ne mettait à la disposition du praticien aucun procédé sûr et infaillible, mais elle lui apprenait à tenir le plus grand compte des diverses circonstances dans

(1) H. Larrey, *Discussion sur le rapport de M. Robert* (*Bulletin de la Société de chirurgie*, t. IV, p. 99).

(2) *Bulletin de la Société de chirurgie*, t. IV, p. 262.

lesquelles se produit habituellement la syncope. A ce titre, elle nous paraît avoir rendu un grand service à la science et à l'humanité; nous ne voulons en tirer aucune conséquence dans la crainte d'être abusé par une coïncidence, mais nous avons été surpris, en faisant le relevé des accidents survenus pendant la chloroformisation, de voir la moyenne annuelle des morts subites, qui était de sept jusqu'alors, descendre et rester fixée à trois environ à partir de 1854 exclusivement.

Si l'on s'en rapporte à un travail de M. Bickersteth, publié en Angleterre vers la fin de 1853 (1), ce mouvement dans les idées ne se produisit pas partout à l'étranger à la même époque. On y trouve cinq observations d'accidents survenus au moment de l'opération, et que tout porte à considérer comme autant de syncopes, ainsi que l'a fait observer M. Robert; mais l'auteur n'attribuant les effets du chloroforme qu'à son action sur la respiration en tire la conclusion que, dans ces cinq cas, le chloroforme est étranger à la mort, qui avait dû être causée par le choc de l'opération sur le système nerveux. Toutefois les chirurgiens anglais ne tardèrent pas à être édifiés, car dans l'ouvrage de M. Snow, la syncope cardiaque est signalée comme la source unique des accidents (2).

La question des dangers de la chloroformisation reparut sous une autre forme, à l'Académie de médecine, le 26 mai 1857. Plusieurs fois, des commencements de poursuite judiciaire avaient été dirigés, sous la prévention d'homicide par imprudence, contre des chirurgiens à l'occasion de ces cas de mort subite. Justement ému de ces enquêtes périlleuses, M. Devergie (3) tenta d'y porter remède; malheureusement, ses vues person-

(1) Bickersteth, *On the mode of death from the inhalation of chloroform*, *Monthly Journal of medical sciences*. Septembre 1853 (*Archives générales de la médecine*, 5e série, t. III, p. 1).

(2) Snow, *On anesthetics*. London, 1858.

(3) Devergie, *De l'éthérisation envisagée sous le rapport de la responsabilité médicale* (*Bulletin de l'Académie de médecine*, t. XXII, p. 820).

nelles sur les causes de ce genre de mort trahirent ses bonnes intentions. Prenant pour point de départ la doctrine vieillie de l'asphyxie accidentelle, il proposa d'imposer à la pratique un appareil mécanique bien conditionné qui pût être victorieusement opposé à la justice cherchant à s'éclairer sur l'existence possible de l'asphyxie : « Je déclare, dit M. Devergie, que si le malade a pu respirer une certaine quantité d'air, le magistrat n'a rien à voir après (1). »

Une telle mesure proposée comme sauvegarde n'était qu'illusoire. S'il est un moyen d'éviter sûrement l'asphyxie mécanique qui est seule en cause, de la rendre impossible, c'est de respirer en plein air ou dans les conditions qui se rapprochent le plus de l'air libre, c'est-à-dire à une certaine distance d'un tissu perméable, tel qu'une compresse, une éponge. S'il est un moyen, au contraire, de rendre l'asphyxie possible, c'est d'employer un appareil mécanique plus ou moins compliqué et dont le jeu régulier peut être troublé pendant un instant d'oubli ou d'incertitude. Comme l'a judicieusement fait observer M. H. Larrey (2), l'un des exemples sur lesquels M. Devergie se fondait pour admettre l'asphyxie accidentelle et prescrire les appareils mécaniques, est précisément l'accident malheureux survenu entre les mains de Snow pendant l'administration de l'amylène. Or, dans ce cas particulier, on avait fait usage d'un appareil mécanique dont l'opercule destiné au passage de l'air et accidentellement fermé avait sans doute contribué à la production des accidents.

A d'autres égards, la proposition de M. Devergie n'avait aucune chance d'être accueillie favorablement. En principe, elle imprimait aux idées une tendance rétrograde, elle conduisait à replacer les intérêts de la science sous le joug de l'autorité. L'Académie préconisant un appareil dans le but de couvrir la responsabilité médicale, le rendait par cela même

(1) *Bulletin de l'Académie de médecine*, t. XXII, p. 909.
(2) H. Larrey, *ibid.*, p. 940.

obligatoire et soustrayait à toute appréciation ultérieure la raison de son utilité et de son importance. Au nom de cette dangereuse association des intérêts du médecin et des malades, on pouvait prévoir le moment où une censure trop souvent arbitraire viendrait se substituer à la bienfaisante et irrésistible influence exercée par les Académies et les Sociétés savantes.

Un tel écueil ne pouvait échapper à la sagacité d'une assemblée, gardienne aussi vigilante des intérêts professionnels que des intérêts scientifiques : aussi s'empressa-t-on de changer le caractère des débats en généralisant la question. Les causes, le mécanisme de la mort subite pendant l'état anesthésique, furent une fois de plus l'objet de savantes considérations de la part de MM. Jules Guérin et Robert, H. Larrey, etc. Mais ce que cette discussion offrit de nouveau et de particulièrement intéressant, c'est que l'observation clinique fut appelée à se prononcer pour la première fois sur la valeur pratique des appareils, non pas au point de vue de l'asphyxie accidentelle repoussée par tout le monde, mais au point de vue de l'administration la plus méthodique, la moins dangereuse des vapeurs anesthésiques. MM. Jules Guérin, Robert et Devergie soutinrent l'utilité des appareils mécaniques contre l'usage vulgarisé de la compresse, de l'éponge. Suivant eux, les premiers permettent seuls de régler avec poids et mesure la marche des inhalations, de se tenir approximativement dans les limites au delà desquelles les recherches expérimentales, et en particulier celles de M. Snow, apprennent que le chloroforme devient dangereux. Avec les autres, on n'a pour guide que la nature et l'importance de l'effet produit, et il est impossible de préciser quelle est la quantité de chloroforme inhalé, à quel degré de dilution les vapeurs ont été mêlées à l'air.

La valeur des appareils mécaniques a paru plus spécieuse que réelle, plus théorique que pratique, au plus grand nombre des chirurgiens. MM. Velpeau, H. Larrey, Gibert, Huguier,

Jobert, etc., se sont attachés à démontrer que le dosage des vapeurs anesthésiques était illusoire dans les conditions de l'éthérisation chez l'homme, et qu'en dernière analyse la somme des effets obtenus restait encore le seul guide, même pour les partisans des inhalateurs. L'appareil mécanique gêne la respiration; l'éponge, la compresse mettent le patient dans les conditions qui le rapprochent le plus de la respiration à l'air libre. La simplicité de ces derniers, la facilité avec laquelle on se les procure, la possibilité de graduer le mélange gazeux en éloignant ou rapprochant l'éponge chargée de chloroforme, les succès constants et innombrables qu'ils ont fournis à la pratique, ont paru des raisons suffisantes pour justifier la faveur dont ils jouissent et mériter l'approbation générale.

§ V. — **Découverte des propriétés anesthésiques de l'amylène.**

Par cette dernière et remarquable discussion, l'Académie de médecine apportait un nouvel et éclatant témoignage à la réalité des dangers, qui, malgré les perfectionnements apportés à la méthode, restaient attachés à l'administration du chloroforme. D'un autre côté, l'anesthésie, à mesure qu'elle était plus répandue et que le cadre de la médecine opératoire s'agrandissait sous son influence, devenait en chirurgie une nécessité de plus en plus pressante. On conçoit dès lors l'empressement avec lequel fut accueilli un nouvel agent signalé dans ces conditions et promettant tous les avantages des autres anesthésiques sans en avoir les dangers. C'est encore de l'Angleterre que nous vint cette découverte.

Dans le courant du mois de novembre 1856, M. Snow constata sur des animaux les propriétés stupéfiantes d'un composé connu seulement des chimistes jusqu'alors, et auquel M. Balard, qui l'avait étudié le premier en 1844, avait donné le nom d'amylène.

Après s'être bien assuré du fait, M. Snow fit usage de l'amylène chez l'homme d'abord pour des opérations de peu d'importance, puis dans quelques cas plus graves. Il lui reconnut une action prompte, douce, conduisant à l'insensibilité sans traverser cette période d'excitation quelquefois si fatigante avec l'éther et le chloroforme. Ces qualités parurent assez importantes pour être signalées, et il en fit l'objet d'une communication à la Société royale de Londres, le 20 janvier de la même année.

Peu de jours après, M. Giraldès employait l'amylène à l'hôpital des Enfants et M. Gabriel Tourdes étudiait son action sur les animaux. Dans une note adressée à l'Académie impériale de médecine et publiée dans la *Gazette médicale de Strasbourg* (1), M. Tourdes signalait en particulier le peu de durée et d'énergie de l'action anesthésique de l'amylène. Un nouveau travail à la fois clinique et expérimental de M. Debout (2) fut l'objet d'un rapport remarquable dans lequel M. Robert exposa à l'Académie (3) non-seulement les idées de l'auteur, mais aussi le résultat de recherches personnelles et de nombreuses observations cliniques. L'expérience du rapporteur lui permit de confirmer les caractères déjà connus de l'amylène : la rapidité et même la brusquerie de son action, le peu de durée de ses effets et une énergie incontestablement moins grande que celle des autres anesthésiques. D'après les expériences de M. Debout, il faudrait en quintupler la dose pour causer des accidents, tandis qu'il suffirait de doubler celle du chloroforme. Il lui a paru légitime d'en inférer que l'amylène serait sans danger chez l'homme, ou du moins beaucoup moins dangereux. Ce rapprochement fournit à M. Robert l'occasion de rappeler qu'il est impossible de conclure toujours des animaux à l'homme ; que ce n'est pas par le fait de

(1) *Recherches sur les effets anesthésiques de l'amylène* (*Bulletin de l'Académie de médecine*, t. XXII, p. 420 ; *Gazette médicale de Strasbourg*, 28 février 1857).

(2) *Note sur l'innocuité et la valeur de l'amylène considéré comme agent anesthésique* (*Bulletin de l'Académie de médecine*, t. XXII, p. 454).

(3) *Ibid.*, p. 751.

l'évolution successive et progressive des phénomènes de l'éthérisme que la mort arrive, mais d'une façon brusque, inattendue, et comme par suite d'une prédisposition de l'organisme inconnue dans sa nature.

On conçoit sans peine que c'était sur l'innocuité absolue ou relative de l'amylène que se basait tout l'avenir du nouvel agent. L'expérience ne tarda pas à donner de cruelles déceptions : entre les mains de M. Snow lui-même, et à quelques mois de distance, deux malades furent frappés de mort pendant son administration. Malgré cet avertissement redoublé, M. Robert ne le repoussa point d'une façon absolue. A cause de la très courte durée de son action, de son peu d'effet sur les voies aériennes, il en recommanda l'usage dans certaines opérations d'une exécution rapide.

Une seconde fois la cause de l'amylène fut plaidée devant l'Académie de médecine par M. Giraldès (1), qui le premier en France, nous l'avons dit, en avait fait usage chez l'homme. Le théâtre de ses observations le conduisit à en recommander l'usage chez les enfants, lui reconnaissant comme avantage particulier, surtout quand il est employé pur, de ne pas provoquer de vomissements, ce qui permet de l'employer peu de temps après le repas, de façon à ne pas astreindre les enfants à une diète préjudiciable. Malgré les résultats favorables signalés par M. Giraldès, l'amylène dut être définitivement banni de la pratique lorsqu'on apprit par M. Jobert (2), que cet agent anesthésique, employé avec assez d'énergie pour obtenir une insensibilité complète, indispensable à beaucoup d'opérations, n'était exempt d'aucun des inconvénients reprochés à l'éther et au chloroforme, sur lesquels il avait le désavantage de provoquer des mouvements convulsifs violents. Dès lors il n'y avait plus de raison plausible de conser-

(1) Giraldès, *Études cliniques sur l'amylène* (*Bulletin de l'Académie de médecine*, t. XXII, p. 772).

(2) *Bulletin de l'Académie de médecine*, t. XXII, p. 1118.

ver à côté de ses aînés un agent aussi dangereux, moins certain dans ses effets, d'une administration plus difficile et qui avait de plus contre lui, comme l'ont fait remarquer avec beaucoup de raison MM. Velpeau et H. Larrey, son odeur insupportable et son prix excessif.

§ VI. — **Propriétés anesthésiques du kérosolène.**

Depuis la découverte de l'éther et du chloroforme, on a préconisé et même employé en inhalations, chez l'homme, diverses substances qui, aux yeux des inventeurs, devaient offrir de grands avantages; aucune n'a laissé de traces assez durables pour que la science en conserve le nom.

Une nouvelle tentative vient d'être faite à Boston par le docteur Hodges, mais l'expérience ne s'est pas encore prononcée à cet égard. Au rapport du professeur Bigelow, M. le docteur Hodges aurait constaté chez l'homme, à trois reprises différentes, les vertus stupéfiantes les moins contestables dans un produit de la distillation du charbon de terre, désigné sous le nom de kérosolène. Ce fluide déterminerait l'anesthésie après quelques inspirations, sans que le malade se plaigne jamais d'étourdissements, de céphalalgie ni de nausées. Mais sous cette influence, il paraît que le pouls faiblit, devient intermittent. D'après cette dernière considération, il est fort à craindre, s'il est permis toutefois de devancer l'observation, que le kérosolène ne tombe dans le même oubli que l'amylène et les autres hydrocarbures anesthésiques.

§ VII. — **Action anesthésique de l'oxyde de carbone et de l'acide carbonique.**

L'acide carbonique, l'oxyde de carbone ont été aussi proposés récemment pour remplacer l'éther et le chloroforme. Jusqu'alors aucun chirurgien, à notre connaissance, n'a cru opportun de vérifier chez l'homme ce que pouvaient faire espérer soit les expériences physiologiques, soit les déductions fournies par des théories plus brillantes que solides.

Il ne manque pas de bonnes raisons pour justifier la sage réservedes cliniciens à l'égard des substances asphyxiantes. L'insensibilité n'apparaît dans l'asphyxie progressive qu'à une période dangereuse pour l'organisme. Au moment où l'innervation se réfugie vers les centres, le sang noir stagne dans les organes, y entretient un état congestif toujours croissant et d'autant plus dangereux qu'il est produit par un liquide incapable d'entretenir la vie des organes. De cet état de congestion constaté bien souvent chez l'homme, à des lésions organiques graves et durables, il n'y a qu'un degré facile à franchir ; aussi est-il peu surprenant qu'à la suite de tentatives d'asphyxie il survienne des paralysies persistantes, ainsi que le fait a été signalé par M. Hipp. Bourdon (1).

D'un autre côté, il résulte de l'observation que l'insensibilité dans l'asphyxie a peu de persistance, qu'elle occupe plutôt les téguments que les plans sous-cutanés ou profonds, que c'est seulement à une période avancée que l'on pourrait obtenir une insensibilité comparable à celle que détermine le chloroforme. N'est-ce pas sur cette persistance de la sensibilité que sont basés les beaux succès obtenus à l'aide des cautérisations, dans le traitement de cet accident.

Les mêmes observations s'appliquent à une autre substance proposée il y a quelques années dans le même but par M. Benjamin Richardson (2). Dans plusieurs expériences, ce médecin paraît avoir déterminé l'insensibilité en faisant inhaler les produits de la combustion du *Lycoperdon proteus* ou communément *vesse de loup*. L'auteur les attribue au développement d'un certain principe narcotique qui réside dans ce champignon. Jusqu'à plus ample informé, nous nous sentons

(1) Hippolyte Bourdon, *Des paralysies consécutives à l'asphixie par les vapeurs du charbon*, thèses de Paris, 1853.

(2) *Gazette des hôpitaux*, 1853, p. 271.

disposé à ne voir là qu'un effet de l'asphyxie déterminée par l'aspiration de la fumée.

Nous avons à dessein réuni dans la même proscription l'acide carbonique et l'oxyde de carbone, bien qu'il y ait une différence notable dans la manière d'agir de ces deux gaz; mais ce qui est vrai de l'asphyxie simple par privation d'air ou par inhalations d'un gaz irrespirable, l'est à plus forte raison d'un corps qui, en déterminant l'asphyxie par une action spéciale sur les globules sanguins, pourrait bien être aussi un poison violent. Telle est d'ailleurs l'opinion générale, et il n'est guère possible de ne pas la partager si l'on tient un compte suffisant de la nature et de la marche des effets produits par l'aspiration de quantités relativement faibles d'oxyde de carbone (1).

CHAPITRE II.

MODE D'ADMINISTRATION DES AGENTS ANESTHÉSIQUES.

Si l'on pouvait faire disparaître localement la douleur, sans porter atteinte aux fonctions du système nerveux central, l'anesthésie locale, érigée en méthode générale, devrait être préférée à des moyens dont le concours n'est obtenu qu'à la condition de déterminer des perturbations fonctionnelles dont il est toujours difficile de calculer l'importance.

Mais dans l'état actuel de nos connaissances, l'insensibilité provoquée localement n'est ni assez complète, ni assez durable, ni même assez facile à obtenir pour être d'un grand secours en chirurgie. Elle ne répond qu'à certaines indications que nous aurons le soin de faire ressortir dans un chapitre spécial. Il en résulte que nous n'avons à nous occuper ici que du mode d'administration des agents anesthésiques généraux.

(1) *Rôle de l'alcool*, etc., *ouvrage cité*, p. 411.

Le nombre n'en est pas très considérable. En passant en revue précédemment tous ceux qui ont été recommandés à la pratique, soit d'après des vues théoriques, soit d'après quelques faits exceptionnels, nous avons reconnu qu'aucun d'eux n'avait résisté à l'épreuve clinique, en dehors de l'éther, du chloroforme et de l'amylène ; aussi, abstraction faite de l'alcool, ces substances seules, au point de vue de la thérapeutique chirurgicale comme au point de vue de la physiologie, méritent-elles le titre d'agents anesthésiques. L'objet spécial de ce chapitre se résume ainsi dans l'étude des questions afférentes au meilleur mode d'éthérisation, en prenant ce mot dans son acception la plus large et on peut dire la plus usuelle. Il est accepté, en effet, que l'éthérisation, en raison de la priorité de la découverte de l'éther, se dit non-seulement de l'administration de l'éther, mais aussi de celle du chloroforme et de l'amylène, de même que l'éthérisme, mot nouveau qui désigne l'ensemble des effets produits par les substances anesthésiques, s'applique non-seulement aux phénomènes déterminés par l'éther, mais aussi à ceux que détermine le chloroforme, etc.

ARTICLE PREMIER.

PROCÉDÉS D'ÉTHÉRISATION.

On provoque l'anesthésie chirurgicale en donnant méthodiquement, sous forme d'inhalations pulmonaires, un mélange d'air et de vapeurs d'éther, de chloroforme ou d'amylène. Dans le but de tempérer l'énergie de ces agents, quelques chirurgiens ont eu la pensée de les mélanger entre eux, d'y ajouter des liquides inactifs, ou de modifier la forme de leur administration.

§ I. — **Éthérisation à l'aide de mélanges anesthésiants.**

M. Bigelow (de Boston) a conseillé d'ajouter au chloroforme un volume égal d'alcool ; un tel mélange, expérimenté chez l'homme, n'a pas donné de résultats encourageants à M. Robert. Ce chirurgien l'attribue à ce que le chloroforme, à raison de sa grande volatilité, dégage d'abord des vapeurs en quantité presque aussi considérable que s'il était pur, et fait ainsi courir tous les dangers attribués à la concentration des vapeurs inhalées. L'état physique d'un pareil mélange permet difficilement d'accepter cette interprétation. Le chloroforme est soluble en toute proportion dans l'alcool; le résultat de cette espèce de combinaison est de le rendre beaucoup moins volatil. A priori, le principal reproche que puisse encourir la modification de M. Bigelow, c'est l'insuffisance présumée de ses effets.

M. Nunnely a proposé dans le même but de mélanger le chloroforme avec l'éther chlorique; il espérait obtenir de la sorte un liquide anesthésique moins dangereux et qui méritait d'être essayé chez l'homme; jusqu'alors aucune tentative n'est venue confirmer ou infirmer ses prévisions.

M. le docteur Bourguignon a aussi conseillé de continuer l'anesthésie avec l'éther après l'avoir produite au moyen du chloroforme.

Enfin un interne des hôpitaux M. Cellarier (1) a fait quelques essais sur les animaux avec un mélange d'éther et de chloroforme. Les résultats lui ont paru assez satisfaisants pour en proposer l'emploi chez l'homme. L'expérience fut tentée par M. Robert. D'après un petit nombre de faits, il crut remarquer que le mélange de chloroforme et d'éther ralentissait la marche de l'anesthésie, modérait la période d'excitation et exerçait une action moins profonde sur le système nerveux. Le point intéressant pour la pratique était de savoir si par ce moyen les chances d'accidents seraient éloignées; malheureusement l'opinion ne tarda pas à être éclairée par un cas de mort subite, survenu en Amérique entre les mains de M. Crockett dans les circonstances suivantes :

Observation. — On présente au docteur Crockett un enfant de cinq ans pour le débarrasser d'une tumeur graisseuse du dos; elle partait

(1) *Gazette des hôp.*, 1853, p. 508.

du niveau de la dernière côte, à deux pouces et demi environ à droite des apophyses, et s'étendait obliquement en haut et en croisant la colonne vertébrale dans une étendue de sept pouces environ. L'opération fut décidée pour le 4 avril. On commença donc par administrer à l'enfant un agent anesthésique composé de quatre parties d'éther et une partie de chloroforme; on en imbiba une éponge taillée en cône creux, et l'on en fit respirer les vapeurs avec toutes les précautions convenables. L'opération ne fut commencée que quand l'anesthésie fut complète. Quand on allait procéder au pansement, l'enfant se prit à vomir, et le pouls, qui avait été bon jusque-là, s'arrêta brusquement. On lui pencha le corps en avant, et l'on s'assura avec le doigt que ce n'était pas la langue qui, en retombant en arrière, avait causé l'obstruction du larynx; on lui frotta les extrémités avec de l'ammoniaque, mais tout fut inutile, et l'enfant mourut en trois ou quatre minutes : il avait perdu au plus quatre onces de sang. L'anesthésie n'avait pas été portée assez loin pour abolir les mouvements de la poitrine, et avant le vomissement, ni la circulation, ni la respiration n'indiquaient qu'il y eût le moindre accident à craindre. On n'a pas fait l'autopsie (1).

§ II. — Éthérisation par l'estomac.

Lors des premières communications à l'Académie des sciences au sujet de l'éthérisation, Magendie fut d'avis que le plus simple moyen d'obtenir les effets anesthésiques était d'administrer l'éther par la bouche, à l'état liquide. Les expériences de tous les physiologistes viennent protester contre une telle assertion. MM. Flourens, Longet et Blandin assurent n'avoir jamais pu, même avec des doses énormes d'éther introduites dans l'estomac, développer les phénomènes de l'éthérisme. Dans ces conditions, il survient des effets complexes dont il est facile de se rendre compte. Le liquide ingéré, élevé subitement à la température du corps, fournit d'abondantes vapeurs qui distendent le tube digestif et pénètrent dans le torrent circulatoire en quantité proportionnelle au pouvoir absorbant de la muqueuse gastro-intestinale. Mais la quantité d'éther ou de chloroforme qui reste à l'état liquide dans la cavité gastrique

(1) *American Journal of medical science*, juillet 1857, traduit dans les *Archives générales de médecine*, 5e série, t. XI, p. 83.

exerce simultanément une action irritante des plus énergiques, et cause, sur une surface d'autant plus étendue que l'agent est plus diffusible, tous les ravages d'une substance caustique. C'est ainsi que les animaux soumis à ce genre d'expérience présentent d'abord quelques signes d'anesthésie, qui disparaissent bientôt pour faire place aux symptômes d'une inflammation suraiguë dont la gravité est en raison de la quantité, du degré de concentration du liquide ingéré et de la durée de son séjour dans l'estomac.

Il existe dans la science plusieurs observations d'individus qui, par inadvertence ou dans le but de se suicider, ont avalé des quantités considérables de chloroforme. Nous en avons relaté plusieurs exemples dans nos recherches physiologiques. Les accidents, à peu près identiques chez tous, ont offert une grande analogie avec ce qui se passe chez les animaux : c'était d'abord une anesthésie plus ou moins profonde, puis une irritation gastro-intestinale assez violente pour déterminer la mort.

Ces faits portent en eux un enseignement ; l'ingestion des liquides anesthésiques ne convient en aucune façon pour favoriser le développement des phénomènes de l'éthérisme, et de pareilles tentatives doivent être rigoureusement condamnées chez l'homme, parce qu'elles sont très désagréables au malade, insuffisantes dans leurs effets, et surtout dangereuses pour la vie.

§ III. — Éthérisation par le rectum.

Il était permis de supposer plus de tolérance au gros intestin qu'à l'estomac; dans cette prévision on tenta de provoquer l'insensibilité par des injections d'éther dans l'intestin, soit à l'état liquide, soit à l'état de vapeur. Roux parla le premier à l'Académie des sciences de remplacer les inhalations par les injections rectales ; cette idée fut réalisée par M. Marc Dupuy, qui paraît avoir obtenu des résultats assez satisfaisants en administrant de cette façon de l'éther liquide à des chiens et à des lapins. Cet expérimentateur assure que l'insensibilité est aussi rapidement obtenue par ce moyen que par les inhalations (1).

M. Defert (de Metz) a obtenu de son côté une anesthésie complète chez des enfants en bas âge à l'aide d'un lavement contenant 4 grammes d'éther; l'anesthésie fut même assez intense pour inspirer des craintes à l'opérateur (2).

Les faits annoncés par MM. Dupuy et Defert sont loin d'avoir été confirmés. Avant eux, ces injections avaient été infructueusement employées dès le 19 février 1847 à l'hôpital général de Madrid. Le docteur Vincente y Hédo (3) échoua également dans diverses expériences tentées sur des lapins et des cochons d'Inde. Il reconnut qu'il fallait des doses énormes d'éther pour obtenir l'insensibilité, et que les phénomènes de phlogose étaient assez développés pour amener la mort de l'animal. En ajoutant à l'éther une certaine quantité d'eau, on ne peut éviter plus sûrement le développement d'une phlegmasie intestinale. Les injections dans le rectum d'éther pur ou mélangé, et à plus forte raison de chloroforme, doivent être également repoussées de la pratique de l'anesthésie.

Administré en vapeur par les mêmes voies, cet agent ne présente plus les mêmes inconvénients. Sous cette forme, M. Pirogoff (de Saint-Pétersbourg) a obtenu des résultats assez avantageux pour concevoir le projet d'ériger en méthode générale ce procédé d'éthérisation (4). Il emploie pour pratiquer ces injections une canule de gomme élastique, introduite dans le rectum nettoyé préalablement à l'aide d'un lavement. Celle-ci s'ajuste sur une seringue contenant de l'éther liquide et placée dans une capsule remplie d'eau chaude. L'éther chauffé

(1) Marc Dupuy, *De l'éthérisation*. Paris, 1847.

(2) *Revue clinique des hôpitaux de Metz* (*Gazette médicale de Strasbourg*, décembre 1852).

(3) *Gazette médicale de Paris*, 1847, p. 317.

(4) Pirogoff, *Recherches pratiques et physiologiques sur l'éthérisation*. Saint-Pétersbourg, 1847.

entre en vapeur et pénètre sous cette forme dans la cavité intestinale. M. Charrière, sur les indications de Roux, construisit dans le même but une canule métallique, terminée en tête d'arrosoir dans une étendue de 3 centimètres et adaptée à un inhalateur mécanique ordinaire, dont elle remplaçait l'embouchure. Il suffit pour faire fonctionner l'instrument d'en placer la carafe dans l'eau chaude.

Quel que soit l'appareil employé, les effets de l'éthérisation rectale sont identiques. D'après le témoignage du chirurgien russe, le narcotisme survient plus sûrement, et l'absence d'excitation préalable s'ajoute aux avantages spéciaux de la méthode, qui sont de respecter les organes respiratoires, de se passer de la volonté du malade et de déterminer une insensibilité beaucoup plus durable, plus profonde, et conséquemment très favorable à l'exécution des opérations longues et très douloureuses. Malgré des promesses aussi séduisantes, la méthode de M. Pirogoff n'a guère été expérimentée en France ; M. Simonin (de Nancy) (1) l'a pourtant essayée chez quelques malades de sa clinique. Il s'est assuré que les effets de l'éther employé de la sorte étaient beaucoup plus lents à se produire et fréquemment insuffisants. M. Bouisson n'a pas été plus heureux que M. Simonin dans des expériences tentées chez les animaux (2). D'ailleurs, sans tenir compte de la répugnance naturelle qui s'attache à de telles manœuvres, qui ne prévoit l'inconvénient capital attaché à cette manière de faire, et l'alternative dans laquelle on se trouve placé? Si l'on donne peu de vapeur, les effets seront tout à fait insuffisants, et par conséquent la tentative inutile; si l'on en donne une grande quantité, il peut en résulter un gonflement de l'intestin, une tympanite considérable, mais surtout une action qui se prolonge ou s'accroît forcément tant qu'il reste de la vapeur à absorber. Ces conditions exposent à dépasser le but, à conduire le malade

(1) Simonin, *mém. cité*, p. 198.
(2) Bouisson, *ouvr. cit.*, p. 141.

aux limites extrêmes de l'éthérisme, sans qu'il soit possible à l'opérateur, comme dans les inhalations pulmonaires, de modifier, s'il en est besoin, la marche et l'énergie de l'éthérisation. Peut-être aussi, comme le pense M. Bouisson, l'action locale de la vapeur d'éther ne serait pas sans inconvénients pour la muqueuse intestinale.

§ IV. — **Éthérisation par inhalations pulmonaires.**

L'éthérisation par inhalations pulmonaires est aujourd'hui la seule usitée dans la pratique. L'appareil respiratoire, par la vaste étendue de sa surface, par son aptitude élective à l'égard de l'absorption des gaz, paraît, en effet, merveilleusement adapté au but que l'on se propose. Les vapeurs stupéfiantes suffisamment diluées, amenées au contact des cellules pulmonaires, pénètrent sous la forme la plus propice pour être entraînées dans le torrent circulatoire et impressionner promptement le système nerveux. D'un autre côté, le mélange aéro-éthéré qui se trouve en excès dans les poumons étant immédiatement expulsé, au moins en grande partie, pendant le mouvement d'expiration, il est possible à chaque instant de changer la dose de l'agent mis en œuvre et de la régler sur la nature et la marche des effets obtenus.

Un grand nombre d'appareils ont été imaginés dans le but de perfectionner le procédé par inhalations. Les conditions physiques dans lesquelles se trouve l'air atmosphérique qui sert de véhicule aux vapeurs est sans contredit la notion qu'il importe le plus d'acquérir pour apprécier leur valeur respective, soit au point de vue de l'entretien de la fonction respiratoire, soit au point de vue de la formation des vapeurs dont la pondération directe est inaccessible à nos moyens d'investigation. Pour ce motif, il nous paraît avantageux de les partager en trois classes spéciales : les appareils à air libre, les appareils à courant d'air régulier et les appareils à air confiné.

A. *Appareils à air libre.* — Ces appareils sont d'une simplicité qui se refuse à toute description. Un corps spongieux quelconque, capable de retenir une certaine quantité de liquide et de se laisser traverser librement par un courant d'air, peut être inopinément transformé en appareil, sauf la précaution d'y ajouter comme complément un voile mobile, destiné à empêcher une dissémination trop grande des vapeurs éthérées. Les plus usuels se composent d'un tampon de charpie, de filasse, de ouate, d'une petite éponge, placés au fond d'une compresse ou d'un mouchoir roulé en cornet, et plus simplement encore de la compresse ou du mouchoir sur lesquels on verse directement une certaine quantité du liquide volatil.

Le fonctionnement de ces petits appareils est des plus élémentaires, et pourtant il nous semble avoir été mal apprécié. Quand on expose à l'air libre un liquide volatil, il se forme instantanément des vapeurs dont la quantité est relative à l'élévation de la température, à la volatilité du liquide, et surtout à l'état d'agitation dans lequel se trouve l'air ambiant.

Pendant l'éthérisation, le liquide est toujours le même, la température du lieu où l'on opère offre peu de variations ; il en résulte que la quantité de vapeur est surtout en rapport avec l'activité du courant d'air. Plus le tampon de charpie ou la compresse chargés de chloroforme seront éloignés des voies aériennes, moins l'appel d'air produit par l'aspiration pulmonaire se fera sentir au foyer d'évaporation, moins il y aura de vapeur formée et entraînée dans les poumons ; à mesure, au contraire que l'appareil sera rapproché, le courant d'air deviendra plus actif au niveau des surfaces d'évaporation, et entraînera une proportion plus considérable de vapeur, de façon à se rapprocher du maximum de saturation. Dans ces diverses conditions, l'agitation de l'air produite par le mouvement d'expiration, la température même de l'air expiré, doivent contribuer dans une certaine mesure au même résultat. Entre ces deux termes extrêmes dont l'un représente un écartement de la compresse assez considérable pour obtenir une proportion de vapeur aussi faible que possible, et l'autre une application immédiate de l'appareil sur la face, de façon à provoquer l'évaporation la plus active, il existe, on le conçoit, une foule de situations intermédiaires, à l'aide desquelles l'opérateur peut changer à son gré le titre du mélange, à la condition expresse toutefois que la surface d'évaporation soit constamment mouillée par le liquide générateur. Ces résultats seront sensiblement modifiés, si l'on fait usage d'une coiffe, d'un cornet peu perméables, qui établissent un véritable conduit ou tube d'appel entre le patient et le foyer d'évaporation ; moins le tissu que l'on emploiera sera perméable à l'air, plus profondément seront modifiées les conditions de la respiration à l'air libre, plus aussi par conséquent l'appareil s'éloignera du type qui nous occupe pour se rapprocher de ceux des deux autres classes.

On a répété souvent qu'en plaçant directement la compresse sur la bouche et le nez, ou bien en s'exposant à des courants d'air produits par une porte ou une fenêtre, on faisait respirer au malade des vapeurs à peu près pures, et qu'ainsi on le privait d'air respirable et l'on courait le risque de l'asphyxier. Ce que nous venons de dire indique assez tout ce qu'il y a de gratuit dans cette assertion. Comme la condition physique la plus importante dans le phénomène de l'évaporation réside dans l'état d'agitation de l'air, il en résulte que la quantité de vapeur et la quantité d'air ne peuvent être, à l'air libre, dans un rapport inverse : plus le courant d'air sera rapide, plus la quantité de vapeur qui pourra être absorbée deviendra considérable, mais plus aussi l'appareil pulmonaire sera amplement pourvu d'air respirable, car la physiologie expérimentale et les analyses ont démontré que les qualités de l'air ne sont point altérées de façon à le rendre impropre à la respiration par la présence des vapeurs d'éther qui peuvent se dégager à la température moyenne de nos appartements. En termes plus généraux, pour toutes les distances auxquelles on voudra placer l'appareil, on court d'autant moins le danger de produire l'asphyxie, que la quantité absolue des vapeurs devient plus considérable, les autres conditions restant les mêmes, mais aussi moins on doit avoir de crainte à l'égard des accidents causés par le défaut d'air, plus on a de raisons pour redouter l'empoisonnement.

B. *Appareils à courant d'air régulier.* — Ces appareils, désignés habituellement sous le nom d'inhalateurs mécaniques, sont très nombreux et beaucoup plus compliqués que ceux qui précèdent; à cet égard le zèle des chirurgiens et des fabricants d'instruments s'est multiplié outre mesure. Afin d'épargner au lecteur des redites inutiles par la description détaillée de tous ces instruments et de leurs modifications, nous indiquerons seulement les perfectionnements successifs apportés à chacune des pièces principales ou même accessoires dont se compose tout inhalateur mécanique.

On peut les diviser en deux groupes spéciaux : les appareils à fonctionnement volontaire, qui nécessitent la coopération intelligente du malade, et les appareils à fonctionnement forcé, qui peuvent s'en passer.

Les premiers représentent l'enfance de l'art. Ils ont été justement abandonnés parce qu'ils offrent tous le vice radical de devenir à peu près inapplicables après la perte de l'activité volontaire.

Les seconds méritent seuls d'être décrits. Chacun d'eux se compose essentiellement d'un récipient destiné à recevoir le liquide anesthésique, à fournir une surface d'évaporation suffisante, et à prévenir la dissémination des vapeurs; d'un système de tubes destiné à établir un courant d'air à travers le récipient; et en troisième lieu, d'un système de soupapes destiné d'une part à empêcher la déperdition des vapeurs, et d'autre part à s'opposer à la pénétration des produits de l'expiration dans la capacité du récipient. On peut ajouter à titre d'accessoire un entonnoir gradué, muni d'un robinet et adapté au col du récipient, dans le but de faire arriver le liquide d'une façon plus régulière ou rigoureusement déterminée.

1° Le *récipient* est ordinairement de verre ou de cristal; sa transparence permet de voir à chaque instant ce qui se passe pendant l'opération, et de s'éclairer sur la quantité de liquide volatil contenu dans l'appareil. Elle permet aussi de s'assurer si les produits de sécrétion, si abondants pendant l'administration de l'éther, refluent dans le récipient.

La forme, la capacité de ce vase ont subi diverses modifications; au matras ordinaire à deux tubulures, on a substitué d'abord, comme dans les appareils de MM. Robinson, Charrière, Luer, une lanterne ou une carafe à fond plat et de grande dimension, puis un petit flacon cylindrique adopté surtout depuis la substitution du chloroforme à l'éther. Ce récipient est toujours muni de tubulures ou tout au moins d'un col destiné à l'adaptation du système aspirateur ; afin d'augmenter les surfaces d'évaporation, on a pris le soin de disposer dans la capacité du récipient tantôt une éponge ou de la charpie, tantôt un diaphragme mobile formé d'un tissu perméable, tantôt une couronne de papier plissé et non collé, ou une spirale métallique et élastique recouverte d'un tissu de tricot épais et à claire-voie (1), tantôt enfin une surface métallique à rainures concentriques destinées à retenir le liquide anesthésique au fur et à mesure qu'il arrive dans le récipient (2). Quelques personnes ont substitué au verre des parois métalliques; d'autres ont réduit à de très petites dimensions la capacité du récipient, afin de pouvoir le chauffer avec la main et favoriser ainsi l'évaporation. Pour mieux régler l'émission des vapeurs, Smée avait imaginé d'adapter à un récipient métallique un réservoir d'eau, maintenu à une température constante de 15 degrés (3).

2° Le *système de tubes* se compose de deux parties.

La première, que l'on peut désigner sous le nom de *tube d'appel*, est destinée à conduire l'air extérieur dans le réci-

(1) Charrière, *Notice sur les appareils qui peuvent servir à l'inhalation de l'éther et du chloroforme.*

(2) *Anesthésimètre Duroy, décrit dans le rapport lu à la Société médicale d'émulation*, par L. Lallemand, p. 67.

(3) *Medical Times*, 30 janvier 1847.

pient : elle peut être représentée par un tube plongeur de verre ou de cuivre, qui traverse à frottement l'une des tubulures ou l'armature disposée au goulot du récipient. Ce tube doit pénétrer assez avant pour que son orifice vienne effleurer la surface du liquide ; les vapeurs d'éther et de chloroforme étant plus denses que l'air, se mêlent difficilement à lui et exigent que le courant vienne en quelque sorte lécher la surface d'évaporation. Dans certains appareils, le tube plonge même dans le liquide de façon à déterminer un certain bouillonnement qui accélère notablement la formation des vapeurs. Ce tube d'appel doit être large et proportionné dans ses dimensions au diamètre même de la trachée. Au lieu d'un seul tube, il peut y en avoir deux disposés symétriquement sur l'armature du récipient. On y a ajouté le plus souvent un robinet, dans le but de régler la quantité d'air que l'on veut faire arriver dans le récipient.

Dans plusieurs appareils, et en particulier dans ceux de MM. Salt (1), Charrière et Esler (de Strasbourg), le tube plongeur a été remplacé par des trous nombreux dont est persillé le fond du récipient. Il est clair que dans ces cas le liquide anesthésique doit être intégralement absorbé par le corps poreux disposé à cet effet. Pour arriver au même résultat, c'est-à-dire pour diriger le courant d'air à travers le liquide, M. Charrière (2), mettant en pratique les modifications de M. Salt, construisit un appareil entièrement métallique qui offre ceci de particulier : la partie inférieure du récipient destinée à contenir le liquide anesthésique représente un fond de boîte couronné par un pas de vis. L'épaulement est garni d'une rondelle de cuir, et immédiatement au-dessus de cette rondelle sont pratiquées des ouvertures oblongues dans toute l'étendue de la circonférence de cette pièce qui sert de réservoir. Sur celle-ci se visse un cylindre dans

(1) *Pharmaceutical Journal*, 1er avril 1847.
(2) Charrière, *Notice citée*, p. 7.

lequel se met un diaphragme imprégné d'éther. Pour activer ou modérer le courant, il suffit de découvrir plus ou moins les ouvertures qui servent de tube d'appel, ce qui se fait en vissant ou en dévissant le cylindre supérieur monté sur le réservoir.

La deuxième partie du système de tubes, plus spécialement désignée sous le nom d'*aspirateur*, facilite l'écoulement du mélange anesthésique vers l'appareil pulmonaire. Primitivement construit en verre ou en métal, cet aspirateur se fait aujourd'hui de caoutchouc vulcanisé, ce qui permet de l'accommoder plus facilement aux différentes positions du malade. Il s'adapte au récipient à l'aide d'une tubulure spéciale ou de l'un des trous dont est perforée l'armature du col. L'extrémité libre qui plonge dans l'appareil ne doit pas avoir plus de quelques centimètres. La longueur totale de l'aspirateur est elle-même très variable : à peine de quelques centimètres dans l'appareil de MM. Salt et Esler, il a dans les appareils de MM. Charrière, Duroy, Luer, environ 30 centimètres. Son diamètre, primitivement exigu, a été agrandi ; d'après les observations de MM. Gavarret, Jules Cloquet et Bonnet (de Lyon), on lui a donné au moins le calibre de la trachée.

Le tube aspirateur en dehors des cas où l'inhalation se fait par la narine, comme dans l'appareil primitivement employé par M. Malgaigne et renouvelé depuis par M. le docteur Faure, se termine par une pièce spéciale nommée embouchure, destinée à couvrir la bouche ou le nez, ou bien à envelopper à la fois les deux orifices. L'embouchure buccale doit s'appliquer hermétiquement sur le contour de la bouche. A cause des différences individuelles qui existent sous le rapport de la grandeur de cet orifice et du relief des lèvres, il est indispensable d'avoir à sa disposition des embouchures de diverses grandeurs. Quelles que soient les précautions prises, il arrive que certains sujets trouvent toujours le moyen de respirer en dehors de l'appareil. Pour éviter cet inconvénient,

M. Bouisson a judicieusement proposé de substituer au maillechort ou à l'argent le caoutchouc, qui est plus souple et plus efficace. M. Jules Cloquet nous paraît être le seul qui ait fait disposer l'extrémité de l'aspirateur de manière qu'elle puisse être adaptée à l'orifice des narines (1).

C'est à Bonnet et M. Ferrand (de Lyon) que l'on est redevable d'avoir substitué à l'embouchure ordinaire une espèce de masque destiné à couvrir la bouche et le nez. Ce masque, assez spacieux pour loger les orifices des voies aériennes, s'applique sur la face, et pour que le contact soit plus intime, on interpose un coussin de caoutchouc de 5 à 6 millimètres d'épaisseur, rempli d'air et percé de deux ouvertures, l'une pour les narines et l'autre pour la bouche. Le masque est fixé par des rubans derrière la tête. La modification de Bonnet et Ferrand imaginée pour l'administration de l'éther, a été depuis adoptée pour la chloroformisation par Amussat, puis par M. Esler (de Strasbourg), dont l'appareil emprunte une certaine célébrité à la pratique si heureuse de M. le professeur Sédillot.

Afin qu'il soit possible, pendant les inhalations, de faire respirer de l'air pur au malade sans déranger l'appareil, M. Charrière (2), dans ses derniers modèles d'appareils, a pratiqué une ouverture au tuyau aspirateur dans la partie opposée à l'embouchure. Pendant l'inhalation des vapeurs, une virole mobile recouvre cette ouverture ; si l'on veut mêler une quantité d'air pur égale au moins à la quantité d'air chargé de vapeurs, il suffit de tourner cette virole jusqu'au trou de rencontre.

Enfin, un robinet est adapté à la naissance de l'aspirateur dans le but de faire varier au gré de l'opérateur la quantité du mélange anesthésique. On conçoit que le jeu simultané de ce robinet et de l'opercule disposé sur le tuyau d'aspiration

(1) Charrière, *Notice citée*, p. 7.
(2) Idem, *ibid.*, p. 11.

permet de diluer à volonté les vapeurs, de rendre ainsi, pendant l'administration de l'éther, moins longue, moins laborieuse, la période d'excitation, et d'épargner au malade ce sentiment de suffocation si pénible que déterminent les premières aspirations d'un air saturé de vapeurs d'éther.

Les robinets du tube d'appel et de l'aspirateur ont été remplacés par un seul robinet à effets multiples. Ce robinet donne tantôt de l'air pur, tantôt de l'air éthéré, tantôt un mélange variable des deux ; il suffit de le tourner lentement pour administrer d'abord de l'air pur, puis de l'air chargé de vapeurs en proportion croissante. Par cette combinaison ingénieuse, la seule rotation de la clef du boisseau règle en même temps la dépense de la vapeur d'éther et l'aspiration de l'air atmosphérique : les deux ouvertures du boisseau se contrôlent mutuellement ; l'une est d'autant plus apparente que l'autre l'est moins, et celle qui donne passage à l'air pur dans l'aspirateur ne disparaît entièrement que lorsque celle qui donne accès à l'air extérieur dans le réservoir est complétement ouverte.

3° Les *soupapes* remplissent un rôle très important dans le fonctionnement de tous ces appareils mécaniques ; ce sont elles qui permettent de se passer de l'intervention de la volonté du malade. Leur but principal est d'empêcher la pénétration des produits de l'expiration dans le récipient et de permettre leur expulsion au dehors. Deux soupapes suffisent. Elles sont placées le long du tube aspirateur : l'une, disposée à son extrémité interne et qu'on peut appeler soupape d'inspiration, s'ouvre de dedans en dehors par rapport au récipient, sous l'influence du mouvement d'aspiration, comme la soupape d'une pompe aspirante ; l'autre, qu'on peut appeler soupape d'expiration, placée le long du segment supérieur du même tube, sur un point quelconque de l'espace qui sépare la première soupape de l'embouchure, s'ouvre également de dedans en dehors, mais par rapport à l'axe du tube lui-même et pendant l'expiration, comme cela arrive dans la pompe foulante. Ces soupapes peuvent être remplacées par des valvules métalliques ou clapets articulés sur un point quelconque de leur circonférence avec le pourtour de l'orifice qu'ils sont destinés à fermer. La soupape d'expiration se ferme d'elle-même par son propre poids; la soupape d'inspiration se ferme en partie par son poids, en partie par l'impulsion du courant d'air de l'expiration. On a ajouté à certains appareils une troisième soupape qui s'ouvre pendant l'inspiration, et qui est adaptée à l'orifice interne du tube d'appel. Elle permet, si le réservoir est transparent, de juger quel effet produit l'aspiration, et surtout elle empêche toute déperdition de vapeurs.

M. Brisbart-Gobert a proposé de remplacer les soupapes ordinaires par des soupapes sphériques de liége, roulant dans des loges de verre ou de treillis métallique, et qui sont employées depuis longtemps dans l'industrie, et en particulier dans la fabrication des pompes. Elles offrent le grand avantage d'être mises en jeu par une puissance beaucoup moindre, de ne point se dégrader facilement, et de traduire à l'œil la manière exacte dont fonctionne l'appareil ; aussi ont-elles été adoptées par la plupart des fabricants d'appareils.

4° Au lieu d'introduire en une seule fois une certaine quantité de liquide anesthésique dans le récipient, plusieurs expérimentateurs ont imaginé de le faire arriver goutte à goutte ou en proportion déterminée, afin de graduer, dans une certaine mesure, la formation des vapeurs en graduant l'émission de leur liquide générateur. Plusieurs expédients ont été employés pour arriver à ce but : le plus simple est celui de M. Charrière, qui s'est contenté de surmonter le robinet à effets multiples d'une espèce de cupule ou d'entonnoir à l'aide duquel on peut introduire dans l'appareil une quantité déterminée d'éther ou de chloroforme.

Bonnet et M. Ferrand, dans leur appareil modifié, ont rempli cette indication à l'aide d'un réservoir de verre gradué, d'une capacité de 60 grammes, et disposé sur un coude que forme leur tube d'appel avant de pénétrer dans le récipient. Ce réservoir est fermé à sa partie supérieure par un bouchon à l'émeri que l'on tient soulevé à l'aide d'une carte lorsqu'on veut laisser couler l'éther, et à sa partie inférieure par un robinet qui permet de graduer l'écoulement du liquide.

Notre collaborateur M. Duroy (1), à l'aide d'un mécanisme aussi simple qu'ingénieux, a rendu cette graduation beaucoup plus délicate et plus facile. Le chloroforme renfermé dans un réservoir gradué muni d'un robinet semblable à celui de l'appareil dont nous venons de parler, tombe régulièrement dans un petit flacon à large ouverture fixé dans le récipient; deux siphons, garnis intérieurement de mèches de coton, plongent par leur courte branche dans ce petit flacon, s'amorcent d'eux-mêmes par la capillarité, et versent le chloroforme goutte à goutte sur un plateau métallique concave qui sert de surface d'évaporation. Un régulateur qui est mis en mouvement à l'aide d'un écrou placé en dehors du récipient permet d'enfoncer et d'écarter plus ou moins les deux siphons, et conséquemment de faire tomber le chloroforme plus ou moins vite et sur une surface plus ou moins étendue, de façon à pouvoir augmenter ou raréfier à volonté les vapeurs anesthésiques.

Ce simple aperçu suffit pour faire comprendre le rôle que sont appelées à jouer les différentes pièces de l'inhalateur mécanique. Quel que soit l'artifice de leur disposition, elles doivent satisfaire à une double indication : d'abord, favoriser l'établissement d'un courant d'air sans cesse renouvelé qui traverse le récipient et pénètre dans les poumons, et puis déterminer le mélange à l'air, mis en mouvement de la sorte, d'une certaine quantité de vapeurs d'éther ou de chloroforme. Pour que le courant d'air puisse s'établir dans un appareil bien ajusté, deux conditions sont indispensables : la première, c'est que les soupapes fonctionnent bien, ce dont il est très facile de se rendre compte avec les soupapes sphériques; la deuxième, c'est que l'embouchure intercepte toute communication directe

(1) *Rapport cité.*

entre l'air ambiant et les voies aériennes. Si donc l'embouchure est buccale, les narines devront être fermées, soit par les soins d'un aide, soit plus commodément à l'aide d'un pince-nez ; il en est de même de la bouche, si l'embouchure est nasale ; enfin si le tube aspirateur est introduit dans l'une des narines, il est indispensable de clore à la fois la bouche et l'autre narine, à moins toutefois que l'opérateur ne se propose de faire arriver simultanément dans les voies respiratoires de l'air pur et de l'air chargé de vapeurs : dans ce cas particulier, la bouche seule doit être fermée et la narine libre reste ouverte. Quand l'embouchure est à la fois buccale et nasale, il suffit de s'assurer de l'adaptation exacte du masque sur la face, ce qui n'est pas toujours très facile à obtenir.

Une fois ces dispositions prises, l'aspiration se produira d'elle-même, en invitant le malade à respirer dans l'appareil. Mais si la forme de l'embouchure est peu importante au point de vue de l'accomplissement régulier du phénomène physique, il n'est pas indifférent de contraindre à respirer par la bouche seulement ou par la bouche et le nez à la fois. La plupart des fabricants d'appareils n'ont pas apporté une attention suffisante à cette considération physiologique. La respiration par la bouche seule est fatigante ; elle dessèche le palais dès les premières inspirations, et provoque quelquefois un sentiment d'angoisse très pénible. Si l'on ajoute à ces conditions défavorables la nécessité de respirer dans un conduit qui a juste le diamètre de la trachée, l'obligation d'aspirer des vapeurs suffocantes par elles-mêmes, on comprendra sans peine pourquoi nous attachons une certaine importance à ce que l'embouchure recouvre à la fois le nez et la bouche.

Nous ne voyons pas le même inconvénient à ce que la respiration se fasse exclusivement par le nez ; nous avons pu nous assurer que l'excitation de la muqueuse nasale par le contact des vapeurs était à peine ressentie, du moins en ce qui concerne les vapeurs de chloroforme.

Du moment que l'aspiration peut s'exercer régulièrement,

il suffit d'introduire dans le récipient une certaine quantité de liquide pour que les vapeurs se produisent et que le mélange aéro-éthéré se forme. Les conditions physiques déjà signalées, capables d'influencer l'évaporation, telles que l'activité et la direction du courant d'air, l'étendue de la surface d'évaporation, etc., etc., devront être présentes à l'esprit, afin de les utiliser pour obtenir le degré de saturation qui répond le mieux aux exigences de chaque instant. Il en est de même, à plus forte raison, du maniement du robinet à double effet. Ce qui intéresse cette partie du fonctionnement des appareils mécaniques trouvera mieux sa place dans le paragraphe consacré à l'étude du dosage appliqué à la méthode anesthésique.

C. *Appareils à air confiné.* — Les appareils à air confiné, fréquemment désignés sous le nom d'inhalateurs sacciformes, rappellent la simplicité de forme des appareils à air libre. Ils se composent ordinairement d'une vessie ou d'un sac imperméable, ayant une capacité suffisante pour contenir l'air nécessaire à l'entretien de la respiration pendant la durée de l'éthérisation. Le fond de la vessie renferme l'éther ou le chloroforme, et son col plus ou moins évasé est mis en rapport avec les orifices des voies respiratoires.

L'exécution la plus simple de ce genre d'appareil est sans contredit celle que l'on doit à Mayor (de Lausanne) (1). Jaloux d'imprimer à l'éthérisation le cachet de simplicité et de rapidité d'exécution qu'il tentait d'introduire partout en chirurgie, Mayor déclare n'avoir besoin ni de ballon, ni de soupapes, ni de tubes aspirateurs pour obtenir l'anesthésie. Un vase quelconque, le premier qui lui tombe sous la main, constitue tout son appareil. Il verse dedans une certaine quantité de liquide stupéfiant et place le nez du malade par-dessus, en ayant soin seulement de couvrir la tête d'un voile peu perméable pour empêcher la dissémination des vapeurs.

M. Hérapath (de Bristol) (2) proposa dans le même but une

(1) *Gazette des hôpitaux*, 1847, p. 95.
(2) *Revue médico-chirurgicale de Paris*, t. I, p. 17.

vessie très ample à laquelle on pouvait adapter une embouchure d'ivoire. Trente grammes d'éther étaient versés dans la vessie que l'on insufflait ensuite d'air pur, avec la précaution d'agiter de temps en temps de façon à favoriser la formation des vapeurs. Il suffisait alors, pour s'en servir, de fermer les narines au patient et de lui appliquer l'embouchure sur la bouche en lui recommandant de respirer complétement dans l'appareil.

Ces tentatives étaient passées à peu près inaperçues, lorsqu'un mémoire d'un professeur de chirurgie de Pavie, M. Porta, vint éclairer le public sur les avantages inappréciables de ce nouveau genre d'appareils. Dans ce travail écrit avec chaleur, l'auteur cherche à démontrer que l'emploi de la vessie est un moyen d'éviter tous les inconvénients attachés à l'usage des appareils mécaniques, et de procurer une anesthésie prompte, complète, facile à entretenir pendant aussi longtemps qu'il est nécessaire.

Le procédé de M. Porta, dans lequel plusieurs auteurs ont vu l'inauguration d'une méthode anesthésique nouvelle, décorée du nom de *méthode italienne*, diffère peu de celui de M. Hérapath. Il consiste à prendre une vessie de porc de moyenne grandeur, dans laquelle on fait une ouverture d'une dimension suffisante pour y placer la bouche du malade. Une ou deux cuillerées à bouche d'éther y sont introduites, puis l'appareil est appliqué sur les lèvres aussi hermétiquement que possible. Le malade respire aisément, sans effort, comme à l'état de repos, et après quarante ou cinquante secondes, dit M. Porta, les phénomènes de l'éthérisation se manifestent; avant la soixante-dixième seconde l'assoupissement est complet et sa durée est d'une à trois minutes (1). Au moment où le malade se réveille, on peut appliquer la vessie de manière à prolonger l'éthérisation par une série d'actions intermittentes

(1) *Mémoire* de M. Porta, traduit dans les *Annales de thérapeutique et de toxicologie* de M. Rognetta, 1847-48, p. 61.

pendant toute la durée de l'opération, quelle que soit sa longueur, sans faire courir aucun danger; bien plus, avec 10 à 15 grammes d'éther versés dans son appareil, il paraît avoir réussi, comme sujet d'étude, à endormir simultanément cinq ou six individus en passant rapidement de l'un à l'autre à l'aide d'inhalations intermittentes.

A peu près en même temps, M. Jules Roux (de Toulon) employait avec grand avantage un appareil basé sur le même principe, mais approprié aux légitimes exigences de la respiration. Un sac d'étoffe, doublé d'une vessie de porc et assez semblable pour la forme à celui dans lequel les dames plaçaient leur mouchoir à une certaine époque, constitue tout l'appareil. L'ouverture extérieure de ce sac, susceptible de s'élargir ou de se rétrécir à volonté à l'aide d'un double cordon qui glisse dans une coulisse, permet d'adapter facilement l'appareil à tous les sujets. Sur l'une des faces du sac se trouve une boutonnière dans laquelle est fixée une espèce de canule de buis disposée en bouton de chemise. Au gré de l'opérateur, le trou de la canule est laissé libre ou fermé à l'aide d'une cheville de buis ajustée à cet effet. Cette ouverture permet de donner de temps à autre de l'air au malade et de verser de l'éther dans l'appareil (1). Le sac contient en outre une certaine quantité de ouate ou de charpie destinée à absorber le liquide. Pour se servir de cet appareil, il suffit de l'appliquer sur les lèvres du malade, de l'y ajuster en desserrant ou en resserrant l'ouverture, ce qui se fait d'autant plus facilement que les bords en sont ouatés et forment un bourrelet à la fois élastique et résistant. M. Roux attribue à son procédé, entre autres avantages, celui d'agir plus promptement, de moins effrayer les malades, d'être plus simple et de pouvoir être improvisé inopinément.

Il est à peine utile de rappeler, tant il est simple, le fonction-

(1) Les appareils sacciformes en particulier n'ont été employés que pour l'administration de l'éther.

nement de ces derniers appareils. En forçant un animal ou l'homme à respirer dans un sac imperméable plus ou moins hermétiquement fermé, où viennent s'accumuler les produits de l'expiration, on porte une atteinte directe à la respiration, on forme une petite atmosphère confinée dans laquelle, pourvu qu'il s'y trouve une quantité suffisante de liquide volatil, la proportion de vapeur s'accroît de plus en plus, parce que, d'une part, les parois imperméables s'opposent à toute dissémination, et, d'autre part, parce que l'air y est échauffé et dans un état d'agitation incessante sous l'influence du double mouvement d'inspiration et d'expiration. Nous avons vu fréquemment Bonnet (de Lyon) faire usage, pour administrer l'éther, du sac d'étoffe de M. Jules Roux, et si nous sommes bien informé, c'est l'appareil le plus répandu dans la pratique des chirurgiens de Lyon. Nous avons toujours été frappés de l'insouciante hardiesse avec laquelle l'éthérisation était poursuivie, malgré des signes aussi constants que manifestes d'un commencement d'asphyxie. Bonnet avait bien constaté chez ses malades cette turgescence de la face, ce gonflement du cou qui accusent de la gène dans la respiration, et il se plaisait même à le faire remarquer; mais il en avait peu de soucis, parce que l'expérience et son grand sens clinique lui avaient appris que les accidents qui peuvent résulter d'une asphyxie progressive sont à trop longue échéance pour être redoutables pendant la courte durée de l'éthérisation. Aux partisans attardés de la doctrine de l'asphyxie mécanique dans la production des accidents mortels pendant la chloroformisation, nous opposons cette pratique hardie comme un enseignement de grande valeur.

Si nous avions à administrer l'éther, nous n'hésiterions pas à accorder la préférence à l'appareil de M. Roux, qui permet d'obtenir des effets plus profonds, plus durables que par tout autre procédé. Si, au contraire, on devait donner le chloroforme, on se garderait bien d'employer les sacs imperméables, parce que l'expérience a démontré qu'un animal dans ces conditions, à cause de l'élévation du titre du mélange anesthésiant, mourait empoisonné en moins de deux minutes.

ARTICLE II.

COMPOSITION DES MÉLANGES ANESTHÉSIQUES FOURNIS PAR LES DIFFÉRENTS APPAREILS.

Le principe de tout dosage repose sur la connaissance exacte de cette composition ; il n'est pas surprenant que dès l'apparition de la méthode anesthésique on se soit occupé de cette question. La science est redevable à M. Doyère (1) des premières et des plus sérieuses études sur ce sujet. Pour déterminer la proportion d'éther que contient le mélange fourni par un inhalateur mécanique, il imagina l'expérience suivante. Une pompe à piston plein fut adaptée, soit directement, soit par l'intermédiaire de tubes de caoutchouc, au tube aspirateur de l'appareil. Le corps de pompe avait une contenance d'un demi-litre, c'est-à-dire environ la capacité moyenne des poumons d'un adulte ; mais une disposition particulière permettait de réduire à volonté la course du piston selon les exigences de chaque expérience particulière. En faisant jouer la pompe, l'air de l'appareil était aspiré, puis chassé au dehors par la soupape d'expiration ; on donnait, autant que possible, aux mouvements alternatifs du piston, la durée, le caractère des mouvements respiratoires eux-mêmes. En tenant compte du nombre exact de coups de piston, il était facile de déterminer le volume du mélange gazeux fourni par l'inhalateur à une température correspondante à celle du lieu où se faisait l'expérience ; d'un autre côté, l'appareil ayant été pesé avant l'expérience, il suffisait de le peser après pour avoir en poids la quantité d'éther perdue.

Ce poids une fois connu, on en peut déduire par le calcul la

(1) Doyère, *Étude physique et physiologique de l'éthérisation ; dosage de la vapeur d'éther* (*Gazette médicale*, 1847, p. 335 et 355).

quantité de vapeur en volume, étant donnés le poids d'un litre d'air à 0 degré ($1^{gr},3$) et la densité de la vapeur d'éther (2,568). Il suffit alors de comparer le nombre de litres de vapeur au nombre qui exprime le volume total du mélange pour obtenir la proportion de vapeur d'éther pour 100, ou le titre du mélange gazeux.

C'est à l'aide de ce procédé rigoureux d'expérimentation que M. Doyère soumit à une analyse critique le mode de fonctionnement des inhalateurs mécaniques, et les résultats qu'ils fournissent dans les diverses conditions de la pratique.

Une première remarque ne tarda pas à le frapper, c'est que pendant les inhalations, la température du liquide et du récipient s'abaisse progressivement à tel point, qu'après 8 minutes d'expérience, la température initiale, qui était de 17 degrés et demi, tombe à 0 degré. Comme la quantité de vapeur contenue dans ces mélanges gazeux est surtout relative à la température, il en résulte évidemment que le débit d'un appareil quelconque, toutes conditions égales d'ailleurs, change d'un instant à l'autre pendant la durée des inhalations. Il importait beaucoup de savoir quelle pouvait être l'influence de ce refroidissement progressif causé par l'évaporation. Pour y arriver, la composition initiale du mélange fourni par un inhalateur fut d'abord déterminée en opérant pendant un temps assez court pour que la température ne variât que dans des limites étroites, et assez long pour que les pertes inévitables pendant la durée de l'expérience et les erreurs de pesées n'eussent pas trop d'influence sur le résultat. Il contenait 17 pour 100 de vapeur, proportion qui est à celle d'un mélange saturé à la même température (43 pour 100 d'après les recherches de M. Regnault communiquées à l'auteur) dans le rapport de 1 à 2,5. La température moyenne de l'appareil était alors de 13 degrés. Les inhalations furent poursuivies pendant 30 minutes, après lesquelles la température n'était plus que de 1 degré et demi, et la proportion de vapeur calculée de la même façon, de 8 pour 100. Ainsi, les doses de vapeur d'éther que fournit un appareil ordinaire pendant une éthérisation d'une durée de 30 minutes, peuvent varier de 17 à 8 pour 100, c'est-à-dire dans le rapport de 7 à 2,12, sous l'influence des changements de température de l'appareil. Il est vrai que M. Doyère attribue aussi une certaine action aux variations produites dans la composition de l'éther par l'évaporation.

Les recherches du même expérimentateur l'ont conduit à quelques autres remarques qui intéressent au plus haut point la pratique de l'anesthésie.

a. Nous avons vu tout à l'heure que dès les premières inspirations, ou plus rigoureusement pendant la deuxième demi-minute et à une température moyenne de 13 degrés, la vapeur d'éther se trouvait mélangée à l'air dans une proportion de 17 pour 100. Cette proportion augmente à mesure que la chaleur augmente. En été ou sous l'influence de températures élevées artificiellement, elle peut atteindre 25 et même 30 pour 100 pendant les premières inhalations.

b. Le nombre et l'étendue des inspirations, dans un temps donné, n'influent pas d'une manière notable sur la quantité d'éther qui s'évapore, et par conséquent sur la quantité de vapeur absorbée.

c. La quantité absolue de liquide employé exerce une influence résultant surtout de ce que le refroidissement est plus prompt avec de petites quantités qu'avec de grandes. On peut en avoir une idée par l'exemple suivant :

Inhalations de 4 minutes. — Éther renouvelé chaque fois. — Moyenne de quatre expériences pour chacune des quantités suivantes.

Quantités.	Température initiale.	Température finale.	Pertes.
25 grammes.	17 1/2	0,75	11,20
50 —	17 1/2	2,00	12,50
100 —	17 1/2	6,00	15,05

d. L'effet de l'agitation du liquide dans l'appareil pendant les inhalations augmente considérablement la proportion de vapeur et peut même l'élever à une quantité double.

e. Enfin les éponges ou autres corps spongieux, loin d'accélérer l'évaporation de l'éther, peuvent la ralentir dans le rapport de 5 à 4 et même de 3 à 2, suivant qu'ils occupent plus ou moins complétement la surface du liquide.

Toutes ces observations ont été faites avec l'éther ; elles ne seraient pas rigoureusement applicables à un liquide moins volatil comme le chloroforme, mais nous avons tenu à les reproduire parce qu'elles représentent les véritables bases de l'anesthésimétrie. Une telle analyse nous a paru indispensable pour montrer les difficultés contre lesquelles auraient à lutter les partisans d'une méthode rigoureuse.

Moins satisfaisants au point de vue du dosage exact, les essais dont il nous reste à parler, ont eu pour but de déterminer, soit par des expériences directes, soit par comparaison, la composition des mélanges anesthésiants à diverses températures.

M. Lassaigne (1) a cherché à produire artificiellement des mélanges aéro-éthérés, se rapprochant par leur composition de ceux qui sont fournis par les appareils ordinaires.

Il introduit à cet effet dans un volume connu d'air pur de petites quantités d'éther. Ce liquide fournit sur-le-champ des vapeurs qui ne tardent pas à atteindre le degré de saturation. La force d'expansion du mélange augmente, et cette augmentation peut être rigoureusement mesurée en employant un tube gradué, placé sur la cuve à mercure.

Dans trois expériences successives faites avec 60 centimètres cubes d'air, à 0,762 de pression, l'introduction d'une petite quantité d'éther a donné les augmentations suivantes pour les températures indiquées ci-dessous :

A + 8	degrés centigrades.	13	centimètres cubes	d'augmentation.
A + 10	—	30	—	—
A + 15	—	33	—	—

Le rapport de l'air à la vapeur éthérée et celui de l'oxygène

(1) *Bulletin de l'Académie de médecine*, t. XII, p. 445.

à l'azote, calculés pour un même volume de mélange, ont été trouvés comme il suit :

1re expérience faite à 8 degrés :

Air.	82,3	Oxygène . . .	17,2
		Azote.	65,1
Vapeur d'éther .	17,7		82,3

2e expérience faite à 10 degrés :

Air.	66,6	Oxygène . . .	13,9
		Azote.	52,7
Vapeur d'éther .	33,4		66,6

3e expérience faite à 15 degrés :

Air.	64,6	Oxygène . . .	13,5
		Azote.	51,1
Vapeur d'éther .	35,4		64,6

M. Lassaigne conclut de ces expériences que l'air éthéré fourni par les appareils inhalateurs de faible capacité présente, à cause de l'excès d'éther qu'ils contiennent, la composition de celui qui est indiqué dans la troisième expérience, c'est-à-dire qu'il ne renfermerait plus que 13 à 14 pour 100 d'oxygène, proportion inférieure à celle qui existe dans les produits de l'expiration. Nous croyons devoir faire une réserve à l'égard de pareilles déductions. Les conditions expérimentales dans lesquelles s'est placé M. Lassaigne lui permettaient, comme il l'indique, d'obtenir facilement la saturation, en sorte que l'augmentation de volume à chaque température représentait la tension maximum. Or, les conditions dans lesquelles fonctionnent nos appareils inhalateurs indiquent assez qu'ils ne fournissent pas une saturation complète de la colonne d'air qui les traverse ; c'est ce qui d'ailleurs a été démontré par M. Doyère dans les recherches relatées plus haut. Il y a donc dans la proposition de M. Lassaigne une cause d'erreur qu'il nous suffit de signaler pour en faire apprécier l'importance.

M. Renault (d'Alfort) (1) a fait aussi connaître les proportions d'air et d'éther contenues dans les mélanges gazeux qui lui avaient servi à provoquer l'anesthésie chez différents animaux, et en particulier chez des chiens. Ceux-ci avaient été renfermés dans une boîte close où l'on dirigeait un courant contenant des vapeurs d'éther, c'est-à-dire placés dans des conditions comparables à celles que représentent la plupart des appareils à air confiné. Après vingt-cinq ou trente minutes d'expérience, temps indispensable pour déterminer une complète insensibilité, l'air contenu dans la boîte fut soumis à l'analyse; celle-ci, faite par M. Lassaigne, a donné les résultats suivants :

Dans une première expérience, 100 parties d'air puisé dans la boîte après que l'animal y avait séjourné pendant vingt minutes, contenaient en volume :

Air atmosphérique.	95,88
Vapeur d'éther.	4,12
	100,00

Dans une seconde épreuve, 100 parties d'air puisé après trente-deux minutes d'expérience contenaient :

Air atmosphérique.	95,90
Vapeur d'éther.	4,10
	100,00

Ainsi il suffit d'un mélange contenant un peu plus de 4 pour 100 de vapeur d'éther pour produire chez un chien de moyenne taille tous les phénomènes de l'anesthésie confirmée.

Ce que M. Renault avait fait en France avec l'éther, M. Snow l'a exécuté en Angleterre avec le chloroforme (2). Il a constaté que lorsque l'on place un animal adulte, tel qu'un chien, un chat, un cochon d'Inde, dans un bocal conte-

(1) *Bulletin de l'Académie de médecine*, t. XIV, p. 281.

(2) Snow, *ouvr. cit.*, p. 32 et suiv.

nant 4 pour 100 de vapeur de chloroforme, les battements du cœur et la respiration s'arrêtent, en moyenne, au bout de dix ou quinze minutes. Si la dose de vapeur est portée à 8 pour 100, la mort arrive avec une grande rapidité. M. Snow, appliquant à l'homme les résultats de ces expériences, estime que la chloroformisation devient très dangereuse toutes les fois que pendant les inhalations la proportion de 8 pour 100 est obtenue ou dépassée. Il eût fallu, pour assurer toute sa valeur clinique à cette importante donnée expérimentale, bien souvent vérifiée depuis, que l'auteur anglais s'assurât si les conditions qu'il signale comme un danger se trouvent quelquefois réalisées dans la pratique. C'est dans le but de combler cette lacune que nous avons entrepris, de concert avec notre collaborateur M. Duroy, quelques recherches ayant pour objet la détermination approximative du titre des divers mélanges anesthésiques fournis par les trois genres d'appareils proposés ou usités chez l'homme.

Le procédé que nous avons suivi n'offre rien de rigoureux ; mais si l'on se rappelle qu'il est aussi difficile qu'infructueux d'appliquer une méthode exacte à l'analyse de mélanges dont la composition varie à chaque instant, il paraîtra suffisant, les causes d'erreurs restant les mêmes dans toutes les expériences, pour cet examen comparatif.

Le maximum de tension des vapeurs est dans un rapport défini avec la température : plus la température s'abaisse, plus le maximum de tension diminue ; on peut trouver dans l'échelle thermométrique, un degré où la tension maximum est sensiblement égale à 0, et où par conséquent il n'existe plus de vapeurs physiquement appréciables. Tel est le principe qui nous a servi de point de départ. Nous avons introduit un mélange d'air et de vapeur de chloroforme, fourni par un appareil à une température connue, dans un tube barométrique placé sur la cuve à mercure ; après avoir noté exactement le volume du mélange, le tube gradué a été placé dans un autre tube de même longueur qui lui servait de manchon, et qui était plongé dans un mélange réfrigérant. La condensation des vapeurs commence immédiatement. On attend qu'elle soit complète, ce qui demande quelques minutes, après lesquelles le niveau du mercure reste stationnaire. Par cette condensation, le volume du mélange diminue ; comparée au volume primitif, cette diminution traduite par l'élévation de la colonne de mercure, donne directement la proportion de vapeur anesthésique et comparativement celle d'oxygène et d'azote.

Nous avons opéré à la température de la glace fondante, parce que ce refroidissement nous a paru suffisant. Nous aurions pu tenir compte, dans les résultats que nous avons obtenus, de la petite quantité de vapeur persistante, de la condensation de l'air et de la rétraction du verre sous l'influence du froid ; influence facile à calculer du moment que l'on connaît le coefficient de dilatation de ces corps : mais nous nous sommes assurés que ces causes prévues d'erreurs pouvaient être négligées sans inconvénient pour le but que nous nous proposions. Le mercure dont on veut se servir doit être soigneusement maintenu à la température du lieu où l'on opère, afin d'empêcher qu'une partie des vapeurs ne se condense sur les parois du tube au moment où le mélange gazeux le traverse.

A l'aide de ce moyen, qui n'est en quelque sorte que la contre-partie de celui dont s'est servi M. Lassaigne, nous avons obtenu les résultats suivants :

Température moyenne.	+ 18 degrés.
Température du mélange réfrigérant. . .	+ 0 —

1° Mélange fourni par les inhalateurs mécaniques.

Expérience. — Débit de l'appareil Duroy, entretenu au minimum d'écartement des siphons.

100 parties du mélange donnent :

Air.	95,00	Azote	75,05
		Oxygène.	19,95
Vapeur de chloroforme.	5,00		95,00

Expérience. — Débit du même appareil entretenu au maximum d'écartement des siphons.

100 parties du mélange donnent :

Air.	93,00	Azote	73,47
		Oxygène.	19,53
Vapeur de chloroforme.	7,00		93,00

2° Mélange obtenu dans des conditions analogues à celles des appareils à air libre.

Expérience. — Mélange fourni par un courant d'air passant sur une éponge contenant 1 gramme de chloroforme, et entretenu artificiellement avec un soufflet dont le jeu simule autant que possible les mouvements respiratoires. Le mélange est pris à 3 centimètres du foyer d'évaporation.

100 parties du mélange donnent :

Air	95,00	Azote	75,05
		Oxygène.	19,95
Vapeur de chloroforme.	5,00		95,00

Expérience. — Mélange obtenu dans les mêmes conditions ; seulement la quantité de chloroforme versée sur l'éponge est de 5 grammes au lieu de 1 gramme.

100 parties du mélange donnent :

Air.	94,00	Azote	74,26
		Oxygène.	19,74
Vapeur de chloroforme.	6,00		94,00

3° Mélange obtenu dans des conditions analogues à celles des appareils à air confiné.

Expérience. — Mélange formé, à l'abri de toute agitation de l'air, dans un bocal contenant une éponge imbibée de chloroforme.

100 parties du mélange donnent :

Air	91,00	Azote	71,89
		Oxygène.	19,11
Vapeur de chloroforme.	9,00		91,00

Expérience. — Mélange puisé dans un bocal d'un litre et demi rempli d'air, et dans lequel on a versé 8 grammes de chloroforme, en ayant soin d'agiter constamment le liquide pendant cinq minutes.

100 parties du mélange donnent :

Air	88,50	Azote	69,91
		Oxygène	18,59
Vapeur de chloroforme.	11,50		88,50

Nous avons employé le chloroforme de préférence, parce qu'il est beaucoup plus répandu dans la pratique ; sans aucun doute on obtiendrait avec l'éther des résultats comparables.

ARTICLE III.

DOSAGE APPLIQUÉ A LA MÉTHODE ANESTHÉSIQUE.

Le dosage a été si fréquemment invoqué et avec des acceptions si diverses par les auteurs qui se sont occupés de la méthode anesthésique, qu'il est indispensable de bien en préciser la signification.

Au point de vue médical, il emprunte toute sa valeur au degré d'exactitude avec lequel il est possible de déterminer :

1° La quantité de matière médicamenteuse administrée ;

2° La quantité soumise à l'absorption ;

3° Le nombre et la nature des effets attribuables à chaque dose de médicament.

a. Nous avons vu quels embarras surgissent, lorsqu'il s'agit de régler l'émission des vapeurs inhalées. Pour éluder cette difficulté, un certain nombre de chirurgiens ont trouvé plus commode de doser le liquide employé, soit pendant toute l'opération, soit pendant une période déterminée de l'éthérisation. En principe, rien ne s'oppose à ce que, au lieu de doser directement les vapeurs, on dose le liquide qui les produit, mais à la condition expresse que toutes les vapeurs fournies seront livrées à l'inhalation. Cette restriction n'a pas été suffisamment comprise par quelques observateurs. Préoccupés de l'idée du dosage, ils se sont contentés d'évaluer, en poids ou en volume, la quantité de liquide stupéfiant employé le plus souvent pendant une chloroformisation à l'air libre, pour déclarer : les uns, que « 2 grammes, une cuillerée à café, quelques gouttes de liquide ont causé la mort » ; les autres, qu' « ils ont pu donner impunément au même malade, pendant une seule séance, jusqu'à 60 et même 200 grammes du même liquide ». Une telle appréciation ne repose sur aucune base. L'évaluation du liquide n'est pas même appropriée au but du dosage, lorsque, en se mettant à l'abri de toute déperdition à l'aide d'un appareil mécanique, on se contente de la faire d'une façon générale, sans tenir compte de la durée de l'administration. On sait, en effet, que la durée de l'anesthésie, et par conséquent la quantité absolue du liquide stupéfiant indispensable pour la produire et l'entretenir, n'exerce aucune influence sur le degré de l'éthérisme, qui peut rester sensiblement le même. C'est l'appréciation du liquide évaporé à chaque instant des inhalations qu'il importe seulement de connaître, car tout est subordonné au titre du mélange. Ainsi l'ont compris Bonnet et M. Ferrand dans l'appareil modifié dont nous avons décrit les pièces principales. Ils sont parvenus à régler l'administration du médicament en rendant constante la quantité absolue d'éther introduite dans les poumons pendant une minute. Ce but était facilement atteint à l'aide de leur réservoir gradué, qui livrait à l'évaporation toujours la même quantité de liquide fixée après divers essais à 1 gramme par minute. Mais dans ces conditions, le titre du mélange subirait nécessairement de nombreuses modifications en rapport avec tous les degrés d'énergie de la puissance respiratoire. Ainsi une personne qui aspirerait huit litres d'air par minute introduirait dans ses poumons un mélange au titre de 0,037 environ ; pour celle qui n'aspirerait que quatre litres d'air dans le même temps, le titre serait élevé au double. Sans doute la diminution dans l'activité physique de la respiration se trouve compensée par l'élévation du titre du mélange, et le résultat peut ne pas en être sensiblement modifié ; c'est une autre source d'illusions qui nous frappe dans l'appareil Bonnet et Ferrand. En fixant à une minute la durée de l'évaporation d'un gramme d'éther, ils acceptent comme fait démontré, l'uniformité de l'évaporation, qui pourtant varie au moins autant que l'activité respiratoire. Il en résulte, ou bien que l'évaporation du liquide sera complète avant la limite fixée, et alors pendant un temps variable, soit vingt secondes, par exemple, l'appareil fonctionnera à blanc, le malade respirera de l'air pur, l'action anesthésique disparaîtra en partie; ou bien au contraire, à la fin de la première minute, l'évaporation ne sera pas complète, il restera du liquide, et l'appareil péchera contre son principe même.

M. Doyère, en faisant adapter aux appareils inhalateurs ordinaires des robinets à double effet, a trouvé le moyen de mélanger en toutes proportions l'air pur avec le mélange de l'appareil. On se rappelle, en effet, que ces robinets permettent la communication du tube d'aspiration, d'une part avec l'air extérieur, et d'autre part avec le récipient. De ce côté, la question du dosage était pratiquement résolue; mais pour que cette ressource devînt utile, il fallait que le mélange fourni par l'appareil eût toujours la même composition ou une composition constamment connue. Nous avons vu dans le paragraphe précédent qu'il n'en était rien, et que deux causes concouraient à rendre ce résultat impossible. La première est l'abaissement de température que l'évaporation détermine; abaissement qui peut aller jusqu'à 20 et 30 degrés pour une éthérisation de huit minutes. La seconde est le défaut de saturation de l'air qui traverse le récipient.

M. Doyère a tenté de se rendre maître du débit des appareils, en mélangeant l'éther, pour en diminuer la volatilité, avec un autre liquide capable de le dissoudre en toutes proportions, et en faisant subir aux appareils ordinaires d'importantes modifications; il ne tarda pas à reconnaître que le procédé des mélanges, loin d'assurer une évaporation régulière, introduisait dans la question une complication nouvelle, sans fournir des résultats moins entachés de causes d'erreur. Il fut ainsi conduit à préconiser exclusivement un procédé qui reposait sur l'emploi simultané d'un thermomètre plongeant dans le liquide de l'inhalateur, et indiquant d'après la température la quantité approximative de vapeur, et de deux orifices mobiles qui permettaient de mélanger l'air pur à l'air éthéré d'après les indications du thermomètre, en se guidant sur des échelles construites d'après les données acquises dans des recherches expérimentales spéciales (1). Ces deux garanties, l'indication thermométrique et le déplacement des orifices au gré de l'opérateur, sont complétées par une disposition du tube d'aspiration qui assure, autant que possible, la saturation de l'air que l'un des orifices du robinet régulateur emprunte à l'appareil.

Le moyen proposé dans le même but par M. Maissiat (2) diffère peu de celui de M. Doyère. Pour obtenir un dosage irréprochable, il propose l'emploi simultané :

1° D'un éthéromètre destiné à mesurer la quantité d'éther inhalé avec un appareil quelconque ; 2° d'un régulateur appliqué à chaque appareil répandu dans la pratique.

1° Le principe de l'éthéromètre réside dans l'aspiration du mélange éthéré à l'aide d'un soufflet dont les mouvements, exactement gradués, sont déterminés par la connaissance des mouvements respiratoires ; un tube de communication le met en rapport avec l'appareil dont on veut déterminer la puissance. On fait fonctionner cette sorte de poitrine artificielle pendant un temps prolongé ; on compte et l'on mesure les aspirations ; l'éther du réservoir est pesé au commencement et à la fin ; la perte est divisée par le nombre connu des aspirations, et le quotient donne la quantité d'éther qui serait inhalé chez l'homme dans les mêmes conditions. Il est possible de dresser pour chaque appareil une sorte de table qui indique la quantité variable d'éther qu'il fournirait à telle température, pour telle respiration.

2° Le régulateur proposé par M. Maissiat n'est rien autre chose que le robinet à double effet, sur le boisseau duquel se

(1) Doyère, *Mém. cité.*

(2) *Bulletin de l'Académie de médecine*, t. XII, p. 496.

trouve disposée une sorte de registre ou cadran gradué de 1 à 90 degrés.

b. A la rigueur, le titre du mélange destiné aux inhalations peut être réglé par l'opérateur, mais là s'arrêtent les efforts des partisans de l'anesthésimétrie, qui se sont montrés dans leurs essais plus physiciens que physiologistes. La deuxième condition indispensable à l'existence du dosage, et qui réside dans la détermination approximative, sinon rigoureuse, des quantités de médicament qui sont absorbées, présente une difficulté que nous croyons insurmontable. A force de patience et de recherches, on pourrait encore établir un certain rapport entre le titre du mélange aéro-éthéré et les différents rhythmes de la respiration, de façon à obtenir la pénétration d'une quantité approximativement connue d'éther ou de chloroforme dans l'appareil pulmonaire. Mais les poumons sont bien différents des premières voies relativement à l'absorption des médicaments. Il est accepté que ceux-ci, confiés à l'estomac sous une forme convenable, sont intégralement absorbés ; confiés aux poumons, au contraire, ils ne font que traverser l'appareil, et sont rejetés en grande partie pendant le mouvement d'expiration. On peut savoir à peu près ce qu'il entre de vapeurs stupéfiantes dans un mouvement ou une série de mouvements d'aspiration ; on ne sait pas ce qu'il en sort. Comment déterminer ce qui reste ? Et pourtant ce qui reste est là seule partie absorbée, la seule dont il faille tenir compte. Quiconque sera tenté d'entreprendre la tâche ingrate de résoudre le problème du dosage appliqué à la méthode anesthésique, devra d'abord compter avec l'énergie de l'absorption pulmonaire : jusqu'à ce moment, la précision mécanique mise au service de l'éthérisation chez l'homme est plus apparente que réelle ; les régulateurs, les mensurateurs thermométriques sont bons, tout au plus, pour déterminer la quantité de vapeur qu'eut aspirée un soufflet, mais ils ne peuvent donner de résultats sérieux quand ils sont appliqués à l'acte si complexe, on peut dire si personnel, de la respiration.

c. Enfin ce qui complète la notion du dosage médical, c'est la reproduction des mêmes effets, sinon dans leurs détails, au moins dans leur ensemble, sous l'influence de doses équivalentes. Sous ce rapport, la physiologie expérimentale prête un sérieux appui aux idées du dosage. Il est établi, et nous avons constaté dans nos recherches expérimentales (1), que l'intensité et la durée des phénomènes éthériques sont en raison directe de la dose employée et de l'énergie de la fonction respiratoire. Malheureusement l'observation démontre qu'il n'en est plus de même chez l'homme, non pas à l'égard des progrès réguliers de l'éthérisation, mais en ce qui concerne l'apparition, le développement de ces accidents qui jettent chez lui tant d'obscurité et d'imprévu sur la marche de la chloroformisation.

D'après tout ce qui précède, on voit que le principe du dosage, dont on a si souvent invoqué le nom, ne repose sur aucune base scientifique satisfaisante; aussi les procédés qui lui ont successivement emprunté leur raison d'être n'offrent-ils qu'une apparente précision, et nous paraissent-ils moins capables de rendre des services que d'inspirer une sécurité trompeuse.

A défaut d'instruments à l'aide desquels le chirurgien puisse fixer à l'avance l'atteinte qui sera portée à l'organisme, il reste le malade lui-même, dont les réactions sûres et délicates constituent le véritable, le seul régulateur de l'éthérisation. Les phénomènes de l'anesthésie étant éminemment éphémères et mobiles, il est possible, sans préjudice pour le patient, de consulter l'effet pour gouverner la cause, et d'après la nature, la marche des réactions, de suspendre ou de modifier les inhalations. Il nous importe d'autant plus de faire ici cette déclaration, que nous avons été nous-même partisan du dosage exact tant que nous avons pris pour guide la physiologie expérimentale. L'étude attentive des phénomènes observés chez l'homme nous engage à renoncer à leur bénéfice

(1) *Ouvr. cité.*

précaire, pour diriger toute l'attention vers l'examen du sujet lui-même.

Par conséquent, nous repoussons l'idée du dosage, qui n'aura d'autre objet et d'autre avantage exclusif que de mesurer à chaque instant de la chloroformisation le titre du mélange gazeux. Nous accordons toute notre confiance à une sorte de dosage clinique dont le secret est de ne confier l'éthérisation qu'à un homme expérimenté, habitué à saisir habilement la valeur et la signification de tous les phénomènes observés, habitué à les prendre pour guide, mais n'attachant qu'une importance secondaire à l'appareil employé, pourvu que, sans gêner la fonction respiratoire, il permette facilement de diluer à volonté les vapeurs inhalées et d'en suspendre instantanément l'emploi.

Il était important d'avoir une idée bien nette sur cette question du dosage, parce qu'elle nous viendra en aide, quand il s'agira plus tard de soumettre au contrôle de la clinique la valeur comparative des divers appareils.

CHAPITRE III.

PHÉNOMÈNES DE L'ANESTHÉSIE.

L'éther sulfurique, le chloroforme et les autres anesthésiques constituent une famille naturelle de médicaments. Rapprochés étroitement par des propriétés communes, ils ne diffèrent entre eux que par leur degré d'énergie et quelques propriétés secondaires d'ordre physico-chimique. Il est possible de présenter dans un même tableau les phénomènes qu'ils déterminent chez l'homme, en prenant soin d'indiquer les effets spéciaux à chacun d'eux, lorsqu'ils sont de nature à intéresser la pratique de l'anesthésie.

Nous prendrons pour type la chloroformisation, parce que le chloroforme est le plus généralement employé. Comme nous avons surtout en vue les applications de la méthode anesthésique, nous insisterons tout particulièrement sur les troubles fonctionnels qu'il peut être utile au chirurgien de connaître, laissant à un plan secondaire les désordres observés dans l'exercice des facultés intellectuelles et morales, sans méconnaître toutefois l'importance et l'attrait qu'une pareille étude offrirait à la physiologie psychologique.

Au moment où les vapeurs anesthésiques arrivent dans la cavité naso-buccale, elles provoquent des picotements, et répandent une fraîcheur pénétrante qui est bientôt suivie d'un sentiment de chaleur sèche et de saveur sucrée rappelant celle de la pomme reinette. Les premières inspirations de chloroforme sont diversement supportées par l'appareil pulmonaire. Le plus souvent elles ne modifient nullement le jeu de la respiration. Quelquefois elles provoquent un sentiment pénible de suffocation, comparable à celui que l'on éprouve quand on respire du chlore ou de l'acide sulfureux. Dans des cas exceptionnels et qui dépendent beaucoup du mode d'administration, il survient de la toux ; le sujet se défend ; la glotte, par une suggestion instinctive, se resserre, la respiration s'arrête pendant quelques secondes, et le péril de la suffocation provoque une explosion de mouvements désordonnés qui tendent à écarter l'appareil inhalateur. On ne doit pas confondre ce petit orage initial avec des faits de même apparence qui appartiennent à la période d'excitation anesthésique. C'est le résultat d'une action de contact qui se produit dès les premières inhalations, et qui a pour prélude ou bien un accès de toux, ou bien un certain temps d'arrêt dans les mouvements respiratoires. Il n'est pas indifférent de le méconnaître, à cause des inspirations rapides et profondes qui le terminent et dont il faut se défier en modérant les inhalations.

Les anesthésiques causent un peu d'excitation du côté des

glandes salivaires et des bronches. Il existe sous ce rapport une différence marquée entre l'éther et le chloroforme. Avec ce dernier, cette excitation est à peine accusée ; dans tous les cas, elle ne s'étend point au delà de la cavité pharyngienne. De nombreuses recherches pratiquées sur des animaux tués par le chloroforme, l'état de la muqueuse laryngo-bronchique constaté bien des fois chez l'homme dans les cas de mort subite survenue pendant la chloroformisation, mettent ce fait hors de doute. Il n'en est plus de même avec l'éther ; celui-ci est plus irritant, et provoque une hypersécrétion dont les produits apportent une certaine gêne mécanique dans la respiration, et sont rejetés par le malade pendant ou immédiatement après l'éthérisation.

Les vapeurs stupéfiantes, plus largement inhalées à mesure que le sentiment d'ardeur qu'elles développent, s'affaiblit et s'éteint, ne tardent pas à être absorbées et à susciter graduellement les premiers effets anesthésiques. Le sujet ressent un trouble général inexprimable ; il perçoit des bruissements singuliers, des battements aux tempes, une sorte de bouillonnement dans le cerveau. Des bouffées de chaleur, accompagnées de picotements désagréables, montent à la tête et se répandent par tout le corps ; la face s'anime, le regard est humide et brillant ; la peau devient chaude, le pouls s'accélère. On dirait la période prodromique de l'ivresse alcoolique. Bientôt surviennent d'autres phénomènes qui annoncent d'une façon plus nette que le système nerveux central est directement impressionné : des vertiges, une extrême mobilité dans les idées, des bourdonnements d'oreilles, des cercles brillants et colorés devant les yeux, une sorte de frémissement vibratoire qui s'irradie du centre vers la surface du corps.

Ici commencent, à proprement parler, les phénomènes de l'éthérisme, phénomènes éminemment complexes, d'une analyse d'autant plus difficile qu'ils ont les centres nerveux pour théâtre, qu'au début seulement ils sont accessibles à l'observation subjective et ne se révèlent dans leur complet développement que par certains actes d'une interprétation souvent litigieuse.

ARTICLE PREMIER.

FONCTIONS DU SYSTÈME NERVEUX.

Les fonctions et les facultés dont l'encéphale est l'organe et le siége sont impressionnées simultanément par les anesthésiques. Mais, pour l'ordre et la clarté du sujet, nous croyons devoir examiner dans un ordre successif les perturbations que chacune d'elles présente.

§ I. — Sensibilité.

La sensibilité est l'attribut fondamental de l'animalité : l'histoire de ses perturbations et de sa dégradation progressive devra particulièrement intéresser le chirurgien, puisque c'est à elles qu'il vient demander le moyen de calmer la douleur.

Au début des inhalations, on constate des signes d'exaltation de la sensibilité. Les pupilles se contractent, l'œil se ferme; le moindre son blesse l'ouïe ; le plus léger pincement de la peau et même le contact de la main suffisent pour causer de la douleur et provoquer des mouvements excessifs. Malgré cette hyperesthésie générale qui est variable, mais toujours appréciable, il est de remarque que la muqueuse laryngo-trachéale paraît avoir perdu toute sensibilité. Elle subit sans réaction le contact continu des vapeurs anesthésiques. Faut-il en conclure avec M. Bouisson (1), que « l'éther et le chloroforme stupéfient directement les parties qu'ils touchent », et provoquent ainsi l'insensibilité laryngo-trachéale avant l'apparition de l'insensibilité générale.

Nous aurons à discuter plus tard la valeur et la portée de l'action stupéfiante développée localement au contact des anes-

(1) Bouisson, *ouvr. cité*, p. 215.

thésiques; mais à l'égard de ce fait particulier, nous ne pouvons accepter l'interprétation donnée par M. Bouisson. Si la muqueuse bronchique devient rapidement tolérante pendant l'administration du chloroforme; si, après les premiers instants, la respiration recouvre son rhythme, ce changement ne doit-il pas être attribué à ce que le trouble initial dépend moins d'une action de contact que de la perturbation jetée dans tout l'appareil pulmonaire par l'accès de vapeurs susceptibles d'acquérir brusquement, en passant à la température du corps humain, une tension relativement considérable; trouble nerveux, phénomène de suffocation dont triomphe rapidement l'accommodation puissante de la fonction respiratoire. Les effets dus aux propriétés irritantes des vapeurs ne disparaissent point de la sorte; on sait avec quelle opiniâtreté persiste fréquemment la toux pendant l'administration de l'éther. Les agents anesthésiques stupéfient si peu la muqueuse qu'ils baignent de leurs vapeurs, qu'à une période plus avancée de l'éthérisation, quand déjà le système cérébro-spinal est sourd à toute excitation, le contact du doigt suffit pour provoquer un tremblement de la langue, ou des contractions énergiques dans l'arrière-gorge et à l'orifice du larynx. Ce phénomène, dû manifestement à la persistance de la sensibilité de cette région, ne nous a jamais fait défaut dans nos recherches expérimentales ni dans nos observations chez l'homme; par conséquent, la muqueuse de l'arrière-gorge et du larynx, loin d'être directement et prématurément paralysée, est un des points où se réfugie en dernier lieu la sensibilité. C'est précisément sur cette immunité, sans laquelle du reste on comprendrait difficilement la persistance des phénomènes mécaniques et vitaux de la respiration, qu'est basée la cautérisation bucco-pharyngienne, préconisée par M. Jules Guérin pour combattre les accidents survenus pendant la chloroformisation.

A ces phénomènes d'excitation peu durables, et surtout plus fréquents avec l'éther qu'avec le chloroforme, succède un trouble plus profond de la sensibilité. « L'incapacité de sentir suivant l'expression de M. Bouisson, commence à s'emparer des centres nerveux (1). » Cette incapacité qui résulte du défaut de coopération du *sensorium commune*, se traduit sous une double forme : la sensation est moins vive, moins saisissante, elle frappe moins l'attention ; elle est aussi plus vague, plus confuse. Les notions indécises et comme effacées qu'elle fait naître permettent à peine d'avoir conscience du monde extérieur. En même temps la sensibilité périphérique s'émousse, mais ce n'est pas d'une façon uniforme et régulière sur toute l'enveloppe cutanée. Les parties les moins sensibles sont frappées les premières : c'est ainsi que le dos, le crâne, la face postérieure des membres sont engourdis, quand le ventre, les doigts, la plante des pieds, et surtout l'appareil génital, n'ont rien perdu de leur impressionnabilité. N'est-ce pas cette inégale susceptibilité qui a pu faire croire, dans quelques cas où l'on s'était trop hâté d'agir, à la persistance de la sensibilité, signalée par plusieurs chirurgiens, et en particulier par Vidal (de Cassis), à l'occasion de certaines opérations pratiquées sur les organes génitaux ? Suivant M. Simonin, c'est la région temporale qui offrirait le plus de résistance. On a l'habitude d'interroger la sensibilité cutanée pour juger du degré d'anesthésie obtenu ; on peut le faire, mais à la condition d'explorer les points au niveau desquels elle disparaît en dernier lieu : les tempes, par exemple, sont un endroit sûr et commode à la fois.

Il ne suffit pas de serrer un pli de la peau entre la pulpe des doigts, il faut la pincer entre les bords tranchants des ongles ou la piquer avec la pointe d'une épingle. Pour que cette exploration, même pratiquée de la sorte, fournisse des renseignements à l'abri de toute erreur, elle doit être complétée par quelque interpellation qui permette de distinguer, à l'attitude prise par le malade, ce qui est le résultat d'une sensation réelle de ce qui pourrait n'être que l'effet d'une action réflexe.

(1) Bouisson, *ouvr. cité*, p. 220.

Les appareils sensoriaux offrent beaucoup plus de résistance à l'influence anesthésique; ils possèdent encore une incontestable activité quand la sensibilité générale et les facultés cérébrales ont cessé d'agir. Le sens de l'ouïe est celui qui se prête le mieux à l'observation de ce dédoublement si remarquable dans l'exercice de la sensibilité. Au moment où certains malades ne sont plus sensibles aux excitations périphériques, ils entendent encore ce qu'on leur dit ou ce qui se dit autour d'eux. Et la preuve qu'ils l'entendent, c'est qu'ils le répètent distinctement. On les croirait éveillés, si les sons inarticulés, inintelligibles, qui accompagnent cette démonstration, ou l'état de torpeur dans lequel ils retombent, n'indiquaient au praticien qu'il ne s'agit là que d'une reproduction automatique des sons perçus, à laquelle l'intelligence et la volonté ne prennent aucune part.

L'œil offre des réactions analogues : il suffit dans le cours d'une chloroformisation, régulière jusque-là, d'exposer cet organe à la lumière en maintenant les paupières ouvertes, pour faire naître de l'agitation, des mouvements et quelquefois même un retour brusque de la sensibilité.

On observe dans l'état de la pupille de curieuses oppositions. Pendant toute la durée de la période d'excitation, elle ne présente rien de régulier : tantôt large, tantôt très étroite, le plus souvent soumise à de brusques et extrêmes variations. Mais sitôt que l'anesthésie est obtenue, l'iris se contracte et reste contracté pendant toute la durée de cette période; circonstance qu'il importe de ne pas oublier, s'il s'agit de certaines opérations de la chirurgie oculaire, et en particulier de l'extraction de la cataracte. Ce n'est qu'à une époque très avancée de l'éthérisme, que la pupille se dilate largement et reste immobile.

Pendant les inhalations, l'œil est le plus ordinairement fermé, comme pour se prémunir du contact des vapeurs irritantes; à un moment variable, son appareil moteur paraît entrer en contraction : il en résulte dans quelques cas une sorte de balancement transversal ou oblique, et le plus souvent un état d'immobilité active pendant lequel le globe oculaire est tantôt dirigé directement en avant, plus fréquemment convulsé en haut et en dedans, de façon à rester profondément caché sous la paupière supérieure. Toutefois cette fixité nous a paru moins constante et moins caractéristique qu'à M. Chassaignac. L'œil voilé reste habituellement dans une situation fixe, mais sitôt qu'il est impressionné par la lumière, il change fréquemment de direction et témoigne ainsi de son aptitude au mouvement. Les muscles de l'œil conservent leur activité plus longtemps que les autres muscles de la vie de relation; il n'y a rien de bien surprenant dans cette sorte de contradiction, quand on songe à la persistance de la fonction visuelle elle-même. La conjonctive est aussi sensible aux irritants que l'œil l'est à la lumière. Ce n'est que dans de rares circonstances que la paupière est le siége de quelques mouvements ou de clignotements rapides; habituellement elle est abaissée sans effort comme dans le sommeil ordinaire. D'après ce qui précède, on voit que l'examen de l'œil ne peut être d'un grand secours au chirurgien, puisque cet organe ne devient insensible qu'à une période extrême qu'il serait aussi inutile que dangereux d'atteindre.

Telles sont les modifications de la sensibilité qu'il est indispensable de connaître dans la pratique de la chloroformisation. Hâtons-nous d'ajouter que l'action des anesthésiques n'est point régulièrement progressive, mais souvent accidentée par de brusques retours de la sensibilité; par conséquent, l'opérateur qui cherche à s'éclairer par l'état de la sensibilité périphérique sur le moment où il pourra commencer une opération, devra y revenir à plusieurs reprises, et contrôler ce renseignement par d'autres que nous ferons connaître, s'il ne veut courir le risque de voir la sensibilité se réveiller, s'exalter même sous l'influence d'une chloroformisation incomplète.

§ II. — Intelligence.

Les anesthésiques, pendant qu'ils agissent sur la sensibilité, influencent parallèlement les facultés psychiques, dont l'exercice est perverti, diminué, puis suspendu.

Au début, l'organe de l'entendement paraît être sous l'influence d'une excitation comparable à celle de l'ivresse ; les idées se succèdent avec une incroyable rapidité comme autant d'images fugitives qui se pressent sans laisser trace dans la mémoire ; la généralisation et l'abstraction ont peine à se produire sous l'oppression tumultueuse des sensations. Pendant ce moment très court, l'exercice des sens est plus délicat et les passions sont vivement stimulées ; secouant le joug d'un jugement qui commence à défaillir, elles éclatent en transports indiscrets, en accès de colère ou de frayeur, et suscitent des gestes et des mouvements excessifs qui rendent très difficile l'administration du chloroforme.

Beaucoup de sujets, surtout depuis la substitution du chloroforme à l'éther, franchissent cette période sans manifestation particulière, à moins d'y être provoqués ; leur physionomie ne trahit nulle émotion, et ils passent sans transition au sommeil anesthésique. Il est important de se rappeler cette particularité, quand on veut se rendre compte de la marche de la chloroformisation.

Si l'administration des vapeurs est continuée, des phénomènes d'un autre ordre ne tardent pas à apparaître. L'intelligence, tout à l'heure si vive, se couvre d'un voile, les idées se présentent sans cohérence, sans suite, sans association possible ; la sensibilité périphérique, progressivement affaiblie, isole, dans une certaine limite, le patient, du monde extérieur ; les sensations disparaissent malgré la persistance de leurs causes. Alors se montrent les signes précurseurs du sommeil, la torpeur cérébrale, la lassitude, l'inactivité des organes du mouvement. Mais avant que le cerveau devienne absolument incapable de seconder l'activité psychique, les idées restent rarement dans un calme parfait, surtout si l'on fait usage de l'éther, et l'intelligence révèle encore sa spontanéité. Les sens ont cessé de lui parler un langage compréhensible ; elle se replie alors sur elle-même, et va puiser dans le souvenir du passé les éléments de manifestations nouvelles : l'homme prélude au sommeil par le rêve. Autant qu'il est possible d'en juger par les apparences, sous l'influence des mêmes causes, les mêmes effets se produisent chez les animaux. C'est ainsi que chez le chien, par exemple, on constate fréquemment, à la période dont nous parlons, des aboiements réguliers, d'un timbre doux et voilé, des mouvements harmoniques des membres simulant la marche ou la natation. Chez l'homme, à cause sans doute de la gêne qu'éprouve l'état organique du cerveau, le rêve éthéré n'a d'autre objet habituel que l'intuition d'une série d'images fantastiques, qui se succèdent rapidement et s'accompagnent de quelques mouvements. C'est assez dire qu'il n'admet guère de raisonnement ni de forme déterminée. Les idées dégagées de tout principe d'association, de toute règle d'affinité, se succèdent sans ordre, paraissent se neutraliser, et provoquent les manifestations les plus contradictoires, telles que le rire et les larmes, la colère et la terreur; le tout accompagné de paroles incohérentes, de mots inachevés ou inarticulés. Pourtant, dans quelques circonstances, le rêve n'exclut pas tout jugement; il est à remarquer alors qu'il ne s'accompagne d'aucune manifestation extérieure, et qu'il reste fixé plus ou moins longtemps dans la mémoire, comme on l'observe fréquemment dans les songes ordinaires. Dans ces cas, la direction du rêve peut être déterminée par l'âge, les habitudes, le tempérament, par quelque cause occasionnelle prochaine ou éloignée, mais surtout par les idées qui ont une grande stabilité pendant l'état de veille. Beaucoup de malades, tourmentés longtemps à l'avance par l'idée de l'opération qu'ils doivent subir, s'abandonnent dès les premières inhalations à l'objet habituel de leurs préoccupations et témoignent par des cris ou des pleurs de leur agitation intérieure. Comme la sensibilité et les sens sont encore mis en jeu par une sorte d'excitation intérieure, ou par des excitations externes, quand elles ont assez de puissance, ces impressions, mal interprétées à cause de l'affaissement de l'intelligence, sont aussi de nature à déterminer l'apparition ou la direction du rêve. Ainsi s'explique la coïncidence singulière qui a été signalée entre les plaintes, les gémissements du patient, et le moment précis où le couteau attaque les chairs. Une telle corrélation a plusieurs fois fait interrompre une opération dans la crainte d'une anesthésie incomplète. Les physiologistes, et surtout les chirurgiens, ont agité la question de savoir si, dans ces cas, la douleur est réelle ou illusoire. Question très intéressante qui a été jugée de façons diverses, et que nous examinerons plus à propos, à cause des développements qu'elle comporte, en étudiant le mode d'action des anesthésiques. Nous nous bornerons pour le moment à dire qu'une disproportion frappante entre les plaintes et la cause présumée qui les fait naître, un état de torpeur cérébrale assez grand pour que le sujet reste sourd à toute appellation, l'absence des contractions qui, dans les muscles de la face, constituent le masque habituel de la douleur, suffiront, aux yeux d'un observateur attentif, pour faire distinguer de la véritable douleur cet état psychique spécial dans lequel l'imagination traduit en intuitions sensoriales les impressions obtuses que l'opération détermine.

Aux premiers jours de l'anesthésie chirurgicale, chacun s'est plu à peindre sous les couleurs les plus vives et les plus attrayantes l'état de béatitude dans lequel plonge l'ivresse de l'éther. Avec les progrès du temps et peut-être un peu moins de poésie, les rêves éthérés ont beaucoup perdu de leurs charmes ! Depuis l'avénement du chloroforme surtout, les visions séduisantes, les jouissances mystiques du ravissement et de l'extase ont disparu bien souvent pour céder la place aux luttes impuissantes du plus prosaïque cauchemar, pendant lequel une douleur morale réelle enlève bien quelque importance au bénéfice de l'abolition de la douleur physique.

Le rêve peut aussi, quoique plus rarement, se montrer ou reparaître quand on a cessé les inhalations et pendant la période dite de retour ; tantôt, dans ces conditions, il semble être la suite d'un rêve antérieur, tantôt il est entraîné dans une direction tout opposée.

A ce degré du sommeil anesthésique, l'insensibilité périphérique est assez complète pour que le chirurgien soit autorisé à commencer une opération ; mais cette période, qui offre quelque durée quand on fait usage de l'éther, est souvent à peine appréciable, tant elle est rapide, pendant l'administration du chloroforme : d'autres raisons plus importantes nous ont conduit à fixer le début de la période chirurgicale à une époque encore plus avancée de l'éthérisme qu'il nous reste à décrire.

A l'émoi intérieur causé par les rêves succède le silence de la vie végétative ; un sommeil de plomb pèse sur l'organisme ; tout acte de conscience a disparu, et l'imagination elle-même, dont l'activité délirante renouait à elle seule la chaîne brisée des phénomènes psychiques, partage l'oppression générale : l'homme, dépouillé désormais des caractères de l'animalité, commence une vie exempte de souffrance et de plaisir et pendant laquelle rien ne révèle plus l'être intelligent et sensible.

On s'est demandé souvent si l'action stupéfiante des anesthésiques était de même ordre que l'incapacité qui résulte de l'activité longtemps prolongée du cerveau, des sens et des autres fonctions de la vie animale ; si, en d'autres termes, le sommeil éthéré était de même nature que le sommeil physiologique.

Ces états sont comparables à plusieurs titres : tous les deux en effet intéressent exclusivement la vie animale ; tous les deux se traduisent par une sorte de dissociation des facultés mentales, par la disparition prématurée de quelques-unes d'entre elles et la persistance de quelques autres, par l'abstraction du monde extérieur et l'apparition momentanée d'une vie toute d'intuitions sensoriales, affectives et même idéales. Tous les deux pourtant nous paraissent au fond radicalement différents. Le sommeil ordinaire ne représente qu'une de ces intermittences indispensables au fonctionnement régulier du système nerveux ; il ramène, par le fait même de cette rémission, l'intégration des états organiques et les rend aptes à être excités de nouveau. Dans le sommeil anesthésique au contraire, la puissance nerveuse, directement atteinte, refuse son concours à l'exercice des sens et de la conscience. Ici il y a disparition complète de l'aptitude de l'organe; là, repos de la fonction. Dans un cas, le sommeil fût-il aussi profond que possible, le sentiment de la personnalité n'a pas complétement disparu; il conserve au moins sa puissance virtuelle, et n'attend, pour se manifester de nouveau, qu'une incitation organique ou sensoriale suffisante. Dans l'autre, la conscience est abolie, tout excitement du cerveau et de la moelle est devenu impossible ; aussi les stimulations les plus puissantes, l'irritation directe, la destruction même du tissu nerveux, sont inhabiles à tirer l'encéphale de sa torpeur profonde.

Les phénomènes de l'anesthésie sont intimement liés à la cause qui les produit; aussi tendent-ils à disparaître peu d'instants après la cessation de l'inhalation. La période décroissante suit en général une marche opposée à celle de la période de progrès. Les facultés frappées en premier lieu sont les dernières à recouvrer leur intégrité ; les plus malades sont les dernières guéries. Non-seulement cet ordre se révèle dans la marche rétrograde des troubles fonctionnels, mais on peut le constater directement en interrogeant de la pointe d'un scalpel l'état du cerveau et de la moelle épinière chez les animaux anesthésiés. C'est à ce titre que les troubles de l'intelligence persistent en dernier lieu, déjà la sensibilité a reparu, quand le malade témoigne encore par ses gestes, sa parole hésitante, son regard interrogateur, des efforts qu'il fait pour débarrasser sa pensée du nuage incomplétement dissipé qui l'enveloppe.

Toutefois, comme M. Bouisson en fait la remarque (1), il arrive parfois qu'à la suite d'opérations qui ont exigé une éthérisation prolongée, certains sujets ont les idées lucides, répondent aux questions qu'on leur adresse, sans rien ressentir néanmoins des dernières impressions douloureuses.

L'éthérisation se dissipe plus rapidement qu'elle ne se produit; elle ne laisse habituellement d'autres traces de son passage que le souvenir confus des moments qui ont précédé l'opération, et parfois l'image décolorée, insaisissable, des songes qu'elle a procurés.

§ III. — Volonté et mouvements.

La volonté mise au service d'une organisation d'élite, prêtant un énergique appui à l'âme qui suit attentivement la manière dont les impressions et les opérations de l'entendement sont saisies par la conscience, est capable d'arrêter momentanément la marche envahissante de l'éthérisme, principalement en ce qui concerne l'intelligence. Il paraît indifférent, du reste, que l'attention provienne du désir d'observer les phénomènes de l'éthérisation, de la crainte immodérée d'une opération ou de toute autre cause.

Voici dans quels termes Gerdy rend compte de cette lutte intestine observée sur lui-même, pendant qu'il se soumettait aux inhalations d'éther. « ... Mais je me sentais les paupières » pesantes, l'envie de dormir et surtout de m'abandonner aux » charmes dont j'étais enivré. Cependant, soit parce que ces » phénomènes avaient acquis tout leur développement, ce que » j'ai peine à croire, soit parce que je voulais absolument m'ob- » server jusqu'au dernier moment, je ne me laissai pas aller aux » séductions qui me charmaient, et je ne m'endormis pas. Je » continuai donc à m'observer, et comme je venais d'examiner

(1) Bouisson, *ouvr. cité*, p. 237.

» mes sensations, je portai mon attention sur mon intelligence. » Je remarquai tout de suite qu'à l'exception des sensations » vibratoires d'engourdissement qui rendaient mes sensations » tactiles générales et la douleur obtuses ; qu'à l'exception des » bourdonnements d'oreilles qui m'empêchaient de distinguer » nettement ce que j'entendais, mes perceptions, mes pensées » étaient très nettes, et mon intelligence parfaitement libre. » Mon attention était aussi très active, ma volonté toujours » ferme, si ferme, que je voulus marcher et que je marchai, en » effet, pour observer l'état de ma locomotion... (1). »

M. Bouisson attribue à la même influence un fait observé chez un jeune soldat qui simulait une maladie capable d'entraîner la réforme, et chez lequel l'éthérisation, en produisant l'insensibilité, n'amena aucun trouble du côté de l'intelligence. « Le rôle réservé de simulateur fut si bien observé, » que le malade ne répondait qu'aux questions qui ne pou- » vaient pas le compromettre (2). » On peut, à la vérité, avoir recours, dans ce cas particulier, à une autre interprétation, et admettre une chloroformisation incomplète avec conservation de la sensibilité et de l'intelligence. Ce serait alors l'insensibilité, qui, par un effort de la volonté dont se montrent fréquemment capables les simulateurs, aurait été simulée de façon à continuer le rôle qu'on s'était imposé.

Quoi qu'il en soit, il paraît avéré qu'un effort de la volonté, l'habitude de penser, une vive préoccupation, peuvent préserver temporairement le cerveau de l'influence torpide de l'ivresse éthérée, ou modifier l'ordre habituel de ses premières manifestations, surtout pendant l'administration de l'éther. Voilà pourquoi l'anesthésie est plus lente, plus difficilement obtenue chez les gens éclairés, appartenant à une profession libérale, que chez l'homme du peuple; chez les patients impressionnables, pusillanimes, que chez les sujets d'un caractère opposé.

(1) *Bulletin de l'Académie de médecine*, t. XII, p. 303.
(2) Bouisson, *ouvr. cité*, p. 228.

Est-ce par une influence du même ordre, ou par suite de la nature toute spéciale des douleurs que le chloroforme est appelé à calmer, qu'il est possible, pendant le travail de l'accouchement, d'obtenir une anesthésie suffisante, avec la conservation assez complète des facultés intellectuelles pour que la malade puisse régler elle-même l'éthérisation. Rien de précis comme le tableau de cet état singulier, tracé par M. Houzelot dans son *Mémoire sur l'application de l'anesthésie aux accouchements*. « Dans l'anesthésie obstétricale, » écrit-il, la douleur est abolie, le sentiment persiste, les » contractions utérines s'exercent, et la femme en travail voit, » entend, parle, a conscience de ce qui se passe en elle ; » seconde librement par ses efforts, et sans crainte de souf» frir, les contractions utérines ou abdominales, qui, pour » nous, ne sont jamais ralenties sous l'influence du chloro» forme (1). » Ce résultat, loin d'être exceptionnel, paraît être la règle, à ce point qu'on l'a pris pour type d'une espèce distincte d'anesthésie chirurgicale, vulgairement connue en Angleterre sous le nom de *chloroformisation à la reine*, et désignée en France sous le nom d'*anesthésie obstétricale*.

Il n'est pas possible de mettre en doute des faits accrédités par un grand nombre d'observateurs éclairés, et pourtant ces phénomènes réguliers d'éthérisation incomplète et élective étonnent, à bon droit, le clinicien habitué à puiser des enseignements dans la marche de l'anesthésie appliquée à la pratique de la chirurgie. Ici, en effet, les troubles de l'intelligence ouvrent la scène ; l'homme a cessé de s'appartenir comme être intelligent et libre avant qu'il ait perdu définitivement la sensibilité. Pourtant cette persistance des facultés mentales a été aussi observée en dehors des conditions de la parturition. Plusieurs chirurgiens en ont rapporté des exemples, sans pouvoir les rattacher à quelque circonstance

(1) *Mémoires de la Société de chirurgie de Paris*, t. II, p. 165.

accidentelle ou à des modifications dans le procédé d'inhalation. On a remarqué seulement que c'était presque toujours chez des femmes; il serait intéressant de s'assurer si ces bizarres exceptions ne se trouvent pas sous la dépendance d'un état pathologique préexistant du système nerveux.

Ce serait nous écarter de notre sujet que de rechercher l'interprétation de tels faits, intéressants surtout au point de vue psychologique. Toutefois, comme cette forme de l'anesthésie ne se montre guère que pendant l'accouchement, c'est-à-dire pendant l'accomplissement d'une fonction où la souffrance toute physiologique est tempérée par les joies de la maternité, l'espoir d'une prompte délivrance, nous avons cru trouver dans cette coïncidence un motif suffisant pour la rattacher à l'étude des modifications que la volonté peut imprimer à la marche des phénomènes de l'éthérisme.

En dehors des conditions de la parturition, la volonté, comme l'intelligence, est rapidement envahie par les vapeurs stupéfiantes; les désordres qui en résultent dans le fonctionnement des organes du mouvement méritent une très grande attention au point de vue pratique.

Privées du concours de la faculté qui les pondère, les contractions musculaires deviennent de très bonne heure irrégulières, désordonnées. Des mouvements, tantôt sans but appréciable, tantôt liés aux suggestions de l'instinct de conservation, semblent répondre à l'excitation suscitée dans l'organisme par les vapeurs anesthésiques. Ils précèdent toujours l'abolition de la sensibilité, et fournissent ainsi un moyen précieux de discerner l'avénement de la période qui convient le mieux à l'opérateur. Quelquefois les contractions sont spontanées; d'autres fois, elles sont provoquées par quelque excitation extérieure, et en particulier par le contact des instruments. L'éther et le chloroforme ne se comportent pas, à cet égard, de la même façon : avec l'éther, les mouvements désordonnés naissent spontanément sous l'influence, soit du sentiment de suffocation qu'occasionnent les vapeurs, soit d'une agitation intérieure violente qui domine le sujet; avec le chloroforme, au contraire, la période d'excitation est en quelque sorte latente. Qu'on abandonne le patient à lui-même, il atteindra bien souvent la période d'anesthésie confirmée sans faire de mouvement embarrassant; si au contraire on vient à l'exciter, en lui ouvrant l'œil, en lui piquant la peau, ou bien en le dérangeant de sa position primitive afin de le disposer pour l'opération, immédiatement l'excitabilité se réveille, l'agitation commence et vient troubler la marche des inhalations.

Quelle que soit leur cause prochaine, ces mouvements sont très variables. Bornés tantôt à quelques tressaillements fibrillaires des muscles des membres et de la face, tantôt à quelques oscillations ou mieux à une sorte de trépidation qui parcourt tout le système locomoteur, et qui rappelle, dans son expression, le tremblement de la fièvre, ils peuvent acquérir un développement considérable, et nécessiter l'intervention de plusieurs aides. C'est dans ces dernières conditions que des chirurgiens, à une époque où l'on n'était pas encore familiarisé avec toutes les éventualités de l'éthérisation, ont vu s'échapper de leurs mains des malades déjà sanglants, cherchant, par la fuite, à se soustraire à une nouvelle atteinte du couteau. Ils affectent tantôt une forme clonique, tantôt une forme tonique, tantôt les deux successivement. Les convulsions cloniques sont rarement limitées; elles atteignent successivement tous les muscles des membres; elles sont habituellement moins énergiques avec le chloroforme qu'avec l'éther. Les convulsions toniques, au contraire, appartiennent plus spécialement au chloroforme; elles occupent un seul membre ou la moitié du corps, ou même tout le système musculaire, de manière à produire brusquement un véritable opisthotonos. Celles-ci, qui succèdent aux mouvements spasmodiques ou se combinent avec eux, accusent déjà une action plus profonde sur l'organisme et servent fréquemment de court prélude à la période de résolution musculaire. Loin d'être constantes, elles nous paraissent se rattacher, dans quelques cas du moins, à une mauvaise administration du chloroforme. Cette remarque a d'autant plus d'intérêt, que les convulsions tétaniques ont été dans plusieurs circonstances, ainsi que nous le verrons plus tard, le signe avant-coureur des accidents.

On a observé aussi un état convulsif semblable à celui que l'on observe dans la catalepsie, mais cette dernière forme de contractions, signalée par quelques observateurs seulement, paraît se rapporter particulièrement à l'administration de l'éther.

Les muscles qui, par leur innervation, appartiennent autant à la vie organique qu'à la vie animale, sont relativement réfractaires à l'action des anesthésiques. C'est ainsi que les paupières, les muscles de la face, et notamment des lèvres et des ailes du nez, gardent encore leur contractilité au moment où l'ensemble du système musculaire est plongé dans la résolution la plus complète. Aussi rien de rare comme les exonérations urinaires et fécales chez l'homme pendant l'éthérisation. Il n'en est pas de même chez les animaux ; mais ici les évacuations involontaires ne dépendent pas d'une paralysie des sphincters ; elles apparaissent au début des inhalations et sont produites par les contractions excessives des muscles du ventre et du diaphragme.

La période d'excitation musculaire, ou si l'on veut la période convulsive de l'éthérisme, est assez constante, mais elle est très variable dans sa durée et l'énergie de ses manifestations. Lorsqu'elle fait défaut, l'organisme se trouve plongé dans la torpeur sans qu'il apparaisse aucun mouvement. Cette physionomie insidieuse que nous avons déjà eu l'occasion de signaler au paragraphe précédent, mérite une bien sérieuse considération, car l'oubli de son existence pourrait conduire aux plus graves méprises. Très rare, inconnue même pendant l'administration de l'éther, elle se montre assez souvent pendant la chloroformisation, et paraît ainsi dépendre du degré d'activité de l'agent qu'on emploie. Rien n'est plus facile, au surplus, que d'interpréter cette diversité d'action. Les agents anesthésiques sont tous capables de produire l'oppression absolue des forces nerveuses, mais ils n'atteignent ce terme extrême qu'en traversant une période d'excitation ébrieuse; leur influence se traduit par une double série de manifestations, en apparence contradictoires, mais dépendant au fond d'une même cause susceptible seulement de varier dans son énergie ou son intensité. Avec un agent anesthésique peu actif comme l'éther, et mieux encore comme l'alcool, ces deux séries sont nettement délimitées dans leur ordre de succession; avec un agent énergique comme le chloroforme, on peut instantanément dépasser le but et conduire d'un seul coup l'organisme à la dernière période de l'intoxication. Cela est si vrai, que dans nos expériences sur les animaux, nous avons pu supprimer à notre gré la période d'excitation, et trouver dans cette suppression un bon caractère différentiel, pour la physiologie expérimentale, entre les effets de la chloroformisation brusque et ceux de la chloroformisation lente. Ne pressent-on pas déjà l'extrême réserve qui doit être imposée pendant l'administration du chloroforme.

Toutes les perturbations survenues dans les fonctions de l'encéphale et les muscles de la vie de relation doivent inévitablement se refléter dans le jeu des muscles de la vie organique. La description des troubles qui en résultent trouvera naturellement sa place quand nous nous occuperons de l'état de la respiration et de la circulation.

A mesure que l'état éthérique fait des progrès, l'excitabilité réflexe s'épuise et l'activité musculaire s'exerce dans un cercle beaucoup plus étroit. Il arrive un moment où le sujet, à peu près sourd à toute excitation, jouit d'un sommeil calme, profond, et que rien dans ce qui l'entoure ne peut désormais troubler. C'est cet état sur lequel M. Chassaignac a le premier, avec beaucoup de raison, appelé l'attention, et qu'il a désigné sous le nom de *tolérance anesthésique*. Grâce à cette tolérance qu'il nous a été toujours facile d'obtenir et de prolonger à notre gré chez les animaux, et nous dirons plus, qu'il est toujours possible, sauf de rares exceptions, d'obtenir chez l'homme, l'usage de l'agent anesthésique peut être continué pendant longtemps sans inconvénient sérieux.

ARTICLE II.

FONCTION DE LA RESPIRATION.

On a attaché une importance trop grande aux modifications survenues dans les actes mécaniques et chimiques de cette fonction, sans se préoccuper suffisamment des troubles dynamiques. Sans doute, le mélange d'une certaine quantité de vapeurs d'éther ou de chloroforme à l'air atmosphérique, la diminution de la proportion d'oxygène qui en résulterait, ne seraient pas à la longue sans influence sur l'hématose; mais en restreignant la durée de cette action à la durée même de l'anesthésie, nous la croyons incapable de modifier sensiblement et directement le rhythme des mouvements respiratoires et l'état des gaz expirés. Nous n'en voulons donner d'autre preuve que la facilité avec laquelle l'homme et les animaux vivent dans une atmosphère saturée de vapeur d'eau, à une température de 35, 40 degrés et au delà, c'est-à-dire dans des conditions où la proportion des vapeurs aqueuses est plus élevée que dans tout mélange anesthésique employé dans les salles d'opérations.

Si, au contraire, on se rappelle que les éthers, avant d'exercer leur action hyposthénisante, commencent par provoquer dans l'organisme la substitution du spasme morbide à l'activité physiologique, et par jeter le trouble dans toutes les fonctions, en portant atteinte aux facultés cérébrales qui leur servent de régulateur habituel, on est conduit à attacher une très grande importance à ces perturbations dynamiques, à cette sorte de suractivité antivitale, qui, venant à frapper l'appareil pulmonaire, peut, d'une façon tout à fait contingente, compromettre momentanément l'éthérisation ou devenir l'occasion d'accidents beaucoup plus sérieux. Ne sait-on pas que cet état spasmodique suscité par des lésions organiques peu importantes, telles que celle qui résulte de la pénétration brusque dans les voies aériennes d'une goutte de liquide, d'un gaz irritant, une petite ulcération, une cicatrice faisant à peine saillie dans la trachée, l'ablation, chez l'adulte, d'une canule à trachéotomie, alors que le larynx est largement perméable à l'air, etc., etc., amènent des suffocations périlleuses, et même peuvent devenir la cause de morts subites? Placés à ce point de vue, nous comprenons mieux, et d'une façon plus philosophique, les modifications apportées à l'exercice de la respiration pendant l'anesthésie.

Dès les premières inhalations, il y a accélération brusque du rhythme respiratoire. D'après ce qu'ils ont constaté sur eux-mêmes, les membres de la Société allemande (1) ont établi que la respiration, pendant les trois premières minutes, devenait de plus en plus fréquente. Sur une série de dix malades soumis à l'influence des vapeurs éthérées, et chez lesquels M. Bouisson (2) avait observé l'état de la respiration, le chiffre des inspirations, qui était en moyenne de 22 par minute au début, s'éleva à 25 vers la troisième minute, pour descendre ensuite à 19 à la sixième, et à 17 à la douzième. Les mêmes modifications se présentent, mais plus rapidement et d'une façon plus accentuée, quand on substitue, dans ces expériences, le chloroforme à l'éther.

Malgré l'intérêt que peuvent offrir des recherches de cette nature, elles donnent une idée très incomplète de ce qui arrive pendant l'anesthésie chirurgicale. Ici les choses se passent assez régulièrement tant que les facultés intellectuelles ne sont pas atteintes; la respiration s'accélère et

(1) *Gazette médicale*, 1847, p. 101.
(2) Bouisson, *ouvr. cité*, p. 284.

conserve sa régularité ; mais sitôt que les premiers troubles éclatent et que la volonté chancelante donne le champ libre à la fougue des mouvements réflexes, la respiration change brusquement. Ses variations revêtent des formes si variables, si spéciales à l'impressionnabilité individuelle, qu'il est difficile de les comprendre dans une description générale ; on peut dire, sans hésitation, qu'elles représentent les embarras les plus grands parmi ceux qui attendent l'opérateur pendant la chloroformisation. Chez quelques-uns, la respiration reste fréquente et régulière ; chez d'autres, et c'est le plus petit nombre, l'accélération n'a lieu qu'autant que la volonté persiste ; quand elle cesse d'agir, les mouvements respiratoires deviennent plus rares, à la fois moins amples et plus profonds, et se présentent tout de suite tels qu'ils seront pendant la durée de l'état anesthésique.

Mais, le plus souvent, les inspirations s'effectuent d'une façon tout à fait irrégulière..... On compte une, deux, trois inspirations précipitées..... puis survient un arrêt brusque de tout mouvement, pendant lequel des signes de congestion apparaissent au cou et sur la face..... puis de nouvelles inspirations précipitées et profondes, puis un nouveau temps d'immobilité, etc., etc. Ce mode d'irrégularité s'accompagne ordinairement de convulsions, de brusques déplacements de la tête ou du corps, de mouvements automatiques des bras cherchant à repousser l'appareil inhalateur.

D'autres fois, le sujet est calme ; les mouvements respiratoires sont à peine visibles, s'ils persistent : on dirait que le malade oublie de respirer, à peu près comme on oublie de parler, de marcher sous l'influence d'une émotion vive. Et pourtant dans cet état, l'anesthésie n'est pas encore établie ou elle l'est d'une façon incomplète : le patient a conservé l'usage de ses sens ; si on l'interpelle, il répond ou témoigne par son attitude qu'il entend ; si on l'engage à respirer, il fait une ou deux inspirations, et puis il retombe dans le même état de torpeur jusqu'à ce qu'une nouvelle incitation, à l'aide de la voix ou de percussions sur la poitrine et l'abdomen, soit suivie du même résultat. On peut ainsi provoquer, en quelque sorte artificiellement, les mouvements respiratoires, à l'aide de ces percussions réitérées, jusqu'au moment où la sensibilité périphérique a disparu. Il nous est arrivé plusieurs fois déjà de ne pouvoir obtenir un degré suffisant d'anesthésie qu'en mettant en œuvre ce petit artifice pendant un temps suffisant et qui est toujours très long.

Les modifications de la fonction respiratoire que nous venons de signaler ne sont pas encore les seules qu'on observe dans la pratique : bien plus, fréquemment elles se compliquent, se transforment l'une dans l'autre, de telle sorte qu'un malade qui, au début, a besoin d'être stimulé pour respirer, passe brusquement à une extrême agitation, à une respiration convulsive. Il est indispensable que le chirurgien soit prévenu de toutes ces oscillations, qu'il soit familiarisé avec toutes leurs nuances, afin qu'il sache s'inspirer de l'état du malade, pour saisir chaque indication au moment même où elle se présente. C'est à cette condition seulement qu'il pourra tirer un sage parti des anesthésiques, écarter les sources du danger et aboutir, malgré tous les obstacles, au but qu'il se propose. Est-il étonnant, quand on se rappelle cette scène mobile dont chaque instant peut constituer un péril, que la chloroformisation ait paru, aux yeux des esprits vraiment observateurs, une opération difficile, méticuleuse, nécessitant, pour être bien faite, beaucoup d'habitude ajoutée à une connaissance approfondie du sujet?

Les bruits respiratoires sont aussi changés pendant l'éthérisation. M. Bouisson (1), qui a eu l'idée d'appliquer l'auscultation à l'étude de cette dernière modification, a constaté les phénomènes suivants pendant l'administration de l'éther. Au début, râles sibilants attribués à juste titre à l'action irritante locale de l'éther; affaiblissement vésiculaire

(1) Bouisson, *ouvr. cité*, p. 297

dominé par le bruit respiratoire bronchique ; sitôt que l'excitation est passée, que l'anesthésie commence, disparition du bruit vésiculaire, remplacé par un bruit respiratoire bronchique, quelquefois trachéal quand la torpeur devient profonde. Voici, du reste, les résultats obtenus et mentionnés par l'auteur pendant une éthérisation chez l'homme :

1re et 2e minute. — Respiration irrégulière et saccadée par intervalles vers la deuxième minute, sibilation du côté gauche ; un peu plus tard, obscurité dans l'expiration et ralentissement dans l'expiration.

3e et 4e minute. — Le murmure vésiculaire s'affaiblit, la respiration bronchique se manifeste. A la sixième minute, l'anesthésie est complète, l'opération commence. La forme intermittente est donnée à l'éthérisation.

8e minute. — Au moment de la résection de l'os, il y a absence du murmure vésiculaire ; la respiration bronchique est très sonore ; l'éthérisation est complétement suspendue.

Il ne faudrait pas accorder une valeur clinique absolue à ces signes stéthoscopiques ; ils sont déterminés, pour la plupart, par l'action irritante de l'éther sur la muqueuse bronchique, et ils disparaissent en grande partie quand on emploie le chloroforme. La paralysie des bronches, l'accumulation des produits de sécrétion qui en est la conséquence, si souvent mises en cause dans des circonstances malheureuses, sont une vue de l'esprit que n'autorise aucun fait, aucune recherche nécroscopique. La présence d'une certaine quantité de mucosités dans les canaux bronchiques constitue moins un danger dont il faille tenir compte qu'un inconvénient léger dont le malade parvient le plus souvent à se débarrasser. Aussi nous pensons que l'auscultation conseillée par M. Bouisson, comme un nouveau moyen de s'assurer de l'état des opérés pendant l'éthérisation, ne peut devenir un complément utile de diagnostic que dans des cas exceptionnels et exclusivement pendant l'administration de l'éther.

Dès que l'on arrive à la période de résolution musculaire, les mouvements respiratoires se régularisent de nouveau ; ils deviennent plus profonds, se ralentissent progressivement à mesure que les muscles inspirateurs sont frappés d'inertie. Si l'on poursuit l'éthérisation, et ici nous rentrons dans le domaine de la physiologie expérimentale, le mouvement des côtes diminue, puis cesse après un temps variable, et la fonction n'est plus entretenue qu'à l'aide du diaphragme. A ce moment, elle atteint son maximum de fréquence pour décroître ensuite jusqu'à ce qu'elle disparaisse. Toutefois cette période décroissante est souvent interrompue par des retours ascensionnels qui marquent ainsi de curieux phénomènes de défaillance et de retour.

Les produits de l'expiration sont également modifiés par l'anesthésie. Au mois de juin 1847, MM. Wille et Blandin adressèrent à l'Académie des sciences une note sommaire, dans laquelle ils annonçaient avoir constaté, dans l'air expiré, une modification tout opposée à celle qu'il était permis de supposer, et qui peut se résumer dans cette proposition : La proportion d'acide carbonique augmente toujours dans l'air expiré à mesure que la sensibilité s'affaiblit ; elle diminue ensuite à mesure que la sensibilité renaît et redevient complète.

Le tableau suivant représente leurs principales expériences (1).

	Acide carbonique produit pendant la respiration normale.	Acide carbonique produit pendant l'anesthésie.	Proportion de l'éther conservé dans l'air inhalé.	Durée de l'inhalation.
Nos 1.	2,41	4,84	6,70	2m 30s
2.	3,05	4,38	2,15	»
3.	2,79	3,11	12,00	4 00
4.	1,36	3,32	12,68	4 00
5.	2,04	4,42	14,11	2 30

Ces résultats sont en opposition avec ce qu'ont obtenu les autres observateurs. M. Bouisson (2) s'est assuré, sur des animaux, que si la quantité d'acide carbonique exhalé augmente pendant la première période de l'anesthésie, il n'en

(1) *Comptes rendus de l'Académie des sciences*, t. XXIV, p. 1017.

(2) Bouisson, *ouvr. cité*, p. 287.

est plus de même si l'on prolonge, sans interruption, les inhalations pendant douze minutes. Des variations identiques ont été mentionnées par MM. Vierordt (1) et Lehmann (2), à la suite de l'ingestion d'une certaine quantité d'alcool dont l'action est analogue à celle des agents anesthésiques, ainsi que nous l'avons démontré (3). Il est probable, ainsi que le fait remarquer M. Bouisson, si l'on tient compte surtout de la durée maximum des inhalations qui a été de quatre minutes, que MM. Wille et Blandin n'ont obtenu qu'une anesthésie incomplète et n'ont pris leurs observations que pendant la période d'excitation.

Dès lors toute contradiction disparaît, et le fait général peut être traduit de la sorte : Pendant la durée de la période d'excitation, l'activité organique s'accroît et l'exhalation de l'acide carbonique augmente; quand l'influence déprimante de l'agent anesthésique commence à se faire sentir, l'exhalation de l'acide carbonique diminue, comme diminue l'énergie de toutes les fonctions, qui participent nécessairement à l'état de torpeur générale.

L'air expiré contient en outre une proportion variable de vapeurs stupéfiantes, tant que dure l'éthérisation. L'analyse chimique permet toujours de constater leur présence; souvent il suffit de l'odeur de l'haleine pour la révéler; quelquefois même, durant quelques minutes après des inhalations d'éther, l'air expiré a pu être enflammé : au moins le fait paraît avoir été observé par M. Landouzy.

ARTICLE III.

FONCTION DE LA CIRCULATION ET DE LA CALORIFICATION.

Les modifications qui surviennent dans la circulation pendant l'anesthésie permettent de compléter les données fournies

(1) Vierordt, *Physiol. des Athem.* Karlsruhe, 1845.

(2) Lehmann, *Précis de physiologie chimique animale*, p. 358.

(3) *Rôle de l'alcool* (*ouvr. cité*).

par la respiration ; leur connaissance est aussi d'un grand intérêt pratique. Familiarisé avec leurs détails, l'opérateur possède l'échelle de graduation la plus complète et la plus délicate des phénomènes éthériques.

On peut s'en rendre compte en interrogeant, soit le cœur, soit le pouls.

A. *Battements du cœur*. — Dès les premières inhalations, les battements du cœur, déjà troublés par l'attente de l'opération, subissent des modifications qui sont en rapport avec l'état de la fonction respiratoire.

Les mouvements de la poitrine sont-ils énergiques, saccadés, le cœur bat avec force, d'une façon tumultueuse; survient-il des convulsions un peu intenses et surtout un état tétanique, ses mouvements s'accélèrent brusquement; vifs et secs, ils semblent enchaînés dans leur développement, puis bientôt ils cessent d'être appréciables, ou ne sont plus marqués que par de simples frémissements. Voilà le moment le plus dangereux de la chloroformisation, celui auquel se rapportent la plupart des accidents graves observés jusqu'alors.

Si au contraire la respiration manque d'activité, si elle est lente, incomplète, les battements du cœur deviennent faibles, moux, ondulés, mais réguliers. De même que la respiration change souvent de caractère, de même aussi le cœur change souvent de rhythme et avec la même brusquerie. Tout changement subit dans l'état du cœur doit sur-le-champ appeler impérieusement l'attention.

Lorsqu'on est assez heureux pour rencontrer un sujet chez lequel l'éthérisation se développe régulièrement, l'influence de cette dernière sur le centre circulatoire est uniforme et progressive. Sans tenir compte de la période d'excitation que nous supposons courte et modérée, les battements du cœur, depuis le début jusqu'à la période de résolution complète, restent faibles, réguliers, fréquents. Quand apparaît la résolution musculaire et que le sommeil anesthésique devient profond, quels qu'aient été, jusqu'à ce moment, les incidents de l'éthérisation, les battements du cœur diminuent toujours de fréquence, mais on dirait qu'ils sont alors moins exposés à ces oscillations soudaines, à ces défaillances si communes pendant les autres périodes ; conseillers fidèles en ce qui concerne l'état de la torpeur organique, ils persistent aussi longtemps que le veut l'opérateur habile, avec le même calme, la même régularité. Si, dans un but de recherches expérimentales, on pousse l'anesthésie jusqu'à la mort, ils s'affaiblissent progressivement, dégénèrent en oscillations plus ou moins régulières, puis s'arrêtent définitivement. Dans ces cas, le cœur survit toujours au dernier mouvement respiratoire ; son dernier frémissement est la dernière des manifestations vitales. C'est là un fait constaté dans nos expériences chez tous les animaux qui ont succombé aux progrès d'une éthérisation régulière.

B. Le pouls fournit les mêmes enseignements que l'inspection du cœur. Son exploration plus prompte, moins gênante, fait qu'on a, le plus souvent, recours à lui dans la pratique. La Société des médecins allemands a noté l'élévation constante du chiffre des pulsations pendant les trois premières minutes des expériences faites avec l'éther. A cette accélération succédait un abaissement notable, bien que le nombre des pulsations restât plus élevé que dans l'état de santé. M. Bouisson (1) a observé une accélération du pouls pendant le premier tiers de la durée totale des inhalations nécessaires à la manifestation de l'insensibilité. Mais, ainsi que le fait remarquer cet auteur, les données fournies par de semblables observations ne représentent pas tout ce que l'anesthésie chirurgicale offre de particularités intéressantes.

Afin d'en donner une idée plus saisissante, nous avons relevé l'état de l'artère chez un certain nombre d'opérés, depuis le moment où ils ont quitté leur lit pour aller à la salle d'opérations, jusqu'au moment du réveil complet. La plupart

(1) Bouisson, *ouvr. cité*, p. 298.

d'entre eux appartenaient à la clinique chirurgicale du Val-de-Grâce. Nous sommes heureux de saisir cette occasion d'adresser nos remercîments à M. le professeur Legouest pour le concours empressé qu'il a bien voulu nous prêter en cette circonstance.

Voici quelques-uns de ces relevés, tels qu'ils se trouvent consignés dans nos notes.

Observation I. — Jeune homme atteint d'une carie du premier métatarsien. Amputation de l'organe.

État du pouls avant les inhalations.		106 pulsations.
— pendant l'anesthésie incomplète		144 —
— pendant l'anesthésie confirmée et pendant l'opération.	1re exploration. . .	90 —
	2e exploration. . .	76 —
	3e exploration. . .	76 —
— après les inhalations	1re exploration. . .	80 —
	2e exploration. . .	84 —

Observation II. — Jeune homme atteint d'une tumeur blanche du cou-de-pied droit. Cautérisation au fer rouge.

État du pouls avant les inhalations.	120 pulsations.
— pendant l'anesthésie incomplète. . . .	144 —
— au moment des cautérisations pratiquées avant l'avénement de l'anesthésie complète..	120 —

Malgré les cris, l'agitation, les plaintes renouvelées chaque fois que le cautère touche la peau, le pouls reste à . . . . 120 pulsations.

Observation III. — Extirpation de ganglions cervicaux chez un adulte.

État du pouls avant les inhalations.		87 pulsations.
— pendant l'anesthésie incomplète.	1re exploration. . .	88 —
	2e exploration. . .	96 —
— pendant l'anesthésie confirmée et pendant l'opération		70 —

Observation IV. — Amputation de la jambe au lieu d'élection chez ce jeune homme qui fait le sujet de la deuxième observation.

État du pouls avant les inhalations.		116	pulsations.
— pendant l'anesthésie incomplète.	1re exploration. . .	140	—
	2e exploration. . .	133	—
— pendant l'anesthésie confirmée et pendant l'opération.	1re exploration. . .	102	—
	2e exploration. . .	102	—
— après les inhalations et pendant l'application des sutures.	1re exploration. . .	135	—
	2e exploration. . .	150	—
	3e exploration. . .	120	—
	4e exploration. . .	130	—

Nota. — La douleur provoquée par l'application des sutures, au moment du réveil de la sensibilité, a changé notablement les caractères du pouls ; non-seulement il a augmenté considérablement de fréquence, comme on le peut voir dans le tableau précédent, mais il est devenu plus serré, plus tendu, à peine perceptible, tandis que pendant l'opération elle-même il était mou, large, ondulant.

Observation V. — Amputation de la cuisse chez un sujet adulte, mais affaibli.

État du pouls avant les inhalations.		118	pulsations.
— pendant l'anesthésie incomplète		130	—
— pendant l'anesthésie confirmée et pendant l'opération.	1re exploration. . .	120	—
	2e exploration. . .	120	—
	3e exploration. . .	120	—
	4e exploration. . .	120	—
— après les inhalations.		120	—

Nota. — Le pouls nous a paru offrir un peu plus de résistance, de tension, pendant l'acte chirurgical.

Observation VI. — Exploration très douloureuse du rectum.

État du pouls avant les inhalations.		85	pulsations.
— pendant l'anesthésie incomplète.	1re exploration. . .	130	—
	2e exploration. . .	d'une fréquence inappréciable.	
— pendant l'anesthésie confirmée et pendant l'opération.	1re exploration. . .	84	pulsations.
	2e exploration. . .	64	—
	3e exploration. . .	60	—

Observation VII. — Désarticulation du coude chez un jeune homme atteint de carie de la totalité des os de l'avant-bras.

État du pouls avant les inhalations.		65	pulsations.
— pendant l'anesthésie incomplète.	1re exploration. . .	100	—
	2e exploration. . .	108	—
	3e exploration. . .	96	—
— pendant l'anesthésie confirmée et pendant l'opération.	1re exploration. . .	64	—
	2e exploration. . .	72	—
	3e exploration. . .	68	—
	4e exploration. . .	80	—
— après les inhalations.	1re exploration. . .	76	—
	2e exploration. . .	112	—
	3e exploration. . .	116	—

Nota. — Les deux dernières explorations, pratiquées au moment du réveil, correspondent à l'application des points de suture.

Observation VIII. — Amputation de la cuisse chez un jeune homme atteint de tumeur blanche du genou droit.

État du pouls avant les inhalations.		92	pulsations.
— pendant l'anesthésie incomplète.		120	pulsations.
— pendant l'anesthésie confirmée. .	1re exploration. . .	76	—
	2e exploration. . .	80	—
	3e exploration. . .	84	—
	4e exploration. . .	80	—
— après les inhalations.		112	—

Ainsi qu'on le voit, les variations du pouls se reproduisent toujours dans le même ordre. On peut les résumer dans une formule générale, en prenant le soin de laisser à la susceptibilité individuelle la raison des différences qui existent dans le chiffre absolu des pulsations.

Au début des inhalations et pendant toute la durée de la période d'anesthésie incomplète, le pouls est peu développé, très fréquent; sa plus grande fréquence a été de 144 pulsations mais on l'a vu s'élever au chiffre de 174 (M. Bouisson). S'il survient de l'agitation, des convulsions, les mêmes changements sont plus fortement accusés encore. C'est dans ces conditions qu'il nous a été impossible, une fois, de compter les battements de l'artère. Sitôt que l'anesthésie fait quelques progrès, la tension artérielle diminue, et les pulsations, tout aussi fréquentes, deviennent moins dures, plus faibles, quelquefois misérables, comme dans la lipothymie.

Le changement le plus constant est celui qui s'observe au début de l'anesthésie confirmée ; à ce moment, il survient toujours une modification appréciable dans l'état du pouls. Il acquiert plus d'ampleur et de souplesse, mais il diminue de fréquence, sans que cette diminution toutefois puisse être évaluée en chiffres d'une manière absolue. D'après notre observation, elle a été au minimum de 10, au maximum de 54 pulsations. Cette modification a d'autant plus d'importance à nos yeux, qu'elle marque le début de cette phase de l'éthérisme pendant laquelle l'art chirurgical peut s'exercer avec le plus de sûreté et de sécurité.

A partir de ce moment, le pouls change peu, et si l'administration du chloroforme est sagement conduite, les épreuves les plus longues de l'opération sont incapables de jeter le moindre trouble dans la circulation. Toutefois notre proposition n'a rien d'absolu, car il est malheureusement démontré par les faits, qu'aucune période de l'anesthésie ne met sûrement à l'abri de l'arrêt brusque du pouls et des battements de cœur, qu'on veuille l'attribuer au choc de l'opération elle-même ou à toute autre influence.

Il est presque superflu d'ajouter que des troubles aussi profonds de la circulation se reflètent dans la circulation périphérique. Tant que dure l'agitation ébrieuse, on constate une certaine turgescence, appréciable surtout vers la tête; les artères temporales battent avec énergie, la face se colore, les yeux s'humectent et brillent d'un éclat inaccoutumé; les veines superficielles du cou se laissent distendre, et pour peu que la période convulsive soit accusée, les jugulaires elles-mêmes se gonflent de sang noir. Puis à cet état succède graduellement un état opposé : les lèvres pâlissent, les veines superficielles s'affaissent ; la peau se décolore, devient terreuse et se couvre parfois de sueur visqueuse, principalement au front et à la région cervicale antérieure. Cette décoloration de la peau et des muqueuses est toujours très prononcée pendant la durée de l'anesthésie confirmée.

La chaleur animale, simultanément atteinte dans les trois sources qui concourent à sa production, influx nerveux, respiration et circulation, suit la marche des troubles qui surviennent dans les grandes fonctions. Après une exaltation passagère, elle s'abaisse progressivement jusqu'à la mort. Tous les observateurs sont d'accord pour signaler cette modification dans la température. Sur un étudiant qui s'était soumis volontairement à l'éthérisation, on trouva à la plante des pieds un abaissement de température de 4 degrés. M. Bouisson, à qui nous empruntons cette remarque, a constaté sur la peau un abaissement de 6 degrés pendant l'administration de l'éther. Mais il n'échappera à personne que l'instrument appliqué sur la peau, ainsi que le faisait M. Bouisson, à moins que ce ne soit à l'aine ou sous les aisselles, subit trop l'influence de la température ambiante pour ne pas fournir des résultats entachés d'erreurs. On peut en dire autant des autres expériences du même auteur, dans lesquelles il cherchait à préciser l'atteinte portée à la calorification, en faisant arriver contre la boule d'un thermomètre du sang tiré de la veine d'un animal à deux périodes successives de l'éthérisation. De la sorte il a pu constater un abaissement de température de plus d'un degré, mais qui pouvait dépendre aussi bien des conditions peu rigoureuses de l'expérimentation, de l'état de faiblesse amené par une perte de sang antérieure, que de l'anesthésie elle-même. Toutefois, malgré des imperfections de détail, ces expériences ne laissent guère de doute sur l'existence d'un certain abaissement de température sous l'influence de l'anesthésie.

MM. Duméril et Demarquay, prenant chez les animaux leurs points d'observation dans l'anus ou le cloaque, sont arrivés à un résultat identique (1). A l'aide de recherches nombreuses pratiquées sur des chiens et des oiseaux, ces expérimentateurs ont mis hors de doute plusieurs remarques intéressantes qu'il est possible de résumer dans les trois propositions suivantes :

1° La température s'abaisse constamment sous l'influence de l'anesthésie ; mais le chloroforme porte une atteinte beaucoup moins profonde que l'éther à la calorification : ainsi l'abaissement de température avec l'éther a été de 2 degrés 1/2, après trente-cinq minutes d'inhalation ; de 2 degrés 2/3, après quarante-cinq minutes ; de 3 degrés 3/5, après quarante minutes ; et de 2 degrés 1/2, après quinze minutes. Pour le chloroforme, au contraire, la diminution de chaleur n'a été que de 2/3 de degré, après vingt et une minutes d'expérimentation ; de 3/4 de degré, après trente-quatre minutes ; de 1 degré 1/2, après une heure vingt minutes ; et de 2/3 de degré, après neuf minutes.

2° L'alcool, loin d'activer ou d'entretenir la calorification, en véritable aliment respiratoire, abaisse la température animale, comme l'éther et le chloroforme.

3° Par opposition, l'asphyxie dont on a voulu faire le prototype de l'état anesthésique diminue à peine, quoique poussée à la dernière période, la puissance de calorification.

A mesure que les effets de l'éthérisation disparaissent, la chaleur se rétablit ; chez certains sujets faibles, débilités par des hémorrhagies, une longue souffrance ou la misère, le retour de la chaleur peut exceptionnellement se faire attendre. Dans ces cas graves et exceptionnels, où il est bien difficile de discerner ce qui est le propre de l'anesthésie, la tendance au refroidissement persiste ; elle augmente même après l'éthérisation, jusqu'à ce que la mort arrive, ce qui le plus souvent ne se fait pas longtemps attendre.

(1) *Mém. cité.*

ARTICLE IV.

MARCHE DE L'ANESTHÉSIE.

Après avoir passé successivement en revue les troubles fonctionnels que détermine l'éthérisation, il est indispensable de les grouper entre eux, de les rattacher à des périodes distinctes qui soient autant de phases de l'éthérisme, afin de présenter à l'observateur l'image effacée sans doute, mais aussi complète que possible, de ce qu'il est appelé à voir dans la pratique. A ce titre, l'objet principal de cette vue synthétique doit être de mettre en relief la période chirurgicale de l'anesthésie, c'est-à-dire de rechercher les limites en deçà et au delà desquelles l'administration des agents anesthésiques chez l'homme serait ou insuffisante ou dangereuse. Ce n'est pas chose facile, il est vrai, de faire entrer dans un cadre régulier des phénomènes affectant, au plus haut degré, cette grande diversité de formes qui dérive si souvent des atteintes portées au système nerveux. Chez certains sujets, toute réaction manque ; le sommeil éthéré avec ou sans rêves est le premier fait qu'il soit possible de constater : chez d'autres, au contraire, l'excitation est poussée à l'extrême, et la durée de ses écarts rend inutile toute tentative d'éthérisation. Tantôt les phénomènes se succèdent dans un enchaînement assez régulier, tantôt ils se confondent ; tantôt ils sont à peine produits, qu'ils disparaissent dans une brusque oscillation rétrograde.

MM. Flourens (1) et Longet (2), se basant sur l'envahissement successif des différentes parties de l'encéphale par ces substances, ont reconnu autant de périodes distinctes qu'ils avaient admis de départements spéciaux dans les centres nerveux.

(1) Flourens, *Mém. cités.*
(2) Longet, *Mém. cité.*

1° L'éthérisation des lobes cérébraux et du cervelet, caractérisée par l'abolition des fonctions de l'intelligence, constitue la première période.

2° L'éthérisation de la protubérance annulaire, annoncée par l'annihilation des centres perceptifs, constitue la seconde.

3° L'éthérisation de la moelle épinière, caractérisée par l'abolition des mouvements réflexes, constitue la troisième.

4° Enfin, l'éthérisation de la moelle allongée, frappant d'impuissance la fonction de la respiration, constitue la quatrième et dernière période.

Basée sur les plus hautes considérations physiologiques, cette marche assignée à l'éthérisation représente bien, sous une simple formule, la notion la plus élevée, la plus irréductible de l'action progressive des éthers sur l'organisme ; mais, sous cette décevante netteté, de grands embarras attendent l'observateur, car les troubles fonctionnels chez l'homme sont loin de refléter cet ordre de succession. Cette difficulté, d'ailleurs, n'avait point échappé à la sagacité des illustres physiologistes. « La persistance à un certain degré des facultés cérébrales, écrit M. Longet, l'intégrité ou un léger trouble des sens externes, alors même que la sensibilité générale est complétement abolie, sont des faits irrécusables qui empêchent par conséquent d'assimiler la marche des phénomènes de l'éthérisation chez l'homme à la marche graduelle et constante que ces phénomènes paraissent suivre chez les animaux (1). »

A notre point de vue, elle offre encore un autre inconvénient, celui de n'être point pratique. Il faut, pendant l'anesthésie chirurgicale, des éléments plus saisissables, fussent-ils d'un ordre secondaire ; car, comme le dit M. Bouisson (2), « un opérateur s'enquerra difficilement si le cervelet ou la protubérance de son malade sont anesthésiés. »

(1) Longet, *Mém. cité*, p. 21.

(2) Bouisson, *ouvr. cité*, p. 317.

MM. Parchappe (1) et Lach (2) admettent trois périodes dans l'éthérisation : la période d'ivresse, la période d'assoupissement ou d'éthérisme, et la période de stupeur ou d'éthérisme comateux.

Blandin (3), se basant principalement sur l'état de la sensibilité, reconnaît aussi trois périodes. La première, qu'il appelle de préparation, comprend la durée de l'excitation ; dans cette première période, la sensibilité est exaltée. Pendant la deuxième période, qu'il appelle, après M. Longet, période d'éthérisation des lobes cérébraux, la sensibilité persiste, les sensations douloureuses provoquent même des réactions instinctives ou réflexes plus énergiques que chez les individus non éthérisés placés dans les mêmes circonstances ; seulement, avec l'intelligence, la mémoire a disparu, et l'on ne conserve aucun souvenir de ce qui s'est passé. Dans la troisième période, que l'auteur désigne, toujours d'après M. Longet, période d'éthérisation de la protubérance, l'insensibilité est complète, les mouvements sont abolis, l'hématose est troublée et le sang artériel perd sa couleur rutilante.

M. Bouisson (4) a proposé de rattacher les phénomènes de l'éthérisation à deux périodes principales : l'une qu'il désigne sous le nom de période d'éthérisme animal, et l'autre sous le nom de période d'éthérisme organique. Chacune d'elles comprendrait trois temps : excitation générale, suppression de la sensibilité et de l'intelligence, abolition des mouvements volontaires et réflexes, voilà, dans l'ordre de leur succession, pour la première période ; abaissement de la chaleur animale, extinction des mouvements respiratoires et de l'hématose, paralysie du cœur, voilà pour la deuxième.

La distinction établie par M. Bouisson entre l'éthérisme animal et l'éthérisme organique est fondamentale ; mais en

(1) *Mém. cité*, p. 169.
(2) Thèse de Paris, 1847.
(3) Blandin, *Mém. cité*, p. 5.
(4) Bouisson, *ouvr. cité*, p. 320.

cherchant à multiplier les temps en lesquels ces périodes se décomposent, il nous paraît s'éloigner de l'observation et mériter une partie des reproches qu'il adresse à l'ordre adopté par MM. Flourens et Longet. Le désordre dans les mouvements volontaires et leur abolition accompagnent les troubles de la sensibilité et de l'intelligence ; ils ne constituent point un temps distinct de l'éthérisme, artificiellement placé après l'abolition des facultés mentales. Il en est de même de l'abaissement de la chaleur animale, qui n'appartient point à une période en particulier. La calorification diminue dès le début de l'éthérisation, et cette diminution paraît plutôt dépendre de la durée que de l'intensité de l'anesthésie. C'est ainsi que pendant l'administration du chloroforme, la modification de la température n'est représentée que par des fractions de degré.

Les remarques qui précèdent nous sont moins suggérées par une pensée de critique que par le désir de montrer les chances d'incertitude ou d'erreur qu'offriraient au chirurgien ces données rigoureuses, mais trop souvent insaisissables chez l'homme. D'ailleurs il importe peu au praticien que les troubles de l'intelligence aient devancé les troubles de la sensibilité, que les mouvements soient volontaires ou réflexes : ce qui lui importe, c'est que l'insensibilité soit complète et à l'abri de toute oscillation de retour, que les mouvements soient abolis ou du moins assez restreints pour ne point entraver ni compromettre l'opération ; enfin, et surtout, que les progrès de l'éthérisme ne constituent point pour le patient un péril imminent et prévu. Cette considération nous détermine à abandonner la voie physiologique pure pour lui substituer un ordre artificiel, tout de convention, basé exclusivement sur l'importance clinique des phénomènes observés, mais qui a l'avantage de mieux éclairer la route à l'opérateur et de prévenir l'indécision.

De cette façon on peut établir, dans toute éthérisation régulière, trois périodes distinctes : l'une, réalisant tout ce que recherche le chirurgien, et qui peut être désignée sous le nom de période d'anesthésie confirmée ou période chirurgicale; l'autre, comprenant l'ensemble des troubles fonctionnels qui précèdent l'apparition de la période chirurgicale, et qui peut être, par opposition, qualifiée de période d'anesthésie incomplète, ou période d'excitation; et enfin une dernière, pendant laquelle les fonctions de la vie végétative, tardivement atteintes, s'affaiblissent graduellement et disparaissent sans retour au dernier battement du cœur. Celle-ci, dont l'étude complète n'appartient qu'à la physiologie expérimentale, peut être désignée sous le nom de période d'anesthésie organique.

A. *Période d'excitation.* — Elle est très variable en durée et en intensité, surtout avec le chloroforme.

L'excitation ébrieuse, l'égarement de l'intelligence, la perversion de la sensibilité, l'abolition de la volonté, le désordre dans les mouvements, la substitution des mouvements instinctifs et réflexes aux mouvements volontaires, l'accélération de la respiration et du pouls : tels sont les principaux phénomènes qui, dans leur apparition tumultueuse et au milieu d'une foule de phénomènes contingents, servent de prélude à la période chirurgicale.

B. *Période chirurgicale.* — Les opérateurs ne sont pas d'accord sur le moment où il convient d'agir. Quelques-uns recommandent de le faire aussitôt que possible, dès que les téguments paraissent insensibles, et avant que le système musculaire soit tombé dans la résolution. Un bien plus grand nombre, sans en donner le précepte, suivent la même pratique; ils se contentent d'interroger la sensibilité de la peau, de soulever un bras, une jambe, et pour peu que ces derniers retombent dans l'inaction et que le malade reste immobile, ils se croient suffisamment éclairés et commencent une opération qui sera continuée le plus souvent au milieu d'une agitation difficile à contenir. D'accord sur ce point avec des cliniciens éminents, parmi lesquels nous devons citer spécialement MM. Sédillot, Textor, Heyfelder, Simpson, Chassaignac, etc., nous repoussons cette pratique. Agir aussi précipitamment, c'est s'exposer à ces brusques retours de la sensibilité qui sont si fréquents pendant la durée de l'anesthésie incomplète; c'est compromettre, parfois d'une façon bien grave, le succès de l'opération et l'habileté de l'opérateur; mais surtout c'est ajouter, par l'action prématurée de l'instrument tranchant, une incitation puissante aux perturbations réflexes qui constituent, ainsi que nous chercherons à le démontrer bientôt, un des principaux dangers de la chloroformisation. De telsinconvénients ne sont contre-balancés par aucun avantage réel. On a voulu prévenir ainsi les pernicieux effets de l'accumulation du chloroforme dans les centres nerveux; mais l'expérience démontre que rien n'est plus facile, en se basant seulement sur les effets obtenus, de maintenir, grâce à l'élimination incessante qui s'effectue par l'appareil pulmonaire, l'éthérisme au même degré pendant un temps indéterminé. L'histoire de l'anesthésie chirurgicale, de ses accidents ou de ses erreurs, nous apprend également que les malheurs dus au chloroforme ne sont point le résultat d'une administration méthodique trop longtemps prolongée, mais la conséquence d'un accident survenu le plus souvent pendant le labeur d'une éthérisation incomplète ou intempestive. Il faut toutefois se garder de confondre les inhalations méthodiques longtemps prolongées, avec la pénétration dans l'organisme d'une quantité excessive de l'agent délétère à un instant quelconque de l'éthérisation. En d'autres termes, on court moins de risques en allant résolûment jusqu'aux limites marquées par une sage réserve, qu'en allant trop vite ou s'arrêtant trop tôt. Le moment le moins périlleux est celui qui succède à l'abolition des facultés mentales, et qui coïncide avec l'apparition de la résolution musculaire. C'est cet état que M. Chassaignac a désigné d'une façon très expressive, ainsi que nous l'avons dit, sous le nom de *période de tolérance anesthésique*, période ainsi nommée parce qu'elle peut être impunément prolongée, à la condition toutefois de se rappeler que « chez les malades arrivés à cet état, des quantités minimes de chloroforme suffisent à entretenir l'anesthésie, sans troubler en rien l'état de tolérance où est plongée l'économie (1). »

De la sorte, la période chirurgicale reste assez nettement caractérisée par l'état suivant :

Abolition de l'intelligence, cessation des songes, anéantissement de la sensibilité générale, oppression de l'activité musculaire; pouls large, mou, moins fréquent; battements du cœur plus réguliers; face pâle, décolorée ; respiration profonde; sommeil calme, accompagné parfois de ronflements sonores.

Dans cet état, l'homme, dépouillé de ses prérogatives, semble ne plus vivre que dans son animalité. Les fonctions du système nerveux, restreintes aux fonctions élémentaires de la vie végétative, s'exercent avec plus de régularité et ne présentent plus cette excessive mobilité qui caractérise la période prodromique : alors les nuances s'effacent, les individualités disparaissent, l'énergie de l'effet répond à l'énergie de la cause, et le corps du patient peut être livré à l'instrument tranchant sans qu'il survienne d'autre manifestation que le frémissement des chairs et quelques mouvements réflexes isolés résultant de la section des cordons nerveux.

C. *Période d'éthérisme organique.* — Malheureusement, la marche de l'éthérisme n'est point chez l'homme régulièrement progressive ; on ne peut souvent atteindre la période chirurgicale qu'à la suite d'une série d'oscillations entre l'excitation du début et l'apparition de quelques symptômes de l'éthérisme organique ou de la période de collapsus, ainsi que la désigne M. Chassaignac. Cette période, qui est la dernière phase de l'intoxication anesthésique, se traduit par une prostration excessive, une sorte de cadavérisation de l'individu, par une atteinte durable portée à la respiration, dont les mouvements, bornés à l'action du diaphragme, cessent d'être apparents, ou ne sont plus accusés qu'à la base de la poitrine et dans les flancs, par une dé-

(1) Chassaignac, *Mém. cité*, p. 4.

pression considérable des battements du cœur et des pulsations artérielles, par un abaissement de la température animale appréciable au toucher, et enfin par un véritable râle trachéal. En fixant son attention sur l'ensemble de ces signes dont quelques-uns peuvent manquer sans altérer la valeur des autres, le clinicien habile dans l'art d'éthériser, reconnaîtra l'instant où il doit suspendre les inhalations, l'instant où il devra les reprendre jusqu'à ce que l'effet demandé soit obtenu. C'est là, sans contredit, le moment le plus difficile, le plus délicat de la chloroformisation, et quelquefois le plus long, car il est des sujets chez lesquels il semble que l'on ne puisse obtenir qu'excitation et collapsus profond. Toutefois nous ne pensons pas que cette marche saccadée soit aussi fréquente que semble l'indiquer M. Chassaignac, surtout lorsqu'on a procédé avec une grande réserve dès les premières inhalations.

Ainsi, atteindre, par une voie semée d'écueils, l'anéantissement de la vie animale ; conserver le sujet, pendant tout le temps que réclame l'opération, dans un état intermédiaire entre le retour aux manifestations de la vie de relation et l'avénement des effets de l'éthérisme organique : voilà, d'après les enseignements de la physiologie expérimentale et de la clinique, le meilleur comme le plus sûr moyen de mettre l'éthérisation au service de la chirurgie. Tel est donc le but que doit en toutes circonstances se proposer l'opérateur, et que nous aurons en vue quand nous étudierons avec plus de détails les conditions d'une bonne chloroformisation.

ARTICLE V.

DURÉE ET TERMINAISON DE L'ANESTHÉSIE.

§ I. — Durée.

Tous les sujets sont loin de subir de la même façon l'influence anesthésique. Chez certains d'entre eux, et notamment chez les enfants, quelques inhalations suffisent pour provoquer un état complet de résolution musculaire, avant même que l'observateur ait songé à rechercher les premiers effets des vapeurs stupéfiantes. Ailleurs, le malade se débat pendant dix, quinze, vingt minutes, sans qu'il soit possible d'obtenir un instant de sommeil paisible. Des auteurs pensent même qu'il y a des malades complétement réfractaires à l'influence anesthésique. Il faudrait, pour faire accepter cette immunité, l'appui de quelques bonnes observations; la science ne les possède pas : à leur défaut, nous sommes disposés à croire seulement à un défaut de précision dans le langage. Ce n'est pas la quantité de chloroforme mise en œuvre, mais bien la quantité inhalée qui produit l'anesthésie. Dès lors, quand on se rappelle l'obstination avec laquelle certaines individualités se débattent instinctivement ou volontairement contre l'impression produite par les premières vapeurs, on comprend sans peine que le chirurgien, préoccupé de cette résistance insolite, s'arrête à un moment donné, et déclare, après avoir dépensé beaucoup de chloroforme en pure perte, le patient réfractaire aux agents anesthésiques, quand il n'a été que rebelle à leur administration. Voilà pour nous la véritable signification de ces cas exceptionnels; aussi nous pensons qu'il est toujours possible, avec de la patience et de la persévérance, d'obtenir, sans danger spécial, les effets que l'on recherche.

Indépendamment des aptitudes individuelles qui se révèlent à l'égard du chloroforme dans la même mesure qu'à l'égard des autres médicaments, l'impressionnabilité est encore très variable chez le même individu ; elle peut être modifiée par les conditions de santé, l'état moral du moment, par certaines habitudes invétérées, etc. M. Nélaton, à propos d'un cas de mort subite survenue, dans la clientèle d'un chirurgien de province, chez un blessé chloroformisé pendant l'ivresse, appela l'attention sur l'influence que peut avoir cet état sur les résultats de la chloroformisation. Quelques expériences faites sur des chiens alcoolisés tendraient à faire croire que l'ivresse rend l'anesthésie plus prompte et plus grave (1). Cette assertion, basée seulement sur deux expériences, est trop importante pour ne pas nécessiter de nouvelles recherches, d'autant plus que l'abus habituel des boissons alcooliques paraît développer chez l'homme une aptitude presque inverse. M. Robert (2) et avec lui beaucoup d'autres chirurgiens ont constaté que l'ivrognerie amène une disposition fâcheuse dont les effets sont de rendre l'éthérisation difficile, agitée, et parfois incomplète. M. Sédillot (3) a fait observer également que les individus vigoureux, habitués à l'usage des alcooliques, étaient relativement réfractaires, et exigeaient, pour être endormis convenablement, plus de temps, de patience et de chloroforme. Il en est de même des sujets irritables, pusillanimes, qui ont une crainte exagérée de l'opération et même de la chloroformisation, ou qui sont en proie à une agitation excessive. La surexcitation du combat paraît avoir rendu complétement réfractaires au chloroforme des soldats frappés dans le feu de l'action. Après l'affaire de la villa Pamphili, deux chirurgiens militaires firent de vains efforts pour obtenir l'insensibilité chez les sujets qu'ils voulaient opérer : ils ne parvinrent qu'à provoquer une agitation telle, que plusieurs aides avaient peine à maintenir les malades (4). Il convient d'ajouter que les mêmes faits ne se sont point reproduits pendant la

(1) *Bulletin de l'Académie de médecine*, t. XXII, p. 994.

(2) Robert, *note citée*.

(3) Sédillot, *Des règles de l'application du chloroforme aux opérations chirurgicales*. Paris, 1852, p. 37.

(4) Yvonneau, *De l'emploi du chloroforme*, 1853.

guerre d'Orient, si nous nous en rapportons à notre observation personnelle et aux divers travaux des médecins militaires publiés sur cette campagne.

La même résistance aux anesthésiques se rencontre aussi chez certains sujets dont l'organisation ou l'état moral n'offrent rien de particulier. M. Robert a seulement remarqué dans sa pratique, qu'ils étaient affectés de maladies de l'anus ou des organes génitaux (1). Nous avons déjà dit que plus la personne appartient à une classe éclairée, plus elle est réfractaire aux inhalations ; l'homme puise dans l'habitude de réfléchir une force de résistance spéciale, dont les effets se traduisent par une période prodromique plus longue, plus accidentée.

En dehors de ces conditions particulières, il faut, en moyenne, pour atteindre la période chirurgicale, huit minutes avec l'éther, et de quatre à six avec le chloroforme.

A partir du moment où l'on cesse les inhalations, le sommeil est d'assez courte durée. Entre les mains de Hénot (2), la durée moyenne de l'insensibilité produite par l'éther a été de trois minutes à peu près ; ses termes extrêmes ont été, au minimum, d'une minute, et au maximum, de cinq minutes trente secondes.

M. Bouisson (3) accorde également au sommeil éthéré une durée qui varie de trois à cinq minutes. L'auteur ajoute, « quel que soit l'agent qu'on emploie » ; nous pensons qu'il existe sur ce point une différence appréciable entre l'éther et le chloroforme. Les effets du chloroforme sont plus persistants, et par des observations multipliées nous avons constaté que leur durée dépasse cinq minutes. On doit se mettre en garde contre un état insidieux qui peut facilement donner le change. Au sommeil profond, avec résolution musculaire complète, succède assez souvent, sans transition apparente, un sommeil aussi calme, mais pendant lequel la sensibilité, réveillée

(1) *Bulletin de la Société de chirurgie*, t. IV, p. 250.
(2) Hénot, *Mém. cité*.
(3) Bouisson, *ouvr. cité*, p. 326.

de sa torpeur, ramène, sous l'influence de la moindre excitation périphérique, le désordre et tout l'imprévu de la période initiale.

L'anesthésie confirmée une fois obtenue, on peut, en continuant les inhalations, l'entretenir au même degré, avec la même expression, aussi longtemps que l'exige l'opération la plus longue, la plus minutieuse, sans que l'on ait à redouter l'apparition des effets de l'éthérisme organique. Les annales de l'art renferment trop d'exemples pour qu'il soit possible de les reproduire ici, de sujets soumis sans préjudice aux inhalations éthérées pendant une demi-heure, trois quarts d'heure et même une heure et demie ; la seule précaution à prendre, c'est de diminuer suffisamment la quantité des vapeurs inhalées, ou bien encore de procéder par inhalations intermittentes, prenant toujours pour guide, dans l'un comme dans l'autre cas, la nature des effets obtenus. Nous insistons sur ce point important, parce que nous désirons faire partager cette conviction, que la meilleure chloroformisation est celle qui entretient l'anéantissement des forces jusqu'à la fin de l'opération à l'aide d'inhalations méthodiquement continuées. En procédant de la sorte, on évite ce que la pratique des hôpitaux met à même d'observer journellement : des opérations pendant lesquelles le malade ne cesse de crier, de s'agiter, s'il n'arrive que le retentissement causé par l'acte sanglant ramène des mouvements excessifs contre lesquels lutte en vain l'habileté de l'opérateur. Force est alors de rendre le chloroforme pour continuer une opération que l'on sera peut-être obligé d'interrompre encore une deuxième, une troisième fois. Ajoutons, une fois de plus, que la plupart des accidents mortels observés jusqu'à ce jour, ont éclaté soudainement au milieu de ces tergiversations.

§ II. — Terminaison.

Après le sommeil de l'éther, l'activité fonctionnelle renaît progressivement, reproduisant, dans une nouvelle série ascendante, les principaux traits de l'ivresse initiale. Les effets des anesthésiques se dissipent en général plus vite qu'ils ne se produisent. Dans certains cas même, la période de retour manque totalement ; le patient, sous l'influence d'une excitation passagère, se réveille brusquement comme d'un sommeil naturel, paraît fort étonné de la mise en scène qui l'entoure, et cherche visiblement à rétablir l'ordre interrompu des phénomènes psychiques. Ce mode de terminaison appartient aux éthérisations de courte durée. En général, la durée du réveil est proportionnelle à la durée de l'éthérisation. La sensibilité reparaît en premier lieu ; il en résulte que si l'on a cessé trop tôt les inhalations, les derniers temps de l'opération, par l'ébranlement nerveux ou la douleur qu'ils provoquent, troublent le rétablissement des fonctions. La période d'excitation de retour est habituellement telle que l'a faite l'opérateur : bruyante, longue, dangereuse, si l'opération inachevée réclame encore quelque intervention inopportune ; calme, de courte durée, si le réveil est confié aux seuls efforts de la nature.

Chez quelques sujets, on observe à ce moment une curieuse réminiscence. Pendant les progrès de l'anesthésie, les dernières manifestations de la conscience sont brusquement interrompues pour faire place au silence de la vie végétative ; il arrive qu'à l'heure du réveil, ces manifestations reparaissent avec le même caractère, comme si l'esprit, à mesure qu'il sort de sa torpeur, subissait encore l'influence des dernières impressions qui précédèrent son sommeil.

Nous venons d'indiquer comment les choses se passent dans la grande majorité des cas ; dans quelques circonstances les effets de l'anesthésie persistent plus longtemps, et le retour à la vie, au lieu de s'effectuer dans cinq ou six minutes, peut exiger quarante minutes et même plusieurs heures, comme dans l'observation rapportée par M. Heyfelder. Mais les faits de ce genre sont si rares avec l'éther, qu'on peut établir en règle générale, que les phénomènes anesthésiques tendent à disparaître ou cessent de s'accroître du moment que l'on en suspend l'usage ; il n'en est pas de même avec le chloroforme. Les chirurgiens ont constaté depuis longtemps que certains opérés ayant le pouls plein, la respiration régulière, les membres doués d'une grande force de résistance quand on cesse la chloroformisation, tombent tout à coup dans un état de prostration inquiétante, et même d'anéantissement absolu. Cette véritable aggravation consécutive des phénomènes éthériques, à la suite de l'administration du chloroforme, a été plus spécialement signalée par MM. Sédillot et Robert ; elle mérite toute l'attention que ces chirurgiens lui ont accordée. On la rencontre de préférence chez les sujets affaiblis par l'âge, par certaines maladies, les excès, la misère : dans ces conditions, le système nerveux, devenu très impressionnable, ressent vivement les atteintes du chloroforme, et contrairement à la règle ordinaire, l'anesthésie apparaît rapidement, mais se dissipe lentement, en laissant à sa suite des traces plus ou moins profondes. Il importe de savoir apprécier cette susceptibilité exceptionnelle et les conditions habituelles de sa manifestation, afin de la prévenir par une abstention complète, ou d'y remédier par des inhalations très peu énergiques et fréquemment interrompues. Toutefois nous n'hésitons pas à conseiller encore de conduire l'anesthésie jusqu'à la période chirurgicale, et de l'y maintenir pendant tout le temps nécessaire. Ce n'est pas sur la durée des inhalations que la prudence, éclairée par de pareils exemples, doit s'exercer, mais bien sur l'activité du mélange gazeux dont l'insuffisance calculée ne doit conduire au but qu'avec mesure et une extrême lenteur.

CHAPITRE IV.

MODE D'ACTION DES AGENTS ANESTHÉSIQUES.

Ce n'était qu'en déterminant la manière d'agir des agents anesthésiques, en trouvant la raison de leurs effets, que l'on pouvait fixer les bornes de leurs applications utiles, et transformer une notion empirique en véritable méthode scientifique. Bien des efforts ont été tentés à ce sujet ; mais, il faut bien le dire, on a fait pour l'éclairer autant de raisonnements que de bonnes expériences. On a plus souvent cru ce que l'on voulait démontrer que démontré ce qu'il fallait croire.

Débattu au sein des Académies, dans les journaux, dans des publications spéciales, ce problème, envisagé sous toutes ses faces, n'attend pas de nous une solution nouvelle. Notre rôle se bornera à exposer, en les appréciant, les principales opinions qui existent dans la science : bien plus, pour ne pas sortir des limites que nous nous sommes imposées, nous n'étudierons avec détail, dans cette question, que ce qui peut devenir la source de sages conseils pour l'administration de l'éther et du chloroforme.

ARTICLE PREMIER.

ACTION MÉCANIQUE.

Quelques auteurs ont rattaché l'éthérisme à une action purement physique. Cette idée, qui a trouvé pour principaux partisans MM. Black, Pirogoff (de Saint-Pétersbourg), Coze (de Strasbourg), et Ragsky, savant étranger à qui l'on doit une des premières recherches du chloroforme dans les organes, est nettement formulée dans le passage suivant d'une note de M. Coze. « L'insensibilité est le résultat de la compression du cerveau par des vapeurs ayant une tension élevée, semblable à celle qui est due à une cause traumatique, enfonçant une pièce du crâne. En pratiquant une ouverture au crâne d'un lapin, et le soumettant aux inhalations anesthésiques, on constate bientôt que les battements du cerveau ont cessé de devenir appréciables, et bientôt la hernie cérébrale s'est formée. On peut successivement faire rentrer ou sortir une portion de cet organe en suspendant ou en reprenant l'inhalation des vapeurs (1). » Les mêmes phénomènes n'ont pas été constatés chez l'homme placé accidentellement dans les conditions de l'expérimentation de M. Coze. M. Krauss (de Tubingue) fit part, en 1853, au congrès médical de cette ville, d'une observation qu'il avait faite, au même point de vue, sur l'état du cerveau chez un individu qui présentait une solution de continuité à la voûte crânienne. Il s'était assuré que les mouvements de cet organe étaient complétement et régulièrement suspendus, lorsque le malade se trouvait sous l'influence du narcotisme chloroformique.

Sans tenir compte de ce résultat contradictoire, ni de l'impossibilité où l'on a été jusqu'alors de démontrer la présence d'aucun fluide aériforme dans le sang encore chaud des animaux anesthésiés, les lois de la formation et de l'écoulement des vapeurs, autant que les enseignements de la physiologie, militent contre une telle assertion, et rendent inadmissibles la présence et la circulation de l'éther ou du chloroforme, à l'état de vapeurs libres, dans le parcours du système circulatoire, rempli partout d'un liquide dont la pression équivaut à une atmosphère.

ARTICLE II.

ACTION DIRECTE SUR LE SANG.

Les conditions de l'éthérisation, les données que l'on possède sur l'absorption des médicaments, devaient faire présumer que le sang, pendant l'état anesthésique, était chargé de vapeurs stupéfiantes. On s'est efforcé de déterminer les

(1) Lettre citée.

changements que pouvait entraîner ce contact dans la composition et les qualités de ce liquide. De l'éther fut mélangé directement avec lui : on vit qu'il le brunissait et lui faisait prendre la teinte du sang veineux ; mais cet effet n'est point propre à tous les anesthésiques. M. Flourens, qui, le premier, étudia ce genre de réaction, constata que si l'éther sulfurique brunit le sang, l'éther chlorhydrique le rend plus éclatant, et l'éther nitrique lui donne une couleur brun chocolat. Chambert a constaté qu'en ajoutant à du sang artériel un cinquième, en poids, d'éther sulfurique, on augmentait sa fluidité et on lui donnait l'aspect du sang veineux (1). Versé sur un coagulum sanguin, l'éther brunit le caillot et rend le sérum transparent.

La consistance du sang n'est pas modifiée par la présence de la vapeur d'éther. Ainsi que M. Bouisson, l'un des premiers, en a fait la remarque, on n'observe aucun changement dans la consistance des caillots provenant de sujets éthérés, et la coagulation ne paraît nullement influencée.

A l'examen microscopique, le sang n'offre pas d'altération mieux caractérisée. Lorsqu'on traite ce liquide par l'éther sur le porte-objet, la disposition des globules est troublée et leur forme s'altère. Leur consistance parut diminuée à Chambert. En substituant le chloroforme à l'éther, MM. Jules Guérin et Lebert (2) ont vu que les globules étaient modifiées dans leur forme et leur consistance; ils se contractent et paraissent bientôt déchiquetés sur leurs bords. Mais ces effets dont il est facile de se rendre compte par le contact d'un liquide doué de propriétés irritantes et coagulantes, ne s'observent plus quand, au lieu de provoquer cette réaction sous le microscope, on examine du sang emprunté à un animal en état d'éthérisme.

Enfin on a voulu s'assurer par des analyses complètes et comparatives, si la composition du sang était modifiée.

(1) Chambert, *Mém. cité*.
(2) *Gazette médicale*. Paris, 1848, p. 919.

M. de Grorup analysa le sang de deux opérés de M. Heyfelder ; il ne parvint à saisir aucune différence. Chambert est arrivé au même résultat négatif. Une analyse comparative, faite avec beaucoup de soin par M. Lassaigne (1), révéla pourtant quelques différences que l'auteur attribue à la présence de la vapeur d'éther : un léger excès d'eau dans le sérum, une diminution dans le poids du caillot, une modification dans sa consistance et une teinte rougeâtre persistante du sérum.

Rappelons aussi que nous avons signalé à plusieurs reprises dans nos recherches expérimentales, la présence d'une grande quantité de gouttelettes de graisse à la surface du sang extrait des vaisseaux pendant la vie ou observé après la mort chez des animaux soumis soit aux inhalations d'éther ou de chloroforme, soit à l'action de l'alcool. Cette apparence graisseuse, facile à constater, semble indiquer une modification survenue dans l'état des éléments gras du sang.

Malgré ces remarques de détail, on peut établir que la constitution physique et chimique du sang n'est point directement altérée par la présence des vapeurs d'éther ou de chloroforme qu'il peut tenir en dissolution. Ce n'est donc pas dans une altération organique directe quelconque du fluide nourricier qu'il est possible de placer la cause des phénomènes de l'éthérisme.

Dans la pensée de M. Édouard Robin, il n'en serait plus de même des propriétés vivifiantes du sang. Pour lui, toutes les phases de l'éthérisme dépendent de l'asphyxie du globule sanguin, déterminée par la diminution de la quantité absolue d'oxygène qui pénètre dans le sang pendant l'éthérisation et par l'absorption du principe de toute stimulation organique (2).

Dans une autre communication, le même auteur, fidèle à ses idées, tire de nouvelles recherches cette conséquence que, hors de toute influence nerveuse et même à doses extrê-

(1) *Bulletin de l'Académie de médecine*, t. XII, p. 445.

(2) Note citée.

mement faibles, l'éther sulfurique et le chloroforme paralysent l'action de l'oxygène humide sur le sang et les matières animales, et que cette cause contribue puissamment à déterminer l'anesthésie. M. Gruby, dans un mémoire publié en 1848 (1), ne s'est pas éloigné beaucoup de cette opinion, qui peut être résumée de la façon suivante : action des éthers sur l'oxygène du globule sanguin ; asphyxie d'une forme spéciale déterminant la perte momentanée des facultés cérébrales, et en particulier de la sensibilité.

ARTICLE III.

ACTION SUR LES PHÉNOMÈNES PHYSICO-CHIMIQUES DE LA RESPIRATION.

Pour beaucoup d'auteurs, l'action des agents anesthésiques se confond avec celle des agents asphyxiants : ce n'est qu'en provoquant un état asphyxique qu'ils agiraient sur la sensibilité. Cette idée se trouve déjà présentée en substance dans l'article précédent ; mais là il s'agissait d'une forme toute spéciale d'asphyxie, participant autant de la nature des empoisonnements que de celle de l'asphyxie ; ici, au contraire, il s'agit d'une asphyxie simple, causée par un excès d'acide carbonique provenant, soit d'une décomposition opérée au sein de l'organisme, soit d'une gêne apportée aux fonctions mécaniques de la respiration.

§ I. — **Décomposition des vapeurs anesthésiques au sein de l'organisme.**

Déjà, en 1847, M. Detmold avait établi que l'acide carbonique était, dans les substances anesthésiques, l'élément qui déterminait l'insensibilité. Plus tard, voulant appliquer sa théorie aux trois agents anesthésiques les plus connus, le

(1) *Tableaux et conclusions des expériences faites sur l'inspiration d'éther chez les animaux* (*Comptes rendus de l'Académie des sciences*, t. XXIV, p. 192).

protoxyde d'azote, le chloroforme et l'éther, il admit par hypothèse que les deux derniers de ces corps fournissaient, par leur décomposition, du carbone qui absorbait l'oxygène du sang, tandis que le premier absorbait directement ce gaz dans l'organisme (1).

La même théorie a été reproduite et généralisée depuis par M. Ozanam.

Après avoir énuméré toutes les substances auxquelles divers expérimentateurs ont reconnu des propriétés stupéfiantes plus ou moins énergiques (2), M. Ozanam formule la loi suivante : « Toute la série des corps carbonés, volatils ou gazeux, est douée du pouvoir anesthésique; plus ces corps sont carbonés, plus ils possèdent ce pouvoir (3). » Et quelques pages plus loin : « Plus la proportion de carbone est forte (dans les substances anesthésiques) par rapport aux autres corps composants, plus l'effet produit est intense..... Le carbone arrête les manifestations vitales, brunit le sang, empêche l'hématose et paralyse le système nerveux. C'est le corps anesthésique par excellence (4). »

D'après M. Ozanam, les substances anesthésiques, une fois introduites dans l'organisme, s'y décomposent, donnent naissance à de l'acide carbonique, qui seul produit les phénomènes de l'insensibilité : plus il y a de carbone dans l'agent inhalé, plus il se forme d'acide carbonique, plus il y a d'effets produits. L'acide carbonique est donc l'anesthésique par excellence; il doit être substitué à l'éther et au chloroforme, qui

(1) *Journal of medicine*. New-York, mai 1856. — *Braithwaite's Retrospect.*, vol. XXXVII, p. 368.

(2) *Éther chlorhydrique* (Sédillot), *chloré*, *bromhydrique*, *sulfhydrique*, *tellurhydrique*, *cyanhydrique*, *nitreux* (Flourens), *azotique*, *acétique* (Flourens), *liqueur des Hollandais* (Aran), *aldéhyde* (Poggiale), *formométhylal*, *naphtaliné*, *hydrogène carboné* (Tourdes), *acide carbonique* (Simpson, Follin, Ozanam, Herpin), *oxyde de carbone* (Ozanam, Tourdes), *cyanogène*, *acide cyanhydrique* (Ozanam), *amylène* (Snow, Fergusson).

(3) *Mém. cité*, p. 38.

(4) *Ibid.*, p. 41.

ne peuvent être en pareille circonstance que des intermédiaires aussi inutiles que dangereux.

Cette théorie appliquée aux divers agents anesthésiques est en contradiction avec le principe qui lui sert de base. Leur richesse en carbone ne représente pas toujours une puissance anesthésique correspondante. L'amylène ($C^{10}H^{10}$) est plus carboné que l'éther (C^4H^5O), et pourtant il est beaucoup moins actif, à tel point qu'avec lui, il est difficile de poursuivre les inhalations jusqu'à la mort. Les formules comparées de l'éther hydrochlorique (C^4H^5Cl) et du chloroforme (C^2HCl^3) conduiraient, d'après le même principe, à attribuer au premier des propriétés plus énergiques qu'au second, tandis qu'il est au contraire le plus inoffensif de tous.

Comment d'ailleurs admettre, sans preuve directe, la destruction au sein de l'organisme, d'un agent comme le chloroforme, qui ne se décompose qu'en donnant naissance à des gaz éminemment délétères pour le sang, tels que le chlore et l'acide chlorhydrique? Comment expliquer, avec cette prétendue décomposition, la diminution de l'acide carbonique dans l'air expiré, pendant l'état anesthésique (voyez p. 158)? Nous pourrions nous étendre plus longuement sur ces preuves par induction, si nous n'avions démontré contradictoirement, en retrouvant dans le sang, dans les viscères et surtout dans le cerveau, l'agent non modifié, cause matérielle, pondérable des effets observés, que les substances anesthésiques ne faisaient que traverser l'organisme, et qu'elles étaient, après un temps variable, rejetées au dehors par les diverses voies d'élimination. Une seule substance, la seule que M. Ozanam ait omise, aurait pu prêter quelque appui à ses idées. La plupart des physiologistes admettaient, en effet, que l'alcool, bien que doué de toutes les propriétés anesthésiques, était transformé sous l'action comburante de l'organisme et complétement brûlé en donnant naissance à de l'eau et de l'acide carbonique. Nos expériences ont montré que la destruction de l'alcool n'était pas mieux fondée que celle de l'éther ou du chloroforme (1). De la sorte, on peut établir sans réserve que rien n'autorise à admettre une transformation quelconque des agents anesthésiques au sein de l'organisme. C'est en eux-mêmes, et non dans les divers produits de leur hypothétique destruction, qu'il faut aller chercher la cause de leur action.

§ II. — Action des vapeurs anesthésiques sur l'état organique du poumon.

Persuadé, comme M. Ozanam, que les substances anesthésiques ne doivent leur action qu'à l'asphyxie, qu'elles provoquent, M. le docteur Faure institua de nombreuses expériences dans le but de trouver la manière dont se produisait l'asphyxie éthérée. Les altérations pathologiques constatées par l'auteur, à la suite d'injections de chloroforme liquide dans les bronches, de projections de vapeurs concentrées sur un point quelconque de l'arbre aérien, et enfin d'inhalations variées, l'ont conduit à l'exliquer de la façon suivante, pour le chloroforme en particulier. Le chloroforme, contrairement à l'opinion généralement adoptée, n'a aucune action spéciale sur l'organisme, comparable à celle des autres agents toxiques ; il ne possède qu'une action locale, qui détermine pendant les inhalations « la stase du sang dans les capillaires du poumon, et la formation, par l'ensemble des vaisseaux extrêmement serrés qui contiennent du sang coagulé, d'une sorte de membrane artificielle imperméable, posée comme une barrière entre l'organisme et l'atmosphère (2). » Il en résulte un état pathologique dont voici les caractères principaux : « Poumons d'un rouge foncé, s'affaissant beaucoup moins que cela n'a lieu après tout autre genre de mort, et restant assez volumineux ; coloration rouge des bronches, d'autant plus intense, que l'on s'éloigne

(1) *Ouvr. cité.*

(2) Faure, *Mém. cité* (*Archives générales de médecine*, 5e série, t. XII, p. 170).

de leur origine. Au niveau des vésicules, cette coloration devient si intense, qu'elle se confond avec la couleur vive du sang qui s'écoule des incisions : elle est due manifestement à la stase du sang dans les vaisseaux (1). »

Ainsi, d'après M. Faure, le chloroforme, quel que soit son mode d'administration, n'exerce qu'une action purement locale; son rôle dans l'anesthésie se borne à empêcher mécaniquement la respiration, et ses effets sont proportionnels à l'étendue ou à l'intensité des désordres qu'il provoque. Cette opinion basée, sans aucun doute, sur des faits bien observés, montre à quelles conséquences peut entraîner la confusion des propriétés physico-chimiques de l'éther ou du chloroforme avec leur pouvoir anesthésique. Ce n'est point ici le lieu de reproduire les recherches que nous avons consignées dans un autre travail (2), et qui ont pour but de caractériser ces deux attributs de nature si différente. Elles démontrent que les propriétés irritantes, coagulantes du chloroforme, auxquelles M. Faure fait jouer le rôle principal dans la production de l'anesthésie, n'agissent que dans les cas où l'on fait usage de l'agent sous la forme liquide ou de vapeurs concentrées; qu'elles disparaissent ou cessent d'être appréciables pendant l'inhalation de vapeurs suffisamment diluées, c'est-à-dire pendant la véritable éthérisation. Aussi les animaux sacrifiés pendant l'éthérisme ont-ils les poumons roses, crépitants, sans traces d'altération pathologique appréciables, soit à l'œil nu, soit à la loupe, soit au microscope. Si, dans les mêmes conditions, M. Faure a constaté des lésions matérielles au sein du parenchyme pulmonaire, elles ne peuvent résulter que des conditions mêmes de l'expérimentation.

Après avoir établi que l'action locale des éthers était sans effet dans la production de l'anesthésie, nous avons montré que dans la chloroformisation, au contraire, les vapeurs stupéfiantes, dépouillées en partie de leurs propriétés irritantes, pénétraient

(1) Faure, *ibid*, p. 168.
(2) *Ouvr. cité*, p. 314 et suiv.

par absorption et imprégnaient l'organisme à la façon des autres poisons. Chez les animaux qui ont succombé aux progrès de l'éthérisme, on trouve, par l'analyse, l'agent délétère dans tous les organes; bien plus, nous avons découvert que les anesthésiques, en vertu d'une localisation élective, s'accumulent dans les centres nerveux.

Ces preuves directes, fournies par la physiologie expérimentale, paraîtront sans doute inutiles à quiconque aura réfléchi au danger qu'il y aurait à provoquer de plein gré la coagulation, ou tout au moins la stase du sang dans les capillaires des poumons. Pour nous, la possibilité de pareils accidents équivaudrait à la condamnation sans appel de la méthode anesthésique.

Les auteurs dont nous venons de rappeler les travaux n'ont eu d'autre but que de créer une forme particulière d'asphyxie destinée à rendre compte des phénomènes observés pendant l'éthérisation. Il est peu surprenant qu'il nous ait été impossible de concilier leurs idées avec les données de la physiologie et les résultats de l'observation. L'éthérisme, en effet, est indépendant de toute asphyxie. Si l'on a essayé d'établir une choquante synonymie entre ces deux états, cela tient à ce que l'asphyxie, comme l'éther ou le chloroforme, détermine, à une certaine période de son développement, des troubles profonds du côté de la sensibilité. En présence de cette communauté d'effets, on a cru logique de conclure à l'identité des causes, ou plutôt à l'existence d'une cause unique, l'asphyxie.

Il est incontestable que l'asphyxie rend insensible, mais sous son influence les fonctions du système nerveux ne sont point troublées de la même façon ni aussi profondément que pendant l'éthérisation.

Les anesthésiques portent une atteinte directe au principe même de l'activité nerveuse partout où elle existe; ils abolissent le pouvoir excito-moteur. Avec les asphyxiants, au contraire, la motricité persiste dans la moelle et les nerfs; par les irritants mécaniques, on peut déterminer des convulsions jusqu'au moment de la mort.

L'état anesthésique de l'asphyxie reconnaît une cause matérielle : avant d'exister, il a eu sa raison d'être dans des modifications saisissables survenues dans la constitution du liquide sanguin. C'est sous l'influence du sang noir que l'innervation périclite : l'anesthésie est donc consécutive.

Elle est au contraire primitive avec l'éther et le chloroforme, car il n'est pas possible de trouver la raison de leurs effets dans une altération du sang. Depuis longtemps déjà, M. Flourens a établi cette distinction fondamentale : « Dans » l'asphyxie ordinaire, écrit-il, le système nerveux perd ses » forces sous l'action du sang noir, du sang privé d'oxygène ; » et dans l'éthérisation, le système nerveux perd d'abord ses » forces sous l'action de l'agent singulier qui le détermine : c'est » là qu'est la différence (1). » Amussat fit un instant opposition à cette distinction si bien établie. Dans des expériences qu'il répéta en présence de Lallemand (de Montpellier) et de M. Rayer, il fit remarquer que le sang coulait noir dans les artères pendant la durée de l'éthérisation. Mais des recherches nombreuses, faites sur le même sujet par MM. Renault (d'Alfort), Longet, Blandin, Jules Guérin, etc., ne permettent pas de douter que la perte complète de la sensibilité ne survienne avant que le sang artériel ait changé de couleur. La coloration remarquée par Amussat est un fait exceptionnel, contingent, et attribué avec beaucoup de raison à un mode vicieux d'expérimentation qui consiste à placer la tête de l'animal dans un sac imperméable et d'une capacité insuffisante pour l'entretien de la respiration. Afin d'éviter toute confusion, il est important de rappeler que, dans les expériences sur les animaux, il arrive un moment où le sang artériel brunit; c'est là un effet consécutif qui ne s'observe qu'à la période ultime de l'éthérisme,

(1) *Comptes rendus de l'Académie des sciences*, t. XXIV, p. 343.

et qui se justifie facilement par l'état de torpeur dans lequel sont plongées les puissances inspiratrices. D'ailleurs, même dans ces conditions, le sang artériel est brun, couleur lie de vin comme dans l'agonie ; sa coloration diffère de la nuance noir-bleu qui apparaît dès le début de toute asphyxie proprement dite.

Ce que la physiologie expérimentale permet d'établir, la clinique le confirme. Pendant les opérations pratiquées sur l'homme en état d'anesthésie complète, rien ne rappelle à l'esprit l'idée de l'asphyxie : ici les facultés mentales sont simultanément envahies, la peau est marbrée, les tissus turgides, le sang artériel noir foncé ; là les facultés de l'âme ne disparaissent que progressivement, la face est pâle, terreuse, et le sang s'échappe des artères en saccades vermeilles. Ce n'est que dans des circonstances accidentelles, spéciales à l'individu et non à l'agent, que les troubles dynamiques de la fonction respiratoire produisent momentanément un peu de congestion vers la tête et cette nuance plus foncée du sang artériel, remarquée par plusieurs chirurgiens. Nous pourrions en dire autant de ces chloroformisations prolongées qui, par le ralentissement qu'elles imposent à l'activité vitale, et conséquemment aux fonctions de l'hématose, peuvent avoir pour effet subsidiaire de ternir l'éclat du sang.

ARTICLE IV.

ACTION SUR LE SYSTÈME NERVEUX.

Les changements qui s'opèrent, sous l'influence des éthers, dans la sensibilité, l'intelligence et la volonté, dépendent d'une action directe et spéciale exercée sur les centres nerveux. Elle est directe, puisqu'il n'existe en dehors du système nerveux aucune modification organique capable de la justifier ; elle est aussi spéciale, puisqu'elle se caractérise par une inertie primordiale de la puissance nerveuse qui n'appartient ni à l'asphyxie, ni aux poisons que l'on a voulu ranger arbitrairement dans la classe des anesthésiques.

Il n'a pas suffi d'établir par exclusion que l'encéphale est non-seulement le théâtre, mais encore la source des phénomènes de l'anesthésie; les physiologistes, de bonne heure, ont cherché à découvrir le mode d'action de l'éther et du chloroforme sur le système nerveux, à déceler le lien secret, perturbation des forces ou altération organique, qui permît de rattacher l'effet à sa cause immédiate. Placée sur ce terrain où les recherches de MM. Flourens et Longet l'ont établie depuis longtemps, une pareille étude cesse d'être un simple point de vue dans l'histoire générale de l'éthérisation ; elle touche aux questions les plus élevées de la science de la vie. Une autre considération était aussi de nature à stimuler le zèle des physiologistes. L'apparition de l'éther suivit d'assez près les importants travaux auxquels nous devons une partie de nos connaissances sur les fonctions si controversées du système nerveux. Les agents anesthésiques, par leur action régulièrement progressive sur les différentes parties de ce système, devaient paraître un excellent moyen de recherche ou de contrôle, bien supérieur aux vivisections, en ce que tout en abolissant temporairement la fonction, ils respectent l'organe. Ainsi le pense M. Longet, quand il envisage l'éthérisation comme un procédé d'analyse expérimentale, qui, employé avec discernement, permet d'isoler, chez l'animal vivant, le siége de la sensibilité générale du siége de l'intelligence et de la volonté.

Il existe dans la science des recherches entreprises à deux points de vue très différents : les unes ont pour objet le mode d'action des vapeurs diluées données en inhalations; les autres, les effets obtenus par l'action prolongée des substances anesthésiques à l'état liquide, ou de vapeurs concentrées sur les nerfs périphériques mis à nu, ou sur l'encéphale lui-même, comme l'a tenté M. Coze (de Strasbourg).

Bien que la plupart d'entre elles aient été faites avec l'éther, nous n'avons aucun motif pour ne pas généraliser les conséquences qui en découlent, et ne pas les appliquer aux autres agents anesthésiques.

§ I. — Mode d'action des anesthésiques pris en inhalations.

MM. Flourens et Longet l'ont déterminé par la comparaison des phénomènes de l'éthérisme, envisagés en eux-mêmes et dans leur ordre de succession, avec les effets attribués à la suppression calculée de telle ou telle partie des centres nerveux.

On sait qu'à l'aide d'un système organisé de vivisections, les habiles physiologistes ont été conduits à reconnaître dans l'encéphale un certain nombre d'organes spéciaux, correspondant à des fonctions spéciales : 1° le cerveau proprement dit, préposé à l'exercice de l'intelligence et de la volonté; 2° le cervelet, moins connu dans son rôle physiologique, mais considéré par M. Flourens (1) comme le modérateur et le pondérateur des mouvements de locomotion ; 3° la protubérance annulaire, dont l'influence paraît à M. Longet indispensable à la manifestation de tout acte de sensibilité générale ou tactile ; et enfin, 4° la moelle allongée, ou bulbe rachidien, à laquelle sont préposées, depuis Charles Bell, les fonctions les plus importantes de la vie organique, puisqu'elle préside à l'entretien de la respiration et de la circulation.

La moelle épinière constitue un organe distinct dont les fonctions n'ont pas été définies de la même façon. Pour M. Flourens, de même que le cerveau est le siége de l'intelligence, le cervelet le siége du principe coordonnateur des mouvements de locomotion, et la moelle allongée le siége du principe premier moteur des mouvements respiratoires; de même aussi la moelle est le siége du principe du sentiment et du

(1) Flourens, *Recherches expérimentales sur les propriétés et les fonctions du système nerveux dans les animaux vertébrés*. Paris, 1842 ; 2e édit., p. 135 et suiv.

mouvement. M. Longet, au contraire, envisage la moelle, abstraction faite du pouvoir réflexe, comme un simple agent de transmission du principe du sentiment et du principe incitateur du mouvement, dont le vrai siége est dans la protubérance annulaire, l'un des centres perceptifs des impressions tactiles, et organe procréateur du principe des mouvements de locomotion.

Malgré les lumières de l'anatomie comparée et des vivisections variées à l'infini, malgré le concours de la clinique et de l'anatomie pathologique, cette science des rapports entre les divers actes vitaux ou psychiques et leurs organes respectifs, reste avec des points litigieux ou obscurs, surtout dans ses applications à l'homme. C'est sur cette doctrine de la localisation des facultés cérébrales que repose la théorie de l'éthérisation, telle qu'elle a été formulée par MM. Flourens et Longet, et telle qu'elle a servi de consécration aux idées sur lesquelles elle repose. Elle distingue dans l'éthérisme quatre phases distinctes et successives, correspondant à l'envahissement progressif : 1° du cerveau et du cervelet, 2° de la protubérance annulaire, 3° de la moelle épinière, et 4° de la moelle allongée.

A. *Action sur le cerveau et le cervelet.* — Lorsque l'on fait respirer des vapeurs d'éther à l'homme et aux animaux, il survient d'abord des phénomènes qui attestent des troubles du côté de l'intelligence et de la régularité des mouvements : le cerveau et le cervelet paraissent ainsi frappés en premier lieu. Si l'on poursuit l'éthérisation, les mouvements deviennent bientôt moins violents, l'animal fléchit sur les membres, tombe sur le flanc, exécute encore quelques mouvements avortés, puis s'abandonne au sommeil. Mais si on le pince fortement ou si on le soumet à une excitation quelconque un peu vive, l'animal sort de sa torpeur; il crie, il s'agite, fait quelques mouvements, sans toutefois réagir d'une façon efficace contre la cause de la douleur. Cet état est attribué à l'éthérisation de la masse du cerveau, lobes cérébraux, tubercules quadrijumeaux, couches optiques, corps strié, etc., etc., tandis qu'il y a encore intégrité de la protubérance annulaire et du bulbe rachidien. Pour le démontrer, MM. Flourens et Longet ont fait la contre-épreuve expérimentale. Ils ont enlevé à des animaux le cerveau tout entier, en respectant la protubérance et la moelle allongée. Cette mutilation déterminait un sommeil immédiat, c'est-à-dire l'immobilité avec la perte de connaissance ; mais une impression pénible avait le pouvoir de les réveiller et de provoquer chez eux de l'agitation et des mouvements désordonnés.

B. *Action sur la protubérance annulaire.* — Si l'on continue l'éthérisation amenée déjà au point où elle était tout à l'heure, la sensibilité disparaît, l'animal ne réagit plus contre la douleur, si ce n'est par quelques mouvements réflexes, en attendant le moment où la faculté locomotrice sera elle-même complétement éteinte ; l'animal est alors réduit aux fonctions élémentaires de la vie végétative. D'après les fonctions qui lui sont dévolues, cet état est attribué à l'éthérisation de la protubérance annulaire. M. Longet s'est assuré qu'en soumettant aux inhalations d'éther un animal auquel on ne conserve que la protubérance et le bulbe, on obtient bientôt chez lui une insensibilité qui n'existait pas auparavant, et qui s'observe non-seulement dans les cordons nerveux, mais dans la protubérance explorée directement. En cessant l'éthérisation, on fait cesser bien vite aussi l'insensibilité ; le centre perceptif recouvre progressivement ses fonctions, et de telle sorte qu'il fonctionne comme centre perceptif avant de redevenir organe sensible lui-même. Ce n'est en effet qu'un certain temps après que le nerf sciatique, serré avec les mors d'une pince, provoque de la douleur, que la contusion, la déchirure de la protubérance, déterminent de nouvelles douleurs et de nouvelles plaintes.

Pour faire mieux apprécier cette marche progressive de l'éther, M. Longet met encore en opposition les effets obtenus par les agents anesthésiques, avec les effets produits par l'amputation successive des diverses parties de l'encéphale dans l'expérience suivante : « Le nerf sciatique, mis à découvert sur trois animaux, chiens ou lapins, fut pincé, tiraillé à plusieurs reprises chez chacun d'eux, et chaque fois l'irritation détermina une grande agitation, des cris plaintifs qui ne laissèrent, sur l'existence de la douleur, aucun doute dans l'esprit des personnes qui assistaient à l'expérience. Or, le premier de ces animaux était anesthésié au premier degré, c'est-à-dire au point de perdre l'intelligence et la régularité des mouvements ; le second ne conservait du cerveau que la protubérance et le bulbe, et le troisième n'avait subi d'autre violence que celle qui pouvait résulter de la blessure faite à la cuisse. Chez le second, la protubérance annulaire fut alors retranchée, et quoiqu'il continuât à vivre et à respirer, il resta parfaitement calme et impassible sous l'action du scalpel. Chez le premier, l'éthérisation fut poussée plus loin et la même insensibilité ne se fit guère attendre (1). »

Il résulte de cette expérience que la protubérance est indispensable à l'exercice de la sensibilité générale, et qu'elle représente un premier centre perceptif des impressions tactiles.

M. Bouillaud avait déjà implicitement émis la même opinion, en déclarant qu'il ne considérait pas le cerveau proprement dit comme l'organe unique des perceptions (2). Gerdy, beaucoup plus explicite, envisageait la protubérance annulaire comme un centre de perceptivité et même de volonté (3). Dans cet ordre d'idées, toute impression extérieure aboutit à la protubérance annulaire, y produit une perception ou une sensation instinctive, capable de déterminer des plaintes et de la douleur, mais qui ne se complète que par sa transmission au cerveau, où elle devient une source de manifestations intellectuelles. Comme l'éther et le chloroforme agissent manifestement sur le cerveau avant d'agir sur la protubérance, il en résulte que la sensation se trouve de bonne heure dé-

(1) Longet, *Mém. cité.*
(2) *Journal de physiologie expliquée*, t. X, p. 42.
(3) *Bulletin de l'Académie de médecine*, t. V, p. 247.

composée et comme dédoublée; privée de l'élaboration intellectuelle, elle est abaissée au niveau d'une sensation instinctive, se traduisant ou pouvant se traduire par des manifestations de même ordre auxquelles la conscience ne prend aucune part.

Un grand intérêt pratique se rattache à l'étude de ce point particulier. Il arrive tous les jours, dans les hôpitaux, que le patient, parfaitement calme, impassible en apparence, trouve brusquement, dans l'action du bistouri ou toute autre excitation vive, un stimulant qui le transforme et qui soulève une sorte de révolte intérieure, accusée par l'injection subite de la face, des mouvements désordonnés et l'expression non douteuse de la douleur. Chaque cri, chaque mouvement correspond à chaque impression douloureuse et finit avec elle. Sans contredit, la première fois que pareille chose se présenta, la réalité de la persistance de la douleur ne fut pas mise en doute. Et pourtant l'opération une fois terminée, le malade, revenu à lui, ignore tout ce qui s'est passé, se croit encore dans l'attente de l'épreuve qu'il doit subir. Toute émotion pénible disparaît à la vue de sa béate surprise, lorsqu'on lui annonce, ou mieux lorsqu'on lui démontre la réalité de sa délivrance. Ce fait, d'observation journalière, a besoin d'être interprété, car si, malgré cette opposition entre les phénomènes vitaux et leur témoignage psychologique, la douleur existe réellement, l'anesthésie est restée incomplète, le chirurgien a manqué en grande partie son but, et il reste démontré qu'il est indispensable de pousser plus loin l'éthérisation.

La plupart de ceux qui se sont occupés de cette question ont admis l'existence réelle de la douleur. Blandin, MM. Longet et Courty (de Montpellier) (1), sont du nombre. Pour eux, la douleur existe parce qu'elle s'est manifestée avec ses signes habituels et non équivoques. Cette opinion, à laquelle nous nous rallions complétement, a été combattue par M. Bouisson pour les raisons suivantes. Les individus, dans la grande

(1) *Gazette médicale*, 1851, p. 374.

majorité des cas, n'oublient pas les songes qu'ils font pendant le sommeil anesthésique : or, s'ils ont le souvenir de leurs songes, comment n'auraient-ils pas le souvenir de la douleur elle-même ? « Pour que celle-ci soit réellement sentie comme douleur, dit-il, c'est-à-dire pour qu'il y ait perception psychologique de la sensation pénible, il faut que l'intelligence ne soit pas totalement suspendue, autrement il ne saurait y avoir oubli.....

» Mais cette supposition de la conservation de l'intelligence se trouve en contradiction avec l'observation ordinaire, qui prouve que l'incapacité intellectuelle est complète au moment de l'opération. Il en résulte qu'on ne saurait admettre que les opérés souffrent et qu'ils oublient, car, nous le répétons, l'oubli suppose un acte préalable de l'intelligence; et à moins qu'un songe simple ou somnambulique ne se produise pendant l'éthérisation, ce qui constitue un cas particulier différent de celui qui nous occupe, rien ne prouve que l'intelligence soit apte à se manifester (1). »

En résumé, il ne manque, pour retrouver ici tous les caractères de la douleur vraie, que le souvenir possible de son existence. A juste titre, on attribue ce défaut de souvenir non pas à un oubli, mais à une incapacité résultant de ce que le cerveau, comme organe de la conscience, a cessé d'intervenir. Mais de ce que la sensation douloureuse cesse d'être réfléchie, s'ensuit-il qu'elle doive être considérée comme non avenue? En termes plus généraux, un homme dont les facultés intellectuelles sont troublées au point que l'exercice de la conscience, et par conséquent de la mémoire, soit suspendu, devient-il incapable de sentir et de souffrir? Comme être intelligent et libre, oui; comme être organisé, non. La douleur complète est un jugement : la douleur peut être sentie et non jugée; elle change alors de caractère, mais ne cesse pas d'exister, car à tous les raisonnements établis pour la contester, elle oppose

(1) Bouisson *ouvr. cité*, p. 280.

tous les signes à l'aide desquels on peut affirmer son existence; elle devient en quelque sorte purement organique, et n'a rien de plus surprenant que la sensation douloureuse éprouvée par l'animal auquel il ne reste plus comme centre perceptif que la protubérance annulaire. Il existe chez l'homme un certain nombre de facultés intimement liées à la vie organique, des facultés de seconde majesté, comme les désignait tout récemment M. Amédée Latour, d'une façon très pittoresque (1), qui n'ont avec l'exercice de l'intelligence que des rapports plutôt contingents que nécessaires; la sensibilité générale ou sensoriale et partant la douleur sont du nombre.

Appréciant les faits en physiologistes, nous croyons à l'existence de la sensation du moment que ses effets organiques nous frappent les yeux, tout en nous gardant bien de la confondre avec la même notion, élevée en quelque sorte à une plus haute puissance, sous l'influence de la perception cérébrale. N'en est-il pas de même dans les exemples suivants que nous citons pour rendre plus clairement notre pensée? Une personne nerveuse, sous l'influence d'une mauvaise digestion ou sans cause appréciable, est surprise dans son sommeil par l'un de ces rêves dramatiques dont l'impression sur la conscience n'est que trouble et confusion. Elle s'agite, elle sanglote; des larmes inondent son visage; ses traits trahissent la plus profonde terreur, la peau se couvre de sueur; tout, en un mot, témoigne au dehors de l'existence d'une violente émotion....., et pourtant quelques heures plus tard, pendant le moment qui va suivre, l'âme au réveil n'est avertie du drame nocturne que par la fatigue des organes. Ajoutons même que souvent, dans cet état, l'exercice des sens n'est point interrompu. Si l'on parle à certains sujets pendant leur sommeil, même en dehors du somnambulisme, ils écoutent, ils rient, ils pleurent; si on les interroge, ils répondent, et ils répondent avec justesse : et pourtant, le lendemain, il ne reste aucune impression dans la mé-

(1) *Union médicale*, 1862, p. 435.

moire. La même opposition s'observe dans le délire, dans diverses formes de névroses et pendant le sommeil anesthésique. Les exemples en sont fréquents, en particulier dans l'histoire de l'anesthésie chirurgicale : nous nous contentons de citer les deux suivants, empruntés à M. Courty (1).

Observation. — Un soldat auquel j'enlevais une tumeur graisseuse assez considérable sur l'épaule droite, éprouva la sensation de la déchirure des tissus, entendit le cri du scalpel sans ressentir aucune douleur. Presque tout le temps de l'opération, il s'entretint avec moi ou avec les aides. Il rêvait et se croyait avec ses camarades à boire ou à jouer. Mais il voyait, il entendait toujours. Quand nous l'interpellions fortement, il répondait sur le sujet de son rêve et sur l'opération qu'il subissait dans le même moment. A son réveil, il ne conserva plus aucun souvenir de ce qui venait de se passer, fut tout étonné de se trouver opéré, dit qu'il n'avait éprouvé aucune douleur, et qu'il se croyait sous l'influence d'un accès d'ivresse.

Chez un autre malade, la persistance de la sensibilité spéciale aux organes génitaux provoqua les effets non équivoques d'une vive excitation dont néanmoins le sujet ne garda aucun souvenir.

Observation. — Chez un sergent que j'avais chloroformisé pour le sonder, et dont la sensibilité générale était abolie et les sensations spéciales, la vue, l'ouïe, étaient presque supprimées, le sens génital resta seul éveillé sous l'influence de l'excitation locale à laquelle il était soumis. En effet, tandis que je le sondais, il manifesta par des gestes, l'expression de sa physionomie et quelques paroles non équivoques, qu'il se croyait auprès d'une femme publique dont les mains se livraient à des attouchements impurs. A son réveil tout était oublié.

Est-il possible d'expliquer ces faits, que l'on pourrait multiplier et varier à l'infini, par la persistance du pouvoir excito-moteur ? Ce serait agrandir singulièrement le champ et la nature de ses manifestations. Les mouvements réflexes, si étendus et si complexes qu'ils soient, sont limités aux fonc-

(1) Courty, *Mém. cité*.

tions de la vie végétative. Il y a loin de ces phénomènes isolés, affectés à un système organique en particulier et qu'il est possible jusqu'à un certain point de calculer à l'avance, à ces troubles généraux réagissant sur toutes les fonctions! Ceux-ci, pendant lesquels l'organisme tout entier supporte le contrecoup d'une excitation irréfléchie, rendent saisissante l'intervention cérébrale.

Loin de contester l'existence de la douleur dans ces épisodes intéressants de l'anesthésie chirurgicale, nous y voyons une preuve du dédoublement qu'il est possible d'obtenir par l'éthérisation dans les fonctions cérébrales : les unes, qui constituent la base de la raison humaine et dont l'exercice immédiat est presque indifférent à l'entretien de la vie, disparaissent vite et complétement au début de l'anesthésie ; les autres, en lesquelles réside l'activité organique, survivent aux fonctions intellectuelles, encore qu'elles paraissent sommeiller comme elles, et ne disparaissent que plus tard. L'exercice de la mémoire est intimement lié à l'intégrité de l'intelligence ; à mesure que la raison s'égare, le souvenir s'efface, mais les fonctions persistantes n'en sont point directement modifiées. L'absence du souvenir chez les opérés n'a donc pas la valeur qu'on lui attribue, et du moment que l'expression habituelle de la douleur existe, il est logique de croire à son existence « Si parce qu'il n'y a pas conscience, dit M. Longet, vous, psychologue, refusez de reconnaître là le cri du moi souffrant; devant ce corps en torture, moi, physiologiste, je l'appellerai le cri de l'économie tout entière (1). »

C. *Action sur la moelle épinière.* — La moelle épinière est la troisième partie de la masse encéphalo-rachidienne qui se trouve frappée dans la marche envahissante de l'éthérisme. La simplicité relative des fonctions de la moelle, la possibilité de la mettre à nu dans une assez grande étendue, sans compromettre gravement et d'une façon prochaine l'existence, le moyen

(1) Longet, *Mém. cité.*

d'interroger isolément les parties qui la constituent, ont permis aux physiologistes de préciser davantage les troubles qu'y détermine l'éthérisation. Les recherches de MM. Flourens et Longet ont établi d'une façon péremptoire que pendant les progrès de l'anesthésie les fonctions de la moelle étaient complétement annulées ; mais ce résultat est atteint d'une manière progressive. Par des explorations successivement renouvelées à partir du début des inhalations, chez les animaux auxquels on a mis à nu la moelle épinière, on constate que les faisceaux postérieurs de cet organe et les racines qui en émanent sont frappés d'impuissance avant les faisceaux antérieurs, ou, en d'autres termes, que la perte de la sensibilité précède celle de la motilité.

La sensibilité disparaît elle-même graduellement et toujours dans le même ordre. Ce fait a été observé par M. Claude Bernard (1). Connaissant la propriété qu'avaient les substances anesthésiques d'abolir progressivement les fonctions de la moelle épinière, il s'en servit comme moyen d'analyse, pour étudier de nouveau le mode de sensibilité découvert et étudié par Magendie sous le nom de sensibilité en retour ou de sensibilité récurrente. Dans le cours de cette recherche, M. Claude Bernard constata, en procédant avec une lenteur suffisante, que l'insensibilité, avant d'être complète, atteignait successivement : 1° la racine antérieure ou sensibilité récurrente ; 2° la peau ; 3° la racine postérieure ; 4° le faisceau postérieur de la moelle. Si à ce moment on abandonne l'animal à lui-même, la sensibilité reparaît dans ces diverses parties en suivant un ordre inverse. Il importe de rappeler que cette marche progressive se présente également chez les animaux en état d'asphyxie ou épuisés par une hémorrhagie abondante.

A cette période intermédiaire, caractérisée par la perte de la sensibilité, toute manifestation spontanée ou provoquée par

(1) *Comptes rendus de l'Académie des sciences*, t. XXV, p. 104.

une excitation périphérique cesse de se produire. L'action cérébrale, le pouvoir réflexe, sont tous deux suspendus; mais il est encore possible de déterminer des convulsions en irritant directement les faisceaux antérieurs de la moelle. Au moment qui suit, le pouvoir excito-moteur lui-même est atteint; l'expérimentateur peut à son gré piquer, lacérer la moelle épinière, sans obtenir la moindre réaction. Il y a donc là non-seulement annulation fonctionnelle de cette partie des centres nerveux, mais aussi participation directe à l'anesthésie générale, puisque le tissu de la moelle lui-même est aussi incapable de réagir que les nerfs de la périphérie qui en émanent. Nous savons déjà qu'il en est de même pour la protubérance annulaire.

La contractilité musculaire et l'excitabilité nerveuse, quand elle est sollicitée par un courant galvanique puissant, résistent seules à l'action de l'éther; encore ces propriétés sont-elles modifiées sinon dans leur énergie, comme le pense M. Bouisson, du moins dans la durée de leurs manifestations.

La conservation de la faculté contractile se constate facilement avec tous les irritants, et en particulier l'électricité. Si, pendant l'état anesthésique, on coupe un muscle, ses faisceaux tressaillent sous l'instrument; ils se rétractent à peu près au même degré qu'en temps ordinaire. Ce que l'irritation mécanique des muscles par le contact de l'instrument peut produire, les courants galvaniques le déterminent plus sûrement. M. Chiminelli (de Vicence) (1), voulant apprécier sur lui-même ce genre d'action, et s'assurer en outre s'il était possible, par ces moyens, de dissiper les effets de l'éther, se soumit au courant de l'appareil de Clark. Celui-ci provoqua des contractions énergiques dans les muscles de l'avant-bras, mais la mise en jeu de la contractilité fut sans effet sur l'état de la sensibilité. M. Chiminelli ressentit à peine une impression de pesanteur aux poignets, alors que l'action

(1) *Annali universali di medicina*, 1847.

de l'appareil était insupportable pour toutes les personnes qui en firent l'essai.

D'un autre côté, les expériences les plus nombreuses et les plus variées ont démontré qu'en soumettant à l'action galvanique un cordon nerveux ou les faisceaux moteurs de la moelle, il était toujours possible de provoquer des contractions dans les muscles correspondants. M. Robert paraît n'avoir pas observé, dans ses expériences, cette persistance de l'excitabilité électrique constatée par tous les observateurs. « Sur un chien, dit-il, anesthésié avec toutes les précautions que j'ai indiquées, j'ai ouvert le canal rachidien, j'ai planté deux aiguilles dans la moelle épinière en ayant soin de les fixer sur les faisceaux antéro-latéraux ; mettant ensuite ces aiguilles en rapport avec les deux pôles d'une pile, j'ai obtenu la contraction des membres inférieurs. Poussant encore plus loin l'anesthésie, j'ai constaté qu'alors l'action excito-motrice de la moelle s'abolissait. Il est une particularité que je dois signaler, c'est que l'abolition portait surtout sur le système nerveux central; car lorsqu'on n'obtenait plus rien en électrisant la moelle, si l'on transportait les aiguilles sur le nerf sciatique, on constatait qu'il restait excitable (1). »

Les détails de cette expérience diffèrent de l'observation générale non-seulement en ce qu'ils font supposer que l'excitabilité des faisceaux de la moelle cesse de pouvoir être mise en jeu par un courant électrique pendant les derniers instants de la vie, mais encore parce qu'ils établissent que l'annihilation porte d'abord sur le système nerveux central, sur les faisceaux de la moelle, avant d'atteindre les cordons nerveux.

Cette divergence ne saurait être imputée à la nature de l'agent employé, car nous avons pu, dans nos recherches expérimentales, confirmer en tous points, avec le chloroforme, l'amylène et l'alcool, c'est-à-dire avec tous les anesthésiques, les lois formulées par MM. Flourens et Longet.

(1) *Bulletin de la Société de chirurgie*, t. IV, p. 167.

En présence de ces résultats contradictoires, il nous paraît opportun de reproduire quelques-unes des expériences instituées à ce sujet par la commission de la Société médicale d'émulation.

Expérience faite en présence de M. Duchenne (de Boulogne), qui avait bien voulu faire fonctionner lui-même son appareil (1).

Nous avons enlevé, chez un chien, la partie postérieure du corps des trois premières vertèbres lombaires, pour mettre à nu la moelle dans l'étendue de 4 à 5 centimètres; nous avons aussi découvert et isolé le grand nerf sciatique droit : nous constatons, en touchant le nerf et la moelle avec la pointe d'un stylet, que ces organes possèdent leur intégrité fonctionnelle, car l'animal pousse des cris aigus et ses membres postérieurs sont en proie à de violentes contractions.

On le soumet alors aux inhalations chloroformiques. La résolution musculaire se manifeste au bout de six minutes; à cet instant, on irrite le nerf sciatique et la moelle, sans provoquer le moindre cri, le plus léger mouvement.

On touche ensuite, au moyen de deux excitateurs communiquant avec les pôles de l'appareil galvano-faradique de M. Duchenne (de Boulogne), le nerf sciatique isolé qu'on fait traverser par un courant d'induction de tension faible, et l'on détermine des contractions énergiques dans le membre inférieur correspondant; on met de même la moelle en contact avec les excitateurs, et des contractions convulsives agitent également les membres postérieurs.

On suspend ensuite l'inhalation, et dix minutes après, l'animal a récupéré une partie de ses mouvements et de sa sensibilité.

L'irritation mécanique du nerf sciatique et de la moelle est sentie par l'animal, qui crie et s'agite.

Les inhalations sont reprises; après dix minutes, la résolution musculaire est complète; la respiration, purement abdominale, est devenue très faible et très lente.

L'animal est encore une fois insensible aux irritations exercées sur le nerf et sur la moelle, tandis qu'un courant d'induction de tension moyenne, passant à travers ces organes, détermine comme précédemment des contractions convulsives des membres postérieurs.

La mort arrive enfin par la prolongation de l'éthérisme ; le courant élec-

(1) *Rapport cité* de L. Lallemand, p. 12.

trique réveille encore pendant quelques minutes l'excitabilité nerveuse, laquelle s'épuise cependant plus promptement que chez les animaux qui succombent à un autre genre de mort.

On voit par cette expérience que les modifications survenues dans les fonctions de la moelle participent du caractère éminemment éphémère des phénomènes anesthésiques, et qu'elles offrent des oscillations qui sont en rapport exact, comme cela pouvait être prévu, avec les changements observés dans les fonctions de la vie de relation.

Dans celle qui va suivre, nous avons constaté en outre que les fonctions de la moelle disparaissaient progressivement de bas en haut.

Expérience faite dans les mêmes conditions de la précédente (1). — Nous avons fait une seconde expérience sur un autre chien chez lequel nous avons mis à découvert le nerf sciatique droit ; l'inhalation ayant amené la résolution musculaire, nous avons irrité le nerf sciatique sans provoquer le moindre cri ni le moindre mouvement, tandis qu'en piquant la moelle à la région dorsale, nous avons provoqué des cris de douleur et des contractions convulsives des muscles du tronc. La stupéfaction a gagné ensuite la portion dorsale de la moelle, et lorsque l'excitabilité de celle-ci a été éteinte aux irritations mécaniques, nous avons constaté qu'un courant électrique lui rendrait toute l'énergie de sa manifestation.

Ces expériences démontrent incontestablement que les nerfs sont affectés en même temps que la partie du centre nerveux dont ils émanent, et que tous deux restent excitables sous l'action de l'électricité.

Les faits ne sont pas moins explicites quand il s'agit de l'alcool.

Expérience (1). — Nous avons introduit dans l'estomac d'un chien de moyenne taille 100 grammes d'alcool à 20 degrés, additionnés de 100 grammes d'eau, en trois doses égales, à quinze minutes d'intervalle.

L'animal ne vomit pas. Une heure après l'administration de la première dose, il est dans un état complet d'ivresse : les membres sont en résolution,

(1) *Rapport cité*, p. 14.

la peau est insensible ainsi que la langue, et les pupilles sont dilatées; l'artère crurale indique 120 pulsations, et la poitrine, 22 inspirations par minute. La chaleur de la peau n'est pas sensiblement diminuée.

A ce moment, nous découvrons le rachis à la région dorsale dans l'étendue de 6 centimètres, et nous enlevons l'arc postérieur des deux dernières vertèbres dorsales; pendant cette opération l'animal ne donne aucun signe de douleur.

La dure-mère étant incisée, nous piquons successivement les faisceaux antérieurs et postérieurs de la moelle; nous en saisissons une portion entre les mors d'une pince sans provoquer ni un cri ni un mouvement; ensuite nous irritons le nerf sciatique mis à nu sans produire non plus de signes de sensibilité ni de contractions musculaires.

Alors avec deux aiguilles communiquant avec les pôles d'un appareil électro-magnétique (appareil de M. Duchenne), nous touchons la moelle, qui se trouve ainsi traversée par un courant d'induction d'une tension faible; nous produisons aussitôt des secousses convulsives violentes dans le tronc et dans les membranes postérieures; le courant traversant le nerf sciatique détermine également des convulsions dans les membres correspondants.

Les forces de l'animal se soutiennent, la respiration et la circulation fonctionnent assez régulièrement : quatre heures après les manœuvres précitées, la léthargie ébrieuse semble moins profonde, la langue et les mâchoires s'agitent, les paupières se contractent quand les conjonctives sont touchées.

Nous piquons fortement la moelle avec un stylet, les convulsions agitent le train postérieur et l'animal pousse des gémissements.

Il est tué par strangulation (1).

D. *Action sur le bulbe rachidien.* — Le bulbe, étant le centre auquel aboutissent les nerfs qui concourent à l'entretien des grandes fonctions organiques, devait être la partie du système nerveux douée de la plus grande force de résistance à l'égard de l'action anesthésique. Une fois qu'il est frappé de paralysie, la mort devient inévitable. Les expériences précitées pourraient suffire pour établir par induction cette proposition, mais le fait a été directement constaté par M. Flourens (2).

(1) Lallemand, Perrin et Duroy, *ouvr. cité*, p. 35.

(2) Flourens, *Mém. cité*.

Expérience sur un chien. — On a soumis l'animal à l'inhalation de l'éther. Après un certain temps, le phénomène de l'éthérisation ayant paru, on a mis à nu d'abord une portion de la moelle épinière et ensuite la moelle allongée. Cela fait, on a piqué la région postérieure de la moelle épinière ; on a pincé, on a coupé les racines postérieures, et l'animal n'a rien senti. L'inhalation de l'éther a donc été prolongée pendant quelques minutes encore ; ce temps écoulé, on a pincé une nouvelle racine antérieure, et l'animal ne s'est point mû ; on a piqué, on a coupé les cordons antérieurs de la moelle épinière, et l'animal est resté immobile. La moelle épinière avait donc perdu les deux principes du sentiment et du mouvement. C'est alors qu'on a exploré la moelle allongée ; on l'a piquée, l'animal a poussé un cri et en même temps il y a eu une contraction dans la région cervicale.

Expérience sur un chien. — Au bout de vingt-cinq minutes, l'animal paraît complétement éthérisé. On met à nu la moelle épinière ; la pression d'une racine postérieure produit une légère douleur. On prolonge l'éthérisation ; au bout de deux ou trois minutes, on pince une nouvelle racine postérieure, et l'animal ne sent rien ; on pique, on coupe les faisceaux postérieurs, et l'animal ne sent rien non plus. On passe aux racines et aux faisceaux antérieurs, on les pince, on les coupe et l'animal reste immobile. Cette insensibilité, cette immotricité de la moelle épinière étant bien constatées, on examine la moelle allongée déjà mise à nu. On la touche et il y a un frémissement marqué de tout l'animal, en même temps que des contractions très manifestes dans les muscles cervicaux. Je coupe alors, dit M. Flourens, la moelle allongée, dans ce point déterminé que j'appelle le nœud vital du système nerveux ; et ce qui arrive en pareil cas pour l'animal qui est dans un état ordinaire, arrive de même pour l'animal qui est éthérisé, c'est-à-dire l'anéantissement soudain de tous ses mouvements respiratoires, c'est-à-dire la mort soudaine.

Expérience sur un chien. — Même dénudation de la moelle épinière et de la moelle allongée, dès que l'animal paraît éthérisé ; même perte de sentiment et de mouvements dans la moelle épinière ; même persistance dans l'un et l'autre point dans la moelle allongée, enfin même mort subite de l'animal à la section du point vital de la moelle allongée.

Ces expériences démontrent que l'animal continue de vivre et de respirer après que la moelle a perdu tout principe de sensibilité et de mouvement ; il le doit à l'intégrité fonctionnelle persistante de la moelle allongée. La mort arrive au moment où le centre de la vie animale est lui-même envahi ; il serait même possible de surprendre, par des explorations réitérées, la relation intime qui existe entre la dégradation des derniers phénomènes vitaux et la perte progressive de l'excitabilité de la moelle allongée.

C'est ainsi que la physiologie expérimentale démontra que l'action de l'éther sur les centres nerveux est successive et progressive ; que cette action s'exerce d'abord sur le cerveau et le cervelet, puis sur la moelle épinière, et enfin sur la moelle allongée, en déterminant d'abord la perte de l'intelligence et de l'équilibre des mouvements, puis la perte de la sensibilité et des mouvements, et enfin la mort elle-même, si l'anesthésie est poussée à ses limites extrêmes.

Cette doctrine de la localisation progressive des effets des substances éthérées souleva de nombreuses objections. Toutefois en cherchant à combattre l'opinion des illustres physiologistes qui l'ont formulée, ne l'a-t-on pas dénaturée pour la rendre plus saisissante ? Comment admettre en effet qu'ils aient eu la pensée, ainsi que le suppose M. Bouisson, « de faire voyager la vapeur anesthésique d'une partie de l'encéphale à l'autre, et fixer successivement son itinéraire des poumons au cerveau et au cervelet ; de ces organes à la protubérance, pour la faire remonter en dernier lieu au bulbe rachidien (1) ? » Sans aucun doute les vapeurs éthérées, dissoutes dans le sang ou intimement unies à ses éléments, circulent partout avec lui, se mettent partout comme lui en rapport, au sein des organes, avec la matière vivante. Mais de ce que l'agent stupéfiant se répand d'une façon uniforme dans les différentes parties des centres nerveux, faut-il en conclure que « évidemment son action est générale et simultanée » (2) ? En pareille circonstance, l'action sur nos organes ne peut être constatée et appréciée que par le trouble de leurs fonctions ; or, le tableau des phénomènes éthériques, même chez l'homme, donne une idée de cette marche progressive. Ce sont bien des troubles généraux que l'on observe dans la vie du système ner-

(1) Bouisson, *ouv. cité*, p. 273.

(2) *Ibid.*

veux, mais une véritable succession existe dans la suppression de ses diverses fonctions. L'encéphale se prête mal à une constatation de ce genre; le fait peut être démontré rigoureusement à l'égard de la moelle. Sur chaque plan horizontal les faisceaux postérieurs sont constamment envahis avant les faisceaux antérieurs, et chacun de ces plans est constamment envahi avant les parties situées au-dessus de lui.

La présence de l'éther dans tout le système nerveux, mise en opposition avec des effets développés dans un ordre progressif, n'a rien qui doive surprendre et qui ne s'observe avec la plupart des substances toxiques. Que cela tienne « à des degrés différents de résistance de l'organisme nerveux contre les causes de destruction », ainsi que le pense M. Parchappe (1) ; en d'autres termes, que cela dépende d'une susceptibilité nerveuse variable ou de toute autre cause, l'impression est générale et simultanée, mais les déterminations qu'elle sollicite sont à peu près successives et progressives dans l'ordre indiqué par MM. Flourens et Longet.

Est-il possible de pénétrer davantage l'action intime des anesthésiques sur le système nerveux ? Une appréciation rigoureuse nous paraît, dans l'espèce, chose impossible ; mais à défaut de preuve directe et péremptoire, on peut trouver dans le caractère des phénomènes de l'éthérisation et dans l'état anatomique des organes encéphaliques, la nature probable des rapports qui relient la cause à ses effets. MM. Pappenheim et Good (2), à la suite d'expériences dont nous aurons bientôt à apprécier le caractère, ne seraient pas éloignés d'admettre l'existence dans les fibres nerveuses centrales après l'éthérisation, d'une lésion analogue à celle qui résulte du contact direct de l'éther liquide avec les nerfs. Cette hypothèse, basée sur un ordre de faits tout à fait étrangers, se trouve renversée par l'observation directe. Quand on examine au microscope la substance nerveuse d'un animal tué

(1) Parchappe, *Mém. cité.*

(2) Pappenheim et Good, *Mém. cité.*

par l'éther, comparativement à celle d'un autre animal ayant succombé à tout autre genre de mort, on n'observe pas la moindre différence. Ces recherches faites avec soin par Chambert (1), M. Bouisson (2), répétées par nous-mêmes, donnent toujours le même résultat négatif.

Sans doute, il reste encore dans l'esprit place pour quelque doute. N'est-il pas survenu quelque changement moléculaire jusqu'alors inappréciable dans la composition des nerfs, sorte d'isomorphisme animal qui a changé l'agencement de leurs éléments et en vertu duquel ils sont devenus impropres à remplir leurs fonctions : ce qui ne serait, à vrai dire, qu'une nouvelle forme de lésion matérielle ? Notre œil, même armé du microscope, est-il apte à le saisir ? Les grossissements employés sont-ils suffisants ? L'état du tissu nerveux, après la mort, permet-il de préjuger ce qu'il était pendant la vie ? Ces restrictions ne manquent pas de valeur et doivent imposer une certaine réserve ; mais, jusqu'à preuve du contraire et dans l'état actuel de nos connaissances, on est autorisé à dire que l'agent anesthésique, introduit par absorption dans l'organisme, ne laisse pas trace de son passage ou de sa présence dans le système nerveux. Cette opinion s'harmonise avec la physionomie éminemment mobile des phénomènes éthérés. L'altération organique, même la plus légère, se traduit habituellement par des troubles durables dans l'exercice de la fonction. L'éther, le chloroforme et tous les anesthésiques touchent si peu à l'organe, en altèrent si peu la substance, que ce dernier recouvre, on peut dire instantanément, toutes ses fonctions. On est ainsi tenté de faire intervenir une action purement dynamique, une sorte de pouvoir catalytique en vertu duquel l'agent modificateur respecte l'instrument et frappe le moteur. Les vapeurs, introduites par absorption, agissent sur la force nerveuse, la neutralisent partout où elles la rencontrent en activité. Il y a

(1) Chambert, *ouv. cité*, p. 50.
(2) Bouisson, *ouvr. cité*, p. 27.

là, une action moléculaire de contact par l'intermédiaire du sang, comparable à celle que l'on admet pour expliquer l'action de presque tous les principes médicamenteux ou toxiques. Sur tous les points où ce contact cesse d'exister, les effets cessent de se produire. M. Serres a institué à cet égard l'expérience la plus probante. L'artère crurale d'un chien fut liée à la racine de la cuisse, puis l'animal fut soumis aux inhalations anesthésiques jusqu'à l'abolition bien constatée de toute action nerveuse. Le membre sur lequel avait été pratiquée la ligature garda seul le pouvoir excito-moteur, et le nerf sciatique piqué détermina des mouvements convulsifs (1).

On peut établir par conséquent que, pendant l'éthérisation, alors que les vapeurs imprègnent tout l'organisme, le courant centripète dans toute son étendue, depuis son point d'émergence périphérique jusqu'à son centre perceptif, est frappé d'abord à cause d'une impressionnabilité plus grande : puis que la même atteinte est réservée pendant l'instant qui suit au courant centrifuge, de façon à plonger dans une immobilité complète le vaste circuit que représente le système nerveux de la vie de relation.

Tel que nous le comprenons, le mode d'action immédiate des substances anesthésiques peut être résumé dans la proposition suivante : l'impression sur le système nerveux est directe et purement dynamique ; elle est générale et simultanée, mais son influence sur l'exercice des fonctions se traduit par une série de déterminations successives et progressives qu'il est rationnel d'attribuer à des différences originelles dans la susceptibilité nerveuse.

§ II. — Mode d'action des anesthésiques employés localement.

Pour que le pouvoir spécial dévolu aux médicaments anesthésiques puisse se manifester, il est indispensable qu'ils soient soumis à l'absorption : ce que peut produire leur contact plus

(1) Serres, *Mém. cité*.

ou moins prolongé, avec la substance nerveuse, est le résultat d'une action complexe et dépendant en grande partie de leurs propriétés physico-chimiques. Nous avons déjà insisté à diverses reprises sur la distinction fondamentale et trop méconnue jusqu'alors qu'il faut établir entre ces propriétés et le pouvoir anesthésique proprement dit, mais il était indispensable de le rappeler ici pour rendre leur véritable signification aux recherches physiologiques dont il nous reste à parler.

On pourrait, il est vrai, les passer sous silence, puisqu'elles ont pour objet toute autre chose que l'étude de l'action anesthésique; mais elles ont des rapports trop intimes avec le principe même de l'anesthésie locale, qui, bien qu'établie sur d'autres bases, a sa place marquée dans l'anesthésie chirurgicale, pour que nous nous déterminions à le faire. Nous trouvons encore un autre avantage à compléter l'exposé des expériences entreprises dans cette direction spéciale; elles fournissent les plus fermes appuis à cette proposition fondamentale de M. Flourens : *que l'éthérisation réside essentiellement dans l'inhalation.*

M. Serres, espérant trouver l'explication des phénomènes de l'éthérisme dans une action matérielle, eut la pensée, l'un des premiers, de déterminer les effets de l'application de l'éther liquide sur les cordons nerveux. Voici quels sont les principaux résultats de son enquête expérimentale : la sensibilité et la motricité du nerf, soumis à l'action de l'éther liquide, sont abolies. Pour tenir compte de l'action de l'air, il fit l'expérience comparative suivante : deux nerfs étant mis à nu, l'un fut maintenu à l'air libre, et l'autre, plongé dans l'éther. Au bout de cinq minutes d'attente, on constata, en déchirant le tissu nerveux, que le second avait perdu toutes ses fonctions et que le premier conservait intégralement sa sensibilité et sa motricité.

Une autre expérience permit à M. Serres (1) d'apprécier la

(1) *Comptes rendus de l'Académie des sciences*, t. XXIV, p. 227.

durée et l'étendue de ces effets. Sur un lapin adulte, le nerf sciatique poplité interne fut mis à nu et isolé. Son excitation produisit une vive douleur et de violentes contractions. On soumit le nerf à l'action de l'éther liquide pendant cinq minutes, puis la plaie fut réunie par une suture entortillée. Le lapin étant lâché, on s'aperçut qu'il traînait la patte sur laquelle l'expérience avait été pratiquée. Cette paralysie se maintint les jours suivants; la plaie cicatrisée et les épingles enlevées, le lapin fut mis en liberté, mais on constata de nouveau la perte des mouvements du membre. Six jours après l'éthérisation du nerf sciatique, on mit à nu le nerf tibial correspondant et on l'excita de diverses manières, mais l'animal ne parut rien sentir, et aucune contraction musculaire ne se manifesta. Enfin, on saisit le nerf malade et on l'étreignit fortement à l'aide d'une pince à disséquer; même impassibilité de l'animal, même absence de contraction des muscles. Il résulte de cette expérience qu'au sixième jour, il y a perte permanente de la motricité et de la sensibilité dans la partie périphérique des nerfs soumis à l'action de l'éther liquide. Avec beaucoup de raison, M. Serres attribue ce double résultat à une action chimique sur le tissu nerveux qu'il désagrége. Il suffit d'exposer de pareils résultats, de noter la permanence et peut-être l'aggravation progressive des accidents, pour être convaincu, avec l'éminent professeur, qu'il ne s'agit en aucune façon, ici, d'une action anesthésique, mais bien d'une action traumatique entraînant à sa suite une paralysie.

M. Longet, se plaçant au même point de vue, obtint des résultats comparables aux précédents; mais en substituant l'électricité aux irritants mécaniques dont s'était servi M. Serres, il put s'assurer que le principe du mouvement n'était point aboli, immédiatement du moins, dans la partie du nerf située au-dessous du point immergé. Les effets locaux de l'éther ont été résumés par l'auteur de la façon suivante :

« Tout nerf mixte (sciatique, etc., etc.) découvert dans son trajet, soumis à l'action d'un jet de vapeur d'éther sulfurique ou à celle du même éther liquide, et devenu insensible dans le point éthérisé et dans tous ceux qui sont en dessous, peut néanmoins demeurer excitable dans ces mêmes points, c'est-à-dire à l'aide d'irritations artificielles directes, continuer d'éveiller la contraction des muscles auxquels il se distribue ; j'ajouterai qu'à certaines conditions il peut même conserver en partie sa faculté motrice volontaire.

» Toutes ces variations dans les phénomènes, dépendent ici de la durée du contact de l'éther avec les tissus nerveux, contact qui d'ailleurs ne semble aucunement douloureux et se borne à exciter parfois localement de légères secousses convulsives.

» Dans un premier degré de cette éthérisation directe qui apparaît au bout d'une minute et demie environ chez les chiens et les lapins, le cordon nerveux (sciatique), quoique absolument insensible dans ces points indiqués, a encore le pouvoir de faire contracter volontairement les muscles qu'il anime.

» En effet, le passage réitéré et saccadé d'un courant électrique inverse, avec le soin que les extrémités des rhéophores ne touchent le nerf qu'au niveau et au-dessous du point éthérisé, ne provoque plus la moindre douleur; mais ce passage vient-il à s'établir en dessus, l'animal, tout à l'heure impassible, témoigne aussitôt sa souffrance, et les muscles de la jambe qu'animent le sciatique poplité interne et le sciatique poplité externe, ayant été découverts à l'avance, il devient facile de constater que ces muscles participent encore à la contraction volontaire générale (1).

» Dans un second degré, qui se manifeste après une éthérisation immédiate un peu plus prolongée (trois ou quatre minutes),

(1) Ce mode de vérification, à l'aide du courant électrique, de l'état de la sensibilité dans un tronc nerveux éthérisé, surtout quand on veut reconnaître aussi où en est son pouvoir moteur, est de beaucoup préférable, dit M. Longet, à celui qui consiste à piquer ce tronc, à l'étreindre entre les mors d'une pince et par conséquent à le désorganiser.

le nerf mixte perd le pouvoir qu'il avait encore dans le premier; il est toujours insensible, mais, de plus, entièrement dépossédé de sa faculté motrice volontaire. Son excitabilité seule lui reste, propriété qui est due à la persistance du principe du mouvement dans le nerf, et qui permet encore à celui-ci de traduire par des contractions musculaires les irritations artificielles dirigées sur son propre tissu, quand déjà la volonté n'exerce plus son empire. Mais il importe de dire que cette excitabilité, le nerf la conserve encore, qu'il soit lui-même galvaniquement irrité au-dessus, au niveau, au-dessous de la portion soumise à l'action directe de l'éther; en d'autres termes, quoique insensible, il demeure donc excitable dans tous les points de son trajet. La même chose n'a pas lieu plus tard.

» Dans un troisième degré, obtenu après douze à quinze minutes de contact de l'éther avec le nerf, plus de sensibilité, plus de mouvements spontanés dans les muscles comme dans le degré précédent; mais aussi aucune preuve d'excitabilité de la part du nerf quand j'y fais passer un courant direct ou inverse au-dessus du point éthérisé. Ce point est donc comme s'il était contus ou ligaturé, puisqu'il empêche aussi bien qu'une contusion ou une ligature la transmission de la force nerveuse motrice.

» Toutefois il n'en reste pas moins conducteur de l'électricité elle-même, car si j'applique l'extrémité d'un rhéophore au-dessus, et l'extrémité de l'autre à quelque distance au-dessous du point éthérisé, le courant le traverse, et aussitôt apparaissent des contractions musculaires dues au principe du mouvement émané de la portion du nerf qui, comprise entre l'endroit éthérisé et le point touché par le rhéophore inférieur, a été stimulée par le courant dont elle-même a fait partie.

» Qu'on n'aille pas croire qu'en prolongeant l'immersion dans l'éther, durant quelques instants ou même quelques heures de plus, on parviendrait à faire disparaître le principe du mouvement de la portion du nerf située au-dessous du point qu'on immerge et à la rendre aussi inexcitable. Des expériences ont démontré que le bout périphérique d'un nerf, alors même que celui-ci a été complétement séparé de l'axe cérébro-spinal, ne perd jamais son excitabilité ou sa force nerveuse motrice que vers le cinquième jour après cette séparation.

» Les expériences relatives à l'éthérisation directe du tissu nerveux peuvent être conduites de manière à produire tantôt des effets passagers et tantôt des effets durables.

» Dans le premier degré, l'anesthésie peut ne pas durer au delà de quelques instants ; dans le deuxième, les facultés sensitives et motrices volontaires se rétablissent quelquefois en moins de douze heures, et quand ce rétablissement a lieu, c'est la première qui reparaît d'abord ; dans le troisième degré, enfin, où le contact prolongé de l'éther a pu altérer la composition intime du tissu nerveux, il n'y a plus lieu d'attendre de la restitution lente de ces facultés que la régénération de ce tissu lui-même (1). »

Une circonstance particulière mérite d'être signalée dans l'exposé des expériences de M. Longet : c'est que, par l'immersion dans l'éther, les nerfs perdent leurs fonctions dans le même ordre que sous l'influence des inhalations éthérées. Mais en dehors de ce point de ressemblance, quelle différence profonde entre les effets de l'éthérisme et ceux de l'action directe plus ou moins prolongée ! Au degré le plus superficiel, alors que la sensibilité seule est anéantie et l'éthérisation très incomplète, l'anesthésie peut ne durer que quelques instants ; mais un peu plus tard, quand la motricité volontaire du nerf disparaît, bien que l'excitabilité aux agents extérieurs persiste encore, le rétablissement des fonctions ne s'opère plus qu'au bout de plusieurs heures et même quelquefois plus du tout ; à un troisième degré, le nerf est « comme s'il avait été contus, ligaturé, puisqu'il empêche aussi bien qu'une contusion, une ligature, la transmission de la force nerveuse motrice », dans

(1) Longet, *Mém. cité*, p. 16.

ce troisième degré, il n'y a plus lieu « d'attendre la restitution lente de ces facultés que de la régénération du tissu nerveux lui-même. »

Les expériences de M. Longet répétées avec le chloroforme par M. Bouisson ont fourni les mêmes résultats, sauf quelques détails relatifs à la rapidité avec laquelle se produisent les phénomènes de paralysie, et à l'existence constante, avant toute action sédative, d'une période d'excitation. Celle-ci se traduit par une sensation de douleur et des mouvements vifs et répétés dans les membres.

Plus absolu que M. Longet, M. Bouisson admet une analogie complète entre l'éthérisation directe des cordons nerveux et l'éthérisation par inhalation. A l'appui de ce rapprochement, il invoque les effets de narcotisation partielle obtenus par les applications d'opium, de belladone et d'autres substances narcotiques. L'exemple est de nature à faire impression. Il est impossible de révoquer en doute l'empoisonnement local des nerfs eux-mêmes par les substances narcotiques. Humboldt, Wilson, Brodie, M. Cl. Bernard ont démontré que la teinture d'opium et l'infusion de tabac paralysent le cœur. Chacun sait que l'instillation dans l'œil d'une goutte de solution d'atropine suffit pour dilater la pupille. Mais les conditions dans lesquelles s'observent ces effets ne sont pas tout à fait identiques avec celles dont nous avons parlé. Le poison, le plus souvent, est déposé à une certaine distance du lieu sur lequel va s'exercer son action ; au pourtour de l'orbite, sur la conjonctive, quand on veut agir sur l'iris, par exemple. Que l'effet narcotique local résulte d'une sorte d'imbibition, comme le pense Mueller, ou d'une véritable absorption qui conduit l'agent délétère au contact du nerf impressionné, il existe là des conditions qui favorisent, à travers le filtre organique, un mélange intime avec le sang ou les fluides animaux, qui est peut-être la condition indispensable à la production des phénomènes toxiques.

Il est vrai que l'action locale se développe aussi quand

on dépose directement le poison sur le tissu nerveux, mais il faut pour cela qu'il ne provoque aucun travail de désorganisation, et que l'imbibition puisse se produire. La plupart des agents toxiques et les narcotiques en particulier réalisent ces deux conditions. Le nerf soumis à leur action directe présente encore tous les caractères du nerf sain : c'est par analogie que l'on admet une modification imprimée à la matière nerveuse, semblable à celle que l'on suppose exister dans les phénomènes de narcotisation générale. Sans l'altérer, ils pénètrent sa substance, se mettent en contact avec le sang qui le baigne (aussi les phénomènes toxiques sont-ils d'autant plus rapides et plus intenses que le nerf est plus vasculaire), et réalisent des conditions très analogues sinon identiques à celles qui existent quand l'agent est soumis à une absorption préalable, comme précédemment.

Si, par suite de quelque circonstance accidentelle ou de certaines propriétés particulières au poison, les conditions sont changées, l'effet local cesse de se produire ou change de caractère. C. Viborg (1) a pu verser près d'un gramme d'acide cyanhydrique concentré sur le cerveau d'un cheval mis à nu par la trépanation, sans apercevoir la moindre trace d'effet. Le fait n'est peut-être pas à l'abri de toute critique à cause du siége même de l'expérience, et l'on peut se demander après M. Martin-Magron, quels effets on est en droit d'attendre d'une action toxique développée sur un point circonscrit de la surface du cerveau. Mais Hubbard (2), aprés avoir observé une action très rapide en mettant en contact immédiat cet acide avec les nerfs, s'aperçut également qu'aucun phénomène ne survenait, quand il avait soin d'isoler les cordons en passant une carte au-dessous. Ces résultats négatifs, attribués à juste titre à quelque circonstance accidentelle, nous paraissent devoir être la règle en ce qui concerne les anesthésiques à l'état liquide ou même de vapeurs concentrées. L'irritation qu'ils

(1) *Act. reg. Soc. med.* Hafn, 1821, p. 240.
(2) *Philadelph. Journal*, 1822.

provoquent nuit à leur absorption, à leur pénétration, si elle ne l'empêche complétement ; nous avons en effet démontré que du chloroforme liquide, injecté sous la peau d'un chien et placé, par conséquent, dans les conditions les plus favorables à l'absorption, peut rester en dépôt pendant trente-six heures dans l'organisme, sans que sa présence dans le torrent circulatoire soit révélée par aucun signe physiologique de quelque importance pendant la vie, ni, après la mort, par l'analyse chimique qui pourtant permet d'en découvrir les moindres traces.

L'éther et le chloroforme ont une action désorganisatrice tellement prédominante qu'elle annihile toutes les autres, et leurs effets locaux sont proportionnels au degré de désorganisation qu'ils provoquent dans le tissu nerveux. Ce travail de désorganisation progressive a pu être étudié et décrit par MM. Pappenheim et Good (1). A l'examen microscopique, le nerf plongé dans l'éther se modifie d'une façon proportionnelle à la durée de l'immersion ; la structure du nerf subit d'abord une altération qui commence par sa gaîne, qui se détache d'abord de son contenu, de sorte que les bords doubles commencent à devenir visibles. Plus tard, la coagulation naît et l'aspect devient grumeux. En somme, la fluidité des nerfs diminue et leur contenu se retire de la gaîne. Indépendamment de ces résultats fournis par le microscope, MM. Pappenheim et Good assurent avoir constaté que les effets de la pénétration de l'éther se font sentir graduellement de la circonférence au centre des nerfs, de telle façon qu'à un moment donné de l'expérimentation, il est possible, en défibrillant le nerf sur l'animal vivant, de faire la part des fibres primitives qui ont perdu leurs propriétés de celles qui sont encore douées de sensibilité et de contractilité. Une action plus longtemps prolongée de l'éther détruit les propriétés du nerf tout entier.

Néanmoins, ces conditions défavorables n'entraînent pas

(1) Pappenheim et Good, *Mém. cité*.

l'impossibilité absolue d'obtenir avec l'éther et le chloroforme certains phénomènes d'anesthésie locale. Si l'on applique ces substances sur la peau, en prenant soin d'atténuer leur action irritante, comme il arrive quand on entoure d'une atmosphère de vapeurs diluées une surface dénudée, un ulcère, un moignon d'amputé, par exemple, rien ne s'oppose à ce qu'il se produise un effet multiple : d'abord une action locale physico-chimique qui est incontestable, mais encore une véritable absorption ou imbibition en vertu de laquelle, l'agent stupéfiant, intimement confondu avec les fluides organiques en circulation, réalise les conditions indispensables à la manifestation de ses propriétés toxiques, et peut agir sur les nerfs en l'absence de toute manifestation générale. Il ne répugne en aucune façon d'admettre cette action de voisinage, quand elle est incontestable à l'égard d'autres substances. Dans ces cas particuliers, l'anesthésie locale deviendrait possible; son énergie serait en rapport avec l'activité de l'absorption.

Il est presque superflu d'ajouter que nous ne voulons pas restreindre les applications utiles de l'anesthésie locale aux conditions exceptionnelles dans lesquelles pourra s'exercer l'absorption. D'autres influences, telles que le changement de température déterminé par l'évaporation, l'irritation de la peau, etc., peuvent, comme l'action stupéfiante elle-même, concourir au but que se propose le chirurgien. Mais il importe que, s'élevant au-dessus des données de l'empirisme, il sache faire la part de chacune d'elles, afin de pouvoir, en les modifiant selon les circonstances, en tirer le meilleur parti possible.

CHAPITRE V.

DES ACCIDENTS OBSERVÉS PENDANT L'ADMINISTRATION DES ANESTHÉSIQUES.

Nous passerons en revue, dans ce chapitre, les particularités de l'éthérisation, assez importantes pour mériter l'attention de l'opérateur. Plusieurs phénomènes, déjà mentionnés dans l'étude physiologique de l'éthérisme, pourront ainsi figurer de nouveau dans cet exposé, à cause de leur durée ou de leur intensité exceptionnelles.

Tout ce qui se rapporte à cette question doit être l'objet d'une étude approfondie. L'importance du sujet, l'avantage qui peut résulter pour le praticien d'avoir sous les yeux le tableau fidèle des accidents, nous décide à recourir de préférence aux observations, à les publier textuellement. Ce procédé entraîne un peu plus de longueur, mais il éloigne moins du terrain de la clinique et permet de rechercher, dans les circonstances des faits eux-mêmes sobrement interprétées, et en dehors de toute préoccupation systématique, la cause probable de leur existence. Si l'on était parvenu à manier sans danger les agents anesthésiques, un pareil soin paraîtrait superflu ; mais du moment où la chloroformisation n'a pas cessé d'avoir des dangers, le problème qui nous occupe, malgré l'autorité des noms qui l'ont agité jusqu'alors, n'a rien perdu de son actualité ni de son importance. S'il ne nous est pas donné de le résoudre complétement, les pièces apportées au débat auront du moins l'avantage ou de faire voir que des obscurités insurmontables tiennent à la nature même du sujet, ou de fournir les bases d'une solution ultérieure.

Dans le nombre des accidents déterminés ou attribués à l'influence anesthésique, les uns sont légers et n'ont d'autres inconvénients que d'entraver la marche régulière de l'éthérisation ou d'amener une indisposition passagère, les autres sont graves ou soudainement mortels.

ARTICLE PREMIER.

ACCIDENTS LÉGERS.

A. *Action irritante des vapeurs anesthésiques.* — L'action irritante des vapeurs inhalées se fait quelquefois sentir très vivement sur la muqueuse laryngo-bronchique. Il en résulte des efforts de toux qui se succèdent avec assez d'intensité pour rendre l'inhalation momentanément impossible. Cet accident ne s'observe guère qu'avec l'éther ou le chloroforme impur; il se produit toujours au début, au moment où l'excitation générale accroît la puissance des mouvements instinctifs ou réflexes. S'il n'y a qu'un seul effort, il ne faut pas s'en occuper; s'il y en a plusieurs et qu'ils se succèdent rapidement, on doit enlever l'appareil afin d'éviter qu'après une quinte, le malade n'absorbe, pendant les inspirations profondes qui la suivent, une trop grande quantité de vapeurs dont le moindre danger serait une incitation nouvelle à la reproduction des mêmes accidents. Habituellement cette toux purement spasmodique disparaît sans retour pendant les progrès de l'éthérisme : pourtant, il paraît qu'on a vu des bronchites succéder aux inhalations d'éther, mais elles sont toujours légères, bornées aux grosses bronches et de courte durée. Les inflammations parenchymateuses du poumon ne résultent jamais de l'administration des anesthésiques, malgré l'assertion sans preuve de quelques auteurs.

Pour les mêmes motifs, les glandes salivaires et buccales sécrètent plus activement; leurs produits s'accumulent dans la bouche ou dans les bronches, et provoquent des efforts d'expuition, soit pendant la période d'excitation primitive, soit pendant celle de retour. Le chloroforme est beaucoup moins gênant que l'éther sous ce rapport. On a fait jouer un certain rôle à cette hypersécrétion, ainsi que nous l'avons dit ; on l'a accusée de produire dans quelques cas, à cause de l'état de paralysie des bronches, une véritable asphyxie chloroformique. Rien ne nous paraît moins fondé que ces deux hypothèses pour en justifier une troisième. L'asphyxie accidentelle, pendant la chloroformisation, reste à démontrer ; la paralysie des bronches par contact est une vue de l'esprit ; quant à une accumulation de mucus bronchique capable d'entraver le jeu de la respiration et de causer la mort, on ne la rencontre jamais, surtout avec le chloroforme, soit chez l'homme, ainsi que le témoignent les observations que nous rapporterons bientôt, soit chez les animaux.

De cette façon, l'apparition du *rhonchus* sonore, qui accompagne souvent le sommeil éthéré, perd beaucoup de l'importance qui lui est attribuée. Bien distinct de ces râles trachéaux humides que l'on observe pendant l'agonie, il n'est autre chose qu'un véritable ronflement résultant beaucoup moins du passage de l'air à travers des mucosités que de la vibration du voile du palais et de ses annexes. Il n'y aura donc pas lieu de s'en préoccuper pendant les inhalations.

Les vapeurs, en agissant directement sur la conjonctive, peuvent aussi amener un peu de rougeur, de larmoiement, mais rarement au point de nécessiter l'intervention du chirurgien.

B. *Vomissements.* — Les vomissements peuvent être déterminés par les efforts de toux. En dehors de cette influence accidentelle, le vomissement est rare pendant l'éthérisation, à moins que l'estomac ne soit rempli d'aliments. Ils peuvent survenir, soit pendant la première période de l'éthérisme, soit pendant la période de retour. M. Bouisson (1) les attribue à une action stupéfiante locale exercée sur les nerfs pneumogastriques. Il n'est pas nécessaire, pour s'en rendre compte, d'avoir recours à cette influence contestable. Quoi de plus

(1) Bouisson, *ouvr. cité*, p. 368.

rationnel que de les attribuer à une action réflexe sollicitée par l'ivresse éthérée, comme ils sont un des effets, en dehors de toute action irritante sur la muqueuse gastrique, de l'ivresse alcoolique. Quelquefois ils sont provoqués par l'état spasmodique du diaphragme : dans ces cas, on est prévenu de leur arrivée prochaine par une espèce de resserrement transversal, de contraction convulsive au niveau de l'épigastre.

Les vomissements entravent l'administration des anesthésiques ; ils forcent à enlever l'appareil. Pendant ce temps, l'élimination continue, les premiers effets obtenus se dissipent, et l'on est obligé de recommencer, trop heureux si la réapparition de désordres dans les mouvements ne ramène pas le même accident.

Les vomissements ont encore un plus grave inconvénient; ils impriment une secousse violente à tout l'organisme, et font naître un véritable état lipothymique, qui est la plus détestable de toutes les conditions, quand on veut donner du chloroforme. En général, les malades sujets aux vomissements réclament la plus grande surveillance de la part de l'opérateur ; pour peu que des efforts se montrent et persistent, mieux vaut s'abstenir ou tout au moins attendre que le calme soit rétabli dans le système nerveux. Les enfants, d'après M. Bouisson, vomissent plus souvent que les adultes.

C. *Congestion cérébrale.* — Les irrégularités qui surviennent dans la respiration et la circulation déterminent assez souvent une congestion céphalique passagère qui se traduit par l'état vultueux de la face, la saillie et l'éclat des globes oculaires, le gonflement des veines jugulaires. M. Bouisson (1) considère ces phénomènes comme pouvant devenir dangereux et occasionner une apoplexie. Ces effets nous effrayent peu par eux-mêmes, quoique pourtant, dans l'opinion du docteur Fock, leur persistance, jointe à l'action du chloroforme, ait mis la vie en danger dans l'observation suivante :

(1) Bouisson, *ouvr. cité.*

Observation. — Un homme de trente-quatre ans était entré à la clinique du professeur Langenbeck pour se faire traiter d'une ankylose du genou par la méthode d'extension de ce professeur. Cet homme était d'une constitution scrofuleuse, torpide, et la coloration rouge bleuâtre de sa figure annonçait une disposition aux congestions cérébrales. On versa sur une compresse environ 2 gros de chloroforme, et l'on maintint cette compresse devant la bouche du malade. En très peu de temps, il fut narcotisé. Avant qu'on eût terminé le pansement, il fallut écarter la compresse, car tout à coup la figure était devenue bleuâtre et la respiration stertoreuse ; cependant celle-ci n'avait pas été un seul instant suspendue, et le pouls, quoique petit, était resté perceptible.

Le malade fut tiré facilement de son narcotisme, il respira librement et sentit la douleur du genou pendant l'extension de l'extrémité. Une heure et demie plus tard, l'auteur trouva cet homme endormi, respirant tranquillement ; ayant été réveillé, il répondit qu'il se trouvait bien, qu'il n'éprouvait que peu de douleur au genou, qu'il avait soif ; après avoir bu, il retomba dans son sommeil ; des aspersions d'eau froide et des inspirations d'ammoniaque le réveillèrent.

Cependant, vers le soir, l'auteur trouva le malade très changé : face livide, tête chaude, extrémités fraîches ; pouls très petit, irrégulier ; choc du cœur imperceptible, turgescence des jugulaires, respiration très gênée ; bulbes oculaires tournés en haut, pupilles dilatées ; le malade ne répond que par des soupirs ; son haleine ne répand aucune odeur de chloroforme ; coagulation lente du sang. Le coma ne diminuant pas, on met le malade dans un bain et l'on fait des affusions froides sur la tête et sur la poitrine. Légère amélioration suivie bientôt du retour de l'insensibilité. (Lavements vinaigrés, frictions avec une brosse, sinapismes, etc.)

Après trois heures de soins continuels, la respiration devint meilleure et le pouls se releva ; le malade put prendre quelques doses d'éther. Cependant l'état soporeux persiste encore pendant près de quatre jours. On appliqua vingt sangsues derrière les oreilles, et l'on fit prendre un purgatif de calomel et jalap. Peu à peu les fonctions se rétablirent, et le malade reprit son état habituel (1).

Un fait aussi insolite, dans lequel, après une anesthésie incomplète de courte durée, des accidents congestifs persistent pendant quatre jours, avec des périodes de rémission complète, soulève contre lui trop d'objections sérieuses pour

(1) *Gazette médicale de Paris*, 1855, p. 694.

qu'il autorise à en rejeter la responsabilité sur le chloroforme.

Toutefois ces congestions momentanées doivent être pour le clinicien un signe précieux qui l'avertit de l'état de gêne dans lequel se trouve la respiration, et de l'apparition possible d'autres troubles dynamiques autrement sérieux du côté du cœur. Aussi, bien qu'elles n'aient rien d'inquiétant en elles-mêmes, il est rigoureusement prescrit d'éloigner momentanément l'appareil, sitôt qu'elles apparaissent.

Il arrive assez souvent, plus encore avec l'éther qu'avec le chloroforme, que le malade, après l'éthérisation, se plaint de céphalalgie ; il est probable qu'elle dépend d'un certain degré de congestion cérébrale persistante et dépendant du ralentissement survenu dans l'activité de la circulation. Une saignée dans certains cas , des révulsifs aux extrémités inférieures, quelques compresses froides sur la tête, et surtout un peu d'activité triomphent facilement de cette légère indisposition.

D. *Renversement de la langue en arrière, déterminant la suspension de la respiration.* — Plusieurs chirurgiens, et en particulier Després, de l'hospice de Bicêtre, ont pensé que les accidents graves de la chloroformisation devaient être attribués à un renversement de la langue assez complet pour obturer les voies aériennes. Selon ce dernier auteur, ce renversement serait une conséquence de la paralysie prématurée de l'organe. Nous nous sommes déjà expliqués au sujet du moment où la langue, ainsi que l'isthme du gosier et le larynx, se paralysent pendant l'éthérisation.

De même que tous les muscles qui concourent d'une façon médiate ou immédiate à l'entretien de la respiration, elle est atteinte en dernier lieu et se réveille la première ; c'est là un fait constant, mis hors de doute par la physiologie expérimentale.

D'ailleurs, au moment même où ses contractions cessent d'être appréciables, nous n'avons jamais constaté chez les animaux rien qui ressemblât à une chute, à un renversement. Quoique affaissée sur sa base, pelotonnée en quelque sorte, elle reste collée au plancher buccal et n'empêche pas l'inspiration; mais autant nous croyons peu à une action purement mécanique, autant nous pensons que la langue contribue à la suspension de la respiration, lorsque tout l'appareil respiratoire supérieur, larynx, muscles élévateurs du larynx et de l'arrière-gorge, entre synergiquement en convulsion. Ici l'action est complexe; dans ces cas, il se peut que, sous l'influence des manœuvres conseillées par Després et qui consistent à attirer la langue au dehors, l'épiglotte soit entraînée en haut et en avant, de façon à faire disparaître la suffocation.

E. *Accidents nerveux.* — On sait que dès le début des inhalations, l'ordre disparaît dans les mouvements. Cette aptitude aux mouvements réflexes et aux réactions instinctives violentes peut devenir la source d'accidents qui se présentent sous des formes variables.

1° *Convulsions spasmodiques.* — Tantôt elles consistent en des mouvements brusques, saccadés, qui se succèdent rapidement aux membres supérieurs et inférieurs, au diaphragme, aux muscles du ventre, comme dans tout effort violent. C'est là un inconvénient dont on triomphe assez facilement; mais d'autres fois, surtout dans les cas où l'opération a été entreprise prématurément, le malade, qui a perdu la conscience de ses actes, s'abandonne à tous les emportements d'un délire furieux; il lutte contre tout le monde et résiste aux moyens de coercition avec une énergie telle, que les puissances musculaires paraissent décuplées : alors la chloroformisation représente une lutte des plus pénibles, pendant laquelle le chirurgien le plus résolu s'en tire comme il peut, ou se hâte sagement de renoncer à l'éthérisation, si elle n'est commandée par quelque opération urgente.

M. Robert a rapporté deux observations de ce genre d'accidents (1) :

(1) Robert, *Note citée* (*Bulletin de l'Académie de médecine*, t. XIV, p. 1093 et suiv.).

Observation. — Le sujet de la première était un Alsacien de quarante-cinq ans, d'une haute et grêle stature, admis à l'hôpital Beaujon pour y être traité d'une entorse du genou droit. La maladie ayant résisté pendant plusieurs mois aux traitements variés que j'avais mis en usage, et le genou restant gonflé et douloureux, je résolus d'y appliquer plusieurs raies de feu, et je procédai d'abord à l'inhalation du chloroforme. Pendant près de vingt minutes, le malade ne cessa de s'agiter, de crier, et quand on le pinçait, ou qu'on le piquait pour interroger l'état de la sensibilité, il se révoltait avec violence. Craignant de prolonger cet état, je le cautérisai avant d'avoir obtenu l'anesthésie. Il fallut quatre hommes pour le contenir. Il poussa des cris horribles, et cependant, quand il fut revenu à lui-même, il déclara avoir senti à peine l'action du feu ; du reste, cette crise violente se dissipa assez promptement sans laisser de trace.

Observation. — Le deuxième malade était un marinier de cinquante ans, très vigoureux et adonné à l'ivrognerie. Il avait été admis à l'hôpital pour y subir l'extirpation d'une petite tumeur variqueuse sous-cutanée de de la tempe droite, résultant d'une contusion ancienne. Après dix minutes d'éthérisation sans effets notables sur la sensibilité, la myotilité ou l'intelligence, il fut pris tout à coup de délire accompagné d'agitation furieuse. Je ne voulus pas continuer l'emploi du chloroforme, et comme d'ailleurs il paraissait être devenu insensible, je me décidai à l'opérer. Mais aussitôt que j'eus pratiqué l'incision des téguments, la sensibilité se réveilla et l'agitation devint telle, que j'éprouvai les difficultés les plus grandes pour mener à fin l'opération. Celle-ci terminée, il déclara n'avoir rien senti, il eut un peu de fièvre et de céphalalgie pendant vingt-quatre heures.

Si dans des circonstances analogues, il est indispensable d'obtenir l'anesthésie, on peut insister sur les inhalations en prenant la précaution indispensable de s'entourer d'un nombre d'aides suffisant pour réduire le malade à l'impuissance, quelle que soit la violence de ses mouvements. En agissant autrement, il est à craindre, comme cela a été observé, qu'à l'une de ces secousses convulsives non réprimées, succède un arrêt brusque des mouvements du cœur.

2° *Convulsions tétaniques.* — D'autres fois, l'attaque convulsive revêt la forme tonique. Si elle frappe les muscles inspirateurs, la fonction de la respiration est brusquement suspendue ; des signes de congestion périphérique surviennent, les yeux font saillie et roulent dans l'orbite ; le malade suffoque. On a attribué ces effets au spasme des muscles de la glotte. Bien des fois nous avons été témoins de cet accident; toujours nous avons vu les grands muscles inspirateurs dans une immobilité complète qui dispense de rechercher ailleurs la raison de la suffocation. L'état de contraction est rarement limité aux muscles de la respiration ; parfois il provoque le resserrement des mâchoires, un véritable trismus ; ailleurs, mais plus rarement, des convulsions généralisées avec opisthotonos, qui simulent, à s'y méprendre, le tétanos confirmé.

Ces convulsions, quelle qu'en soit la forme, réagissent toujours sur la respiration, troublent l'hématose et retentissent quelquefois d'une façon bien grave sur les mouvements du cœur. Aussi les sujets qui en sont menacés nous paraissent être dans les conditions les plus défavorables.

3° *Accès d'hystérie.* — Le spasme prend une forme définie et constitue un véritable accès chez les femmes hystériques et même chez celles qui, n'ayant pas encore eu d'attaques, s'y trouvent prédisposées. C'est ordinairement au début que se manifestent ces accès ; provoqués par la première impression du liquide anesthésique sur les centres nerveux, ils représentent une des formes les plus saisissantes de la période d'excitation. En face de cette crise, l'opérateur ne doit pas se hâter de renoncer à l'éthérisation. Administrées avec réserve, les vapeurs stupéfiantes ne tardent pas à calmer l'orage qu'elles ont soulevé ; quand arrive la résolution musculaire, tout rentre dans l'ordre habituel. Soit par une coïncidence heureuse, soit à cause du nombre relativement peu considérable des sujets hystériques, aucun accident grave ne s'est encore présenté dans ces conditions moins défavorables, tout le fait préjuger, qu'elles ne le paraissent au premier abord.

4° *Attaque d'épilepsie.* — L'hystérie n'est pas la seule névrose dont l'activité soit réveillée par les inhalations anesthésiques. Elles ont généralement le triste privilége de provoquer des accès chez les épileptiques. M. Moreau, médecin de Bicêtre, se basant sur les perturbations profondes que l'éthérisation provoque dans les fonctions nerveuses, avait essayé l'éther contre l'épilepsie; il reconnut bien vite que si l'éthérisation incomplète est sans influence sur la maladie, les inhalations prolongées, loin d'être utiles, déterminent des accès dont l'invasion est brusque, dont la durée est prolongée (1). Les attaques d'épilepsie sont une complication, d'un ordre beaucoup plus grave que les spasmes de l'hystérie : elles jettent dans les fonctions du système nerveux un trouble beaucoup plus profond et deviennent la source de sérieuses complications, par la gêne qu'elles apportent dans la respiration et la circulation. Il est une forme de l'épilepsie qui paraît être particulièrement redoutable, c'est la forme syncopale. M. Baillarger (2) la considère comme une contre-indication formelle à l'emploi des anesthésiques.

5° *État adynamique persistant.* — Au lieu de se compliquer de phénomènes convulsifs, l'anesthésie peut être suivie, même après que le malade a recouvré la raison, d'un état d'affaiblissement et de stupeur prolongés : ici la question devient plus obscure, car elle est souvent complexe. Dans la plupart des exemples connus de cette espèce d'accidents, il est question de malades, placés dans une situation grave, ayant subi une opération capable à elle seule de déterminer la prostration. Tel est le cas, par exemple, dans lequel M. Denonvilliers (3) eut à lutter pendant trente-six heures contre un état de stupeur et d'assoupissement survenu, à la suite d'une chloroformisation prolongée, chez un malade auquel il avait pratiqué l'ablation d'un cancer développé dans les muscles du mollet.

Pourtant il est des sujets chez lesquels cet anéantissement profond des forces s'observe sans que rien dans les circon-

(1) *Gazette des hôpitaux*, 1847, p. 157.

(2) *Bulletin de l'Académie de médecine*, t. XIV, p. 384.

(3) *Ibid.*, t. XII, p. 532.

stances du fait permette d'en rendre compte. M. Baillarger a cité à l'Académie de médecine (1) l'exemple d'un jeune homme éthérisé pour une opération légère, et qui resta pendant une heure sans connaissance et dans un état très alarmant. M. Sédillot a fait connaître un fait de sa pratique plus frappant encore (2). Un enfant de neuf ans, atteint de luxation du pouce, fut soumis aux inhalations de chloroforme pour faciliter la réduction. L'insensibilité survint rapidement, ainsi que la résolution musculaire. M. Sédillot réduisit alors la luxation. Presque aussitôt le petit malade se mit sur son séant, se précipita avec force sur un aide en cherchant à le mordre ; on fut forcé de le contenir, mais à cette agitation excessive succéda de nouveau et soudainement la résolution dans les muscles. La respiration faiblit, ainsi que les battements du cœur ; la prostration devint complète et l'on fut obligé de recourir à l'emploi de l'ammoniaque et à d'autres excitants pour combattre les progrès effrayants de l'anesthésie. Entre ces effets prolongés et inquiétants qui sont rares dans la pratique, et cette persistance momentanée de l'état anesthésique qui est presque la règle après que l'on a cessé les inhalations du chloroforme, il se présente une foule de degrés dont l'expérience seule apprend à juger la véritable portée.

6° *Troubles prolongés de l'innervation.* — On a observé aussi des troubles nerveux consistant dans l'abolition persistante ou la perversion de certaines facultés, malgré le rétablissement de certaines autres. Chez une de ses malades, M. Michon constata la persistance de l'insensibilité et la perversion de la sensibilité sensoriale, malgré le rétablissement des facultés intellectuelles, pendant trois heures et demie après l'administration du chloroforme.

Chez un malade de M. Nélaton, d'un tempérament nerveux, très impressionnable, soumis à des chloroformisations pério-

(1) *Bulletin de l'Académie de médecine*, t. XIV, p. 388.
(2) *Ibid.*, p. 254.

diques destinées à faciliter le cathétérisme, il survint des troubles intellectuels assez durables pour que l'on fût obligé de renoncer à l'anesthésie et d'abandonner le traitement.

On a parlé aussi de troubles nerveux permanents survenus à la suite de l'usage du chloroforme. Le fait paraît avoir été observé par le docteur Happoldt (1), chez deux sujets qui faisaient usage du chloroforme depuis plusieurs mois pour calmer des accès d'asthme et provoquer le sommeil. L'un d'eux, ayant continué les inhalations pendant quarante heures, vit l'oppression disparaître définitivement; mais le sens du goût fut aboli, le toucher perverti, la vessie et le rectum paralysés, l'appétit sexuel aboli pendant plusieurs semaines. Le deuxième malade resta sans connaissance pendant dix heures, et fut également paralysé des mêmes organes pendant plusieurs mois avec des perversions sensoriales persistantes.

On pourrait sans grandes recherches grossir beaucoup le nombre de ces faits exceptionnels. Ceux qui précèdent suffisent pour montrer qu'ils se rapportent presque tous soit à des applications peu régulières, imprudentes même de l'éthérisation, soit à des organisations très excitables, chez lesquelles toute cause est bonne pour donner carrière aux troubles nerveux les plus variables et souvent les plus bizarres. Par conséquent, le praticien n'aura pas en général à se préoccuper de leur apparition.

ARTICLE II.

ACCIDENTS MORTELS ATTRIBUÉS A L'USAGE DES ANESTHÉSIQUES.

Nous croyons avoir recueilli tous les cas de mort attribués à l'usage de l'éther ou du chloroforme, annoncés tant dans les journaux français que par la presse étrangère. A moins que beaucoup d'entre eux ne soient restés inédits, nous pensons que l'on a exagéré, dans plusieurs discussions scientifiques, le

(1) Charleston, *Medical Journal and Review*, mars 1856.

chiffre de ces événements malheureux. M. Snow, dans son ouvrage (1), relate cinquante observations de morts subites survenues pendant l'administration du chloroforme. En nous aidant de cette statistique qui renferme un certain nombre de faits inédits ; en y ajoutant les cas de mort subite survenus pendant l'administration de l'éther, et les exemples les plus acceptables de mort consécutive ; enfin en mettant à jour le nécrologue du chloroforme, nous avons pu rassembler environ cent deux cas de mort depuis l'avénement de la méthode anesthésique.

Ce chiffre approximatif est notablement moins élevé qu'on n'aurait pu le supposer d'après diverses assertions : voici à quoi peut tenir cette différence. Un certain nombre de faits ont été plutôt mentionnés que relatés à la quatrième page des feuilles scientifiques ou politiques, et dans des termes tellement vagues, qu'il a pu en résulter quelquefois un double emploi ; plusieurs autres, attribués par leurs auteurs à l'influence anesthésique, nous paraissent, soit à cause des circonstances dans lesquelles ils se sont produits, soit à cause de l'époque de leur apparition, tout à fait en dehors de la question : double cause d'élimination qui diminue beaucoup le chiffre auquel pourrait être portée la liste funéraire.

Nous n'attachons d'ailleurs qu'une médiocre importance à présenter une statistique complète au point de vue numérique. En dehors d'une vaine satisfaction de curiosité, un pareil travail n'offrirait d'intérêt qu'à la condition de lui opposer le nombre approximatif des éthérisations, de façon à en déduire le chiffre proportionnel des accidents. Ce dernier terme de comparaison fait défaut, et nous n'hésitons pas à le dire, il fera toujours défaut, parce que les soins qu'exigerait la préparation des éléments d'une telle statistique dépasseraient de beaucoup l'importance du but. Dans les conditions actuelles, on a pourtant essayé de supputer les chances d'accident que l'on a à

(1) Snow, *ouvr. cité*.

redouter. Un auteur anglais estimait récemment que la mort survenait une fois sur 5000 à 6000 chloroformisations ; mais sur quelles bases repose une telle évaluation ? Du moment qu'il est impossible de connaître le chiffre des chloroformisations, il faut le deviner d'après quelques aperçus, et alors les résultats sont illusoires ; ou bien, à défaut d'éléments capables de produire une statistique générale, on fait une petite statistique régionale, vraie seulement pour telle ville, tel hôpital, pour telle circonstance : alors la statistique n'a qu'une valeur relative ; elle devient fausse et arbitraire si l'on veut généraliser. N'est-ce pas le reproche qu'on pourrait adresser à l'auteur qui, pour déduire la fréquence relative des cas de mort, invoque l'exemple de ce qui s'est passé en Crimée? Prenant pour base le chiffre des chloroformisations pratiquées pendant cette campagne, qu'il réduit par hypothèse de 25 ou 30 000 à 20 000, et leur opposant les deux cas de mort relatés par M. Rizet, il est prêt à conclure que sur 10 000 chloroformisations, il survient 1 cas de mort. En admettant que l'exemple choisi fût irrécusable, serait-il applicable à Paris, aux départements, à l'Angleterre, à cette année, à l'année prochaine ? La science n'a que faire de ces statistiques fantaisistes dont elle est encombrée ; aussi faciles à produire que difficiles à contester, et qui, une fois écloses, se transmettent sans critique de génération en génération, et constituent comme le fonds de réserve de cette érudition stérile qui éblouit sans jamais éclairer.

Aussi comme il nous paraît impossible d'arriver à quelque chose de précis, nous renonçons à toute tentative de statistique numérique.

Autant il importe peu de fournir un travail dans lequel seraient comptés tous les faits, autant il est intéressant, pour l'avenir de l'anesthésie chirurgicale, d'interroger les observations authentiques ; fécondées par les lumières de la physiologie, elles représentent le seul point de départ des saines doctrines. Quand l'esprit de recherche, au lieu de les invoquer isolément à l'appui de quelque idée systématique, saura saisir d'un seul regard les traits caractéristiques de ces accidents jusqu'alors si diversement interprétés, subordonner leurs causes accessoires à leur cause principale, il sera bien près d'en restreindre encore le nombre ; de les prévenir plus souvent, s'il reste impuissant à les combattre.

Dans cette pensée nous partageons les cas de mort en trois catégories. La première renferme les faits simplement mentionnés : nous n'en parlerons pas du tout. La deuxième renferme ces faits douteux de mort consécutive, dans lesquels la mort peut être aussi bien attribuée à des circonstances étrangères qu'à l'anesthésie elle-même: nous nous contenterons de rapporter les plus intéressants, sans chercher à en déduire aucune conséquence théorique ou pratique. Enfin la troisième embrasse les cas de mort subite survenus pendant l'éthérisation et relatés avec quelques détails : ceux-là seuls méritent attention. Le nombre de nos observations se trouve de la sorte réduit à soixante-dix-sept, et encore que de lacunes, que de détails sans intérêt ! que de données incompatibles ou incomplètes ! Il est vrai que dans ces circonstances douloureuses et imprévues, les observations sont toujours rédigées d'après des souvenirs et sous l'empire d'une émotion facile à comprendre. Malgré ces *desiderata*, on verra que chacune d'elles a son importance ; qu'elle met en lumière quelque point intéressant. Il suffira de grouper ces traits isolés, laissant de côté tout ce qui est accessoire ou contestable, pour constituer la physionomie des accidents graves observés pendant l'anesthésie chirurgicale. Nous trouvons dans les considérations qui précèdent, aussi bien que dans les sentiments de déférence qui doivent présider à une pareille exhumation, des motifs suffisants pour ne pas soumettre à une critique particulière les détails de chaque observation.

§ I. — Morts consécutives attribuées à l'emploi des anesthésiques.

On a attribué à l'éther et au chloroforme des cas de mort survenue quelques heures, plusieurs jours et même plusieurs semaines après leur administration. Rien ne nous paraît moins établi que la filiation de pareils accidents; nous voulons le montrer en reproduisant parmi les faits publiés ceux dans lesquels la présomption est le plus acceptable.

1° APRÈS L'ÉTHÉRISATION.

Observation. — Je dois, dit Roux, profiter de l'occasion qui m'est offerte pour exposer en deux mots à l'Académie un fait tout récent et encore inconnu que j'ai observé, il y a peu de jours, à l'Hôtel-Dieu. Au milieu des faits nombreux de succès que nous avons obtenus, quelques accidents peu graves sont quelquefois survenus; mais en voici un plus sérieux que tous ceux qui avaient été signalés jusqu'ici. Il y a huit jours, un homme portant une plaie au scrotum fut pris de tétanos, et apporté dans mon service; au moment où je le vis, le malade était arrivé à cette période extrême qui ne laisse presque aucun espoir; nous pensions bien qu'au bout de trente-six ou quarante-huit heures la mort surviendrait. Nous voulûmes essayer de diminuer, au moyen de l'éther, les spasmes musculaires convulsifs. Au bout de quelques minutes, il était complétement éthérisé; peu de temps après l'inhalation, il revint à lui, mais la respiration, qui avait été assez libre jusqu'alors, s'embarrassa à partir de ce moment, et une demi-heure ne s'était pas encore écoulée que la mort survint. Je ne veux pas dire qu'il ne serait pas mort si on ne l'avait pas soumis à l'emploi de l'éther, mais je dois dire qu'incontestablement cet homme est mort beaucoup plus vite que si on ne l'avait pas soumis aux inspirations éthérées (1).

Observation. — Un homme de trente ans fut admis à l'hôpital de la Pitié en 1847, pour y être traité d'un rétrécissement de l'urèthre. M. Giraldès le soumit à une première éthérisation, qui fut courte, naturelle, et eut lieu sans le moindre inconvénient.

Deux jours après, une nouvelle éthérisation eut lieu. Celle-ci fut longue, difficile; le malade s'agita beaucoup et eut comme des mouvements tét-

(1) *Gazette des hôpitaux*, 1847, p. 123, et *Comptes rendus de l'Académie des sciences*, t. XXIV, p. 346.

niques. Cependant l'insensibilité fut obtenue, et le cathétérisme, pratiqué sans douleur. Le malade, étant revenu à lui-même au bout de quelque temps, n'éprouvait aucun malaise; il prit un bain où il resta trois quarts d'heure, puis il rentra dans la salle et mangea de la soupe. Vers midi, c'est-à-dire quatre heures après l'opération, il alla aux lieux d'aisances, et là il tomba mort subitement. Tous les secours qui lui furent immédiatement prodigués restèrent inutiles.

A l'autopsie cadavérique, M. Giraldès trouva le cerveau et la moelle épinière intacts; mais les poumons étaient gonflés, tendus, et remplissaient les cavités pleurales. Ils ne s'affaissaient pas, et résistaient à la pression des doigts; en un mot, ils étaient emphysémateux dans toute leur étendue, et même jusque dans le tissu cellulaire interlobulaire. Les cavités droites du cœur, ainsi que les artères pulmonaires, les veines caves et toutes les veines qui s'y rendent directement, étaient distendues par du sang spumeux (1).

Observation. — Je rappellerai, dit M. Jobert, que la femme qui a subi l'amputation du sein a été soumise à l'action de l'éther pendant treize minutes, et que malgré la longue durée de l'inhalation, les résultats en furent incomplets; la malade ne tomba pas dans l'insensibilité et ressentit les douleurs de l'opération. Le jour même et le lendemain, elle se plaignit d'une céphalalgie intense, puis d'une douleur à la gorge, à laquelle succédèrent tous les symptômes d'une bronchite étendue. Survint enfin un érysipèle. La malade succomba avec un trouble indéfinissable de l'appareil de l'innervation.

Nous ne pûmes pas faire complétement l'autopsie, les parents s'y étant opposés, mais il nous fut accordé d'ouvrir la poitrine et d'examiner la trachée et les bronches, dont la membrane muqueuse était fortement injectée. Le poumon paraissait hypostasié, le cœur était plus flasque que dans l'état naturel.

La colonne vertébrale et le crâne ne furent pas ouverts. En présence de cette autopsie imparfaite, en présence de l'examen superficiel ou impossible des organes, je ne dus pas me prononcer d'une manière positive sur la cause de la mort, et je ne dus pas par conséquent rendre l'éther responsable de tous les accidents qui étaient survenus chez notre malade. Il fut cependant évident pour nous que cet agent énergique n'avait pas été étranger à la céphalalgie et à la toux qui avaient débuté avec l'expérience (2).

(1) *Note citée* de M. Robert.
(2) *Bulletin de l'Académie de médecine*, t. XII, p. 375.

Observation. — Depuis la mort de cette femme, ajoute le même auteur, j'ai eu la douleur de perdre une autre malade, dont j'ai déjà entretenu l'Académie, et sur laquelle je crois de mon devoir de revenir aujourd'hui. On se rappellera peut-être qu'une femme âgée de quarante-sept ans, affectée d'une tumeur blanche du genou, fut amputée de la cuisse et soumise préalablement à l'action de l'éther pendant quatre minutes, et qu'au bout de ce temps elle fut plongée dans un état d'insensibilité absolue, morale et physique. L'amputation fut exécutée sans douleurs et sans que la malade en eût conscience.

Dans le récit que je fis des symptômes éprouvés par la malade, j'ai noté la disparition du pouls, de la chaleur animale, et l'absence de l'intelligence plusieurs heures après l'opération. J'indiquai enfin l'insomnie, la céphalalgie, la sécheresse de la bouche, la toux, les douleurs de poitrine, les convulsions dans le moignon.

Voici ce que j'ai eu l'occasion d'observer depuis la communication que je fis à l'Académie : 1° Il y a peu de traumatisme ; 2° la céphalalgie a persisté ainsi que les douleurs de poitrine, la toux, les convulsions dans le moignon ; puis il est survenu une névralgie faciale et oculaire, une contracture dans les masséters, dans les sterno-cléido-mastoïdiens, les muscles du ventre et de la poitrine. C'étaient là des phénomènes tétaniques.

Enfin la malade succomba à des lésions diverses des appareils de la circulation, de l'innervation et de la respiration. — Voici ce que l'autopsie nous a révélé :

Pie-mère et membranes de la moelle injectées et représentant une arborisation admirable ; la substance blanche du cerveau était aussi le siége d'une injection anormale, surtout dans le corps strié et les couches optiques ; les ventricules étaient remplis d'une sérosité sanguinolente : la moelle était ramollie au tiers supérieur de sa portion dorsale ; le pharynx, la trachée, le larynx et les bronches étaient d'un rouge foncé, et présentaient sur plusieurs points du pus concret et liquide ; l'œsophage était aussi injecté, le cœur était flasque et mou ; les valvules sigmoïdes avaient perdu leur transparence et étaient colorées en rouge ; l'artère pulmonaire était rouge, ainsi que l'aorte ; cette grosse artère n'offrait, dans le reste de son étendue, aucune rougeur anormale (1).

Observation. — Mistriss Parkinson avait à la cuisse gauche une tumeur dont l'extirpation était devenue indispensable. M. Robbes a fait respirer à cette femme de la vapeur d'éther.

Avant le jour fixé, il avait fait deux fois sur elle l'épreuve de ce moyen

(1) *Bulletin de l'Académie de médecine*, t. XXII, p. 375.

Mistriss Parkinson était restée sous l'influence du gaz pendant le temps ordinaire, et n'avait absolument rien senti lorsqu'on la pinçait ou qu'on la piquait jusqu'au sang avec un instrument aigu. M. Robbes, jugeant que le sujet lui paraissait parfaitement disposé, fit l'opération, qui dura vingt-cinq minutes, y compris le temps de l'inhalation, la ligature des vaisseaux et le pansement de la plaie. Cependant, mistriss Parkinson ne resta pas complétement insensible, car elle proférait des gémissements et éprouvait une certaine agitation convulsive. Elle ne revint point de sa torpeur après l'opération, et demeura dans un état presque inanimé pendant trois jours, au bout desquels elle mourut (1).

Observation. — Le 12 février, M. Roger Nunn, chirurgien de l'hôpital de Colchester et d'Essea, a opéré de la taille Thomas Herbert, âgé de cinquante ans. Soumis à l'action de l'éther pendant sept ou huit minutes, l'opération fut pratiquée sans difficulté et avec promptitude. Pendant l'opération qui dura dix minutes, l'éther fut administré par intervalles. La respiration devint pénible, et enfin stertoreuse. Il se rétablit cependant peu après, et revint à un état de calme, mais sans réaction pendant vingt-quatre heures. On lui prescrivit de petites quantités d'eau-de-vie et d'eau avec de l'arrow-root; des bouteilles chaudes furent placées dans le lit. Ce traitement fut continué jusqu'au lendemain, et alors on y ajouta de l'ammoniaque. Le malade eut du délire de huit heures du soir à huit heures du matin, et un peu de réaction. Il mourut à cinq heures du soir.

Il faut remarquer que les petits vaisseaux qui furent divisés dans la première incision montrèrent beaucoup de tendance à saigner, sans doute par défaut de pouvoir contractile. Il n'y eut cependant pas d'hémorrhagie.

A l'autopsie, on trouva une congestion dans les membranes du cerveau, mais pas d'épanchement; les poumons étaient perméables, exsangues antérieurement, engorgés en arrière ; le cœur flasque, de grosseur naturelle et presque vide ; le rein gauche pâle, le droit un peu congestionné ; la vessie et les parties adjacentes avaient l'aspect ordinaire après une opération.

Le sang dans tout le système vasculaire était dans un état de fluidité complète (2).

Observation. — Albin Burfitt (de Silton), âgé de onze ans, fut, le 23 février, pris dans un engrenage, et éprouva une fracture compliquée de la cuisse gauche, avec lésions des parties molles, et une fracture simple de la cuisse droite. L'amputation du membre fut décidée par MM. Newmann, Rumsey et Willot. Nous n'avions, dit le dernier, aucune crainte sur la vie du sujet et les suites de l'opération ; l'état général et la constitution étaient

(1) *Gazette des hôpitaux*, 1847, p. 118.
(2) *Ibid.*

bons. Nous résolûmes d'employer l'éther. Aussitôt que le malade eut subi son influence, au bout de trois ou quatre minutes, M. Newmann opéra avec son habileté ordinaire; mais les douleurs qu'éprouva le malade au moment de l'incision circulaire furent extrêmement vives; on revint à l'emploi de l'éther pendant deux ou trois minutes, et cette fois avec succès; l'opération fut terminée; la perte de sang fut peu considérable. C'est alors que commencèrent pour nous les difficultés et l'anxiété. Le malade était dans un état tel d'épuisement et d'intoxication, que nous le regardâmes comme en danger, et nos craintes ne furent que trop tôt réalisées, car, malgré tous les soins que nous pûmes lui donner, il succomba en moins de trois heures après l'opération. L'état du cerveau, dans cet espace de temps, fut déplorable; il y avait des alternatives d'excitation et d'affaissement complet; tantôt du délire, d'autres fois comme une espèce de syncope, et ces alternatives persistèrent jusqu'à la mort.

L'autopsie n'a pas été faite (1).

Observation. — Dolorès Lopez, âgée de cinquante ans, de tempérament nerveux, de constitution très faible, ayant déjà souffert de fièvres tierces et d'irritations gastriques, reçut, il y a dix-huit ans, sur le sein droit, un coup de poignée de sabre. Une tumeur qui s'y développa alors demeura dure et indolente pendant quatre ans. Différents remèdes employés vers cette époque l'enflammèrent et la firent même suppurer. Enfin elle prit récemment, et en peu de temps, un volume énorme et devint le siége de vives douleurs.

Entrée le 18 février 1847 à l'hôpital général de Madrid, cette femme présenta l'état suivant : décubitus dorsal obligé; amaigrissement général, décoloration de la peau, physionomie triste; pouls fréquent, petit et faible; respiration courte et difficile à cause du poids de la tumeur. Celle-ci, dont le titre de l'observation indique le volume, était dure et résistante, si ce n'est dans quelques points où elle semblait offrir un ramollissement et une sorte de fluctuation. Elle s'étendait sur les régions mammaires, thoraciques, sur une moitié de l'épigastre et de l'ombilic, débordant en bas de deux travers de doigt les fausses côtes droites et se prolongeant jusque vers le bord externe de l'omoplate.

L'opération ayant été décidée, on se disposa à endormir la malade au moyen de l'éther. En conséquence, le 19, à dix heures du matin, on lui fit prendre un lavement émollient, puis à onze heures on lui introduisit dans le rectum une once d'eau distillée, à laquelle on venait d'ajouter une drachme d'éther sulfurique; à onze heures un quart, elle sentit de la chaleur à l'estomac et des vapeurs qui montaient jusqu'à la bouche; à onze heures et

(1) *Gazette des hôpitaux*, t. IX, p. 208.

demie survint un assoupissement qui l'obligeait à fermer les yeux, mais sans perte de la sensibilité ni de la parole. On réitéra deux fois cette opération, en ajoutant à chaque reprise une demi-drachme d'éther de plus, mais sans plus de résultat.

Le 20 février, à six heures du matin, on fit respirer à la malade la vapeur d'éther mise dans une vessie. En quelques minutes la physionomie perdit son expression, et elle resta comme endormie ; cependant à la moindre excitation elle ouvrait les yeux et répondait aux questions. Au bout d'une demi-heure d'inspirations éthérées, on ne put obtenir qu'un léger assoupissement (notons ici que cette femme était sujette à commettre des excès de boisson). On procéda immédiatement à l'opération, qui dut être assez longue, et l'on réunit la plaie par la suture et les agglutinatifs.

Durant l'opération, la malade se plaignit ; mais il parut que ses cris n'étaient pas proportionnés aux souffrances qu'elle aurait dû ressentir, ce qu'elle confirma ensuite elle-même. Il n'y eut aucune hémorrhagie importante pendant ni après l'opération.

La tumeur extirpée offrit l'aspect du squirrhe, et, en quelques points, de l'encéphaloïde, avec des cavités que remplissait un liquide de la couleur du vin de Malaga.

Une heure après l'opération on remarqua une décomposition du facies, de la rougeur aux pommettes, surtout à la gauche, des nausées, du refroidissement, le pouls concentré. Depuis l'éthérisation, la malade était restée un peu assoupie. A midi et demi, l'altération de la figure était très prononcée, les joues ardentes, le pouls filiforme ; stupeur et subdélirium ; à deux heures moins un quart elle succomba.

Autopsie. — Les sinus de la dure-mère en général étaient gorgés de sang, beaucoup de sérosité légèrement troublée dans l'intérieur de l'arachnoïde. Masse encéphalique consistante et semée d'arborisations ; un peu de sérosité dans les ventricules.

Les sommets des poumons étaient de couleur livide, atrophiés, imperméables et adhérents par de fausses membranes fibreuses à la plèvre costale. Celui du côté droit était engorgé de sang veineux ; le gauche en contenait peu. La base des poumons, surtout du côté droit, était perméable, congestionnée, rouge. Le sang renfermé dans ces viscères était très liquide et sa couleur ressemblait à celle qu'aurait un mélange de sang veineux et de sang artériel.

Les cavités droites du cœur offraient une dilatation plus marquée dans l'oreillette, dont l'intérieur, deux fois plus large que de coutume, contenait de volumineux caillots (1).

(1) Extrait de la *Facultad*. — *Gazette médicale de Paris*, 1847, p. 421.

Les faits qui précèdent, et qui nous paraissent les plus probants, n'ont besoin d'aucun commentaire : il suffit de les lire pour voir combien de circonstances, l'époque de la mort, la nature et la gravité des accidents, etc., etc., rendent leur signification douteuse. Il en est de même des morts consécutives observées après l'administration du chloroforme.

2° APRÈS LA CHLOROFORMISATION.

La science ne possède que très peu de faits de ce genre.

Dans le cours de la discussion soulevée à l'occasion du rapport de M. Malgaigne, Roux se crut obligé de donner quelques détails sur un cas de mort survenu dans son service, auquel il avait été fait allusion.

Observation. — Il y a six mois environ, dit Roux, j'avais à opérer, dans mon service à l'Hôtel-Dieu, une malade atteinte d'un cancer au sein. Chez cette femme, qui était fort affaiblie, la maladie du sein était accompagnée d'un engorgement considérable des ganglions de l'aisselle; il y avait donc deux opérations à faire. Je n'hésitai pas à la soumettre à l'inhalation du chloroforme pour l'extirpation de la tumeur ganglionnaire.

Elle se résigna à supporter la douleur inséparable de cette seconde opération, qui fut assez laborieuse à cause de la situation profonde de la tumeur dans l'aisselle. Les vaisseaux furent liés, le pansement fait, l'appareil appliqué. J'ai l'habitude de faire coucher les malades pour ces sortes d'opérations. Comme il fallait ajouter au pansement déjà fait un bandage roulé sur la poitrine, on fit asseoir la malade, qui avait alors toute sa connaissance ; mais aussitôt elle fut prise d'une syncope contre laquelle tous les secours furent inutiles ; elle mourut sous nos yeux (1).

La gravité, la longueur de l'opération, la disparition graduelle et complète des phénomènes de l'éthérisme au moment de l'accident, ne permettent pas d'attribuer cette syncope mortelle plutôt au chloroforme qu'à l'état d'épuisement du système nerveux. Il n'échappera à personne de constater dans cette observation l'influence remarquable du changement de position sur la production de l'accident.

(1) *Bulletin de l'Académie de médecine*, t. XIV, p. 424.

OBSERVATION. — Un homme de quarante ans entre au mois de juin 1848 à l'hôpital des Cliniques, pour y être traité d'une lésion traumatique nécessitant l'amputation du bras. Avant d'y procéder, M. Giraldès eut recours au chloroforme. L'éthérisation fut longue, difficile, accompagnée d'une agitation extrême, d'efforts violents. Cependant on obtint l'insensibilité. Après l'opération, le malade, revenu à lui-même, se trouva affaissé pendant toute la journée. La nuit suivante, à trois heures du matin, il expira subitement sans agonie.

A l'autopsie cadavérique, M. Giraldès ne trouva rien d'altéré dans le cerveau ni dans la moelle épinière ; mais les poumons étaient emphysémateux, les cavités droites du cœur et les grosses veines remplies de sang mêlé d'air (1).

OBSERVATION. — Le 30 août dernier, à neuf heures du soir, je (M. Robert) fus mandé à l'hôpital Beaujon pour y voir un malade affecté d'une hernie étranglée. C'était le nommé Gallard (Michel), âgé de quarante-neuf ans, marchand de chevaux, d'une force herculéenne et adonné aux derniers excès de l'ivrognerie (je note avec intention cette dernière circonstance); il portait depuis dix-huit ans à l'aine droite une hernie qu'il avait, disait-il, toujours contenue. Mais le 27 août, il était sauté de cheval, son bandage s'était cassé pendant sa chute; en même temps la hernie était sortie très volumineuse et n'avait pu rentrer.

Lorsque j'arrivai près de lui, l'étranglement durait depuis deux jours et demi, il vomissait abondamment des matières roussâtres et manifestement stercorales; du reste, la tumeur de l'aine, d'un assez grand volume, était assez molle, peu douloureuse; le ventre était indolent. J'espérai donc pouvoir réduire cette tumeur, bien que plusieurs tentatives déjà faites dans l'hôpital eussent été infructueuses; du reste, j'étais décidé, en cas d'insuccès, à pratiquer immédiatement l'opération. Pour faciliter le taxis, j'eus recours au chloroforme, et à cet effet je plaçai une petite éponge dans une compresse roulée en cornet et fixée avec une épingle. Je dirigeai l'éthérisation moi-même, et j'eus la précaution de toujours laisser au malade un espace libre entre l'appareil et le visage pour ne point gêner l'entrée de l'air.

Pendant dix minutes environ le malade n'éprouva rien de notable; mais bientôt ses yeux s'injectèrent, il devint loquace, délirant comme un homme ivre; sa respiration devint précipitée, sa peau se couvrit d'une sueur abondante, enfin son agitation devint telle que trois infirmiers durent le contenir. Néanmoins la sensibilité n'était pas abolie. Je me trouvai en ce moment dans un état de perplexité facile à concevoir. D'une part, l'agitation du malade ne me permettait pas de pratiquer le taxis, encore moins la herniotomie, et je me voyais contraint, ou de l'abandonner au lendemain,

(1) *Note citée* de M. Robert.

ce qui me paraissait dangereux, vu l'état avancé de l'étranglement, ou de continuer l'éthérisation pour obtenir l'insensibilité et l'immobilité complètes. D'une autre part, continuer l'éthérisation me paraissait une chose grave ; mais comme ni mon expérience ni celle d'autrui ne m'avaient appris qu'il y eût péril imminent pour la vie, je me décidai en faveur de ce parti; je continuai donc l'inhalation du chloroforme, et ce fut seulement au bout d'une demi-heure que l'agitation se calma, que les muscles se relâchèrent, et que je pus enfin procéder au taxis. Celui-ci fut continué pendant près d'un quart d'heure, mais sans succès, et je dus alors pratiquer immédiatement l'opération. Celle-ci présenta quelques difficultés spéciales qui en prolongèrent la durée; la hernie était formée par le cæcum et irréductible comme les hernies de ce genre, de sorte qu'après avoir débridé le canal inguinal, je crus devoir ouvrir l'intestin pour mieux assurer le cours des matières fécales.

Pendant l'opération, qui dura au moins vingt-cinq minutes, le malade s'agita plusieurs fois ; mais il fut immédiatement replongé dans l'état anesthésique par des inhalations de courte durée. Après l'opération il se réveilla. Son pouls était petit et fréquent ; il était abattu et conservait encore un peu de délire, ce qui m'engagea, par mesure de précaution, à le faire vêtir de la camisole. Au bout d'une heure, sa raison était entièrement revenue. Il pria l'infirmier de service de lui ôter ce vêtement qu'il trouvait incommode, il but à plusieurs reprises ; il était calme et ne se plaignait de nulle part. Vers une heure du matin il demanda encore à boire ; mais une demi-heure après, l'infirmier, s'étant approché de son lit, le trouva mort. Il avait expiré sans bruit, sans agitation, sans même que ses voisins eussent pu s'en apercevoir.

L'autopsie cadavérique fut pratiquée le 1er septembre au matin, trente heures après la mort. Il n'y avait pas de rigidité ; le cou et la face étaient violacés et comme ecchymosés, le cerveau et les méninges fortement injectés, les poumons souples et crépitants, mais partout gorgés de sang noir. Les cavités du cœur droites et gauches contenaient aussi une grande quantité de sang noir, à demi coagulé, et sans mélange aucun de fluides aériformes. Le foie contenait une telle quantité de sang, que lorsqu'on le coupait, ce liquide ruisselait en nappe à la surface des incisions ; la rate était également distendue.

Il n'existait aucune trace de péritonite. La hernie était formée par le cæcum et n'offrait pas de sac ; elle était, dans toute son étendue, entourée de tissu cellulaire lâche et filamenteux. En se précipitant au dehors, l'intestin avait exécuté un mouvement de demi-rotation sur son axe, de telle sorte que l'appendice iléo-cæcal, entraîné en avant, formait une espèce de demi-collier autour de la terminaison de l'intestin grêle.

C'était là le seul obstacle qui s'opposât mécaniquement à la circulation des matières ; et cet obstacle, l'opération ne l'avait ni découvert ni détruit (1).

Le fait, ici, est plus significatif : la mort survient quatre heures après l'inhalation ; elle se relie aux phénomènes initiaux par la persistance d'un peu de délire ; mais si l'on tient compte de la nature et de la durée des accidents qui entraînent si souvent l'épuisement sans retour des forces nerveuses, on reconnaîtra combien il est difficile de se prononcer à cet égard. Il en est de même dans l'observation suivante que M. Pamard (d'Avignon) vint communiquer à l'Académie de médecine.

Observation. — Le nommé Casson-Dambras, âgé de vingt-sept ans, soldat au 54e de ligne, fut, il y a quatorze mois, saisi d'une vive douleur à la jambe gauche, accompagnée d'un craquement, en se livrant à des exercices gymnastiques qu'il fut obligé de cesser immédiatement ; il remarqua qu'il s'était formé une petite tumeur à la partie interne et supérieure de la jambe gauche, correspondant au péroné, ayant, dit-il, le volume et la forme de la moitié d'un œuf. La marche était pénible, mais il n'en résultait pas d'augmentation de volume dans la tumeur. Envoyé à l'hôpital de Tulle, il subit un traitement antisyphilitique ; on fit aussi usage des fondants et des résolutifs. La maladie faisant des progrès constants, Casson voulut rejoindre son régiment et il vint à Avignon où il fut obligé d'entrer à l'hôpital le 15 janvier de cette année.

Le malade fut examiné avec soin. Voici quel était son état : Santé générale bonne ; la jambe gauche offre au côté externe une tumeur volumineuse pyriforme, dont la grosse extrémité est tournée en haut et s'étend depuis l'extrémité supérieure du péroné jusqu'à sa partie moyenne. Il est évident que cet os est compris dans la tumeur, mais la possibilité de déterminer de légers mouvements de glissement sur le tibia nous annonçait que ce dernier ne participait pas à la maladie.

Cette tumeur, examinée avec soin, offre évidemment une coque osseuse mince qui donne la sensation, lorsqu'elle est pressée fortement, du froissement d'une enveloppe formée par un parchemin sec et épais ; lorsqu'on la déprime, elle reprend immédiatement sa forme ; on n'y aperçoit ni fluctuation, ni bruit de souffle, ni battement artériel, enfin aucun des caractères des tumeurs anévrysmales, quoique le début de la maladie nous eût porté à croire à l'existence d'une tumeur de cette nature.

Dans la position où se trouvait ce malade, il était évident qu'on ne

(1) *Note citée* de M. Robert.

pouvait lui conserver la vie qu'en le débarrassant d'une affection qui faisait des progrès constants, qui le rendait impropre à toute espèce de travail, et qui avait résisté à tous les traitements mis en usage jusqu'à ce jour. Devait-on procéder à l'amputation du membre, ou se borner à l'ablation de la tumeur? Ce dernier parti nous parut celui qui devait être préféré, et nous y procédâmes le 20 janvier, de la manière suivante :

Le malade a été soumis à l'inhalation du chloroforme par le procédé suivant, qui est celui que nous employons toujours : un sac de baudruche, pareil à ceux dans lesquels on renferme habituellement du tabac à fumer, contient deux ou trois petites éponges; on y verse un flacon contenant environ 4 grammes de chloroforme, et on le place immédiatement devant la bouche et le nez du malade, en laissant arriver une certaine quantité d'air atmosphérique. Le malade, après quelques minutes, ne s'endormant pas comme on l'observe habituellement, je fis verser une seconde dose dans le sac, qui amena au bout de quelques instants l'anesthésie.

Je pratiquai immédiatement l'opération. Une incision longitudinale s'étendant de la tête du péroné à son tiers inférieur fut croisée horizontalement par une incision en T, pratiquée à la partie supérieure. Les téguments furent disséqués avec soin et la tumeur isolée ; nous passâmes un couteau interosseux entre le tibia et le péroné au-dessous du point où se terminait la tumeur à la partie inférieure, et nous sciâmes le péroné avec une scie à chaîne. La tumeur fut ensuite ouverte pour en faciliter l'ablation; elle contenait une quantité considérable de caillots sanguins durs, anciens. Nous avions affaire à un anévrysme de l'os, le doute n'était plus permis.

Toute la tumeur fut enlevée, et nous désarticulâmes la tête du péroné qui était comprise dans la coque de la tumeur anévrysmale. L'artère péronière fut liée, ainsi qu'une jumelle inférieure ; l'hémorrhagie ne fut pas considérable et l'opération fut faite avec la promptitude désirable ; cependant, avant qu'elle fût terminée, le malade fut saisi d'une syncope inquiétante, qui nécessita l'usage de l'ammoniaque. Dès que l'appareil fut appliqué, on porta l'opéré dans son lit. Des frictions avec des linges chauds furent faites sur la région précordiale et sur les membres; une potion tonique et ammoniacale fut prescrite. Cependant la chaleur du corps ne se rétablissait pas, le pouls restait insensible.

Le malade avait une répugnance invincible à prendre la potion; il était dans son lit, accablé, ne se plaignant pas, mais sans chaleur et sans force. Pendant la nuit, il eut un peu de délire.

Le lendemain, l'état général persiste et le malade déclare ne pas souffrir, mais le corps est toujours froid et le pouls insensible ; il y a eu des vomissements. Le 24, quatre jours après l'opération, l'état général est toujours aussi mauvais, quoique le malade ait pris des bouillons et les ait conservés facilement, il se plaint d'avoir souffert de la jambe que nous avions examinée les jours précédents et qui n'offrait rien de fâcheux. Ce jour-là elle était couverte do phlyctènes ; il y avait commencement de sphacèle. Des cataplasmes saupoudrés de quinquina, ce remède donné à l'intérieur, ainsi que le vin de Bordeaux, le café, rien n'a pu relever les forces ; elles sont toujours allées en déclinant, et Casson est mort le 28 janvier, neuf jours après l'opération, sans avoir recouvré ni chaleur, ni développement dans le pouls, enfin aucun de ces symptômes qui annoncent la réaction qu'on observe à la suite des grandes opérations. L'autopsie fut pratiquée vingt-quatre heures après la mort : nous trouvâmes la jambe sphacélée jusqu'au genou, où l'on rencontrait une infiltration qui tend à séparer les parties vivantes de celles qui sont mortifiées ; le tronc poplité, les artères tibiales sont intacts ; l'artère péronière a été coupée et liée ; les nerfs et les veines n'ont pas été intéressés ; le tibia est sain.

Examen de la pièce anatomique. — La tumeur est formée aux dépens du péroné, qui est renflé depuis son extrémité supérieure jusqu'à sa partie moyenne ; elle a 25 centimètres de circonférence et 18 de long. Elle est formée par une enveloppe osseuse mince, donnant une sensation analogue à celle produite par une coquille d'œuf lorsqu'on la déprime, présentant dans certains points une absence de substance osseuse remplacée par un tissu fibreux ayant l'aspect du périoste.

L'intérieur de la tumeur est rempli par une masse considérable de caillots anciens, durcis, contenus dans une vaste cavité offrant des cloisons osseuses qui ont été comparées par M. Mazel, mon interne, à l'aspect produit par la base du crâne vue de loin lorsque la voûte a été enlevée. Il ne nous a pas été possible de préciser exactement le point de pénétration des vaisseaux qui alimentaient ces vastes tumeurs sanguines (1).

Il s'agit, dans l'exemple précédent, de l'ablation d'une tumeur très considérable ; tous les chirurgiens savent que ces sortes d'opérations prédisposent d'une façon spéciale aux syncopes, à l'épuisement de l'innervation. D'un autre côté, après quatre jours passés dans cet état adynamique, le membre se couvre de phlyctènes, il existe un commencement de sphacèle. Est-ce l'état de prostration du sujet qui a déterminé la gangrène ? Est-ce le mauvais état du membre opéré qui, frappé de mort, tenait sous sa dépendance l'état général, et finit par faire succomber le blessé au neuvième jour ? Dans ce conflit d'éléments patholo-

(1) *Gazette des hôpitaux*, 1852, p. 167.

giques graves, quel est le rôle qu'il est possible d'attribuer au chloroforme? En présence de tant d'incertitudes, le mieux est de ne pas se prononcer.

Par ces quelques exemples, on peut se convaincre que la question des accidents mortels survenus tardivement à la suite de l'éthérisation est remplie d'incertitudes et ne peut se juger que par des approximations contestables; pourtant, s'il n'est pas démontré que la mort résulte directement de l'influence anesthésique prolongée, le contraire n'est pas mieux établi : aussi, dans la crainte de voir l'action déprimante de l'éthérisme s'ajouter à d'autres influences du même ordre, et aggraver d'autant la situation du malade, il est recommandé de s'abstenir dans ces situations extrêmes.

§ II. — Morts subites survenues pendant l'administration des anesthésiques (1).

1° AVEC L'ÉTHER.

Observation I. — Le 10 juillet 1847, à quatre heures du matin moins vingt minutes, le nommé ***, ouvrier serrurier, Bavarois d'origine, âgé de quarante-cinq ans, affecté d'une tumeur cancéreuse au sein gauche, datant de sept mois environ, fut soumis à l'éthérisation au moyen de l'appareil de Charrière, le même dont l'emploi avait déjà été couronné de succès dans plusieurs opérations précédentes. Le malade, homme d'une constitution assez robuste, que l'affection cancéreuse n'avait pas encore détérioré, était à peine soumis depuis deux à trois minutes à la vapeur de l'éther, que déjà une vive excitation se manifestait, le tronc et les membres étaient agités de soubresauts et de secousses violentes que contenaient difficilement plusieurs aides. En même temps la respiration devenait précipitée et la face s'injectait. Tout en faisant de violents efforts pour débarrasser sa bouche de l'instrument, le malade se livrait à un parlage continuel non distinct et ressemblant au délire de l'ivresse. Ces phénomènes avaient duré cinq minutes quand, en piquant la peau avec une épingle, on s'assura que la sensibilité n'était pas encore anéantie. On continua à faire

(1) Comme nous aurons fréquemment recours, dans la suite, aux observations de mort subite, nous leur avons donné des numéros d'ordre pour rendre plus faciles les recherches et les vérifications.

fonctionner l'appareil, mais en ouvrant aux vapeurs éthérées une issue aussi large que le permettait l'instrument, car le robinet qui leur livre passage n'avait parcouru jusque-là que la moitié de sa rotation et progressivement.

Au bout de cinq minutes, à partir de cet instant, et de dix minutes à partir du début de l'expérience, la résolution, l'immobilité des membres étaient complètes, l'insensibilité non douteuse ; la respiration s'accomplissait haute, lente, mais exempte de râle; la face, dont les muscles avaient cessé de s'agiter, était d'un rouge violacé ; la peau antérieure de la poitrine offrait la même teinte; les pupilles, dilatées et immobiles, remontaient en haut sous les paupières supérieures.

L'appareil à éthérisation ayant été enlevé, le chirurgien jugea qu'il était temps de pratiquer l'ablation de la tumeur. L'incision à peine commencée, n'avait encore donné issue qu'à une petite quantité de sang noir, lorsqu'on s'aperçut de la décomposition des traits, devenus entièrement violacés, et de la lenteur de la respiration. Le pouls, touché en ce moment pour la première fois, était mou, plein et très lent ; tout à coup il cessa de battre, tout était fini.

Douze minutes plus tôt, le malheureux comptait sur l'éthérisation pour éviter les angoisses de la souffrance ! A-t-il eu un mécompte, lui ? Nous ne le croyons pas, car son mal, ainsi qu'on l'a reconnu plus tard, était de ceux qui récidivent toujours, de ceux qui, quoi qu'on fasse, déterminent d'atroces douleurs et une sorte de désorganisation lente. Mais pour la science quelle déception ! L'habile opérateur demeura consterné en face d'un résultat aussi inattendu, qui, par un singulier hasard, n'était un bonheur que pour la victime... Pour nous qui écrivons ces lignes et qui avons été témoin impartial des moindres circonstances, nous pouvons affirmer que nul n'a failli à son devoir dans cette malheureuse affaire. Au lieu et place de l'opérateur nous eussions agi de même ; et si une responsabilité quelconque devait peser sur lui, nous tiendrions à honneur de la partager.

L'autopsie du sujet fut pratiquée vingt-deux heures après la mort. Le cerveau, les poumons, le cœur, le foie, les reins, la rate exhalaient à chaque incision de leurs tissus une très forte odeur d'éther. Le sang des vaisseaux était fluide, d'un noir foncé, comme visqueux ; le sang qui engorgeait toute la face postérieure des poumons présentait une consistance et une coloration assez analogues à celle de la mélasse. La face antérieure des poumons était seulement remplie de mucosités écumeuses. La muqueuse des bronches, de la trachée et du larynx était fortement injectée; la rate ressemblait presque à de la lie de vin, tant elle était ramollie à l'intérieur.

Ces diverses circonstances de l'autopsie nous portent à croire que la mort a eu lieu tout à la fois par asphyxie et par un empoisonnement dû à la saturation excessive des organes par les vapeurs éthérées, entraînées par la circulation du sang (1).

Un deuxième fait a été communiqué par M. Barrier, chirurgien en chef de l'Hôtel-Dieu de Lyon, à M. Robert, qui en fit part à la Société de chirurgie.

Observation II. — Le 26 août 1852, entra à l'Hôtel-Dieu de Lyon une femme âgée de cinquante-trois ans, affectée d'un ostéosarcome du maxillaire supérieur droit. L'état général de cette femme n'était pas trop satisfaisant, elle montrait bien plus que son âge ; elle était faible, amaigrie; le teint était pâle, même jaunâtre, comme dans la cachexie commençante. M. Barrier, sur sa première impression, hésita de l'opérer. D'après les vives instances de la malade, il s'y décida cependant, mais il désirait se dispenser de l'éthériser, en raison de l'état général, craignant que sa faiblesse ne rendît dangereuse l'inhalation des anesthésiques, et à cause de la nécessité de l'opérer assise. Il céda cependant à ses supplications, et l'opération fut pratiquée le 11 septembre 1852.

La malade fut promptement endormie par l'éther ; le procédé suivi fut celui de l'éponge placée dans une vessie. « Je puis, dit M. Barrier, affirmer que nous étions sur nos gardes, et qu'un aide tenait l'artère sous son doigt. L'anesthésie étant complète, je commençai l'opération par l'incision des parties molles, ce qui obligea d'écarter l'éponge de dessous le nez; par conséquent, l'air pouvait passer en assez grande quantité par les narines; je liai quelques vaisseaux sur les bords de l'incision et j'allais attaquer l'os avec le ciseau. Une minute plus tôt, j'avais déjà porté le ciseau sur les limites de la tumeur, et coupé l'apophyse montante, quand je m'aperçus, et les assistants avec moi, que la respiration s'arrêtait. Je suspendis l'opération, et je fis complétement retirer l'éponge qu'on avait jusqu'à ce moment approchée et éloignée alternativement des narines, suivant les mouvements de la manœuvre respiratoire. L'alarme fut grande et partagée par tous les assistants. La respiration avait cessé, et le pouls ne se sentait pas au poignet ni à la région précordiale, ou n'y était perçu que d'une manière très douteuse. Aussitôt la malade et son fauteuil furent renversés en arrière pour placer le corps et la tête dans une position horizontale. La face était extrêmement pâle, cadavéreuse; les yeux ternes et immobiles. Frictions sur les tempes et la poitrine avec le vinaigre et l'ammoniaque, compression alternative du thorax et de l'abdomen pour exciter les mouvements respiratoires, insufflation dans la trachée avec une sonde d'argent, tout resta inutile. L'autopsie ne put être faite.

(1) *Journal des connaissances médicales et chirurgicales*, 1842, p. 720.

» La quantité d'éther, non pas absorbée, mais employée, fut au plus de 30 grammes. L'hémorrhagie fut peu considérable, et le sang ne coula pas dans le pharynx (1). »

Observation III. — Une femme âgée de vingt-sept ans, soignée par le docteur Alonzo Clarke, arriva à l'hôpital de Belle-Vue, se plaignant de douleurs de tête très intenses et très fréquentes, assez fortes parfois pour la faire crier et la mettre hors d'elle-même. Pendant les quatre ou cinq dernières semaines, il y avait une grande instabilité dans sa contenance, et une tendance à rouler en bas du lit, invariablement du côté gauche.

L'éther sulfurique seul apaisait les maux de tête. Ce moyen agissant efficacement, on avait administré cet agent à trois reprises à la dose de deux ou trois drachmes (8 à 12 gr.), sans résultat fâcheux. Après avoir ainsi passé trois mois dans l'hôpital, l'éther fut administré comme il l'avait été déjà, et en quelques minutes la respiration volontaire cessa, et l'aspect général devint quelque peu livide, le pouls étant rapide, mais assez fort. Elle fut portée vers la croisée, et la respiration artificielle fut continuée pendant sept heures, pendant lesquelles on eut recours à des expédients variés. Le pouls resta perceptible pendant vingt minutes, et la couleur livide fit place à une coloration plus vive pendant quelques heures. A l'autopsie, on trouva une tumeur occupant le lobe droit du cerveau. Le sang était partout fluide et d'une couleur sombre, et les veines de la tête contenaient une quantité notable d'air (2).

2° AVEC LE CHLOROFORME.

Observation IV. — Mistriss Martha Simmons, âgée de trente-cinq ans, jouissait généralement d'une bonne santé ; seulement, de temps à autre, elle se sentait nerveuse, accusait des douleurs à la face et dans l'oreille, dues probablement à une dent cariée ; enfin elle était sujette à la migraine. Elle avait eu six enfants, tous bien venus, et ses dernières couches remontaient à environ huit mois.

Le 23 février, elle avait dîné à midi un quart ; peu de temps après, elle fit à pied trois quarts de mille pour aller chez son dentiste se faire ôter quelques racines de dents. Elle arriva à deux heures quarante-cinq minutes ; à trois heures, elle fut soumise à l'inhalation du chloroforme en présence de deux dames de ses amies, qui rapportèrent ainsi les détails suivants :

Les mouvements respiratoires paraissaient se faire librement, la poitrine se soulevait. Après quelques inhalations la face devint pâle ; au bout

(1) *Bulletin de la Société de chirurgie*, t. III, p. 599.

(2) *Boston medical Journal.*

d'une minute environ, le dentiste appliqua ses instruments et ôta quatre racines de dents. La malade poussa un gémissement et manifesta pendant l'opération des indices de souffrances, bien que sans proférer une parole ni donner aucun signe de connaissance.

Après l'extraction de la dernière racine, c'est-à-dire environ deux minutes après le commencement de l'inhalation, la tête se tourna de côté, les bras se roidirent légèrement, le corps se rejeta un peu en arrière, avec une tendance à glisser de la chaise où elle était assise. A ce moment, mistriss Pearson, l'une des assistantes, ayant mis le doigt sur le pouls, observa qu'il était faible, et presque immédiatement il cessa de battre; la respiration cessa de même, à peu près en même temps. La figure, de pâle qu'elle était d'abord, devint alors livide; les ongles des doigts prirent une teinte pareille; la mâchoire inférieure s'abaissa, la langue fit une légère saillie à l'un des angles de la bouche, et les bras tombèrent dans un complet relâchement. Les deux dames la considérèrent alors comme morte.

On fit de vains efforts pour la rappeler à la vie : ammoniaque sous les narines, eau froide jetée sur la figure, application de moutarde, d'eau-de-vie, etc. On finit par la transporter de la chaise où elle était sur un sofa, elle ne donna ni un signe de vie, ni un signe de respiration. Le docteur Bacher, appelé une demi-heure après la mort, essaya encore de la respiration artificielle, l'électro-magnétisme, les stimulants externes. L'électro-magnétisme détermina des contractions des muscles sans aucun effet évident sur le cœur; la respiration artificielle eut seulement pour résultat de diminuer un peu la lividité de la face.

L'autopsie fut faite vingt-six heures après la mort avec le concours de quatre médecins.

Apparences extérieures. — Les lèvres livides, le reste de la figure pâle; une écume sanguinolente sort de la bouche. La surface antérieure du corps et des membres offre une coloration normale, mais en arrière la peau était profondément livide. La cornée était terne et flasque, partagée par une ligne horizontale d'un rouge terne, d'un dixième de pouce de largeur, correspondant à la partie de la cornée que les paupières avaient laissée à découvert. Les membres complétement roides, le ventre distendu par des gaz. Poids probable, de 140 à 150 livres; tempérament sanguin, bilieux.

Crâne. — Les téguments ne contenaient que peu de sang. En enlevant la voûte du crâne, il s'écoula des vaisseaux de la dure-mère une quantité de sang plus considérable que de coutume. Les vaisseaux superficiels du cerveau étaient modérément distendus; deux ou trois onces de sang entremêlées de bulles d'air s'écoulèrent des sinus de la dure-mère. Le cerveau offrait l'aspect, la couleur et la consistance de l'état normal.

Poumons. — Les poumons étaient le siége d'une congestion considérable, sans être trop intense ; ils crépitaient librement dans tous les points ; pas d'extravasation. La muqueuse des bronches était légèrement congestionnée, effet apparemment d'un récent catarrhe, et profondément colorée par le sang. La plèvre était fortement injectée sur tous les points ; il y avait 6 gros de sérosité sanguinolente dans la plèvre droite, et 2 onces à gauche.

Cœur et gros vaisseaux. — Le péricarde contenait 6 gros de sérosité sanguinolente. Le cœur était flasque, et toutes ses cavités entièrement vides ; la surface interne des oreillettes et des ventricules profondément colorée. L'aorte et l'artère pulmonaire vides ; la veine cave était vide dans sa portion thoracique et contenait une fort petite quantité de sang dans sa partie abdominale, si petite que, pour pouvoir l'apprécier, il fallut ouvrir le vaisseau. La tunique interne de tous les vaisseaux est profondément colorée en rouge.

Abdomen. — On recueillit une once et demie de sérosité sanguinolente dans l'hypochondre gauche. L'estomac et les intestins étaient distendus par des gaz. L'estomac contenait environ trois roquilles (à peu près un demi-litre) d'aliments en partie digérés. Le foie était plus pâle que de coutume par l'absence du sang ; les reins considérablement engorgés. Nul indice de maladie antérieure dans aucun des viscères de l'abdomen. La vessie et l'utérus, à l'état normal ; l'utérus se présentait dans l'état où il est habituellement deux mois avant les couches.

État du sang. — Le sang fut trouvé partout fluide comme de l'eau ; pas le moindre caillot nulle part. Examiné au microscope, ses globules parurent un peu altérés de forme ; il y en avait d'irréguliers, et ils semblaient généralement plus distendus et plus globuleux qu'à l'état normal ; il y en avait aussi qui semblaient avoir été rompus et en fragments ; leur nombre semblait un peu diminué. La couleur était partout celle du sang veineux noir.

Le nerf grand sympathique, examiné à son tour, offrit son aspect naturel.

L'appareil était celui de Morton ; le globe de verre, d'environ 4 pouces et demi de diamètre, renfermait une éponge qui en occupait à peu près le tiers ; cette éponge était saturée de chloroforme, et l'on en ajouta vingt-cinq gouttes en plus quand la patiente commença l'inhalation. Elle respira d'abord avec lenteur ; il y eut de douze à quinze aspirations. Le chloroforme avait un poids spécifique de 1,3 ; il contenait un peu d'alcool, du reste d'une bonne qualité : c'était le même dont les dentistes (car ils étaient deux) s'étaient déjà servis nombre de fois sans aucun accident.

D'après le récit des deux dames présentes, la mort serait arrivée deux minutes environ à partir de la première aspiration. L'un des dentistes estima que la patiente était restée sur la chaise environ dix minutes, et dit que la vie persista tout ce temps ; l'autre évalua cet espace de temps à cinq minutes (1).

Observation V. — Le fait suivant de mort par le chloroforme est rapporté par le docteur John C. Warren (de Boston), dans le *London medical Gazette*. Sa relation, extraite apparemment de quelque autre recueil scientifique, est ainsi conçue :

Nom : Patrick Coyle (âge omis). Date : mars 1848. Maladie : fistules. Usage antérieur du chloroforme, une fois. Durée de l'inhalation, environ une minute. Quantité consommée, environ 30 gouttes. Position sur le côté. Temps écoulé jusqu'à la mort, environ une minute. Symptômes : signes manifestes de douleur, le malade dirigeant la main vers la région ; en un moment son pouls, qui était plein et naturel, déclina. Mort

État anatomo-pathologique. — Cerveau et membranes naturels et sains. Cœur dilaté, pâle, mou ; deux ou trois onces de sérosité dans le péricarde ; vaisseaux sanguins remplis d'un sang noir liquide. Poumons parsemés de tubercules ; abcès de chaque côté, parties inférieures congestionnées ; plèvres adhérentes dans une grande étendue ; estomac, membranes muqueuses ramollies, leurs veines turgescentes (2).

Observation VI. — Charles Desnoyers, âgé de vingt-deux ans, malade à l'Hôtel-Dieu de Lyon, atteint d'affection scrofuleuse au poignet gauche, ayant à subir la cautérisation transcurrente sur la jointure, fut chloroformisé avec un appareil pendant cinq minutes, et expira au commencement de l'opération. On ne donne pas d'autres détails (3).

Observation VII. — Un jeune homme qui était revenu d'Australie pour visiter ses parents dans le voisinage de Govan, fut chloroformisé pour une opération qu'on allait pratiquer sur le gros orteil en décembre 1848. Il est dit que le malade, soumis à l'inhalation, expira presque instantanément (4).

Observation VIII. — Une jeune femme se présenta pour une affection d'une phalange du médius gauche, qui exigeait l'amputation de ce doigt.

Comme elle paraissait assez peureuse, et résistait plus que de coutume à se soumettre à cette petite opération, je lui administrai une drachme (4 gr.) de chloroforme à la manière ordinaire, c'est-à-dire, en le versant sur un

(1) *The American Journ. of the med. sciences*, April 1848, from *the Western Lancet and hospital Reporter*, mars 1848. — Snow, *ouvr. cit.*, p. 125.

(2) *London medical Gazette*, t. LXIII, p. 682. — Snow, *ibid.*, p. 130.

(3) Bouisson, *ouvr. cité*, p. 398.

(4) *London medical Gazette*, t. XLIII, p. 41. — Snow, *ibid.*, p. 136.

mouchoir de poche, et lui en fit respirer la vapeur. Elle toussa un peu et fut prise de quelques mouvements convulsifs; je lui fis les incisions nécessaires, qui ne prirent pas plus de quelques secondes. A peine s'il s'écoula une goutte de sang. Je fis alors coucher la malade sur le dos, la tête basse; et des moyens énergiques furent mis en œuvre pour la tirer de cet état de coma apparent; on tenta même la respiration artificielle, mais vainement persista-t-on pendant cinq heures, la pauvre femme était bien morte (1).

Observation IX. — Walter Badjer, âgé de vingt-trois ans, jouissait habituellement d'une bonne santé, bien qu'il se plaignît fréquemment de battements de cœur. Le 30 juin 1848, il se présenta chez M. Robinson, dentiste, pour se faire arracher plusieurs dents. Il désirait être endormi avec le chloroforme, bien que son médecin l'en eût dissuadé, à raison de la maladie du cœur. M. Robinson le soumit donc à l'appareil à éthérisation : le patient aspira le chloroforme pendant une minute; il dit alors qu'il croyait qu'il n'était pas assez fort. Le dentiste le quitta pour aller chercher son flacon et remettre un peu de chloroforme dans l'appareil; le patient fut ainsi laissé peut-être trois quarts de minute; dans ce court espace de temps, sa main tomba, abandonna l'appareil qu'il tenait lui-même, la tête s'inclina sur la poitrine : il était mort. M. Robinson lui tâta le pouls, envoya en hâte chercher le docteur Walters, qui essaya la saignée et ne put obtenir qu'une demi-cuillerée d'un sang très noir. Pendant une demi-heure on tenta l'inspiration artificielle, les frictions et d'autres remèdes; le tout en vain.

L'autopsie fut faite dix-sept heures après la mort. Les membranes du cerveau présentaient une congestion légère. Les poumons étaient refoulés en haut par le foie jusqu'au niveau de l'espace qui sépare la troisième et quatrième côte. Le cœur offrait une teinte pâle inaccoutumée; ses parois amincies étaient entremêlées de graisse, particulièrement à la pointe du ventricule gauche, dont le tissu musculaire était remplacé par la graisse. Le tissu musculaire n'avait guère qu'une ligne d'épaisseur, tandis que dans l'état normal il a 5 à 6 lignes. Les valvules du cœur offraient des inégalités à leur surface et sur leurs bords, avec un commencement de transformation cartilagineuse. Le foie était énormément hypertrophié; il avait le double de son volume ordinaire et fut trouvé du poids de 8 livres (1).

Observation X. — Mademoiselle Stock, jeune personne d'une trentaine d'années, assez grande, bien constituée, jouissait habituellement d'une

(1) *London medical Gazette*, t. XLII, p. 84. — Snow, *ibid.*, p. 135.

bonne santé. « Je dois noter, toutefois, c'est M. Gorré qui parle, qu'elle m'avait consulté, il y a quelques mois, pour des palpitations qui m'avaient paru se lier à un état chlorotique, et que les ferrugineux ont, comme je l'avais prévu, modifiées en peu de temps de la manière la plus satisfaisante. Sa santé depuis lors n'avait éprouvé aucune altération.

» Faisant, il y a quelques semaines, une partie de campagne, elle fut précipitée hors de la voiture, et, en outre de quelques contusions qui furent le résultat de cette chute, elle fut blessée à la cuisse par un fragment de bois qui se fraya un passage à travers la peau sans laisser d'autres traces, et dont la présence ne fut reconnue qu'ultérieurement. Le médecin qui lui donnait ses soins conseilla sur ce point une apposition de sangsues. Bientôt la fluctuation devint manifeste ; il voulut faire une incision, la malade s'y refusa. Peu de temps après, du pus en assez grande abondance s'échappa par une ouverture spontanée, et comme la suppuration qui s'était ainsi fait sa voie ne tarissait pas, je fus appelé près de la jeune malade ; je lui fis aisément comprendre que le seul moyen qui pût conduire à une guérison complète était d'inciser la peau décollée, dans toute la hauteur du décollement. Elle y consentit cette fois, mais à la condition que je l'endormirais par le chloroforme. Je n'avais aucune raison pour ne pas accéder à sa demande. Je me rendis donc le lendemain auprès d'elle, muni d'un flacon de chloroforme d'une dizaine de grammes environ, provenant de la maison de produits chimiques de Quesneville ; la bonne qualité de la substance, on le voit, ne doit pas faire de doute.

» Je trouvai la jeune personne gaie comme à l'ordinaire, exempte de toute crainte, de toute préoccupation ; près d'elle se rencontraient en même temps que moi son médecin ordinaire et une sage-femme, venue à dessein de me prêter assistance. Tout était prêt pour l'opération, fort insignifiante d'ailleurs, qui allait être faite. Je plaçai sous les narines de la malade un mouchoir sur lequel avaient été jetées quinze à vingt gouttes au plus de chloroforme.

» A peine a-t-elle fait quelques inspirations, qu'elle porte la main sur le mouchoir pour l'écarter, et s'écrie d'une voix plaintive : « J'étouffe ! » Puis tout aussitôt le visage pâlit, les traits s'altèrent, la respiration s'embarrasse, l'écume vient aux lèvres. A l'instant même (et cela très certainement moins d'une minute après le début de l'inhalation), le mouchoir aspergé de chloroforme est retiré. Mais persuadé que ces accidents ne sont que passagers, et qu'il va suffire, pour que l'effet cesse, de faire cesser la cause, je m'empresse de glisser par la petite plaie fistuleuse qui existe à la cuisse une petite sonde cannelée sur laquelle j'incise le décollement jusqu'à ses limites, c'est-à-dire dans une étendue de 6 à 7 centimètres, et je retire du fond de cette plaie un petit fragment de bois mince et pointu.

Durant le temps infiniment court que prend cette petite opération, mon confrère chercha par tous les moyens à remédier à cette annihilation imminente de la vie. Je me joins à lui, et tous deux nous mettons en œuvre avec activité les moyens les plus propres à conjurer une issue fatale.

» Frictions sur les tempes, sur la région précordiale ; projection d'eau fraîche sur le visage, titillation de l'arrière-bouche avec les barbes d'une plume ; insufflation d'air dans les voies aériennes, ammoniaque sous les narines, tout ce qu'il est possible de faire en pareil cas est tenté par mon confrère et par moi pendant plus de deux heures. Nous ne voulions croire lui et moi qu'à une suspension et non à une abolition des fonctions sensoriales. Il nous semblait impossible que l'inhalation d'une aussi minime quantité de la substance anesthésique durant un temps si court, que, bien qu'on en ait pas calculé la durée la montre à la main, il n'a certes pas dépassé une minute, eût été suffisante pour éteindre la vie. Vains efforts.

» Cette mort, que nous nous obstinions à ne croire qu'apparente, était réelle, et elle avait été si prompte, que déjà sans doute elle était complète au moment où je pratiquais l'incision. Je ne puis donner une juste idée de l'instantanéité foudroyante avec laquelle elle s'est produite, qu'en disant qu'elle m'a rappelé de la manière la plus fidèle la mort due à l'introduction accidentelle de l'air dans les veines. »

L'autopsie fut faite avec le plus grand soin par MM. Rouxel et Gros, vingt-sept heures après la mort.

Aspect extérieur. — La rigidité complète des membres, les cornées ternes et pulvérulentes, l'abdomen distendu par des gaz, et une odeur cadavérique bien prononcée annonçant un commencement de putréfaction, nous convainquent de l'extinction réelle de la vie. Le côté droit de la face présente plusieurs larges eschares où la peau est presque parcheminée, lesquelles eschares résultent des frictions ammoniacales faites pour rappeler la vie : des eschares semblables et reconnaissant la même origine existent en haut du sternum. La pâleur de la peau à la face et sur tout le corps est très grande ; la partie antérieure du cou est gonflée ; sur le côté gauche de cette région, il existe une lividité cadavérique de 2 centimètres carrés environ ; il n'y a pas d'écume à la bouche, les lèvres sont pâles. La cuisse droite présente en dedans, vers son quart supérieur et un peu en arrière, une plaie étroite, irrégulière, dans laquelle l'un de nous plongea le doigt à la profondeur d'environ 3 centimètres. Cette plaie est d'origine traumatique ; des substances étrangères (de la paille), poussées par le corps vulnérant dans le fond de cette plaie, ont donné lieu à un abcès dans le voisinage, dont l'ouverture artificielle a été l'occasion de l'application du chloroforme. La plaie résultant de cette opération, longue d'environ 10 centimètres, se montre un peu plus en avant et en haut ; elle est dirigée à peu près dans le sens de l'axe du membre; elle intéresse la peau et le tissu cellulaire sous-cutané dans toute leur épaisseur ; elle offre un aspect noirâtre, d'un rouge foncé, sorte de teinture du tissu produite par le sang épanché dans les derniers temps de la vie. M. Defosse nous assure qu'il s'écoula peu de sang de cette plaie. Nous retirons de son fond un brin de paille de 6 centimètres de long à peu près.

Tête. — L'incision des téguments du crâne ne laisse presque pas couler de sang; ces tissus sont pour ainsi dire exsangues. Le sinus longitudinal supérieur est vide. Les veines qui rampent à la surface convexe du cerveau contiennent peu de sang, et offrent des particularités remarquables. La colonne sanguine est rompue de distance en distance par des bulles gazeuses qui la partagent en tronçons assez longs ; à gauche, où ces mêmes veines contiennent moins de sang encore, les bulles sont plus nombreuses. Ces veines, où l'on peut dire qu'il y a plus d'air enfermé que de liquide sanguin, crevées avec une épingle, laissent sortir le gaz et s'affaissent. Il existe de la même manière de l'air dans les veines de la base du cerveau; nous faisons notamment sortir de nombreuses bulles d'air de la veine ophthalmique, du sinus caverneux, des veines cérébrales inférieures, etc. Les ventricules latéraux contiennent une médiocre quantité de sérosité; la substance du cerveau est d'une consistance ferme ; sa tranche ne laisse pas suinter de gouttelettes de sang.

De la carotide droite incisée, nous voyons sortir un peu de sang mêlé d'air. L'air sort en bouillonnant, au milieu d'un sang très noir, très fluide et abondant, de la veine saphène et de la veine crurale gauches que nous ouvrons. Ces veines étaient tendues et gonflées avant leur ouverture. Artère crurale entièrement vide.

Poitrine. — Les poumons, le gauche surtout, tendent à s'échapper de la cavité thoracique à mesure qu'on ouvre celle-ci par l'incision des côtes. Le poumon droit, refoulé en haut et d'un volume très amoindri, est adhérent à la plèvre pariétale par toute sa surface et par des adhérences assez lâches; il est sain d'ailleurs. La cavité thoracique droite est en grande partie, la moitié inférieure au moins, occupée par le foie très volumineux, et auquel le diaphragme, remarquablement distendu, forme une sorte de coiffe. Le poumon gauche est volumineux ; tous deux ont une coloration naturelle d'un gris pâle en haut ; mais ils sont visiblement engorgés, livides dans leurs lobes inférieurs et dans leurs parties déclives. L'incision de la portion inférieure et postérieure du poumon gauche donne issue à une très grande quantité de sang noir très fluide ; le poumon droit présente ce phénomène à un moindre degré. Ils sont tous deux bien crépitants.

Les vésicules pulmonaires sont dilatées par l'air insufflé dans les derniers temps et comme moyen de ranimer la malade dans la supposition d'une asphyxie, mais il n'existe point d'emphysème interlobaire ni sous-pleural, excepté à une petite portion du bord tranchant du poumon gauche. Nous ne trouvons aucune trace de tubercules pulmonaires. Sérosité assez abondante dans les plèvres ; la membrane muqueuse de la trachée et des bronches est d'un rouge foncé. Absence complète d'écume bronchique.

La cavité du péricarde contient une certaine quantité de sérosité sanguinolente.

Le cœur est d'une flaccidité remarquable ; son volume est extraordinaire en le supposant plein ; ses cavités droite et gauche sont complétement vides, il ne s'y trouve pas le moindre caillot; du sang spumeux ou plutôt une mousse sanguine occupe l'orifice auriculaire de la veine cave ascendante ; l'artère pulmonaire est examinée dans son tronc, qui ne contient pas de sang. Les veines pulmonaires, près de leur entrée dans l'oreillette gauche, laissent échapper un peu de sang mêlé d'air. La membrane interne du cœur, surtout dans ses cavités droites, est d'un rouge vineux. Les parois du ventricule droit sont amincies ; sa capacité est de beaucoup supérieure à celle du ventricule gauche et paraît dilatée. Le tissu musculaire du cœur est pâle et se déchire facilement ; celui du ventricule aortique est plus pâle.

Abdomen. — Le foie, très volumineux et occupant une partie de l'hypochondre gauche, où il recouvre l'estomac distendu par des gaz, est d'une couleur très foncée. Il n'y a pas de bulles à sa surface, mais en l'incisant dans tous les sens l'air s'échappe en bouillonnant de ses vaisseaux avec le sang noir et fluide dont il est engorgé. C'était une sorte de crépitation à grosses bulles d'une nature particulière. Le lobe gauche donne un sang noir et des bulles d'air moins nombreuses. Le liquide qui sort de plusieurs de ses vaisseaux est pâle et séreux. A cela près, le sang, partout où nous l'avons examiné, était fluide, d'un noir extraordinaire et contenait un fluide aériforme.

L'estomac contient beaucoup d'aliments dont la digestion était peu avancée, et une énorme quantité de gaz fétides. La rate est ramollie et gorgée de sang ; on en fait sortir par la pression quelques bulles. Les autres viscères n'offrent rien de remarquable.

Ajoutons enfin que l'examen du sang, fait par M. Regnault, démontra qu'il n'était point putréfié (1).

OBSERVATION XI. — Un jeune homme de vingt-quatre ans, d'une forte corpulence, mais d'une constitution molle et lymphatique, fut admis à

(1) *Bulletin de l'Académie de médecine*, t. XIII, p. 1148.

l'hôpital Beaujon le 25 juin dernier, atteint à la cuisse d'une balle qui, traversant le membre d'avant en arrière à sa partie moyenne, avait brisé la diaphyse du fémur en éclats volumineux. La désarticulation, jugée indispensable, fut décidée. Le malade fut soumis à l'action du chloroforme au moyen d'un petit flacon percé de plusieurs trous, contenant un diaphragme spiroïde de tricot imbibé de liquide anesthésique et surmonté à son embouchure d'un large pavillon s'adaptant à la bouche du malade. Le nez était fermé par le doigt d'un aide. Au bout de trois ou quatre minutes, le malade éprouva, quoique à un faible degré, les mouvements convulsifs qui caractérisent la période d'excitation, et bientôt après il fut dans un état de résolution complète. M. Robert commença aussitôt. L'artère fémorale étant comprimée au pli de l'aine, il plongea un long couteau à lame étroite à trois travers de doigt au-dessous de l'épine iliaque antéro-supérieure, et tailla un vaste lambeau antérieur. Pendant ce temps de l'opération, le malade, quoique pendant un instant très court l'artère eût cessé d'être exactement comprimée, ne perdit pas plus d'une palette de sang. A ce moment, le malade commença à se réveiller; M. Robert désira prolonger son état d'insensibilité, et prescrivit dans ce but une nouvelle inhalation de chloroforme, tout en continuant l'opération; mais un quart de minute après s'était à peine écoulé, lorsqu'il entendit la respiration devenir stertoreuse; aussitôt il fit cesser les inhalations. Le visage du malade était très pâle, ses lèvres décolorées; ses yeux, dont les pupilles étaient dilatées, se portaient en haut sous les paupières supérieures. L'opération fut aussitôt suspendue, et M. Robert se hâta, avec l'aide des assistants, de ranimer le malade, dont la respiration était devenue rare et suspirieuse, dont le pouls n'était plus sensible, et dont les membres étaient dans un état complet de résolution. Les frictions sur la peau, les irritations de la membrane pituitaire, le soulèvement cadencé des bras et du thorax, tout fut employé avec énergie et persévérance. Plusieurs fois la respiration sembla se ranimer, le pouls redevint appréciable, mais l'amélioration ne fut que momentanée, et après trois quarts d'heure d'efforts incessants, le malade avait cessé de vivre.

La nature des symptômes observés dans ces derniers moments ne laissait aucun doute sur la cause probable de la mort. La pâleur subite de la peau, l'anéantissement du pouls, démontraient que le malade avait succombé à une syncope. L'introduction de l'air dans les veines seule peut-être aurait pu détruire la vie avec autant de rapidité; mais le malade n'avait présenté aucun des symptômes qui caractérisent ces accidents (1).

Observation XII. — Hannach Greener était une belle jeune fille de quinze ans, affectée depuis quelque temps d'un onyxis du gros orteil gauche.

(1) *Bulletin de l'Académie de médecine*, t. XIV, p. 240.

Elle s'adressa au docteur Mégisson, qui jugea nécessaire d'enlever à la fois l'ongle et sa matrice. Déjà auparavant elle avait subi l'ablation de l'ongle du gros orteil droit, mais la matrice respectée avait ramené la maladie. Lors de cette première opération, elle avait respiré la vapeur d'éther et n'avait éprouvé aucune douleur ; mais durant l'inhalation, elle s'était plainte d'une irritation à la gorge, et elle avait conservé après un mal de tête assez violent. On lui promit qu'avec le chloroforme elle n'avait rien de semblable à redouter.

Malgré cette assurance, cette opération lui faisait peur, et toute la journée qui précéda, elle parut fort tourmentée, criant continuellement, désirant mourir plutôt que de s'y soumettre. C'est dans cet état que l'a trouvée M. Mégisson, le vendredi 28 janvier, à midi. Il essaya de calmer ses appréhensions, mais sans y réussir. Elle se plaça sur la chaise en sanglotant. L'opérateur versa une cuillerée à thé de chloroforme sur un mouchoir, qu'il appliqua devant le nez et la bouche ; elle fit deux inspiration, et puis lui repoussa la main. Il lui commanda de tenir ses mains sur ses genoux, ce qu'elle fit, et elle respira alors paisiblement pendant une demi-minute environ ; alors la respiration n'étant point stertoreuse et aucun autre phénomène ne s'étant présenté, M. Mégisson essaya de lui soulever la main, et la trouva roide. Il dit à son aide, M. Lloyd, de procéder à l'opération. Celui-ci achevait l'incision semi-circulaire autour de la matrice de l'ongle, quand la jeune fille fit un brusque mouvement comme pour échapper. M. Mégisson pensa que le chloroforme n'agissait pas suffisamment, et il en remettait d'autre sur le mouchoir, quand il vit soudainement les lèvres et la face pâlir, et un peu d'écume sortir de la bouche comme dans une attaque d'épilepsie. Il lui ouvrit les yeux, ils restèrent ouverts ; il lui jeta de l'eau à la figure ; il lui administra de l'eau-de-vie, dont elle avala un peu avec difficulté ; il l'étendit sur le plancher et essaya de lui ouvrir une veine du bras, puis la veine jugulaire, le sang ne coula pas. En un mot, moins d'une minute après l'apparition des premiers accidents, elle avait cessé de respirer ; elle était morte.

Une enquête fut faite sur cette mort, et nous avons confronté les comptes rendus un peu différents donnés par la *Lancette anglaise* et le *Medical Times*, pour ne perdre aucun trait de cette scène d'agonie. Depuis le commencement de l'inhalation jusqu'à la mort, il s'était écoulé, d'après une version, moins de trois minutes, et d'après une autre, moins de deux minutes.

L'autopsie fut faite le lendemain, vingt-sept heures après la mort, par sir John Tlife, chirurgien, et le docteur Glover. Le corps présentait le degré ordinaire de rigidité.

A l'ouverture de la poitrine, les poumons ne s'affaissèrent point, ils offraient sur toute leur surface, mais spécialement dans leurs parties inférieures, les caractères de la congestion la plus intense, marbrés de taches d'un pourpre foncé, bleu écarlate, et toutefois partout crépitants. Le long du bord externe et antérieur, particulièrement au lobe supérieur du poumon gauche, se voyaient plusieurs bulles emphysémateuses d'un petit volume. Le tissu pulmonaire n'offrait aucune trace de tubercules ; il était rempli d'une écume sanguinolente que l'on rencontra aussi dans l'intérieur des bronches, mêlée avec du mucus. Pas d'hépatisation nulle part. La muqueuse du larynx était plus rouge qu'à l'état normal, parsemée d'arborisations vasculaires ; les sinus laryngiens contenaient une notable quantité de mucus noirâtre. Le sommet de l'épiglotte était d'un rouge approchant du vermillon.

L'œsophage était sein, l'estomac rempli d'aliments ; le foie, les reins, la rate, plus congestionnés qu'à l'état normal.

Le cœur contenait du sang noir liquide dans toutes ses cavités, en très petite quantité dans les cavités gauches; il était sain d'ailleurs, ainsi que les gros vaisseaux. Le cerveau offrait un peu plus de congestion que d'ordinaire (1).

Observation XIII. — John Griffin, marin, âgé de trente et un ans, entre à l'hôpital le 4 décembre 1848, pour une diarrhée chronique qu'il avait contractée dans l'armée du Mexique. Le 19 décembre, son état était beaucoup amélioré sous ce rapport. On le transporta dans le service de M. Gordon Buck, l'un des chirurgiens de l'hôpital, pour y être traité de tumeurs hémorrhoïdales qui le faisaient beaucoup souffrir, et de chancres du prépuce avec phimosis. Le 26 décembre, le malade fut soumis, sur sa demande, aux inhalations du chloroforme pour pouvoir examiner le rectum. Il ne survint aucun accident, et le 19 janvier on l'y soumit de nouveau pour le débarrasser de ses hémorrhoïdes et lui pratiquer l'opération de la circoncision. Le malade fut couché sur le dos, la tête élevée ; on lui mit sur la bouche et sur les narines une serviette imprégnée de chloroforme ; il ne tarda pas à entrer dans une assez grande excitation ; il remuait les membres et parlait à haute voix d'une façon incohérente ; les muscles des membres et du tronc étaient contractés. Quelques minutes après, les muscles se relâchèrent et le malade parut plus tranquille. On le tourna alors sur le côté gauche, afin de pratiquer l'opération sur le fondement : cette opération fut pratiquée rapidement ; elle consista dans l'excision de deux hémorrhoïdes externes et dans la ligature d'une petite hémorrhoïde interne.

L'opération pratiquée, M. Gordon Buck dit à ses aides de retourner le malade pour pratiquer l'opération du phimosis. « En ce moment, dit-il,

(1) *London medical Gazette*, t. XLI, p. 255. — Snow, *ibid.*, p. 123.

je m'aperçus que la face et les lèvres étaient livides, les yeux tournés en haut, tout le corps dans le relâchement, et le pouls imperceptible à l'artère riadiale.

Après deux ou trois inspirations à longs intervalles, la respiration s'arrêta. On avait déjà retiré la serviette une minute ou deux avant de retourner le malade ; la face de celui-ci s'était trouvée, pendant l'opération, dirigée vers son épaule gauche, de sorte que l'aide n'avait pu suivre ce qui se passait de ce côté. Je fis ouvrir immédiatement les fenêtres, je passai de l'ammoniaque sous les narines, je fis faire des frictions sur les membres, mais le tout sans succès. Le temps qui s'était écoulé depuis le commencement des inhalations jusqu'à la terminaison fut estimé par les assistants de cinq à dix minutes, mais pas au delà. Les phénomènes d'excitation produits par le chloroforme n'ont pas été aussi considérables, à beaucoup près, que ceux que j'avais observés chez des personnes d'un tempérament analogue. Le chloroforme dont je m'étais servi était le même que j'avais employé la veille pour réduire une luxation de la cuisse, une fracture compliquée du bras et pour extraire un fragment d'os.

M. Reid, qui l'a analysé, a trouvé 9 pour 100 d'alcool.

Autopsie vingt-quatre heures après la mort. — Face livide, membres contracturés ; vaisseaux de la dure-mère et de la surface du cerveau peu congestionnés ; rien de particulier du côté de la surface cérébrale ; pas de lividité dans la plèvre ; les deux poumons congestionnés et fournissant à la coupe une grande quantité de sérosité sanguinolente écumeuse ; une cuillerée de sérosité limpide dans le péricarde ; le cœur volumineux et un peu chargé de graisse flasque et entièrement vide ; substance du ventricule gauche un peu plus molle que d'ordinaire ; pas de caillots dans les vaisseaux ; aucune trace de congestion dans les viscères abdominaux ; le cerveau et les poumons avaient une odeur particulière, presque aromatique, qui rappelle à certains égards celle du chloroforme (1).

Observation XIV. — J. Vierrier, âgé de dix-sept ans, entré à l'Hôtel-Dieu de Lyon, salle Saint-Louis, n° 45, le 24 janvier 1849. Il est d'un tempérament lymphatique, d'une constitution assez bonne. Cependant il porte aux jambes des cicatrices d'abcès froids qu'il attribue à sa profession de mineur. Il vient à l'hôpital pour une maladie du médius de la main droite, consistant en une nécrose complète de la première phalange, avec suppuration, fistules et fongosités des deux articulations dont cet os fait partie. La maladie ne pouvant guérir que par une opération, celle-ci est

(1) *London medical Gazette*, t. XLIII, p. 712, traduit dans l'*Union médicale*, 1849, p. 459.

arrêtée pour le 31 janvier; on se propose d'amputer le doigt et de reséquer au besoin la tête du métacarpien.

Le jour venu, après s'être assuré que le malade jouit d'ailleurs d'une bonne santé et n'a pris aucun aliment, on le fait placer sur un lit et on le soumet à l'inhalation du chloroforme qu'il a désirée, et qui ne lui inspire aucune appréhension. Le flacon qui renferme l'agent anesthésique est le même qui a servi, un instant auparavant, à endormir une jeune fille chez laquelle tout s'est passé régulièrement. On se sert comme d'ordinaire d'une compresse à tissu très clair étendue au-devant du visage, laissant un passage facile à l'air atmosphérique, et l'on verse le chloroforme par goutte à plusieurs reprises sur la portion de la compresse qui correspond à l'ouverture du nez. Deux aides très habitués à la chloroformisation en sont chargés et explorent en même temps le pouls aux radiales. L'opérateur surveille et dirige le travail des aides. Après quatre ou cinq minutes, le malade sent et parle encore. Une minute de plus s'est à peine écoulée que le malade prononce quelques mots et manifeste une légère agitation ; il a absorbé tout au plus 6 à 8 grammes de chloroforme, ou plutôt c'est cette quantité qui a été versée sur la compresse, et l'évaporation en a nécessairement entraîné la plus grande partie. Le pouls est resté d'une régularité parfaite sous le rapport du rhythme et des battements. Tout à coup le patient relève brusquement le tronc et agite les membres, qui échappent aux aides; mais ceux-ci les ressaisissent promptement et remettent le malade en position. Ce mouvement n'a pas duré certainement plus d'un quart de minute, et cependant l'un des aides annonce immédiatement que le pouls de la radiale a cessé de battre. On enlève le mouchoir ; la face est profondément altérée. L'action du cœur a cessé tout à fait ; plus de pouls nulle part, plus de bruit dans la région du cœur. La respiration continue, mais elle devient irrégulière, faible, lente, et cesse enfin complétement dans l'espace d'une demi-minute environ.

Au premier signal donné, on a dirigé des moyens énergiques contre les accidents dont la gravité est immédiatement comprise ; on approche un peu d'ammoniaque sur un linge de l'ouverture du nez ; on en verse une grande quantité sur le thorax et sur l'abdomen, que l'on frictionne avec force. On cherche à irriter avec la même substance les parties les plus sensibles des téguments, telles que les lèvres et la muqueuse génitale. On applique de la moutarde; on incline la tête hors du lit; enfin, on cherche à ranimer la respiration par des pressions alternatives sur l'abdomen et sur la poitrine. Après deux ou trois minutes, la respiration reparaît et prend même une certaine ampleur, mais le pouls ne se relève nulle part. On insiste sur les frictions ; la respiration se ralentit de nouveau et cesse encore une fois. L'espérance qu'on avait conçue s'évanouit. On insuffle de l'air dans la bouche et jusque dans le larynx, en portant une sonde à travers l'ouverture de la glotte, parce qu'en soufflant dans la bouche on s'aperçoit que l'air passe dans l'estomac. Des fers à cautères ayant été mis au feu dès le début des accidents, le chirurgien cautérise énergiquement les régions précordiales, épigastriques et prélaryngiennes ; le pouls ne reparaît point. On continue pendant plus d'une demi-heure tous les efforts imaginables pour ramener le patient à la vie ; ils restent inutiles.

L'autopsie n'a pu être pratiquée que soixante-douze heures après la mort, parce que le corps réclamé d'abord par les parents a été ensuite abandonné. La température étant assez froide, le cadavre n'offre pas encore de trace de décomposition ; la rigidité est même encore assez prononcée dans les membres ; les traits n'offrent pas d'altérations particulières. L'examen de tous les organes est fait avec soin.

L'estomac contient environ 45 grammes d'un liquide noir, épais, couleur lie de vin, qui ne ressemble point à un liquide alimentaire. Il est distendu par des gaz, ainsi que le reste du tube digestif, sain d'ailleurs. Le foie et la rate sont un peu congestionnés.

Le cœur, d'un volume normal, est affaissé, vide d'air et de sang ; les parois ventriculaires sont seulement humectées par une fine mousse très rouge donnant l'idée d'un peu de sang qui aurait été battu, fouetté par les colonnes charnues du cœur. Les veines caves et la veine porte sont distendues par un sang noir fluide très abondant. Sur la valvule d'Eustachi, on trouve un caillot fibrineux, peu consistant, du poids de 4 à 5 grammes. C'est le seul qu'on rencontre dans les cavités du cœur et des gros vaisseaux. On a d'ailleurs ouvert avec assez d'attention pour s'assurer qu'aucun fluide aériforme n'y était amassé en quantité notable.

Les poumons se sont rétractés fortement à l'ouverture du thorax ; ils offrent une teinte noire ardoisée très prononcée ; leur coupe offre la même teinte ; leur tissu est sain d'ailleurs. Le larynx et la trachée n'offrent aucune lésion. Le cerveau est intact. Les sinus de la dure-mère ont une assez grande quantité de sang noir non coagulé (1).

Observation XV. — Un maçon, âgé de trente-six ans, entra à l'hôpital dans le service de M. Brown pour une plaie contuse du gros orteil. La gangrène s'empara de la plaie et l'amputation fut décidée.

Le 17 février, dans l'après-midi, on fit respirer au malade une demi-once de chloroforme que l'on avait versé sur un mouchoir que l'on tenait sur le nez et sur la bouche (on s'était assuré préalablement qu'il n'existait

(1) Observation publiée par MM. Breton et Petit, internes du service, dans l'*Union médicale*, 1849, p. 69.

aucune maladie des organes de la respiration et de la circulation). On ne put réussir à endormir le malade, et l'on ne détermina que de l'agitation et de l'excitation. Force fut d'en envoyer chercher une nouvelle quantité. Dans l'intervalle, c'est-à-dire pendant deux heures, le malade reprit son état habituel et se mit à causer avec les personnes qui l'entouraient. Le chloroforme fut versé de nouveau à la dose d'une demi-once sur un mouchoir que l'on maintint sur le nez et la bouche, en ayant soin de laisser pénétrer de l'air pur de temps en temps. Après une période d'excitation qui dura d'une à trois minutes, le malade tomba dans l'insensibilité, et la respiration, d'abord précipitée, se ralentit et devint un peu stertoreuse. Les pupilles étaient dilatées, le pouls à 70, modérément fort. Aussitôt que l'anesthésie fut produite, on commença l'opération, qui ne dura pas plus de deux minutes ; mais l'opération terminée, on ne vit pas s'écouler une goutte de sang. En même temps, la respiration se ralentit, la peau pâlit et se couvrit d'une sueur froide ; le pouls perdit de sa force, de sa fréquence, puis disparut entièrement au poignet. La face était profondément altérée ; la respiration continua encore quelques instants après la cessation des battements de l'artère radiale ; mais dix minutes environ après le commencement des inhalations, la respiration avait complètement cessé. Tous les moyens mis en usage immédiatement pour le rappeler à la vie, même les insufflations pulmonaires, furent sans succès. Il était mort.

L'autopsie ne montra rien de particulier dans l'aspect intérieur. L'estomac était vide, le foie, les reins, la rate congestionnés. Les poumons avaient leur volume ordinaire ; ils étaient d'une couleur rouge foncé et gorgés d'un sang veineux, bien que crépitants. Les bronches contenaient un petite quantité de mucus écumeux, légèrement teint de sang. La muqueuse bronchique dans les bronches et dans la trachée était congestionnée et d'un rouge vineux. Le corps tyroïde était volumineux et gorgé de sang. Le cœur était flasque, assez volumineux et les parois affaissées. Les ventricules étaient minces, les oreillettes complétement vides. Le ventricule droit contenait environ une once d'un sang demi-fluide, et le ventricule gauche une égale quantité de sang veineux, sans apparence de caillot fibrineux. La membrane interne du cœur était de couleur foncée. Toutes les valvules étaient saines. Les sinus et les veines du cerveau ne contenaient qu'une quantité de sang très ordinaire. Les vaisseaux de la pie-mère étaient un peu congestionnés, mais sans que la substance cérébrale ou médullaire le fût elle-même d'une manière très notable (1).

Observation XVI. — Madame Labrune, âgée de trente-trois ans, mère de famille pleine de vie, d'un caractère nerveux très excitable, avait été

(1) *The Lancet*, 24 février 1849, traduit dans l'*Union médicale*, 1849, p. 124.

soumise par moi (M. de Confevron), l'an dernier, avec un plein succès, à l'éthérisation pour de petites opérations chirurgicales. Le 23 août dernier, son dentiste devait lui extraire une grosse molaire, et cette opération, présentant quelques difficultés, faisait présager une douleur assez intense. Madame Labrune, qui avait éprouvé les bienfaits de l'éthérisation, ne voulut se soumettre à l'arrachement de sa dent qu'avec ce secours, et je fus sollicité par la patiente et par le dentiste, celui-ci n'ayant pas l'habitude pour administrer les vapeurs anesthésiques. Malgré ma répugnance à employer ce moyen pour des opérations de peu d'importance, surtout depuis la publicité de malheurs survenus entre des mains habiles, je crus pouvoir, dans cette circonstance particulière, sortir de la règle de conduite que je me suis tracée depuis dix-huit mois, et je m'y croyais autorisé par le succès de l'éthérisation précédente sur le sujet qui la réclamait de nouveau. J'étais d'ailleurs bien décidé à ne produire que l'engourdissement le plus léger, puisqu'il ne s'agissait ni d'une opération grave ni d'une douleur de longue durée.

Je plaçai donc sur le mouchoir de la malade un bourdonnet de coton de la grosseur d'une noix imbibé de moins d'un gramme de chloroforme ; madame Labrune l'approcha elle-même de ses narines et le respira à quelque distance, de manière à permettre complétement le mélange de l'air aux vapeurs anesthésiques. En huit ou dix secondes l'effet se fit sentir, et je le remarquai au clignotement des paupières. J'indiquai au dentiste placé derrière la tête de la malade qu'il pouvait agir ; mais la patiente, qui avait l'expérience de l'éthérisation, ne se sentant pas suffisamment engourdie, repoussa la main de l'opérateur, et nous faisant comprendre par signes que l'insensibilité n'existait pas encore, rapprocha son mouchoir de ses narines, et fit rapidement quatre ou cinq inspirations plus larges. A cet instant je lui retirai le mouchoir qu'elle serrait sous son nez. Je ne la quittai des yeux que le temps nécessaire pour déposer ce mouchoir sur un meuble voisin, et déjà, lorsque je reportai mes regards sur elle, sa face était pâle, ses lèvres décolorées, les traits altérés, les yeux renversés, les pupilles horriblement dilatées, les mâchoires contractées de manière à empêcher les opérations du dentiste, la tête renversée en arrière ; le pouls avait disparu, les membres étaient dans un état complet de résolution, et quelques inspirations éloignées furent les seuls signes de vie que la malade nous donna.

Sans perdre une seconde, tout ce qu'il est possible de faire en pareil cas fut mis en œuvre pendant plus de deux heures, et sans aucun succès. Stimulation des narines avec de l'ammoniaque, mouvements des bras et du thorax, insufflation d'air dans la poitrine, que je fis respirer artificiellement pendant quelque temps ; frictions sur le thorax, puis sur tout le corps avec de l'ammoniaque ; cautérisation sur la région précordiale avec des charbons incandescents; enfin, courant galvanique au moyen d'une forte pile de Volta qui se trouvait fonctionner dans le voisinage et qu'on mit promptement à notre disposition : rien ne put conjurer une mort à laquelle je ne pouvais croire.

Depuis le mois de février 1847 je pratique journellement l'éthérisation, et dans nos hôpitaux et dans une clientèle nombreuse, et jamais je n'ai employé de doses plus faibles, jamais je n'ai mis plus de prudence dans le mode d'opération. Le chloroforme avait été respiré à l'air libre, sans appareil, de la manière la plus favorable pour que l'air atmosphérique fût largement mélangé aux vapeurs anesthésiques; enfin rien ne manquait pour rendre cette opération parfaitement innocente; je savais d'ailleurs que ma cliente n'avait aucune maladie organique qui la contre-indiquât. Je dois dire pourtant, et pour n'omettre aucune circonstance, ce que j'ignorais au moment de l'opération, c'est que madame Labrune avait eu de vives émotions dans la journée; mais tout cela n'expliquait pas un accident si foudroyant. L'examen nécroscopique pouvait peut-être nous donner quelques satisfactions.

J'obtins de la famille l'ouverture du corps, qui fut pratiquée trente-huit heures après la mort avec quelques-uns de mes collègues, MM. Montrol et Faure. Voici quel en fut le résultat:

Les membranes du cerveau, et particulièrement les veines de la base du crâne, étaient gorgées de sang noir et fluide, les sinus de la dure-mère en étaient remplis; la substance du cerveau incisé était piquetée, et les vaisseaux capillaires, ouverts par l'instrument, laissaient suinter du sang noir en gouttelettes. Cette substance était intacte et d'une consistance normale. De la sérosité en assez grande abondance se trouvait à la base du crâne et remplissait le canal vertébral. Dans toutes les veines de la base du crâne, même celles d'un calibre très médiocre, nous avons trouvé une notable quantité de bulles d'air interceptant le liquide et facile à déplacer. Le cœur était flasque, et une ponction pratiquée à l'oreillette gauche laissa échapper du sang noir fluide accompagné d'un dégagement d'air par bulles. Il n'existait pas de caillots dans les cavités. Les grosses veines du tronc contenaient également une grande quantité de sang noir et fluide. Les poumons, parfaitement crépitants dans toute leur étendue, offraient une teinte grise ardoisée qu'on retrouvait en les incisant. L'abdomen était distendu par des gaz. Les intestins n'ont pas été ouverts (1).

Observation XVII. — John Shorter, âgé de quarante-huit ans, portefaix, adonné aux boissons alcooliques, mais habituellement bien portant, entre à l'hôpital Saint-Thomas de Londres dans le service de M. Golly, le

(1) *Union médicale*, 1849, p. 494.

9 octobre 1849, pour se faire opérer d'un onyxis du gros orteil du pied gauche, dont il était affecté depuis quelque temps. Le malade ne s'était décidé à l'opération que sur la promesse qu'on lui avait faite de l'endormir avec le chloroforme. Le lendemain, en effet, on le soumit aux inhalations du chloroforme. On versa un gramme de ce liquide sur l'éponge de l'inhalateur et on le lui fit respirer.

Pendant deux minutes il n'y eut aucun effet appréciable. A ce moment il commença à présenter de l'excitation. On éloigna l'inhalateur de la bouche du malade et l'on versa sur l'éponge dix gouttes de chloroforme. Après l'application de l'inhalateur, il tomba dans l'insensibilité. On enleva l'appareil et l'on procéda à l'extirpation de l'ongle. Cependant comme il continuait à être insensible, comme la face devenait violette, le pouls petit, fréquent, quoique régulier, et la respiration laborieuse ; on écarta ses vêtements et l'on exposa la poitrine à l'air frais d'une fenêtre ouverte près de son lit, on lui jeta de l'eau à la figure, on fit des frictions à la poitrine et on lui approcha un flacon d'ammoniaque près des narines. Le malade sembla se débattre pendant une minute, puis la peau se refroidit, le pouls devint très faible et cessa d'être senti au poignet ; la respiration devint lente par intervalles, mais ne cessa que deux secondes après la disparition du pouls. A l'apparition de ces symptômes, M. Golly commença la respiration artificielle en déprimant les côtes et en les laissant revenir sur elles-mêmes ; puis lorsqu'on eut apporté l'appareil d'insufflation pulmonaire, il introduisit dans les poumons du gaz oxygène ; on essaya alors de galvaniser le cœur et le diaphragme. Tout fut inutile, il n'y avait plus aucun signe de vie six ou sept minutes après le commencement des inhalations. On continua tous ces moyens pendant un quart d'heure sans aucun résultat. Le malade n'avait pas inspiré plus d'une drachme (4 gr.) de chloroforme ; en effet, il en restait encore dans l'éponge. L'autopsie n'a pas été faite, par suite de l'opposition de la famille (1).

Observation XVIII. — Cet accident arriva à Shrewsbury à mademoiselle Jones, malade de M. Clément, chirurgien, qui avait en partie opéré l'excision du globe de l'œil, quand la malade mourut subitement. M. Clément n'a pas publié de relation de ce cas, mais le rapport qu'il fournit à l'enquête fut reproduit par les journaux de médecine. La mort fut vraiment caractéristique des effets de la vapeur du chloroforme non suffisamment dilué. M. Clément rapporte le fait ainsi :

Il ne donna qu'une petite dose pour commencer sur une éponge, et alors commença l'opération. Trouvant que l'anesthésie ne se produisait pas, il fit

(1) *London medical Gazette*, t. XLIV, p. 757, traduit dans l'*Union médicale*, 1849 ; p. 518.

verser sur l'éponge un gros de plus de chloroforme, ce que la malade respira durant quelques secondes. Il revint alors à son opération ; peu après il entendit un son particulier qu'il ne saurait décrire, et en un instant la femme expira. Toutes les tentatives pour la rappeler à la vie échouèrent. Avant de mourir elle parlait en gallois, mais si vite, qu'on ne pouvait savoir ce qu'elle disait. M. Clément attribua sans aucun doute la mort de sa malade aux effets du chloroforme (1).

Observation XIX. — Ce fait s'est passé dans l'hôpital public de Kingston, à la Jamaïque, le 29 janvier 1850. Le malade se nommait William Brian ; on ne dit point son âge ni la nature de l'opération qu'il allait subir. Autrefois on lui avait pratiqué l'amputation de la verge pour un cancer de cet organe, mais sans l'aide du chloroforme. Le chirurgien, M. Maygorth, qui administra le chloroforme, s'exprime ainsi :

« J'avais versé un gros de ce liquide sur une éponge que j'appliquai sur sa bouche et ses narines, mais pas en contact immédiat, et alors l'air atmosphérique avait encore accès. Le malade supportait mal l'appareil, et j'étais fréquemment obligé de l'éloigner pour faciliter sa respiration. La période d'excitation qui est habituelle survint, il se débattit et écarta l'éponge durant quelques secondes ; elle fut encore réappliquée, lorsque peu de secondes après, observant une respiration stertoreuse, je l'enlevai tout à fait. Le malade cessa de respirer ; mais après un intervalle de quelques secondes, il fit une autre inspiration ; cela se renouvela plusieurs fois jusqu'à ce qu'à la longue la respiration cessât complétement. Les moyens ordinaires furent employés, mais sans succès.

» Le cerveau et ses membres furent trouvés congestionnés. Les poumons étaient congestionnés, surtout postérieurement. Le côté droit du cœur contenait un sang noir liquide, la surface interne de ses cavités gauches et de l'aorte était tachée de sang. Il y avait là quelque altération des valvules aortiques, et le cœur avait subi un certain degré de dégénérescence graisseuse (2). »

Observation XX. — Il s'agit d'un malade du professeur Karl Santesson, à l'hôpital Séraphin de Stockholm. Le malade, âgé de trente ans, était affecté d'hydrocèle, et il y avait quelques soupçons de maladie du testicule. En conséquence, on devait opérer l'hydrocèle par incision, afin qu'on pût enlever le testicule s'il était malade. Le chloroforme fut administré suivant le mode même que le professeur Santesson avait vu démontrer par

(1) *Journal of prov. med. and surg. Associat.*, 1849, p. 698. — Snow, *ibid.*, p. 145.

(2) *Edinburgh monthly Journal*, April 1850, p. 377. — Snow, *ibid.*, p. 145.

le docteur Simpson, sauf qu'il fut versé sur du coton placé au fond de l'entonnoir d'une compresse disposée à cet effet. Un gros et demi environ fut d'abord versé sur le coton, et l'on recommanda au malade de faire de longues et profondes inspirations. Cette quantité étant presque évaporée au bout de deux ou trois minutes, on ajouta encore un gros de liquide. Après quelques inspirations survinrent de la rigidité et de l'agitation ; ces symptômes cédèrent, mais revinrent bientôt et plus fort qu'auparavant. L'appareil fut alors enlevé de la face jusqu'à ce que l'agitation cessât. Néanmoins le malade n'étant pas suffisamment anesthésié pour subir l'opération avec le calme nécessaire, la compresse fut réappliquée, lorsque après quelques inspirations le pouls disparut brusquement. Le visage et toute la surface du corps devinrent pâles, les yeux s'agitaient en haut et en dedans ; la respiration se ralentit beaucoup, mais pleine et profonde encore ; les intervalles entre les inspirations furent de plus en plus longs, jusqu'à ce que la respiration cessât tout à fait. Le malade succomba avant que l'opération fût commencée, dans l'espace de cinq minutes à partir du début de l'inhalation. Pendant l'administration des différents moyens propres à rappeler la vie, l'emploi de l'eau froide, entre autres, versée goutte à goutte sur l'épigastre, la respiration revint et continua durant trois ou quatre minutes ; mais le pouls et les bruits du cœur ne reparurent plus.

A l'autopsie, faite trente-deux heures après la mort, on trouva la dure-mère congestionnée, et il y avait un épanchement de sérosité considérable entre les membranes du cerveau. Il y avait aussi quelques dépôts osseux sous la dure-mère et quelques adhérences de l'arachnoïde indiquant une ancienne maladie des membranes.

Le cœur était de volume normal et flasque, les vaisseaux rampants à sa surface fortement gorgés de sang. Le ventricule gauche était vide ; l'oreillette gauche, au contraire, et surtout celle du côté droit du cœur, ainsi que les grosses veines, étaient remplies de sang fluide non coagulé. Dans le ventricule droit seulement on trouva un petit caillot mou. Les poumons postérieurement étaient fortement congestionnés, montrant çà et là des infiltrations de sang du volume d'un pois à celui d'une petite noisette. Le tissu pulmonaire était d'ailleurs sain ; toutefois, en l'incisant, il donnait l'odeur du chloroforme, mais plus faiblement que le cerveau. La membrane muqueuse du larynx et les tuyaux bronchiques étaient légèrement injectés de sang. Le sang offrait partout le même caractère diffluent, sirupeux (1).

Observation XXI. — Nous empruntons à l'ouvrage de M. Snow le fait suivant :

« Je dois, dit-il, cette observation au docteur Adams James (de Glasgow),

(1) *Hygiea*, october 1850, p. 602. — Snow, *ibid.*, p. 148.

qui eut la bonté de m'envoyer une copie des notes du registre d'observation de son collègue, M. Lyon, dans le service duquel l'accident arriva, à l'infirmerie de Glasgow, en mars 1850. Le malade était un enfant de sept à huit ans, Écossais, et dont la santé s'était considérablement altérée par des années de souffrances dues à un calcul. M. Lyon s'exprime ainsi : « L'enfant étant couché sur le lit, je plaçai un morceau de charpie imbibée de chloroforme devant sa figure, et quelques minutes après il cessa de crier. Je dis alors à mon aide de se charger du chloroforme et j'introduisis la sonde. Je crus avoir distingué le calcul, mais je ne pouvais entendre le choc distinctement à cause des gémissements de l'enfant. Un assistant tint sa main entre mes oreilles et la face du malade (*sic*). J'entendis alors le choc caractéristique. Je venais de retirer l'instrument, lorsque je fus frappé d'effroi à l'aspect livide et à l'œil mort du petit malade ; les pulsations cardiaques et radiales avaient disparu, et après avoir fait une longue et profonde inspiration, il était, selon toute apparence, frappé de mort. La respiration artificielle et les autres moyens furent employés sans effet. Les jugulaires externes étaient remarquablement distendues et la face encore très livide; la jugulaire droite fut ouverte, et il s'écoula rapidement plusieurs onces de sang noir. Ce moyen et le galvanisme, qui fut employé ensuite, furent aussi inutiles (1). »

Observation XXII. — Alexander Scott, âgé de trente-quatre ans, constable de police, mourut à l'hôpital de Guy en juin 1850, pendant une opération pratiquée pour l'ablation d'une portion de la main droite. Le chirurgien, M. Cock, soutient qu'il n'y avait aucune maladie organique chez ce malade. Il raconte ainsi l'accident :

« L'appareil ordinaire fut employé, et comme aucun effet ne se produisait, un assistant imagina de rouler un mouchoir en cône, qui fut arrosé de chloroforme. Le temps d'extraire une portion de l'os remplit une minute et demie ; mais avant que ce fût achevé, le sang qui jaillissait s'arrêta brusquement : c'est alors que l'assistant avertit M. Lacy de sentir le pouls, et alors ils constatèrent que le malade avait expiré. »

L'arrêt soudain de l'hémorrhagie montra que dans ce cas, comme dans les autres, l'action du cœur avait cessé rapidement. Le premier essai de produire l'insensibilité avait manqué ici comme dans d'autres cas.

M. Cock avait tenté de dissuader son malade de se faire chloroformiser, insistant même pour que l'on n'y eût point recours pendant l'opération. Dans les hôpitaux de Guy et de Saint-Thomas les chefs de service s'étaient fortement opposés à l'anesthésie par inhalation depuis les deux ou trois pre-

(1) Snow, *ibid.*, p. 150.

mières années de l'introduction de cette pratique, et le chloroforme était bien moins généralement employé dans cet établissement que dans tous les hôpitaux de Londres ; ce fut précisément dans ces deux hôpitaux que deux cas de mort par le chloroforme se présentèrent avant qu'aucun accident semblable fût arrivé dans tout autre hôpital de la métropole. Cette circonstance mérite considération près de ceux qui proposent de limiter les accidents par le chloroforme en restreignant son application à quelques grandes opérations.

Dans ce cas les poumons furent trouvés considérablement congestionnés. Le cœur était flasque, sans distensions notables, les cavités droites contenaient 2 onces environ de sang fluide, la cavité gauche pas plus d'une demi-once.

Encéphale. — Forte congestion de la dure-mère ; la substance grise du cerveau était d'un rouge sombre et congestionnée ; du liquide fut trouvé dans l'espace sous-arachnoïdien, et en grande quantité surtout dans les deux ventricules. Plexus congestionnés (1).

Observation XXIII. — Un accident, dont M. Snow doit la relation manuscrite au docteur Robert Adams (de Dublin), eut lieu le 20 septembre 1850, à l'infirmerie Cavan, en Irlande, dans la pratique du docteur Roë, et cela dans les conditions suivantes :

Le malade se nommait James Jones et était âgé de vingt-quatre ans. Le chloroforme dans un cas d'amputation au-dessous du genou pour une affection scrofuleuse de l'articulation tibio-tarsienne avec ulcération des cartilages. Le malade était réduit à un grand état de faiblesse par la maladie et était atteint de fièvre hectique, mais sans toux. Le docteur Roë raconte ainsi l'accident :

« Le patient fut placé sur la table d'opération ; l'action du cœur était calme et faible, mais il ne paraissait pas plus défaillant ni plus pâle que d'habitude. Je vis alors M. Nalty, le pharmacien, mesurer un gros de chloroforme dans le petit verre gradué et verser cette quantité sur un morceau de charpie qui fut placé dans le creux d'une éponge tenue à la main dans une petite serviette.

» Me rappelant que je m'étais déjà servi de chloroforme dans un autre cas, et trouvant quelques retards dans la production des effets anesthésiques, je demandai à M. Nalty d'ajouter encore trente gouttes à la quantité déjà versée sur la charpie. J'appliquai alors l'éponge sous le nez du patient, lui recommandant de tenir la bouche fermée, et confiai l'appareil au docteur Halpin, qui était au côté opposé de la table ; pendant ce temps

(1) *London medical Gazette*, t. XLVI, p. 39. — Snow, *ibid.*, p. 151.

je me disposai à pratiquer l'opération. M. Bird avait à peine vissé le tourniquet, qui avait été appliqué préalablement sur la cuisse, alors que j'examinais l'état de la circulation dans les artères tibiales, ce qui n'avait pu durer une minute. Le malade ne pouvait pas encore avoir fait quinze inspirations; le docteur Halpin me dit que les effets anesthésiques étaient produits. Cela me frappa par sa promptitude et sa soudaineté inaccoutumées, et en écartant l'appareil de la face, nous vîmes une légère action convulsive de la paupière gauche (les paupières étaient ouvertes en partie et une petite quantité de salive spumeuse s'échappait de la bouche). Je fus très embarrassé, mais non trop alarmé, quand le docteur Halpin me dit qu'il avait vu souvent de pareils symptômes produits par le chloroforme, quoique pour ma part je ne les eusse jamais rencontrés. Après plus d'une minute d'examen du cœur, des yeux, des muscles, des membres, etc., nous reconnûmes que l'individu avait expiré.

» Des moyens énergiques furent mis en œuvre pour le rappeler à la vie, mais en vain. L'autopsie ne fut pas faite (1). »

Observation XXIV. — L'observation suivante de mort par le chloroforme fut faite à l'asile de Stephney. Le malade, John Holden (âge omis), allait subir une opération sur la verge. Il résulta de l'enquête qu'un demi-gros de chloroforme ayant été administré sans effet, on en avait alors ajouté un gros en plus, lorsque le patient expira subitement. Cet accident arriva en avril 1851 (2).

Observation XXV. — L'accident suivant, arrivé en octobre 1851, à Chipping (Norton-Somerset), se rapporte à une malade de M. Farwell, nommée Élisabeth Hollis et âgée de trente-sept ans. Personne n'observa la manière dont la respiration et la circulation cessèrent, et comme cette femme était dans un grand état de faiblesse, il n'est pas tout à fait certain que le chloroforme fût exclusivement cause de la mort. On l'employa pour prévenir la douleur résultant de l'extraction de fèces obstruant le rectum dans une affection cancéreuse étendue de l'utérus et du vagin. Le chirurgien rapporte que la durée de l'inhalation fut de huit à neuf minutes; la quantité inhalée de 10 gros et demi, un demi-gros chaque fois, et en lui laissant fréquemment respirer l'air atmosphérique.

« Elle me parla, dit-il, durant cet intervalle. Quand je me fus assuré que le bras était insensible à l'excitation, je commençai et achevai l'opération. A ce moment l'inhalation était arrêtée. Comme je fais toujours, je lavai alors la face avec une éponge dans le but d'enlever toute trace de chloroforme hors

(1) Snow, *ibid.*, p. 152.
(2) Id., *ibid.*, p. 153.

du nez et des lèvres, lorsque, à ma surprise, je remarquai que la patiente avait cessé de respirer, et tous les effots pour la rappeler à la vie furent inutiles.

» Au commencement de l'opération la pupille était contractée et la conjonctive légèrement rouge. Après la mort la pupille était très dilatée et le visage extrêmement pâle. Il n'y eut pas d'autopsie. La malade avait été chloroformisée antérieurement deux fois pour une semblable opération (1). »

Observation XXVI. — Une malade âgée de vingt ans, d'une bonne santé habituelle et d'une forte constitution, se présenta chez M. W... pour se faire arracher une dent. Celui-ci, après l'avoir endormie avec le chloroforme, fit trois tentatives infructueuses pour pratiquer l'extraction de cette dent. Cela se passait à neuf heures du matin. On prit rendez-vous dans l'après-midi pour revenir de nouveau à une tentative d'extraction. Il résulte de la déclaration de deux personnes présentes que pour administrer le chloroforme, le dentiste se servit d'un morceau d'éponge triangulaire long et large de trois quarts de pouce, sur lequel il versa de douze à seize gouttes de chloroforme; il couvrit le tout d'un mouchoir, et vint le mettre sur le nez de la malade; en quelques minutes elle tomba dans l'immobilité, mais l'extraction de la dent fut impossible, parce que les mâchoires étaient serrées. Pendant que le dentiste faisait effort pour les écarter, la malade se réveilla, on lui jeta un peu d'eau au visage. Le dentiste et une des personnes présentes l'engagèrent à se soumettre à l'opération sans se faire chloroformiser davantage; mais la douleur qu'elle éprouvait du contact de l'instrument fut telle, qu'elle réclama le chloroforme. Le dentiste a déclaré dans l'instruction qu'il versa de douze à seize gouttes de chloroforme sur l'éponge, et qu'il l'a mise sous le nez en maintenant la bouche ouverte avec un morceau de bois. La malade n'avait pas encore perdu connaissance, et comme elle disait qu'elle sentait, le dentiste ajouta quatre à cinq gouttes de plus. Après deux ou trois inspirations, suivant la déposition d'une personne présente, on entendit un râlement dans la gorge, la face devint livide, un liquide jaunâtre s'échappa de la bouche, bientôt suivi d'une écume blanchâtre. Un médecin appelé immédiatement ne put que constater la mort. En entrant dans la pièce, il sentit une odeur de chloroforme si forte, que sa tête en fut prise immédiatement (*sic*). Le flacon de chloroforme était encore ouvert sur la table, et peut-être cette circonstance n'avait pas été sans quelque influence sur le résultat funeste.

A l'autopsie, on constata que les membranes étaient légèrement congestionnées et que les grosses veines contenaient un peu d'air. Du reste la substance médullaire et la substance cérébrale étaient parfaitement

(1) *Medical Times*, 1851, 2e semestre, p. 620.

saines ; les sinus veineux n'étaient pas gorgés de sang ; les poumons ne présentaient rien de morbide ; les bronches contenaient un peu d'écume sanguinolente ; le sang avait la couleur et la consistance du jus de cerises. Le cœur était mou, flasque, affaissé ; ses vaisseaux coronaires et ses cavités étaient vides ; elles offraient déjà, ainsi que le reste du corps, un commencement de décomposition. Le foie était exsangue. La rate était assez volumineuse et gorgée de sang liquide (1).

Observation XXVII. — L'observation suivante d'un accident mortel survenu à Seamen's hospital (hôpital des marins de Londres) a été publiée dans le *Medical Times* par M. Rook, chargé dans cet hôpital du service militaire.

Thomas Hutton, âgé de quarante-cinq ans, mulâtre natif de New-York, d'une constitution vigoureuse, aux épaules larges, aux muscles très développés, était atteint d'une telle altération du testicule gauche, qu'il devint nécessaire d'enlever l'organe. Sous tous les rapports autres que celui-ci, la santé est bonne ; seulement neuf années auparavant cet homme avait eu des crachements de sang accompagnés de toux et d'oppression. L'ablation du testicule ayant été décidée, le malade fut, à sa prière, soumis à l'influence du chloroforme. Cet agent fut administré suivant le mode qu'on avait coutume d'employer à cet hôpital, c'est-à-dire au moyen d'une compresse ou d'un foulard imprégné d'une quantité de chloroforme ne dépassant pas vingt ou trente gouttes à la fois. Alors, lorsque cette quantité est épuisée, on en verse de nouveau vingt autres gouttes ; puis enfin, s'il est nécessaire, dix gouttes seulement. Le malade est toujours placé sur une table, les fenêtres de la salle d'opération tenues ouvertes. Le mouchoir est maintenu à quelque distance de la bouche, et l'on a soin de n'obtenir les effets anesthésiques que lentement et graduellement. Il est aussi d'habitude de donner aux malades, avant l'emploi du chloroforme, un verre de vin généreux.

Toutes ces conditions furent scrupuleusement suivies dans cette circonstance. Lorsque le malade entra dans la salle d'opération, on lui demanda s'il n'avait point de toux ni d'oppression. Il répondit négativement. La poitrine fut trouvée saine à l'auscultation et à la percussion ; le pouls, régulier et faible, donnait 70 battements. Vingt gouttes de chloroforme furent versées sur un morceau de linge, mais aucun symptôme d'insensibilité ne survenant, on versa au bout de quelques minutes vingt autres gouttes. Le patient commença à chanter et à batailler avec des ennemis imaginaires, mais l'anesthésie était loin d'être complète ; on

(1) Casper's *Wochenschrift*, 12 janvier 1850, traduit dans l'*Union médicale*, 1850, p. 161.

fit aspirer en plus dix autres gouttes, puis enfin vingt autres. Cette fois le malade tomba dans l'insensibilité, mais la respiration était libre, le pouls régulier et donnant toujours 70 contractions aussi pleines, aussi élastiques qu'avant l'inhalation. Les lèvres étaient rosées. On cessa le chloroforme pendant environ sept minutes. M. Busk commença l'opération en faisant au scrotum une incision qui coupa une petite branche artérielle et quelques veines dilatées, d'où le sang coula à jets très francs ; puis, presque instantanément ce jet s'arrêta, et M. Rook, qui avait le doigt sur le pouls du malheureux Thomas, ne sentit plus les battements de l'artère. Immédiatement on eut recours à tous les moyens imaginables employés dans une telle circonstance ; ils eurent pour résultat de provoquer à de rares intervalles quelques inspirations ; mais, hélas ! celles-ci ne continuèrent pas, et l'assemblée n'eut bientôt devant elle qu'un cadavre.

L'autopsie, qui fut faite vingt-quatre heures après la mort, fit découvrir les faits suivants :

Crâne. — Les vaisseaux de la dure-mère et de la surface du cerveau sont gorgés de sang et ne contiennent point d'air. On trouve dans l'arachnoïde et dans le sinus spinal une quantité considérable de sérosité. Les sinus latéraux laissent écouler, quand on les ouvre, une bonne quantité de sang noir. Le tissu du cerveau lui-même est très mollasse, le septum lucidum presque diffluent.

Poitrine. — Poumons libres d'adhérences, colorés en pourpre à leur partie postérieure, gorgés de sang fluide et le siége d'une infiltration séreuse, mais pourtant partout crépitants.

Cœur. — La surface externe du cœur est presque dans toute son étendue recouverte par une couche adipeuse qui a çà et là une épaisseur considérable. Le péricarde est vide, les veines caves gorgées de sang liquide, le cœur flasque, mollasse et s'aplatissant sur lui-même, les valvules et l'endocarde très sains, seulement cette dernière tunique est, dans le ventricule droit, légèrement teinte en couleur veineuse. Les parois du ventricule gauche avaient environ 1 centimètre d'épaisseur ; celles du droit étaient bien plus minces et n'excédaient pas la huitième partie d'un centimètre. Les parois de l'oreillette gauche étaient singulièrement minces, presque diaphanes. Le tissu musculaire du ventricule droit et de la cloison était plus pâle que partout ailleurs, et les fibres avaient perdu leur aspect strié, et étaient converties en une masse presque granuleuse.

Abdomen. — Nous ne citerons ici, comme organes malades, que le foie, qui adhérait au diaphragme, dont la surface était rugueuse et çà et là plissée (1).

(1) *Medical Times*, 1851, 2e semestre, p. 98, traduit dans l'*Union médicale*, 1851, p. 408.

Observation XXVIII. — Ce cas s'est présenté à l'hôpital de Saint-Barthélemy, le 17 mars 1852.

Thomas Heyward, âgé de vingt-trois ans, était affecté d'un anévrysme par anastomose occupant l'oreillette droite et son voisinage. Il avait été chloroformisé le 14 du mois précédent, alors que M. Lloyd avait fait la ligature de l'artère temporale et de quelques autres vaisseaux fournissant à la tumeur, et cette fois il s'agissait de lier une artère additionnelle située entre l'apophyse mastoïde et la branche de la mâchoire : c'est pourquoi l'on donnait de nouveau du chloroforme.

C'était du même chloroforme et administré précisément avec le même appareil que la première fois. Il fut administré par un des internes de M. Lloyd, très intelligent et très expérimenté dans l'emploi de cet agent. Un collègue de grande intelligence et de grande expérience, qui avait été des années à l'hôpital, et chirurgien suppléant pendant deux ans, surveillait les effets et observait l'état du pouls. D'autres jeunes gens étaient là assistant et de même aux aguets.

Dans l'espace de cinq à dix minutes l'effet habituel était produit, mais le malade avait eu beaucoup d'agitation auparavant. L'opération alors fut commencée. M. Lloyd n'eut pas plutôt incisé la peau, que l'on constata que le pouls avait entièrement cessé. Le chloroforme fut enlevé sur-le-champ, mais en quelques secondes le malade avait cessé de respirer, et l'on ne put plus sentir la moindre pulsation à aucune des artères ni au cœur.

La respiration artificielle, de même que la percussion et la compression de différentes parties du corps, fut employée immédiatement. Après avoir continué quelque temps ces moyens, on observa que la circulation revenait et l'acte de la respiration revint plusieurs fois. Néanmoins l'état de mort reprit promptement ; mais on revint aux mêmes moyens, en y ajoutant le galvanisme, et la circulation et la respiration furent encore rétablies. Le malade retomba dans le même état que la première fois, mais fut de même ranimé par les mêmes moyens.

En quelques minutes l'état cadavérique reparut encore. Cette fois on ouvrit la veine jugulaire, qui était très gonflée à gauche ; la trachéotomie fut faite et les poumons insufflés. Le malade fut aussi placé dans un bain chaud à 104 degrés (Fahrenheit), la respiration artificielle était continuée tout le temps : cependant tout fut impuissant.

A l'examen du corps, on constata entre autres les altérations suivantes: Les veines innominées et la veine cave supérieure étaient remplies de sang et avaient été probablement distendues, car 2 ou 3 onces de sang s'étaient écoulées dans la bière par l'ouverture faite à la veine jugulaire externe. L'oreillette et le ventricule droits étaient distendus par du sang, et l'auraient été sans doute davantage sans l'écoulement ci-dessus mentionné; l'oreillette et le ventricule gauches contenaient très peu de sang. Le ventricule gauche était exactement contracté dans la rigidité cadavérique. Le cœur avait le volume ordinaire; sa texture était naturelle, la même dans toutes ses parties, et paraissait avoir possédé une puissance normale; ses valvules étaient aussi toutes saines, et l'on ne put découvrir la moindre altération dans aucun des gros vaisseaux de l'intérieur de la poitrine. Toutefois le sang était en général fluide et restait non coagulé après sa sortie hors du cœur et des vaisseaux; il avait aussi une teinte brune pourprée très analogue à celle qu'on observe communément dans la rate ; nulle part, alors qu'il était épanché en nappe, il n'offrait la teinte ordinaire sombre, noire ou cramoisie du sang veineux. Les deux poumons présentaient d'anciennes adhérences vers leur sommet et à leur face postérieure ; leur tissu était sain, mais ils paraissaient plus affaissés et desséchés que d'habitude ; leurs vaisseaux sanguins n'étaient pas trop remplis (1).

Observation XXIX. — Un cas de mort par le chloroforme s'est présenté dans la pratique du docteur Wüstefeldt (de Neustadt).

Une jeune fille de treize ans portait un lipome volumineux sur la région dorsale, tumeur qui s'étendait de la dernière vertèbre dorsale à la crête iliaque. On employa un gros de chloroforme. Dès que l'insensibilité se produisit, l'opération fut commencée ; mais à peine le chirurgien avait-il divisé la peau, que l'enfant, cédant aux lois de la pesanteur, tomba brusquement en avant sur la poitrine. Le docteur Wüstefeldt, frappé de ce phénomène dont il avait été déjà témoin en de semblables circonstances, suspendit aussitôt l'opération, et s'efforça de rappeler la malade à la vie, mais tous ses efforts furent superflus, et dans l'espace de quelques minutes il devint évident que l'enfant avait cessé de vivre (2).

Observation XXX. — L'accident suivant arriva à l'hôpital Look, à Londres, en mai 1854. Walter Hollis, tailleur, âgé de dix-huit ans, avait été traité pour des ulcérations sous le prépuce. Celles-ci étant guéries, il allait subir l'opération du phimosis congénital. Ce garçon était de mœurs dissolues et offrait un extérieur pâle, cachectique.

L'inhalateur employé était un simple garde-bouche où les narines sont laissées découvertes. Environ 2 gros de liquide furent versés dans l'instrument. Après six minutes d'inhalation environ, l'insensibilité parut se produire, et à ce moment on s'assura que le pouls était bon. Rien, du reste,

(1) *Medical Times and Gazette*, 1er semestre, p. 293.

(2) From *Med. Zeitung von den Vereine für Heilkunde in Preussen*, nº 44. Berlin, 2 novembre 1853.

n'était venu indiquer le danger imminent, quand après quelques inhalations de plus, le pouls tomba soudainement et devint tout à fait imperceptible, et le visage se couvrit d'une teinte pâle et plombée. Le chloroforme fut immédiatement enlevé, et l'on se livra alors à toutes les tentatives capables de ranimer le sujet en fouettant violemment la poitrine avec une serviette mouillée, en appliquant l'ammoniaque sous le nez et en exécutant la respiration artificielle. Ces moyens furent employés pendant trois ou quatre minutes avant qu'aucun signe de vie apparût ; mais bientôt le pouls put être senti de nouveau et la respiration spontanée était rétablie. On cessa la respiration artificielle à la vue de ces signes de retour à l'existence, et pendant plus de dix minutes la poitrine continua à se dilater régulièrement et le pouls battait quarante ou cinquante fois par minute ; le facies du malade s'était bien amélioré et même paraissait légèrement injecté ; cependant, après un intervalle d'un peu plus de dix minutes peut-être, ces phénomènes de vitalité disparurent de nouveau, le pouls et les efforts respiratoires cessèrent simultanément et le visage prit un aspect cadavérique. La respiration artificielle et les autres moyens furent remis en œuvre, mais cette fois sans le moindre effet.

L'autopsie, faite le lendemain, montra une grande congestion veineuse de l'encéphale ; les poumons étaient aussi quelque peu congestionnés ; le cœur était légèrement dilaté et les parois ventriculaires amincies. Dans les fibres musculaires, le microscope découvrit une dégénérescence graisseuse assez prononcée. Le sang était partout fluide (1).

Observation XXXI. — Madame Simon, âgée de trente-six ans, mère de trois enfants, d'une forte constitution, d'un tempérament nervoso-sanguin, était en général d'une bonne santé ; elle souffrait seulement de douleurs dentaires presque habituelles provenant de la carie de plusieurs dents. Il y a quelques années, on lui avait extrait quatre dents molaires, et cette opération avait été l'occasion d'une vive excitation morale. Depuis cette époque, madame Simon se préoccupait sans cesse des conséquences que pouvait entraîner la carie dentaire dont elle était atteinte. Les douleurs se renouvelant, elle redoutait une maladie des os maxillaires ; elle pensait qu'une nouvelle extraction de dents était nécessaire pour la garantir de ce danger, et en même temps elle craignait au plus haut point les douleurs de l'opération. Cette double préoccupation fut portée à un tel degré dans ces derniers temps, que sa santé générale en reçut une atteinte notable ; elle perdit l'appétit et le sommeil ; elle maigrit de manière à donner de l'inquiétude à sa famille. Elle prit enfin la résolution de se soumettre à

(1) *Medical Times and Gazette*, 1854, 1er semestre, p. 572.

l'extraction des dents gâtées ; elle exigea, comme condition expresse, que l'on fît usage des inhalations de chloroforme. Le matin même du jour où l'opération devait être pratiquée, elle était en proie à l'agitation la plus vive, et tout en demandant l'opération, elle témoignait des pressentiments sinistres. L'opération fut pratiquée par un officier de santé, en présence du mari et d'une servante. La malade fut assise sur une chaise. On allait commencer l'opération quand elle se leva éperdue et parcourut la chambre en proférant des paroles incohérentes. On parvint à la calmer, elle déclara elle-même qu'elle était décidée à l'opération ; elle se replaça sur la chaise. Une petite quantité de chloroforme est versée sur un mouchoir, qu'on approche des narines et des lèvres. La malade annonce presque aussitôt qu'elle ressent les effets du chloroforme ; on pratique vivement l'extraction des trois dents. Pendant cette opération, qui ne dure qu'un instant et qui se fait avec la plus grande promptitude, le mari est frappé de l'altération des traits de sa femme, la face devient cadavéreuse. « Elle est morte ! dit-il, » et elle avait effectivement cessé de vivre. Tous les soins qu'on lui prodigue restent inutiles. La quantité de chloroforme avait été très faible ; on nous a représenté l'ordonnance de l'officier de santé portant 10 grammes de chloroforme que l'on avait été chercher dans une pharmacie voisine ; le vase en renferme encore 6^{gr},75, ce qui réduit à 5^{gr},25 la quantité de chloroforme employée.

Autopsie. — Le 13 juin, à onze heures du matin, soixante-deux heures après la mort, nous avons procédé à l'ouverture du corps de madame Simon. Nous avons constaté les faits suivants :

1° Le corps est celui d'une femme assez robuste et bien constituée ; la décoloration de la peau est générale, si ce n'est à la partie postérieure du tronc, où les lividités cadavériques sont assez prononcées ; la face est pâle, son expression est calme, les yeux sont flasques, les pupilles sont fortement dilatées.

2° La rigidité cadavérique existe encore aux orteils, aux pieds, aux genoux, et faiblement aux doigts. La putréfaction commence à peine ; le corps n'exhale qu'une faible odeur putride. Le ventre est un peu météorisé ; il présente aux flancs une légère teinte bleuâtre.

3° Beaucoup de dents manquent, celles qui restent sont cariées ; trois dents ont été récemment extraites à la mâchoire supérieure : l'incisive médiane, la première molaire gauche, la troisième molaire droite ; les cavités alvéolaires sont largement ouvertes ; les deux premières ont leurs parois injectées et rouges, celles de la troisième sont décolorées. L'os maxillaire est un peu tuméfié et carié dans sa lame externe, au niveau de l'alvéole de la troisième molaire. Le périoste est épaissi et décollé.

4° La langue est fortement contractée ; sa convexité touche la voûte palatine, sa pointe est éloignée des arcades dentaires, sa base n'est pas injectée ; l'épiglotte est abaissée et couvre l'ouverture de la glotte, dont les lèvres sont écartées l'une de l'autre.

5° La muqueuse du larynx a sa coloration normale, celle de la trachée est un peu injectée. Les bronches ont une teinte d'un rouge assez vif. On ne trouve d'écume que dans une des grosses divisions de la bronche droite et dans quelques rameaux plus petits du même côté.

6° Les poumons sont très volumineux, ils présentent à l'extérieur une teinte rosée en avant et rouge vineuse en arrière ; deux taches rougeâtres sous-pleurales se remarquent dans la scissure qui sépare les lobes gauches. Le tissu pulmonaire incisé est d'un rouge vif, qui devient d'autant plus foncé qu'on se rapproche de la partie supérieure de l'organe. Une grande quantité de sang mêlé d'un peu d'écume s'écoule de la surface des incisions. La partie supérieure des deux poumons offre de nombreuses saillies emphysémateuses formées par la dilatation de plusieurs lobules et par quelques plaques d'emphysème sous-pleural. Le bord antérieur de ces lobes est surtout dilaté par de l'air. Les lobes inférieurs présentent aussi, mais à un moindre degré, des traces d'emphysème. Toutes les parties des poumons, même les plus gorgées de sang, crépitent et surnagent. Un épaississement assez notable, trace d'une altération ancienne, existe au sommet de la plèvre du poumon droit.

7° Le péricarde contient trois cuillerées de sérosité citrine ; le cœur est flasque et d'un volume médiocre. Les cavités droites sont remplies d'un sang liquide d'une teinte foncée, mêlé de quelques caillots fibrineux. Les cavités gauches renferment une quantité beaucoup moindre d'un sang qui a les mêmes caractères physiques. Le sang n'est point spumeux. Les veines caves et les veines jugulaires contiennent beaucoup de sang ; on remarque aussi une grande quantité de ce liquide dans l'aorte pectorale et ventrale, dans les iliaques primitives et dans les artères rénales.

8° L'estomac ne contient qu'une petite quantité de mucosités brunâtres ; le tube digestif, légèrement injecté à l'extérieur, n'offre rien de particulier. Le foie a une teinte foncée et renferme beaucoup de sang ; il en est de même de la rate, qui est un peu ramollie.

9° L'utérus est volumineux, sa cavité est remplie de sang poisseux. L'ovaire gauche offre deux foyers hémorrhagiques du volume d'une fève ; un foyer semblable existe dans l'ovaire droit. Les pavillons des trompes ne reposent pas sur les ovaires.

10° On distingue quelques bulles d'air dans les veines qui rampent à la surface du cerveau et dans l'artère basilaire. La pie-mère n'est pas injectée. Le parenchyme cérébral, très ramolli et d'une consistance huileuse, n'exhale point d'odeur fétide et n'offre qu'une très légère sablure ; sa coloration est normale. Les ventricules renferment très peu de sérosité. La protubérance annulaire, le cervelet, la moelle allongée et la moelle épinière, examinés jusqu'au bas de la portion dorsale, n'offrent rien de particulier.

11° Nous avons mis à part et renfermé dans des vases cachetés et scellés, pour être soumis à l'analyse chimique, du sang provenant du cœur et des gros vaisseaux, une partie des poumons, du foie et de la rate (1).

Observation XXXII. — Madame W..., âgée de trente-deux ans, de constitution très forte, sauf quelques varices aux jambes et des abcès laiteux aux seins, a toujours joui d'une excellente santé. Le 27 juin, cette femme fit appeler le médecin Fischer pour se faire extraire une dent. De très bonne heure, et n'attendant que la fin de l'opération pour prendre part au dîner qu'on venait de servir, elle se mit sur une chaise, la tête appuyée contre son mari placé derrière elle, pour se faire chloroformiser ; elle demanda au chirurgien : « Quels sont les premiers phénomènes du chloroforme? » A quoi celui-ci répondit : « Des bourdonnements d'oreilles. » Le chirurgien dentiste verse de vingt à vingt-cinq gouttes de chloroforme sur une éponge entourée d'un mouchoir et le place à quelque distance encore de la bouche et du nez. Après quatre ou cinq inhalations, l'opérateur demande à la femme W... si elle ne ressentait pas encore des bourdonnements d'oreilles ; la réponse affirmative fut tremblotante, râlante ; en même temps elle étendit fortement les membres, la face devint bleuâtre, les yeux hagards, la tête et les bras s'affaissèrent ; elle était morte.

D'après le récit du mari, le temps entre l'inhalation et la mort fut tellement court, qu'on aurait pu à peine prononcer oui ou non. Des aspersions d'eau froide, l'insufflation de l'air, la compression et les mouvements du thorax, les excitants sur la peau, la titillation de l'arrière-gorge, etc., restèrent sans succès.

L'autopsie fut faite vingt-cinq heures après la mort, par une température de 15 degrés ; il n'existait ni rigidité, ni odeur cadavérique. Sauf les lividités cadavériques assez prononcées et le boursouflement de la face du cou, il n'y avait pas de signes de putréfaction. En ouvrant la tête, il s'écoula beaucoup de sang spumeux ; les vaisseaux des membranes du cerveau étaient gorgés de sang contenant beaucoup de bulles d'air assez volumineuses pour être roulées sous les doigts.

L'aspect, la consistance du cerveau et du cervelet étaient à l'état normal, mais la substance cérébrale manifestement plus riche en sang qu'à l'ordinaire. Vaisseaux inférieurs de la dure-mère plus gorgés de sang que les supérieurs.

(1) *Union médicale*, 1852, p. 54.

En incisant la carotide cérébrale et l'artère vertébrale, il s'en écoula du sang très épais contenant aussi des bulles d'air. En général, tout le sang offrait une consistance ténue et une couleur d'un rouge très foncé. La cavité buccale, le gosier, l'épiglotte, la glotte, à l'état normal, n'étaient ni rouges ni couverts de mucosités ou d'écume. Par contre, la muqueuse de la trachée, depuis le cartilage aryténoïde jusqu'à la bifurcation des bronches, était fortement injectée de sang et d'un aspect bleu rougeâtre. Les deux poumons, légèrement adhérents aux plèvres, présentaient au tiers supérieur une coloration d'un gris pâle, d'un rouge bleuâtre aux deux tiers inférieurs, remplis d'un sang rouge assez foncé, spumeux, ténu, sans vestiges d'emphysème. Cœur de grandeur et de position naturelles, d'un rouge grisâtre, de consistance molle, flasque, sèche. Vaisseaux coronaires gorgés d'un sang contenant de nombreuses bulles d'air. Oreillettes boursouflées, non pas de sang, mais d'air. Pas de vestige de sang dans l'oreillette droite, dans les deux ventricules ; une petite cuillerée dans l'oreillette gauche. Artères pulmonaires, aorte, veines caves, à leur entrée dans le cœur, vides de sang.

Muqueuse de l'estomac fortement injectée ; ventricule complétement vide ; foie et reins gorgés d'un sang rouge spumeux ; rate, pancréas à l'état normal ; intestins ballonnés. Le peu de sang que renfermait la veine cave inférieure dégageait continuellement des bulles d'air.

La putréfaction est peu avancée dans l'intérieur du cadavre ; on ne perçoit nulle part l'odeur du chloroforme. Des expériences chimiques constatent la présence du chloroforme dans le sang. Ce qui restait du chloroforme qui avait servi à cette malheureuse femme fut trouvé complétement pur (1).

Observation XXXIII. — Un soldat du 27e de ligne, âgé de vingt-cinq ans, fut admis à l'hôpital en décembre 1852 pour se faire enlever deux petits kystes placés, l'un dans l'épaisseur de la joue gauche, au voisinage du conduit de Sténon, l'autre derrière la commissure labiale droite et faisant saillie dans la cavité buccale. L'ablation de ce dernier avait été faite six mois auparavant d'une manière incomplète dans un autre hôpital. Peu de temps après la cautérisation, la tumeur s'était reproduite ; elle offrait alors le volume d'une amande.

Ce jeune homme paraissait d'une forte constitution et ne semblait atteint d'aucune affection de nature à contre-indiquer l'emploi du chloroforme, qu'il demandait d'ailleurs avec instance, ayant déjà été soumis à son action.

(1) From *Medicinischos correspondenz Blatt*, traduit dans la *Gazette des hôpitaux*, 1852, p. 470.

Le 20 décembre, M. Vallet procéda à l'opération en présence de plusieurs de ses collègues et des élèves de l'hôpital. Le malade, complétement à jeun, couché horizontalement, la tête légèrement relevée, fut soumis aux inhalations anesthésiques. Une éponge formant un cône creux, selon le procédé de M. Simpson, et imbibée d'un gramme de chloroforme, fut présentée par le chirurgien lui-même, d'abord à distance de l'ouverture des narines, puis graduellement rapprochée, avec la précaution de laisser continuellement la bouche entièrement libre et ouverte.

Au bout d'une minute, le malade n'exprimant aucune répugnance, 4 grammes de chloroforme furent versés sur l'éponge, et à peine quatre minutes s'étaient écoulées, que le patient, sans avoir éprouvé aucun signe d'excitation du larynx, sans avoir manifesté aucune résistance, sans rougeur de visage et après une légère période d'agitation, tomba dans un état d'insensibilité qui parut indiquer le moment favorable pour commencer l'opération ; en cet instant la respiration paraissait s'exécuter d'une manière favorable ; l'état du pouls ne fut point constaté.

A peine la petite incision nécessaire pour mettre à découvert le kyste de la joue, par lequel M. Vallet avait cru devoir commencer, était-elle terminée, que le malade pâlit, que la respiration parut se suspendre. Le pouls dans ce moment était d'une faiblesse extrême.

L'opération est aussitôt interrompue, et le malade reçoit les soins les plus actifs et les plus empressés. La position horizontale est augmentée, l'air est renouvelé ; on a recours aux aspersions d'eau froide, aux inspirations de substances irritantes, aux frictions de toute nature, aux pressions alternatives sur les parois du ventre et sur les côtés du thorax ; on introduit de l'air de bouche à bouche, pendant que la langue, saisie à la pointe, est portée de côté ; on pratique ensuite des insufflations pulmonaires aux moyens d'une sonde. Tous ces moyens n'ayant fait obtenir que de rares inspirations, M. Vallet pratiqua la bronchotomie et introduisit dans la trachée-artère une sonde avec laquelle des insufflations d'air furent faites doucement et alternativement. Après quelques minutes de tentatives infructueuses, un courant électrique fut établi à l'aide d'aiguilles enfoncées dans la région du cœur. Des contractions furent déterminées dans cet organe et dans les muscles extérieurs, mais on n'obtint aucun signe de vie.

L'autopsie ne put être faite que quarante-huit heures après la mort.

Autopsie. — Le corps présente à l'extérieur une décoloration générale ; il existe de la rigidité dans les membres.

Tête. — L'incision des téguments laisse échapper à peine un peu de sang. Les sinus de la dure-mère sont presque vides, ainsi que les veines qui rampent à la surface du cerveau. La substance cérébrale est assez ferme, et coupée par tranches, elle ne laisse pas suinter une gouttelette de sang. Les ventricules ne contiennent qu'une très petite quantité de sérosité.

Poitrine. — La trachée n'offre pas de rougeur anormale ; il n'y a pas d'écume dans les bronches. A l'instant où le thorax est ouvert, le sang contenu dans les veines sous-clavières est recueilli pour être soumis à l'analyse.

Les poumons sont gorgés de sang dans toute leur étendue, et leur volume paraît augmenté. Ils offrent à l'extérieur quelques taches brunâtres ecchymotiques. Incisés dans plusieurs directions, ils présentent une infiltration considérable de sang noir diffluent en certains points, coagulé dans d'autres et formant comme des noyaux apoplectiques; il s'en dégage quelques bulles d'air. Il n'existe pas d'emphysème. Le cœur, un peu plus volumineux qu'à l'état normal, est d'une excessive flaccidité ; les cavités gauches sont vides, les droites contiennent quelques caillots plus résistants.

Abdomen. — L'estomac, distendu par des gaz, est vide de toute matière alimentaire. Le foie, un peu augmenté de volume, est d'une couleur foncée; les incisions qu'on pratique laissent écouler une grande quantité de sang noir. La rate et les reins sont gorgés du même liquide.

Le sang qui avait été recueilli et quelques fragments du foie et de la rate ont été minutieusement analysés par un chimiste habile, sans qu'on ait pu y trouver de traces de chloroforme (1).

Observation XXXIV. — Le nommé Henri Hollingworth, facteur à Newton-Moor, près de Hyde, succomba à l'infirmerie royale de Manchester. Le chloroforme avait été administré pour lui éviter les douleurs d'une grave opération. Une enquête a été faite sur le corps par M. Herfow, coroner, et a amené les déclarations suivantes que nous empruntons au *London Lancet :*

« M. John Wright Backer, chirurgien de l'infirmerie royale, déclare que le malade a été admis à l'hôpital le 16 décembre 1852 pour une tumeur de mauvaise nature à la cuisse droite, pour laquelle il fallut pratiquer une opération. On regardait cette tumeur comme de nature cancéreuse, quoique le diagnostic fût douteux. Il était à son entrée dans un fâcheux état de santé, que l'on chercha à améliorer par tous les moyens avant de recourir au traitement. Une consultation avait été faite avant son admission, et l'opération décidée du consentement du malade. A cette consultation assistaient tous les médecins de l'infirmerie.

» Le malade, la veille de l'opération, dit être disposé à la subir à condition

(1) Rapport de M. Robert, *Bulletin de la Société de chirurgie*, t. III, p. 582.

qu'on emploierait le chloroforme. La plupart des malades y ont recours. Je lui dis qu'on s'en servirait, puisqu'il le désirait, qu'il n'éprouverait pas de douleurs, et que je ferais tout ce que je pourrais pour soutenir ses forces. Je ne lui donnai cependant aucune garantie.

» Nous avons administré fréquemment le chloroforme, et jusque-là sans qu'aucun accident soit arrivé.

» Le vendredi 24 décembre, à onze heures, l'opération fut pratiquée. Étaient présents : M. Jordan, comme opérateur ; M. Beever comme aide ; M. Wilson, les docteurs Renaud et Wilkinson, tous membres du personnel médical de l'infirmerie, et moi. M. Frédéric Heath, chirurgien, administra le chloroforme. Le malade fut très excité, s'agita beaucoup et parlait avec volubilité. Le chloroforme fut administré lentement et toutes les précautions furent prises pour éviter le danger. Les médecins remarquèrent à deux ou trois reprises que le médicament était long à produire son effet. L'insensibilité arriva enfin au bout de sept minutes environ. M. Jordan commença son opération par une incision à la peau qui recouvrait la tumeur. J'assistai le chirurgien quand M. Heath dirigea mon attention sur le visage du malade. J'observai alors que la face était congestionnée, mais la respiration n'était pas stertoreuse. Les pupilles semblaient avoir perdu toute action ; la respiration devint excessivement lente, et le malade s'affaissa promptement. Je fis remarquer ces symptômes à l'opérateur et aux autres médecins. L'opération fut alors suspendue et l'on s'efforça de ranimer le malade ; mais les pupilles ne reprirent pas leur action ; elles étaient demeurées entièrement fixes. Il poussa un profond soupir, et, selon toute apparence, il était mort.

» En administrant le chloroforme, des doses successives en furent données jusqu'à ce que l'effet fût produit ; chaque dose était d'une drachme (4 grammes), prise à intervalle dans un appareil à inhalation. Les effets du chloroforme varient suivant les constitutions, mais nous avons l'habitude de prendre toutes les précautions pour prévenir un accident, et je puis affirmer avec satisfaction que les chirurgiens ont rempli leur devoir, soit dans le mode d'administration de cet agent, soit dans l'opération.

» M. Jordan a été aussi interrogé et a déclaré, conformément avec M. Backer, qu'un temps assez long s'écoula avant que l'insensibilité fût produite, et alors même, elle n'était pas complète, car après que l'incision fut faite le malade se plaignit plusieurs fois d'être mordu par un chat (1). »

Observation XXXV. — L'accident eut lieu à Melbourne (en Australie). Le patient se nommait M. John Atkinson ; son âge n'est point indiqué.

(1) *London Lancet*, 1853, t. I, p. 21, traduit dans la *Gazette des hôpitaux* 1853, p. 327.

Le docteur Thomas, qui allait pratiquer l'opération de la fistule à l'anus, rapporte : Avant d'administrer le chloroforme, j'interrogeai le patient particulièrement s'il avait jamais souffert de quelque maladie sérieuse, à quoi il répondit négativement. Je m'informai aussi s'il avait été sujet à la toux ou aux palpitations, et il répondit qu'il avait eu pendant quelque temps une toux légère. Le pouls était bon, et M. Barker procéda de la manière ordinaire à l'administration du chloroforme, qui bientôt produisit des tiraillements convulsifs des nerfs. J'allai alors à la porte demander à la garde-malade d'envoyer quelqu'un pour aider à tenir le malade dans une position convenable à l'opération ; puis je retournai vers le lit et versai encore un peu de chloroforme sur le mouchoir ; quand celui-ci fut appliqué sur la face, j'entendis du gargouillement à la bouche ; aussitôt le chloroforme fut supprimé, mais le malade expira immédiatement. Nous essayâmes tous les moyens ordinaires recommandés en pareil cas, mais en vain. Je m'étais servi souvent du même chloroforme en d'autres occasions. Ce ne fut pas plus d'une minute après la première application du chloroforme que la mort arriva. Un gros (4 grammes) de liquide environ avait été versé sur le mouchoir.

A l'autopsie, il y avait un épanchement considérable de sérosité dans le péricarde, et le cœur lui-même était plus flasque et plus dilaté que d'habitude ; il était hypertrophié. Il y avait une dilatation des cavités. Les poumons étaient sains et le foie offrait une légère apparence d'altération, comme on l'observe chez les personnes adonnées à l'intempérance (1).

Observation XXXVI. — Le 10 août 1852, un M. Martin, marchand de bestiaux, mourut près de Melrose (en Écosse), après avoir été chloroformisé pour une application de potasse caustique sur quelques ulcères de la jambe. Le docteur Brown, qui rapporte le fait, s'exprime ainsi :

Avant de procéder à l'application du caustique, je lui donnai du chloroforme ; les effets se produisirent difficilement et l'agitation était grande. Après avoir commencé à appliquer le caustique, je trouvai que le malade n'était pas suffisamment insensible à la douleur, et je lui rendis encore un peu de chloroforme, ce qui donna l'effet désiré. J'appliquai alors le caustique, et j'allais finir justement lorsque j'observai une sorte de saccade dans la respiration. J'arrêtai tout immédiatement, et, en le regardant, je vis sa bouche et ses yeux ouverts, la respiration irrégulière, la face pâle, les yeux légèrement tournés en haut et les pupilles dilatées. Le docteur Brown essaya la respiration artificielle et les autres moyens pour rappeler le patient à la vie, mais sans succès. Il dit : En quelques

(1) *Medical Times and Gazette*, 1852, 2e semestre, p. 531.

minutes le sujet expira. Il n'est point fait mention du pouls ni de l'âge du malade (1).

Observation XXXVII. — Ce cas a été observé le 19 mars 1853 à l'hôpital d'University college, à Londres. Le sujet de l'observation était une femme non mariée, âgée de vingt-huit ans. Le chloroforme fut administré pour une application d'acide nitrique sur une ulcération gangréneuse de la vulve et du vagin. Le chloroforme, d'une quantité évaluée d'abord à 1 gros (4 grammes) environ, fut versé sur un morceau de charpie de 5 pouces carrés environ, replié quatre ou cinq fois sur lui-même. Au bout de peu de temps la malade devint agitée, bavarda bruyamment et lança ses bras de côté et d'autre. Bientôt après un relâchement partiel des membres succéda, et elle devint insensible et sans pouls.

Les symptômes ultérieurs ne sont pas mentionnés, mais il est rapporté qu'elle s'affaissa et mourut. L'état de la respiration n'est pas indiqué, mais M. Srichren, qui, quoique absent au moment de l'accident, fut mis au courant de tout ce qui était arrivé, déclara à l'enquête que la mort était due à une paralysie du cœur sous l'influence du chloroforme. Le docteur Quain examina la structure du cœur à l'aide du microscope, et il constata que cet organe, particulièrement dans sa partie droite, était dans un état de dégénérescence graisseuse (2).

Observation XXXVIII. — M. Triquet rend compte, dans le journal *la Patrie*, des détails d'un accident mortel survenu dans sa clientèle particulière :

Nous nous réunîmes dans la chambre de M. Breton, lui, Masson et moi. Comme cette chambre était très chauffée, basse, encombrée de meubles, j'en ouvris la fenêtre pour donner de l'air. Breton se coucha sur son lit pour que sa tête eût bien la position horizontale recommandée en pareil cas. Sa poitrine, son cou, furent mis à nu et dégagés pour que rien n'échappât à ma vue, des phénomènes de la respiration. Dans cette situation, je versai sur une compresse formée d'un linge très poreux et plié double, dix ou douze gouttes de chloroforme, et j'approchai le linge à 10 ou 12 centimètres du nez.

J'avais à l'avance prévenu Breton des effets que produirait le chloroforme, et j'avais eu soin de placer ma main dans la sienne pour être averti par la pression de cette main des progrès de l'anesthésie. Au bout de cinq ou six inspirations remarquables, le patient eut un léger accès d'hilarité qui témoignait que l'effet commençait à se produire. Il eut besoin de

(1) *Monthly Journal of Med.*, t. XV, p. 377.

(2) *Lancet*, 1853, 1er semestre, p. 307.

cracher, il le fit dans la compresse que je tenais sous son nez ; puis après m'avoir serré la main une dernière fois, il fit à peine une aspiration; après quoi un mouvement convulsif se manifesta à la fois dans la face et dans la main. Je crus que c'était une syncope qui se produisait; je consultai le pouls et le cœur qui avait disparu. Tout était fini.

Il était mort foudroyé (1).

Observation XXXIX. — Un homme de quarante-trois ans, habitué aux excès, était resté trois mois à l'infirmerie royale d'Édimbourg sous la direction du docteur Dunsmure pour un rétrécissement de l'urèthre. On résolut de diviser le rétrécissement d'après la méthode de Syme, et le docteur Suthers fut chargé de l'administration du chloroforme ; il avait une grande habitude de cette pratique et employa environ 30 grammes de chloroforme, en maintenant le mouchoir qui en était chargé à quelques pouces de la bouche du malade.

Au début de l'inhalation, le malade fit des efforts considérables et présenta une congestion excessive de la face et de la tête. Un moment il sembla pris de convulsions semblables à celles d'un accès épileptiforme, et on eut soin pendant ce temps d'éloigner de la face du sujet, le mouchoir contenant le chloroforme. Peu de temps après l'inhalation réussit mieux et donna lieu à un sommeil accompagné de ronflements. Alors que ce sommeil stertoreux était encore très prononcé, le chloroforme fut éloigné promptement et complétement. Dès que le malade avait cessé ses mouvements on l'avait placé dans une position convenable, et le chirurgien s'apprêtait à faire la première incision lorsque l'un des assistants l'avertit que le pouls s'affaissait en ce moment ; les pulsations se sentaient encore bien à la tibiale postérieure, mais une ou deux secondes après, le pouls disparut brusquement de la radiale et de la tibiale. La respiration ne cessa pas avant le pouls ; la face était très congestionnée, les mâchoires contractées et les pupilles dilatées. Le docteur Dunsmure parvint à ouvrir la bouche et à faire sortir la langue.

La respiration artificielle fut essayée, et quelques minutes après le malade fit une longue inspiration suivie de quatre autres à des intervalles de plus en plus éloignées, mais le pouls ne reparut plus. On pratiqua la trachéotomie dans le but de faire avec plus d'efficacité la respiration artificielle; la veine jugulaire externe fut ouverte et il s'en écoula 2 onces de sang. Le galvanisme fut appliqué de manière à produire la contraction du diaphragme; efforts inutiles, le diaphragme perdit graduellement sa contractilité, et après une heure de tentatives diverses on abandonna le sujet.

(1) Journal *la Patrie*, 4 mai 1853 (*Moniteur des hôpitaux*, 1853, p. 480).

Le docteur Gairdner, qui a fait l'examen nécroscopique, déclare que tous les organes étaient sains. Le péricarde contenait près d'une demi-once de sérum. Les deux cœurs contenaient du sang, le droit en plus grande quantité que le gauche. Le sang avait une fluidité inaccoutumée. Le tissu du cœur était flasque et pâle, les fibres à peu près à l'état normal, les poumons un peu congestionnés (1).

OBSERVATION XL. — Une femme de quarante ans, de taille moyenne, de constitution délicate, dont la santé générale était assez bonne, qui n'était sujette ni aux palpitations ni à la dyspnée, mais qui faisait abus de boissons alcooliques, entra à l'hôpital d'University college, le 5 octobre, pour une hernie crurale étranglée datant de deux jours et demi. Tentatives de réduction inutiles. Pouls régulier et un peu fort. L'opération étant résolue par le professeur Quain, le chloroforme fut administré avec les précautions ordinaires par M. Hillier, médecin interne qui était ordinairement chargé de cette administration, et qui rapporte le fait dans le *Medical Times* du 22 octobre. Le chloroforme versé sur un linge fut tenu d'abord à 3 ou 4 pouces de la face, et ensuite rapproché à la distance d'un pouce et demi du nez et de la bouche. Pendant trois ou quatre minutes il n'y a rien d'anormal, le pouls et la respiration continuant régulièrement. On employa d'abord 4 ou 5 grammes de chloroforme, et au bout de trois ou quatre minutes on en ajouta de nouveau 2 grammes. Une minute après l'addition de cette nouvelle quantité de chloroforme, la malade agita violemment les bras et les jambes; à cause des contractions musculaires on ne pouvait que difficilement percevoir le pouls à la radiale. L'agitation dura une minute et fit place à une respiration haute et stertoreuse. On éloigna immédiatement le chloroforme; le pouls n'était plus sensible à la radiale, les pupilles étaient dilatées, la face légèrement altérée, la langue non contractée.

Pendant qu'on fait inutilement des aspersions d'eau froide sur le visage de la malade, elle fait deux ou trois inspirations courtes et stertoreuses suivies de deux ou trois inspirations profondes, et ensuite la respiration cesse. La respiration artificielle est essayée immédiatement, une minute après le galvanisme est appliqué à la partie supérieure du cou et du diaphragme. Sous l'influence de ces moyens, il y a à trois reprises des efforts respiratoires, après quoi le sujet ne donne plus signe de vie. Au bout de quelques minutes, la trachéotomie est pratiquée et la respiration artificielle continue par l'ouverture trachéale pendant trois quarts d'heure.

Le docteur Hillier ajoute qu'il avait administré le même jour, de la

(1) *Monthly Journal*, novembre 1853, p. 427.

même manière, à cinq malades différents, la même substance, sans produire aucun résultat fâcheux.

L'autopsie par le docteur Garrod, treize heures après la mort, donna les résultats suivants :

Roideur musculaire prononcée, sang fluide partout.

Abdomen ballonné. Diaphragme remontant à la quatrième côte à gauche et à la troisième à droite. Une once de sérosité incolore dans le péricarde. Le cœur était affaissé et vide, la face antérieure presque recouverte de tissu adipeux ; les fibres musculaires, envahies par la dégénérescence graisseuse, ne forment plus qu'une couche mince qui même n'existe pas partout, particulièrement vers la pointe.

Les parois du ventricule gauche sont sèches en apparence, pâles, friables; les poumons sont un peu engorgés.

Les intestins sont distendus par des gaz au-dessus de l'étranglement et enflammés ; la partie étranglée est de couleur foncée et infiltrée de sang (1).

Observation XLI. — Une femme âgée de vingt-deux ans, forte, de mœurs dissolues, et du reste en parfaite santé, avait été traitée précédemment, pendant plusieurs mois, à l'hôpital Saint-Barthélemy, pour un ulcère du vagin de nature cancéreuse. Deux semaines auparavant elle avait été soumise sans inconvénient à l'action complète et prolongée du chloroforme pour l'application du fer rouge. Son pouls était régulier, assez fort et de fréquence normale. Le jour où l'on voulut renouveler cette application du cautère, elle avait pris, malgré la prescription contraire, une certaine quantité d'aliments. M. Black, l'un des médecins adjoints à l'hôpital, chargé ordinairement de l'administration du chloroforme, fit usage de l'appareil à inhalation ordinaire, sorte de coupe métallique rembourrée, s'adaptant au nez et à la bouche, et fournie de soupape. On versa sur l'éponge disposée à cet effet, dans l'appareil, 4 grammes et demi de chloroforme; mais comme l'administration ne commença pas immédiatement, il y eut nécessairement une perte notable. Après une courte inhalation, on ajouta d'abord 4 grammes et demi, et plus tard 2 ou 3 grammes de chloroforme. La malade avait éprouvé des symptômes d'excitation. Après cette dernière dose, elle tomba dans une insensibilité complète, sans gravité en apparence. L'inhalation avait duré environ cinq minutes, et le docteur Black pense qu'il n'y eut pas plus de 5 à 7 grammes de chloroforme inhalé.

L'appareil fut alors éloigné de la face, et la malade ayant été placée dans une position convenable, le professeur Poyet allait commencer l'opé-

(1) *Medical Times and Gazette*, 1853, 2e semestre, p. 422.

ration lorsque le docteur Black, qui n'avait pas quitté le pouls, trouva la face de la malade d'une couleur foncée, turgescente, congestionnée. Les mouvements respiratoires commencèrent à se faire à de longs intervalles. Aspersion d'eau froide, insufflation artificielle des poumons, trachéotomie. Tous les efforts tentés par l'opérateur pour ramener la malade à la vie furent inutiles. La respiration cessa tout à fait deux minutes après les premiers signes qui donnèrent l'alarme. Le pouls, quoique faible et irrégulier, fut encore senti, par intervalle, deux minutes après que la respiration eut cessé. Les pupilles avaient leur degré normal de dilatation au moment des premiers accidents.

L'autopsie fut faite par M. Paget, vingt-deux heures après la mort. La face était congestionnée. Rigidité cadavérique peu prononcée. Congestion et lividité des parties déclives des téguments. Les poumons, sains, crépitaient partout, et leur partie postérieure n'était pas plus congestionnée que dans les cas ordinaires. Le cœur était affaissé, mais non contracté; il présentait dans chacune de ses cavités une petite quantité de sang fluide : il n'y avait là ni dégénérescence ni altération quelconque. Le cerveau, les vaisseaux et les sinus du crâne n'étaient ni congestionnés ni altérés d'aucune manière. Le sang fluide dans toutes les parties du corps ne présentait pas la plus légère trace de coagulation ou d'épuisement. Recueilli et gardé dans un vase ouvert, il ne se coagula pas, et sa couleur, d'un rouge brun, ne changea aucunement au contact de l'air (1).

Observation XLII. — Nous empruntons les détails de l'observation suivante au rapport fait sur la question du chloroforme, par M. Robert, au sein de la Société de chirurgie.

M. Valette, chirurgien en chef de l'Hôtel-Dieu de Lyon, avait à pratiquer la staphylorrhaphie sur un enfant de treize ans affecté d'une division congénitale du voile du palais. Craignant les efforts des vomissements à la suite des inhalations d'éther, et dès lors les tiraillements des points de suture, M. Valette résolut d'employer le chloroforme dont l'usage était banni à l'Hôtel-Dieu de Lyon depuis le fait malheureux de M. Barrier.

Le malade, dit M. Valette, fut mis sur une chaise. Je m'assis en face de lui. Un aide placé derrière lui mit quelques gouttes de chloroforme sur une compresse qu'il plaça sous le nez à une distance de 1 à 2 centimètres. Cette précaution fut rigoureusement observée. Deux aides étaient placés de chaque côté du malade, de façon à pouvoir le maintenir tout en tenant sous le doigt les artères radiales. Dès la première inspiration, le petit

(1) *Medical Times and Gazette*, 1853, 2e semestre, p. 149.

malade se débattit violemment ; mais il s'était débattu pour venir à la salle d'opération, tant il était effrayé. Aussi ne tint-on pas compte de ses cris. Aussitôt qu'il le put, et il n'attendit pas pour cela, M. Valette fit maintenir la bouche ouverte au moyen d'un abaisseur de la mâchoire qui n'appuyait que sur les molaires du fond de la bouche, et d'un seul côté, de manière à ne pas gêner ses mouvements. Le malade criait toujours, mais il ne faisait plus que des mouvements assez faibles. Le chloroforme commençait à agir. Combien de temps sépara le début de l'inhalation de celui de l'opération? C'est ce que le chirurgien de Lyon ne peut préciser ; mais il s'écoula au maximum trois ou quatre minutes. Un premier fil fut passé avec rapidité. Tout marchait bien jusqu'alors. La respiration s'exécutait facilement, le pouls ne présentait rien de particulier, M. Valette tourne la tête pour prendre la seconde aiguille. Un aide s'écrie : « Le pouls ne bat plus! » L'opérateur se retourne vivement. Le chloroforme avait été retiré. La face du petit malade avait une expression singulière. On le place immédiatement sur un lit, le fil est enlevé. Tous les moyens employés en pareil cas furent mis à contribution pour le ranimer ; tentatives d'insufflations, frictions sur tout le corps, cautérisation sur la région précordiale avec des charbons ardents. Pendant une demi-heure on fit tout ce qu'on put imaginer pour sauver le malade, à l'exception de la suspension par les pieds, à laquelle M. Valette ne songea pas. A deux ou trois reprises une inspiration rauque fit espérer, mais en vain, que la vie allait revenir. Le flacon de chloroforme fut aussitôt analysé par un habile chimiste, M. Ferrand, il y manquait au plus 5 grammes de liquide, qui fut essayé par toute espèce de réactifs, et dont la pureté fut constatée.

L'autopsie fut pratiquée avec le plus grand soin en présence de plusieurs médecins, et notamment de M. Barrier. Le voile du palais ne présentait rien de particulier. L'arrière-gorge n'était pas le moins du monde tachée de sang. Les résultats de cette autopsie furent complétement négatifs. Tous les organes furent examinés avec le plus grand soin par M. Valette et tous les assistants. Personne ne trouva rien à signaler. Le cœur était flasque, vide de sang. Les gros vaisseaux ne contenaient aucune bulle de gaz, aucune écume (1).

Observation XLIII. — M. Binz de Bonn fut appelé par un jeune étudiant pour opérer une cicatrice difforme qu'il portait sur le front. Ce jeune homme, doué d'une forte constitution, jouissait d'une excellente santé, mais buvait habituellement beaucoup de bière.

Le chloroforme ayant été proposé et accepté sans difficulté, le jeune

(1) *Bulletin de la Société de chirurgie*, t. IV, p. 216.

homme s'étendit sur un canapé, la tête et la poitrine appuyées contre le côté de ce meuble. On ouvrit les fenêtres, on desserra les vêtements, et l'on fit respirer une première dose de chloroforme versée sur un mouchoir plié à plat.

Cette première dose n'ayant été suivie d'aucun effet, on administra une seconde dose qui produisit quelques délires gais.

Après la troisième dose, au moment où l'on s'apprêtait à en donner une quatrième, H... se redressa tout à coup, roidit et fléchit les bras ; sa face se colora vivement, il prononça quelques mots, puis tomba aussitôt dans un profond collapsus ; les traits pâlirent et se contractèrent, le malade poussa trois inspirations stertoreuses et inclina la tête en arrière. Il était mort.

Tous ces phénomènes avaient duré dix à douze secondes.

A l'autopsie, on trouva les vaisseaux gorgés d'un sang noir ; le cœur était flasque, pâle et vide ; tandis que les deux veines caves renfermaient des caillots abondants (1).

Observation XLIV. — Il s'agit, dans l'observation suivante, d'un accident mortel survenu dans des conditions éminemment défavorables. Un homme placé dans le service de Valleix, était atteint d'un anévrysme de l'aorte, et présentait en outre une tumeur hémorrhoïdale très considérable, extrêmement douloureuse, pour la réduction de laquelle le médecin traitant crut devoir, en désespoir de cause, recourir au chloroforme. Le malade succomba pendant les inhalations. Nous ne saurions mieux faire que de placer sous les yeux du lecteur la lettre adressée au *Journal des connaissances médico-chirurgicales*, dans laquelle l'honorable chirurgien de la Pitié donne les raisons sérieuses qui ont motivé son intervention, malgré une contre-indication reconnue et raconte la manière foudroyante dont le malade a été frappé de mort.

« Tel qu'il est présenté dans les nouvelles de votre dernier numéro, le fait de mort, pendant l'administration du chloroforme qui a eu lieu dans mon service, est trop incomplet pour que sa signification soit bien comprise du lecteur. Je suis donc certain que dans l'intérêt de la vérité vous voudrez bien accueillir les détails suivants :

» Le malade était dans les conditions que vous avez signalées lorsque survint la chute du rectum. Dès ce moment il fut complétement privé de repos, la face se grippa, et nous vîmes apparaître un dépérissement marqué. Il fallait agir.

» Le danger que le chloroforme devait lui faire courir était présent à

(1) *Gazette médicale de Paris*, 1859, p. 525.

mon esprit ; aussi la réduction fut-elle d'abord tentée, non pas une seule fois, mais plusieurs fois, sans le secours de l'agent anesthésique. Il en résultait des douleurs atroces, et par suite des contractions violentes, pendant lesquelles la tumeur anévrysmale menaçait de se rompre. Je fis appliquer de la glace sur la tumeur hémorrhoïdale, administrer des calmants, tout fut inutile. Le lendemain, le malade complétement découragé, et dans un état de souffrance horrible, demanda le chloroforme. Toutes les observations lui furent faites à cet égard, il nous répondit qu'on ne voulait pas le soulager de ces douleurs. Dans cette situation, je réfléchis que les souffrances du malade hâtaient le moment de sa mort ; que toutes tentatives faites sans chloroforme ne serviraient qu'à augmenter inutilement ses souffrances, et peut-être même amèneraient une terrible catastrophe ; et je vis qu'il ne restait qu'un espoir très faible, il est vrai : c'est que, malgré la contre-indication, l'agent anesthésique serait supporté.

» Ces conditions m'engagèrent à agir comme j'aurais voulu qu'on le fît pour moi-même en pareille circonstance, mais sans me dissimuler le danger qu'il allait courir. L'espoir que j'avais conçu n'a pas été justifié par l'événement, et mes craintes se sont réalisées. Mais je ne pense pas qu'un pareil fait prouve contre le chloroforme, car il est bien sûr que, si ce malade ne s'était pas trouvé dans des conditions tout exceptionnelles, je n'aurais pas pensé un seul instant à passer outre à la contre-indication formelle qu'il présentait.

» Au reste, je partage complétement votre opinion ; je pense que le chloroforme ne doit pas être employé sans une évidente nécessité, et qu'il ne faut pas jouer avec cet agent si précieux dans l'immense majorité des cas, si dangereux dans quelques-uns.

» Un mot encore sur la manière dont la mort s'est produite. C'est après deux minutes et demie d'inhalation que, le malade étant dans l'insensibilité, le chloroforme a été enlevé ; il respirait avec un peu de stertor, comme cela arrive dans beaucoup de cas où tout se termine bien. Après quelques instants, la respiration s'est embarrassée, il y a eu contraction des muscles de la mâchoire (*trismus*), puis les mouvements du cœur se sont arrêtés et la tumeur s'est affaissée. Cependant, à l'aide de l'insufflation d'abord, puis de l'électricité, j'ai pu faire respirer le malade pendant près de vingt minutes, mais irrégulièrement. Quant aux mouvements du cœur, ils ne se sont pas rétablis un seul instant d'une manière évidente. Ainsi donc la mort est survenue à la fin de l'inhalation ; il n'y a pas eu de syncope subite, et si le malade n'avait pas eu d'anévrysme, il n'aurait pas succombé (1). »

(1) *Gazette des hôpitaux*, 1853, p. 258.

Observation XLV. — Madame Harrop, âgée de quarante-cinq ans, habitant Steffied, portait depuis trois ans une tumeur cancéreuse au-dessous du sein gauche. D'après les conseils des hommes de l'art, elle se soumit aux inhalations anesthésiques pour subir l'opération. Les docteurs Thomson, Wrigth et Lewis avaient déclaré que le chloroforme pouvait être administré sans crainte. La mort cependant survint pendant l'inhalation. Une enquête fut ouverte par le coroner, et nous empruntons à la déposition de M. Lewis les détails de cet accident.

« Il y a trois ans, je fus appelé pour la première fois auprès de madame Harrop. Depuis trois mois je la traitais pour une tumeur cancéreuse du sein gauche. Un jour ma cliente me demanda si de toute nécessité il fallait lui enlever sa tumeur ; à ma réponse affirmative, elle me dit que jamais elle ne pourrait se résoudre à une telle opération. Quelques jours après, elle me fit encore appeler et me demanda si on pourrait employer le chloroforme ; je lui réponds qu'on le peut, et madame Harrop, toute joyeuse, déclare qu'elle est prête à se livrer entre mes mains.

» Quinze jours après, l'opération fut décidée, le docteur Law vit la malade avec moi. Le vendredi, veille du jour fixé, le docteur Wright vit la malade avec moi. Enfin, les docteurs Law, Wright et moi, nous nous rendîmes le samedi chez madame Harrop avec l'intention de l'opérer. M. Law devait administrer le chloroforme, je devais observer le pouls et M. Wright et moi devions procéder à l'opération. L'inhalation commença à une heure moins un quart. Le chloroforme, d'un poids spécifique, de 1,497, ne rougit pas la papier de tournesol ; versé dans l'eau, il ne donne aucun précipité, ne décolore pas l'acide sulfurique ; pas de précipité avec le nitrate d'argent ; une goutte versée sur la main s'évapore sans laisser d'odeur désagréable ; il a toutes les propriétés du bon chloroforme. La malade est couchée sur une table, la tête et la poitrine appuyées sur des coussins. Tout ce qui peut gêner l'opérateur ou la respiration est éloigné d'elle. Un courant d'air est établi dans la chambre, et l'inhalation commence avec précaution. Au bout de vingt minutes, le chloroforme n'a rien produit ; nous espérons qu'un autre chloroforme réussira mieux, et nous l'envoyons chercher au dispensaire public. Vingt minutes se passent encore, et alors ce nouveau chloroforme commence à opérer.

» Le pouls, d'abord à 136, descend à 104. A ce moment une sorte de demi-délire se déclare, cesse après quelques instants, et la malade semble être sous l'influence de l'agent anesthésique.

» Le docteur Law prie M. Wright de commencer l'opération, mais tout à coup il aperçoit un changement alarmant dans la contenance de la malade. « Arrêtez ! s'écrie-t-il. Monsieur Lewis, où en est le pouls ? — Je ne le sens plus. »

» Aussitôt on ouvre les fenêtres. La langue de la malade est tirée au dehors, l'ammoniaque administré, et nous procédons à la respiration artificielle. Le cœur ne bat plus, la vie est éteinte. Nos efforts restent sans résultats; il était une heure et demie. J'observai alors que la pupille du côté droit avait la forme d'un ovale irrégulier, tandis que la pupille gauche était circulaire.

» Le chloroforme avait été administré avec une éponge et un mouchoir. »

Autopsie. — Aspect naturel et tranquille. Cartilages des côtes ossifiés. Glande thyroïde convertie en une tumeur enkystée du volume d'une petite orange, et de la couleur du café. Cœur et poumons sains. Poumons dans un état de congestion qui avait dû se produire après la mort. Foie et reins dans un état de dégénération molle. Commencement de cancer au col de l'utérus. Grande quantité de sang extravasée dans les muscles spiraux; une demi-once de sang dans le canal spinal. Tumeur cancéreuse dans l'état indolent qui précède l'ulcération (1).

Observation XLVI. — M. Adolphe Richard a communiqué à la Société de chirurgie les détails les plus circonstanciés sur un cas de mort par le chloroforme, survenu dans son service dans les circonstances suivantes:

« Notre collègue M. Hérard m'adressa, dit-il, il y a huit ou dix jours, une femme d'une quarantaine d'années pour être placée dans mes salles et y être opérée d'un polype de l'utérus, polype fibreux de la grosseur d'une petite pomme, à pédicule du volume du petit doigt, assez long, implanté au milieu de la face antérieure de la cavité cervico-utérine ; tumeur, du reste, assez facile à atteindre, à abaisser, à opérer. La femme avait présenté les symptômes ordinaires ; seulement les métrorrhagies n'avaient eu qu'une intensité médiocre, et la malade, quoique très pâlie, avait conservé ses forces presque entières et tous les attributs de la santé, le sommeil, l'appétit.

» Je me proposai d'exciser le polype en l'énucléant, et de toucher les surfaces concrétées avec du perchlorure de fer, pratique qui tout dernièrement, et dans un cas pareil, m'avait donné un facile et prompt succès.

» Il y avait pour moi une double contre-indication à l'emploi du chloroforme : avant tout, le peu de douleur de l'opération et aussi l'état subanémique de la malade. C'est ce que je fis ressortir devant elle chaque matin à la visite, allant jusqu'à la supplier de se laisser opérer sans chloroforme. Mais la pauvre femme disait qu'on ne pouvait lui tirer une tumeur

(1) *Association medical Journal*, 1854, p. 315, traduit dans *Gazette des hôpitaux*, 1854, p. 169.

du ventre sans la faire beaucoup souffrir, et qu'en tout cas, elle ne voulait être opérée qu'endormie.

» Mon insistance céda à la sienne. J'avais si souvent employé et vu employer le chloroforme dans des cas qui, bien moins encore que celui-là, en réclamaient l'emploi.

» Donc ce matin, à neuf heures, tout notre appareil étant disposé, je procédai à la chloroformisation.

» La femme resta dans son lit ; je l'y laissai sans la déranger, me proposant de la mettre en position au moment de l'opération. J'enlevai seulement un oreiller, de sorte que la tête reposât sensiblement sur le même plan que le reste du corps.

» Je lui dis : Regardez-moi bien et respirez comme je fais ; puis j'imitai sous ses yeux la respiration d'une personne qui dort paisiblement.

» Je versai une certaine quantité de chloroforme sur cinq ou six compresses, et plaçai celles-ci au-devant du visage, mais à une certaine distance, pour que l'air mélangeât bien les vapeurs chloroformiques.

» Ce fut moi qui, jusqu'au moment où la femme fut déplacée, administrai le chloroforme, et je dois dire ici à la Société que je n'ai jamais manqué à ce soin. Depuis deux ans j'ai été souvent placé à la tête d'un service chirurgical actif, nommément pendant six mois à l'hôpital Saint-Louis, et, autant qu'il m'en souviens, je n'ai jamais manqué d'endormir moi-même les malades, jusqu'au moment, bien entendu, où il faut prendre le bistouri.

» La respiration et le pouls alternèrent régulièrement pendant une minute environ.

» A deux ou trois reprises je remis une certaine quantité de liquide anesthésique, sur la quantité duquel il m'est impossible de rien préciser, si ce n'est que je fis alors ce que chacun fait tous les jours.

» Au bout d'une minute, agitation. J'abandonne la compresse pour voir si je ne pourrais pas opérer la femme couchée sans la déranger. L'agitation augmente, elle se débat, et plusieurs aides sont obligés de la maintenir. Paroles incohérentes.

» La compresse que j'avais confiée à un élève est sur mon ordre retirée, puis remise bientôt avec une nouvelle dose de chloroforme.

» L'agitation cesse en ce moment. J'ordonne de faire pivoter la malade pour amener les jambes hors du lit. Cette seconde période, qui commence à l'agitation, est d'une demi-minute, une minute au plus.

» J'avais mis la main dans le vagin et amené au dehors le polype dont le pédicule est étreint d'un fil.

» Deux minutes environ se sont passées depuis le commencement de l'administration du chloroforme. La compresse est retirée depuis quelques secondes. Je tâte le pouls, plus de pouls. Je lâche le polype qui rentre.

» La respiration continue, mais plus lente ; la face est celle d'un cadavre, l'œil est terne.

» Vite la tête en bas, les jambes et les bras levés ; la face rougit un peu, la respiration continue de plus en plus rare.

» J'exerce alors la respiration artificielle au moyen de pressions rhythmiques sur le thorax, en même temps les assistants flagellent les cuisses, les mollets, les bras, frictionnent la face à plusieurs reprises ; nous titillons l'entrée du larynx. Malgré tous nos efforts, nous ne gagnons rien.

» Quand nous cessons les mouvements artificiels du thorax, deux ou trois inspirations longues et éloignées apparaissent et s'éteignent. Le froid est général, les battements du cœur s'entendent encore, quoique faiblement, dit un interne.

» Deux minutes d'angoisses et d'efforts se passent ainsi.

» Nos deux collègues, M. Aran et M. Hérard, arrivent au moment où j'ouvre la trachée. J'insuffle par là pendant que l'on continue la respiration artificielle. M. Hérard enfonce dans la région du cœur deux épingles à acupuncture, correspondant aux fils d'un puissant appareil galvanique. Les muscles du thorax sont violemment secoués, mais le pouls ne bouge pas.

» Enfin, nous nous arrêtons après une demi-heure de cette horrible lutte.

» Pour que ce déplorable malheur porte avec lui tout son enseignement, je demanderai si quelque membre veut bien me poser quelques questions, car certains détails auraient pu m'échapper.

» L'autopsie dont M. Gosselin rendit compte à la Société, au nom d'une commission nommée à cet effet, fut faite en présence de MM. Richet, Debout et Marjolin.

» Nous n'avons reconnu aucune lésion bien appréciable. Ainsi, les poumons étaient sains, il existait seulement un peu d'emphysème sous-pleural et sans ecchymose.

» Le cœur était mou, flasque, vide. Cette mollesse était très marquée sur les parois des cavités droites. Peu de sang dans les cavités. Nous n'avons trouvé en aucun point le sang coagulé ; il conservait partout sa fluidité.

» Pas de congestion dans l'encéphale. Dans les veines superficielles du cerveau il existait quelques bulles de gaz ; mais cette disposition était due à la décomposition cadavérique, et sur un cadavre que nous avons ouvert immédiatement dans l'amphithéâtre, nous avons trouvé le même développement de gaz.

» Dans les veines du foie existait un peu de gaz.

» En résumé, ainsi que vous pouvez en juger, l'autopsie n'a pas mis sur la voie de la cause de la mort (1). »

(1) *Bulletin de la Société chirurgicale*, t. IV, p. 478.

Observation XLVII. — Madame Morgan, âgée de cinquante-neuf ans, bien portante, avait eu, il y a deux mois, une luxation en avant du bras gauche; une irrégularité qu'on aperçut alors à la surface de l'os fit présumer que la luxation était accompagnée de quelque fracture partielle.

Elle entra à l'hôpital de Bristol, le 19 janvier 1854, pour la faire réduire. On décida en consultation d'employer le chloroforme, et la malade consentit à en subir l'application. On le lui administra étant couchée sur son lit, après avoir consulté l'intégrité des fonctions circulatoires et respiratoires, si ce n'est que les mouvements d'inspiration paraissaient un peu moins libres du côté droit que du côté gauche.

On commença par une drachme (4 grammes) de chloroforme versé sur une éponge, en ayant soin de laisser un passage suffisant à l'entrée de l'air atmosphérique. Aucun effet inaccoutumé ne se manifestant au bout de cinq minutes dans la condition générale de la patiente, on versa une seconde drachme; presque immédiatement la respiration devenant stertoreuse, on cessa la chloroformisation; mais aussitôt le pouls, qui jusque-là s'était maintenu, devint soudainement imperceptible, et la respiration s'arrêta immédiatement.

On s'empressa de tirer la langue au dehors à l'aide d'un ténaculum, d'arroser la face d'eau froide, d'ouvrir la croisée. On appliqua le galvanisme au moyen d'une pile qui se trouvait là pour le cas d'accident, et l'on commença par la narine la respiration artificielle, qui fut ensuite continuée par la trachée, après qu'on eut pratiqué une ouverture à celle-ci. Ces secours semblèrent d'abord ramener quelques efforts respiratoires convulsifs, mais après avoir infructueusement continué leur usage durant une heure, on dut y renoncer.

Autopsie. — Adhérences pleurales étendues à droite; poumons sains, mais gorgés de sang noir fluide. Le ventricule droit du cœur, vu à l'extérieur, semble affaissé; ses parois paraissent plus pâles qu'à l'état normal; celles du côté gauche sont normales. Une drachme environ de sang entièrement fluide existe dans chacune des cavités droite et gauche. Valvules saines, à part deux ou trois petits points de dépôts athéromateux vers le bord adhérent de la valvule mitrale, durant le premier pouce de leur trajet. Les deux artères coronaires sont très dilatées et garnies de dépôts athéromateux et osseux, qui se remarquent encore, mais très disséminés et de fort petit volume, dans le reste de leur étendue. Un partie du ventricule droit, soumis à l'examen microscopique, laisse voir un état de dégénérescence graisseuse commençante.

Cerveau sain, très pâle, ses vaisseaux sont vides, peu de fluide dans les ventricules. La grande tubérosité de l'humérus avait été détachée du reste de l'os, mais elle y était actuellement soudée par un cal à la vérité encore assez peu résistant.

Quoique l'état des fonctions, interrogé sévèrement, avant l'inhalation chloroformique eût paru tout à fait satisfaisant, M. Harrison dit néanmoins avoir ensuite appris d'un médecin que cette femme était habituellement sujette à des attaques de syncope. Il ajoute que, lorsque l'accident eut lieu, l'aspect de la malade fut entièrement celui d'une personne frappée subitement de syncope.

Nous n'avons pas besoin de faire sentir combien ces deux remarques tendent à confirmer la justesse de l'explication récente qui attribue la mort, dans ce cas, à une syncope (1).

OBSERVATION XLVIII. — Lolli, à la suite d'une chute, se luxa, la cuisse en haut et en dehors. Aussitôt après le docteur Fantozzi essaya, mais infructueusement, de faire la réduction. Porté le lendemain (1er juin 1854) à l'hôpital de Pise, on le saigna d'abord, et le soir, MM. Nistri, Burci et Maracci procédèrent à la réduction, les lacs étant placés, le malade couché horizontalement, on approcha peu à peu l'appareil dont on se sert depuis cinq ans à l'hôpital sans accidents et qui contient du chloroforme pur, se dégageant de manière à bien se mélanger à l'air atmosphérique. Au bout d'une minute on crut l'anesthésie complète, et l'on voulut tenter la réduction, mais une contraction musculaire violente avertit que l'on s'était trop hâté. L'inhalation fut recommencée, après quelques minutes, on la jugea portée à un degré suffisant; et en effet, la tête de l'os rentra subitement et avec bruit dans sa cavité. Mais aussitôt Maracci, qui veillait au pouls, dit qu'il ne le sent plus battre; le malade est devenu pâle; ses traits sont altérés, la respiration continue, mais faible, lente, irrégulière. On donne de l'air, on arrose le visage d'eau froide, on approche l'ammoniaque des narines, frictions stimulantes et pressions sur le thorax, pour aider à la respiration. Quelques pulsations reparaissent, le moribond étend les bras, il semble même qu'il répond de la tête aux questions qu'on lui adresse. Mais bientôt il retombe dans une syncope plus profonde. Le pouls et la respiration disparaissent définitivement.

Pendant une heure environ on continua les moyens indiqués, l'on enfonça deux épingles, l'une dans la région du cœur, l'autre à la base de la poitrine, et on les mit en communication avec les fils d'une machine électro-magnétique. Vains efforts qui donnèrent seulement aux honorables médecins la consolation d'un devoir rempli avec persévérance jusqu'au bout!

(1) *Association medical Journal*, 1854, p, 109, traduit dans la *Gazette des hôpitaux*, 1854, p. 169.

L'autopsie montra le cœur gros, flasque, et contenant des gaz (elle fut faite quarante-huit heures après la mort). Mais elle ne révéla nulle part l'existence de lésion antérieure à l'opération et capable d'expliquer le fatal résultat de celle-ci (1).

Observation XLIX. — Ce cas de mort eut lieu le 13 juillet 1854, à l'hôpital Middlesex. Le patient était un homme de soixante-cinq ans, robuste, bien musclé et d'un aspect florissant, sur lequel M. de Morgan devait pratiquer l'amputation de la cuisse à la partie supérieure pour une énorme tumeur de mauvaise nature partant du côté interne du fémur.

Le chloroforme fut administré par M. Sibley, archiviste de l'hôpital ; on employa l'inhalateur de Snow. La quantité de liquide placé d'abord dans l'instrument ne montait pas à deux gros (8 grammes); un autre gros de liquide fut ajouté huit minutes après. Le patient respira le chloroforme sans difficulté, et parcourut les périodes ordinaires. Au bout de dix minutes environ, un spasme violent se produisit, il continua environ trois minutes, puis céda quelque peu. Le pouls, qui s'était élevé à près de 120, descendit à 70, donnant un battement plein, franc et régulier ; la dilatation des pupilles, qui avait été très forte, diminua. La respiration se maintint libre et profonde, mais non stertoreuse. La coloration de la face était bonne. A ce moment, entre treize et quatorze minutes du début de l'inhalation, le pouls donna quelques battements rapides et irréguliers, et puis cessa. La respiration, qui, comme on l'a constaté, avait continué de se faire librement, cessa simultanément. Aussitôt la face devint pâle et cadavéreuse. L'inhalateur fut enlevé à l'instant, et l'on projeta de l'eau froide sur la face. M. Sibley procéda immédiatement à la respiration artificielle, en appliquant sa bouche sur celle du patient et insufflant les poumons. La période qui s'écoula entre l'arrêt soudain du pouls et l'insufflation des poumons avait été de quelques secondes seulement. Après quelques insufflations on vit paraître un léger effort d'inspiration, mais ce fut le seul signe de vitalité perçu après l'attaque syncopale. Le galvanisme était appliqué deux minutes après la cessation du pouls.

L'autopsie fut faite par le docteur Corfe quarante-huit heures après la mort. On ne trouva rien de particulier dans l'encéphale. Le cerveau était ferme, un peu plus vasculaire qu'à l'état normal ; le sang contenu dans les sinus était coagulé en partie. Le cœur était un peu hypertrophié et surchargé de graisse, surtout dans sa portion droite, où la graisse formait les trois quarts de l'épaisseur de la paroi ventriculaire ; le tissu musculaire était extrêmement pâle et mou ; il offrait, aussi bien à l'œil nu qu'à l'œil

(1) *Gazette hebdomadaire.*

armé du microscope, un degré considérable de dégénérescence graisseuse. Le sang dans les cavités du cœur était fortement coagulé des deux côtés; il était presque purement fibrineux ; le caillot était plus gros à droite qu'à gauche. Un prolongement fibrineux s'étendait jusque dans l'aorte (1).

Observation L. — Le professeur Dumreicher a fait connaître à la Société des médecins de Vienne un nouveau cas de mort, à la suite des inhalations de chloroforme.

Il s'agit d'un jeune homme de dix-neuf ans, soumis à la chloroformisation pour pratiquer l'extension dans un cas d'ankylose du genou. Le malade était couché ; le chloroforme, à la dose de 2 grammes, fut versé sur une éponge contenue elle-même dans un vase plat de la forme d'une tabatière, et qu'on maintint sous le nez du patient de manière à laisser la bouche libre. L'inhalation par le nez durait depuis trente secondes ; il y avait quelques secondes à peine que l'individu avait parlé, quand le professeur s'aperçut en tâtant le pouls qu'il était fréquent, onduleux ; il suspendit aussitôt l'opération. Le malade eut du trismus ; la respiration devint irrégulière, le visage prit une couleur violacée, de l'écume s'échappa des lèvres ; les insufflations d'air, les aspersions d'eau froide, la compression alternative du thorax, les frictions, les vapeurs irritantes, la saignée de la veine jugulaire externe, d'où il s'écoula 8 onces de sang épais, tout fut inutile. La mort eut lieu au bout d'un quart d'heure, et dans cet intervalle de temps on perçut un faible mouvement inspiratoire. Ce garçon était presque idiot et voué avec fureur à l'onanisme qu'il venait de pratiquer peu de temps avant l'opération.

Ce fait, qui se passait le 11 novembre 1853, avait pour témoins plus de deux cents assistants.

A l'autopsie on ne constata, à l'exception de quelques érosions hémorrhagiques de l'estomac, aucune anomalie. Le chloroforme analysé fut reconnu parfaitement pur (2).

Observation LI. — Ce fait se présenta à l'hôpital de Guy, le 5 décembre 1854. Le sujet était une femme dont M. Birkett allait amputer la jambe pour une ulcération maligne. Elle accusait cinquante-six ans, mais paraissait dix ans plus vieille. Dans chaque œil on voyait un arc sénile bien marqué ; mais cette femme ne paraissait avoir souffert que de quelques symtômes se rattachant aux maladies de poitrine... L'adminis-

(1) *Medical Times and Gazette*, 1854, 2e semestre, p. 86. — Snow, *ibid.*, p. 180.

(2) *Zeitschr. d. Gesells d. Ærzte zu Wien* traduit dans la *Gazette des hôpitaux*, 1854, p. 372.

tration du chloroforme fut dirigée par M. Bryant; l'appareil employé consistait en un morceau de charpie replié, plus large que la main et garni derrière par une pièce de taffetas gommé pour prévenir une trop prompte évaporation.

Une première fois, un gros (4 grammes) environ de liquide fut versé sur la charpie; la malade respira cela tranquillement, et deux minutes après on ajouta un autre gros de chloroforme. La période d'excitation survint et les membres durent être alors maintenus. L'insensibilité venait de s'établir convenablement et M. Birkett était sur le point de commencer l'opération, quand M. Callaway, qui comprimait l'artère fémorale, s'écria que le pouls venait de s'arrêter brusquement. En cherchant au poignet on vérifia le même fait. Presque immédiatement on observa une inspiration prolongée, suivie d'un profond soupir. Pendant deux ou trois respirations les joues se gonflèrent à l'expiration, bientôt la respiration s'embarrassa et puis cessa. M. Birkett mit aussitôt son doigt dans la bouche de la malade et attira la langue en avant; pendant ce temps-là les assistants procédaient à la respiration artificielle par le moyen de la compression de la poitrine. Quelques légères inspirations furent obtenues au commencement de cet artifice, mais elles ne continuèrent pas, et dès lors aucun signe de vitalité ne reparut.

Je dois noter que la femme avait été très pâle avant comme pendant l'accident, et qu'aucun changement dans son aspect n'avait été remarqué quand les symptômes alarmants se montrèrent, sauf que les veines superficielles du cou et des tempes se remplirent de sang. La cessation du pouls fut presque soudaine. M. Callaway déclara qu'elle n'avait pas été précédée de la moindre irrégularité prémonitoire : ainsi il avait senti un battement bien net, puis le suivant avait manqué complètement. Cet ordre dans les symptômes se rapportait naturellement au fait de mort commençant par le cœur (syncope cardiaque), la cessation des fonctions du système nerveux ayant été évidemment consécutive à celle de la circulation.

Autopsie faite par le docteur Wilks, vingt-quatre heures après la mort. — Le cadavre était très émacié et la rigidité peu marquée. Les poumons étaient gorgés de sang fluide qui s'échappait à l'incision du parenchyme. Le cœur était de volume ordinaire, mais mou et flasque; sa partie gauche était presque vide, tandis que la droite était distendue par du sang fluide. Le ventricule gauche avait une épaisseur normale; son tissu musculaire, de couleur foncée, n'offrait ni tache de graisse ni la moindre marbrure, sa flaccidité constituant la seule différence observable d'avec l'état normal. La paroi ventriculaire droite était très mince, du tissu graisseux sous-séreux ayant remplacé en quelques endroits le tissu musculaire. Toutefois cette couche musculaire, quoique très amincie, présentait encore une coloration normale, et ne paraissait pas à l'œil nu avoir subi de dégénérescence; la même observation peut être appliquée aux colonnes charnues. Le foie offrait un premier degré de cirrhose. Les reins étaient tous deux marbrés et renfermaient de nombreux petits kystes à leur surface. Le cerveau était plus pâle que d'habitude; ses circonvolutions paraissaient affaissées et atrophiées, et il y avait de la sérosité épanchée dans la cavité arachnoïdienne et dans les ventricules. Le système artériel présentait une altération athéromateuse générale tant dans la cavité crânienne que dans les autres parties du corps; le sang était partout fluide et de couleur foncée.

Autant qu'on a pu l'estimer, la durée de l'inhalation dans ce cas avait été d'environ trois minutes (1).

Observation LII. — Le patient, entré à l'hôpital de l'Université dans le service de M. Erichsen, était un homme de moyen âge, souffrant de rétention d'urine depuis trois jours; la vessie, très distendue, s'élevait jusqu'à l'ombilic. M. Erichsen, ayant échoué dans sa première tentative de cathétérisme, voulut en faire une nouvelle au moyen du chloroforme résolu à faire la ponction de la vessie par le rectum, s'il ne réussissait pas. L'insensibilité étant produite au bout de quatre ou cinq minutes, M. Erichsen commença le cathétérisme. Le chloroforme avait été retiré; mais le patient donnant quelques signes de douleurs, on l'appliqua de nouveau. Deux minutes environ après la seconde inhalation, le patient tomba dans l'insensibilité complète, et commença à ronfler et à faire entendre un stertor particulier : la face était rouge et congestionnée; les inspirations n'avaient lieu qu'à des intervalles éloignés. M. Erichsen, frappé de ces symptômes cessa le cathétérisme et se mit immédiatement à lui jeter de l'eau sur la poitrine et sur la figure. Au bout d'une minute environ, la respiration s'arrêta. M. Erichsen mit le doigt dans le pharynx et retira la langue au dehors; il essaya en même temps la respiration artificielle en appliquant sa bouche sur celle de cet homme. N'ayant pas réussi, il substitua immédiatement le mode plus usuel de respiration artificielle en comprimant la poitrine. La respiration artificielle avait été employée pendant quatre minutes, lorsque le patient commença à respirer de nouveau. La respiration artificielle ayant été suspendue pendant un temps très court, le malade fit spontanément trois ou quatre inspirations; mais comme chaque inspiration qui se succédait devenait plus faible, on recommença le moyen artificiel de nouveau. Cinq minutes environ après les premiers symptômes, on avait appliqué le galvanisme, il ne produisit aucun avantage. Dès lors la coloration de la face disparut. La mort était évidente. On con-

(1) *Medical Times and Gazette*, 1854, 2e semestre, p. 501.

tinua la respiration artificielle pendant quarante minutes, jusqu'à ce qu'on vit qu'il n'y avait plus d'espoir (1).

Observation LIII. — Ce cas de mort arriva dans le service du docteur Roberts, chirurgien dentiste à Édimbourg. Le sujet était une dame de trente-six ans, chez laquelle le docteur Roberts avait administré le chloroforme déjà en quatre occasions, pendant l'espace d'une année. Le docteur Roberts dit que le chloroforme fut donné à la manière accoutumée, c'est-à-dire sur un mouchoir. Il rapporte ainsi l'accident. Madame H... avait fait à peine neuf ou dix inspirations, n'obtenant qu'un effet partiel de moins d'un gros de liquide versé. L'inhalation n'avait pas encore duré une minute, lorsqu'elle s'écria : « Ne m'opérez pas avant que je sois tout à fait insensible. » Puis elle reprit : « Je n'y suis pas encore. » Et immédiatement pendant ces paroles même, elle se roidit convulsivement, et la respiration stertoreuse, les yeux et la bouche ouverts, elle s'affaissa sur le plancher. Le docteur Simpson fut appelé et arriva au bout de cinq minutes ; la respiration artificielle fut entreprise, et après quelque temps de son emploi, il y eut quelques inspirations spontanées ; le pouls même, dit-on, put être senti au poignet, mais ces symptômes de retour à la vie s'évanouirent.

On trouva à l'autopsie les cavités droites du cœur gorgées de sang ; les parois du ventricule droit étaient plus minces qu'à l'ordinaire et atteintes de dégénérescence graisseuse dans une certaine étendue (2).

Observation LIV. — Cet accident arriva à l'hôpital ophthalmique royal, le 10 avril 1855, à un homme sur lequel M. Bowman allait pratiquer l'excision du globe de l'œil gauche. Le patient, nommé John Cannon, était âgé de quarante ans et paraissait fort vigoureux et de bonne santé ; il avait toujours mené une vie régulière. L'altération de l'œil était la suite d'une violence extérieure.

L'inhalateur employé était celui qu'a proposé et recommandé le docteur Snow. L'administration du chloroforme fut confiée au docteur Playne, de l'hôpital de King's College. Au commencement de l'inhalation, la valve de la pièce buccale était tournée de façon à permettre l'accès d'une abondante quantité d'air, point sur lequel M. Bowman attira personnellement l'attention. Pendant les quatre premières minutes à peu près, il ne se présenta rien de particulier. Le docteur Playne, qui tenait le pouls, avait remarqué qu'il était devenu plus plein, enfin d'un volume satisfaisant. Tout à coup,

(1) *Medical Times and Gazette*, 1854, 2e semestre, p. 390, traduit dans la *Gazette médicale de Paris*, 1855, p. 548.

(2) *Edinburgh med. Journal*, 1855, p. 524.

au moment où l'anesthésique paraissait produire son effet, des symptômes d'excitation arrivèrent. Les yeux devinrent fixes et immobiles, les bras étendus et rigides, la face congestionnée ; il était maintenant impossible de sentir le pouls à cause des secousses convulsives des bras, mais comme d'ordinaire, en de semblables conditions, on nota que la respiration était presque complétement suspendue par l'immobilité spasmodique de la poitrine. L'inhalateur fut aussitôt enlevé et de l'eau froide projetée sur la face et la poitrine du malade. Presque immédiatement après, comme la respiration était excessivement faible et suspirieuse, M. Bowman procéda à la respiration artificielle en appliquant sa bouche sur celle du patient. A l'aide de ces moyens, la poitrine put se remplir très complétement, et cette manœuvre fut continuée presque sans interruption pendant huit à dix minutes. Durant les trois ou quatre premières minutes après le commencement de l'alarme, le malade continua parfois de faire de légers efforts suspirieux d'inspiration volontaire, et en les considérant, on n'eût jamais pensé que le cas était désespéré et au-dessus de toutes ressources; à la longue cependant ces phénomènes cessèrent tout à fait, et dès ce moment il devint évident que l'homme avait succombé... A la première occasion où je pus examiner le pouls après l'apparition de l'agitation spasmodique, je le trouvai éteint, et il se maintint dès lors ainsi, malgré la présence de faibles efforts d'inspiration qui furent observés. Le visage du patient changea peu durant ce traitement, mais il était généralement marbré et congestionné.

A l'autopsie, faite quarante-huit heures après la mort, on trouva les sinus et les veines du cerveau très congestionnés. Il y avait un peu d'œdème de la substance cérébrale. Le cœur était sain, sauf quelques dépôts sur le bord libre de la valvule mitrale ; son tissu musculaire était friable. Le ventricule droit contenait une quantité considérable de sang fluide ; le gauche était presque vide. Il y avait quelques adhérences pleurétiques, et les poumons, généralement congestionnés, étaient encore en quelques endroits distendus par de l'air; le sang, examiné dans tous les organes, était partout fluide et sans aucune trace de coagulation (1).

Observation LV. — Un marin, âgé de trente ans, mourut à l'hôpital Saint-Thomas en octobre 1856, pendant une inhalation de chloroforme préparatoire à l'ablation de quelques parties osseuses nécrosées d'un de ses doigts. Le sujet ne paraissait pas jouir d'une excellente santé, néanmoins il n'y avait aucune raison qui contre-indiquât le chloroforme; en conséquence on l'administra de la manière suivante. Un gros (4 grammes) de liquide fut versé sur une éponge retenue entre deux couches de charpie, et l'on tint

(1) *Medical Times and Gazette*, 1855, 1er semestre, p. 363.

cet appareil à une petite distance de la bouche du patient, qui était assis sur une chaise. Il paraissait disposé à s'endormir très facilement. Le chloroforme fut alors suspendu d'une demi-minute à une minute, puis enfin repris. Le sujet en ce moment commença à élever ses mains et à trembler, crachant dans la charpie et faisant comme s'il allait vomir. Tout à coup il fut pris d'une convulsion violente par tout le corps, comme dans une attaque d'épilepsie. Le chloroforme fut aussitôt supprimé et le malade fut placé dans une position demi-horizontale. La convulsion ne dura que quelques secondes, et dès qu'elle eut cessé, il commença à respirer avec effort et soulèvement des lèvres ; presque immédiatement la respiration devint convulsive et irrégulière, le pouls était presque imperceptible et intermittent. La respiration artificielle fut aussitôt exécutée à l'aide de compression et de relâchement alternatifs des parois thoraciques. La langue était tenue hors de la bouche avec une pince. On appliqua de l'ammoniaque sous le nez et de l'eau froide fut projetée sur la face ; en une minute environ il était assez ranimé pour respirer sans aide, mais quelques secondes après il retomba et ne put plus être rappelé à la vie.

A l'autopsie on trouva une dégénérescence graisseuse du cœur, du foie et de la rate, et les enveloppes du cerveau étaient épaissies. La face interne des ventricules présentait un aspect tacheté particulier, dû apparemment à un dépôt inflammatoire ; quant au cerveau il était décoloré.

On apprit plus tard que cet homme était adonné à l'intempérance et avait eu une attaque de *delirium tremens* trois semaines auparavant. Dans la relation médicale de ce cas publié par l'*Association medical Journal* (1), on rend compte comme il suit des altérations trouvées après la mort : A l'autopsie, que nous observâmes avec un soin particulier, le cerveau fut trouvé œdémateux et exsangue, absolument dans le même état que le cerveau d'un malade qui mourut sous l'influence du chloroforme à l'hôpital ophthalmique. Le foie était gras, mais le cœur pouvait passer pour type de l'état physiologique. Tous les autres organes étaient également sains (2).

Observation LVI. — Cette observation est rapportée par M. Paget dans les termes suivants :

» Je m'empresse d'exposer devant mes collègues, à la première occasion, le récit d'un cas dans lequel le chloroforme se montra fatal dans ma pratique privée.

» Le sujet était un enfant de neuf ans, de constitution délicate et de tempérament nerveux et impressionnable, mais sans contre-indication par le fait de quelque maladie organique, à l'exception de celle pour laquelle une

(1) *Medical Times and Gazette*, 1856, 2e semestre, p. 442.
(2) *Association medical Journal*, 1856, p. 903.

opération allait être entreprise; il s'agissait d'une tumeur de la région scapulaire; pour cela on se proposait d'enlever une partie de l'omoplate.

» C'était le 28 février, à huit heures et trois quarts du matin; le petit malade avait passé une très bonne nuit. Le chloroforme fut d'abord administré dans une chambre voisine de celle où devait se faire l'opération. L'enfant était inquiet à la pensée qu'on allait l'endormir et de ce que l'on allait lui faire pendant ce temps-là, aussi il repoussait fortement le chloroforme; enfin il consentit à le respirer, et après quelque résistance, moindre peut-être que celle qu'on rencontre habituellement chez les enfants du même âge, le patient était complétement sous l'influence anesthésique au bout de trois minutes environ. Il se tenait assis sur son lit durant la première inspiration, et après celle-ci il tomba dans le décubitus. On observa que deux ou trois inhalations profondes furent promptement suivies d'une insensibilité complète, et les inspirations suivantes étaient stertoreuses. Il fut aussitôt emporté dans la chambre en gardant la position horizontale et placé sur une table disposée pour l'opération.

» Trois ou quatre minutes se passèrent pendant lesquelles nous arrangeâmes la position et les vêtements du malade, et j'indiquai en même temps aux personnes qui devaient m'assister le plan projeté de l'opération. Durant cet intervalle l'influence du chloroforme se dissipa à tel point, qu'il devint sensible, déplaça ses couvertures et oreillers, articula quelques expressions de malaise et vomit une petite quantité de liquide spumeux. Il n'avait pris aucune nourriture depuis le soir précédent, où il avait fait un bon souper. On ajouta une très petite quantité de chloroforme qu'il inspira lentement, puis il redevint presque calme et fut placé alors sur le côté. J'allais commencer l'opération, lorsque je le vis s'agiter de nouveau, indiquant quelque degré de sensibilité et changer sa position. Quarante gouttes environ furent cette fois versées sur du coton renfermé dans un morceau de charpie plié; un inhalateur avec du chloroforme sur une éponge avait été précédemment employé. La charpie était tenue à un demi-pouce environ par M. Thomas Smitt, mon aide d'opération ordinaire. Le patient respira facilement durant quelques secondes, puis fit une longue inspiration et parut tomber aussitôt dans un sommeil profond. A l'exception de cet effet soudain de la complète influence du chloroforme, on ne remarqua aucun changement extérieur; mais quelques secondes plus tard son pouls, qui avait été surveillé avec soin et avait été normal jusqu'à ce moment, commença tout à coup à battre précipitamment, puis cessa pendant deux ou trois secondes, battit encore rapidement à plusieurs reprises avec une sorte de mouvement d'oscillation, et enfin cessa d'être perceptible.

» Juste avant qu'on observât ce changement dans le pouls, le chloroforme avait été supprimé. La profonde inspiration signalée fut suivie de quelques respirations stertoreuses, mais après celles-ci le malade respira naturellement; son teint et ses traits étaient sans altération, il semblait dormir paisiblement, et en cet état il continua de respirer naturellement, mais sans pouls pendant au moins une minute. Alors sa respiration devint moins fréquente et sembla comme si elle pouvait bientôt cesser, sa face se couvrit de pâleur, et ses lèvres se montrèrent légèrement livides.

» Avec l'aide d'eau froide projetée sur la face et sur la poitrine et d'air frais dirigé sur la face et sur la gorge, l'enfant fut relevé en moins de deux minutes de cet état de défaillance, et il se remit à respirer profondément et librement, quoique avec lenteur (douze fois environ par minute). L'enfant respira ainsi deux ou trois minutes, pendant lesquelles les lèvres et les parties décolorées ou légèrement livides furent le siége de petits mouvements convulsifs ; et quoique le pouls ne pût être senti aux poignets, on entendait les battements du cœur. Dans cet intervalle on versa dans la bouche un peu de vin et d'eau-de-vie qui passèrent dans l'œsophage, mais sans mouvements évidents de déglutition. La respiration redevint graduellement rare et faible. De l'air frais et des aspersions d'eau froide, des frictions et percussions de la poitrine augmentèrent à peine la respiration, et en moins de deux minutes elle s'arrêta. On procéda immédiatement à la respiration artificielle, suivant la méthode de M. Marshall-Hall, et plusieurs fois pendant les cinq premières minutes de son emploi, l'inspiration artificielle obtenue, lorsque l'on retournait le côté, fut suivie d'une inspiration spontanée distincte et parfois même complète. Mais au bout d'environ cinq minutes ces signes de vitalité cessèrent, les matières fécales s'échappèrent, et aucune lueur de vie ne reparut plus, quoique la respiration artificielle, les frictions des membres et autres moyens fussent continués durant plus de vingt minutes.

» Je me dispense actuellement de tout commentaire sur ce cas; seulement je désire attirer une attention particulière sur ce point, qu'une bonne respiration se maintint, et après une interruption se renouvela, longtemps après que le cœur avait cessé d'agir, avec assez de force pour produire un pouls aux artères radiales. J'ajouterai enfin que ce récit est confirmé et considéré comme exact par les quatre personnes qui m'assistaient dans l'opération, et auxquelles je suis grandement obligé pour leurs conseils et assistance dans cette lutte pénible que nous avions à soutenir (1). »

Observation LVII. — Cette observation se présenta à l'infirmerie de Liverpool, le 5 avril 1857. Elle est rapportée par M. Allan, le médecin résidant, qui administra le chloroforme. Le sujet était un laboureur âgé de

(1) *Medical Times and Gazette*, 1856, 1er semestre, p. 236.

trente-cinq ans, à qui M. Bickersteth allait amputer la cuisse pour une gangrène consécutive à la ligature de l'artère fémorale. Il avait été chloroformisé six fois auparavant sans accidents fâcheux, alors qu'on lui lia l'artère fémorale pour un anévrysme poplité. Le jour de l'accident, on l'anesthésia dans la salle avec du chloroforme versé sur un morceau de charpie qu'on tenait à une certaine distance du nez et de la bouche. Ayant partiellement repris connaissance pendant qu'on le transportait dans l'amphithéâtre d'opérations, le chloroforme fut réappliqué, et M. Allan rapporte comme suit ce qui arriva : « On versa alors un demi-gros (2 grammes) de chloroforme sur de la charpie qui fut tenue devant le nez, et le malade tomba complétement sous l'influence de l'anesthésique. Respiration bonne; pouls fréquent, faible. L'opération allait commencer, et je versai environ 20 grains (1 gramme environ) de chloroforme au plus sur la charpie (ayant trouvé le patient dans un état convenable); j'étais même prêt à lui en redonner, si l'occasion l'exigeait, ce que je ne fis pas, lorsqu'en me retournant, je remarquai quelque chose de particulier dans son aspect général, et en soulevant la paupière je trouvai la pupille dilatée et la paupière ne se ferma plus lorsque j'eus retiré mon doigt ; les yeux étaient légèrement tournés en haut. Je cherchai aussitôt l'artère temporale, mais il n'y avait plus de pulsations. Je n'en découvris plus non plus au poignet gauche. La respiration avait presque cessé. La tête fut tenue abaissée, de l'eau froide projetée sur la face, et l'abdomen frappé avec la paume de la main. Le doigt fut introduit dans la bouche, les jambes furent tenues élevées, et l'on frictionna l'épigastre avec une serviette mouillée. Après un ou deux souffles, la respiration devint meilleure, semblait même bonne, et au bout d'environ deux minutes on put sentir le pouls au poignet. Cet état dura de deux à trois minutes, la respiration étant bonne ; puis le pouls se mit à tomber, et une minute après la respiration diminua. La langue fut saisie avec des pinces et tirée en avant, on fit respirer de l'ammoniaque ; mais la face devenait livide. Aussitôt alors on adopta la méthode Ready, d'où résultèrent clairement quelques respirations artificielles, puis naturelles, mais le pouls n'existait plus, et en moins de deux minutes il n'y eut plus qu'une respiration artificielle. Au moment où le pouls s'arrêta, il y eut un mouvement convulsif des muscles de la jambe, puis la peau se couvrit d'une sueur visqueuse. La méthode Ready fut continuée durant une demi-heure, puis on eut recours au galvanisme, mais sans succès. Dix minutes environ s'écoulèrent depuis le moment où il fut placé sur la table jusqu'à la mort, ou jusqu'à la cessation de la respiration naturelle.

» A l'autopsie, faite le jour suivant, on trouva le cerveau très sain, très ferme et pâle ; les poumons étaient sains. Les cavités droites du cœur contenaient un peu de sang liquide qui se coagula un peu à l'air, et de plus un petit caillot. Les cavités gauches contenaient aussi un peu de sang. Le tissu musculaire du cœur présentait un aspect morbide; il se déchirait facilement, mais on ne put découvrir de globules graisseux avec l'aide du microscope (1). »

Observation LVIII. — Le sujet était entré à l'hôpital pour une opération à pratiquer sur le doigt. Il était évidemment d'une mauvaise constitution et présentait en particulier des signes de *delirium tremens*. A peine eut-il inhalé quelques inspirations de chloroforme, que ses yeux devinrent fixes, des signes de syncope se manifestèrent; il parut s'évanouir. Il était mort.

La respiration artificielle fut immédiatement appliquée, et le docteur Dundas Thomson, qui tient toujours pour semblable circonstance une quantité suffisante d'oxygène, chercha à le faire respirer, et recourut en outre à l'emploi de la batterie électrique; le tout en vain. L'homme était mort, parfaitement mort.

A l'autopsie nécessitée de ce cas malheureux, et que le rédacteur assure avoir suivie avec le plus grand soin, l'encéphale était dans un état d'œdème et de vacuité sanguine complète (ainsi qu'il avait été observé dans un autre cas analogue à l'hôpital ophthalmique).

Le foie était gras; le cœur offrait le type le plus parfait d'un cœur sain. Tous les autres organes étaient sains également (2).

Observation LIX. — L'accident arriva à l'hôpital de King's College, le 7 août 1857. M. Charles Heath, le chirurgien interne, rapporte l'observation dans les termes suivants :

« Le sujet, Anne Stoner, était une femme âgée de dix-sept ans, traitée dans le service de M. Cartridjer pour des végétations syphilitiques et des tubercules muqueux. Elle était entrée le 8 juillet, et avait été chloroformisée deux fois pour subir des cautérisations à l'acide nitrique. En ces deux circonstances on n'avait point observé le moindre accident fâcheux. Vendredi dernier au soir, du chloroforme lui fut administré dans le même but. Un gros (4 gram.) de liquide fut versé dans l'inhalateur de Snow, et aussitôt qu'elle eut perdu connaissance, on enleva l'appareil et l'acide fut appliqué. Moi et mon assistant qui administrait le chloroforme, allâmes alors voir une autre malade dans la même salle, puis nous nous lavâmes les mains. Dans cet intervalle, la patiente agita ses jambes assez fortement, comme quand on

(1) *The Lancet*, 1857, 1er semestre, p. 429.

(2) *Medical Times and Gazette*, 1856, 2e semestre, p. 442, traduit dans la *Gazette médicale de Paris*, 1857, p. 787.

reprend ses sens, et en outre elle lâcha de l'eau sur son lit. Après avoir ordonné à la garde-malade d'appliquer des cataplasmes comme d'habitude, je quittai la salle, ayant passé devant le lit de la malade sans avoir rien remarqué de particulier dans son extérieur. Au bout de quelques minutes, l'infirmière descendit chercher quelques médicaments pour une autre malade, et me dit que la femme en question avait la figure très pâle. J'envoyai M. Liddon pour la voir immédiatement : il la trouva pâle et sans connaissance ; il jeta un peu d'eau sur elle et m'appela. J'arrivai alors aussitôt ; je trouvai la malade sans pouls et froide. Je procédai sur-le-champ à la respiration artificielle (Marshall-Hall), et j'envoyai chercher une batterie électrique. Celle-ci fut apportée et appliquée sans résultat, et la respiration artificielle fut continuée pendant vingt-cinq minutes sans produire le plus léger effet.

» J'étais présent à l'ouverture du corps le jour suivant. La bouche était ulcérée et tuméfiée par l'effet des onctions mercurielles. On trouva quelques gros de sérosité claire dans le péricarde. Le cœur était gros relativement à la taille du sujet. Il y avait une couche de lymphe organisée sur le péricarde couvrant le ventricule gauche. Les cavités droites étaient pleines d'un sang noir liquide, et les cavités gauches en contenaient un peu. La valvule mitrale était très épaissie, mais les autres valvules étaient normales. Les poumons étaient sains et sans trop de congestion. Le cerveau était sain. Cette femme avait souffert de rhumatisme aigu avant son entrée à l'hôpital (1). »

Observation LX. — Au lit n° 12 de la salle 11 de l'hôpital du Gros-Caillou était entré, le 24 mars dernier, dans le service de M. Ceccaldi, le nommé Brunoy, âgé de quarante-cinq ans environ, grenadier au 1er régiment des grenadiers de la garde. C'était un homme d'une taille moyenne, d'une assez bonne constitution, mais paraissant cependant un peu détérioré par la fatigue.

Cet homme, sur les antécédents duquel nous n'avons pu nous procurer de renseignements bien étendus, présentait dans les bourses une tumeur formée par le testicule droit, du volume d'un œuf de dinde à peu près, dure, résistante, que M. Ceccaldi, dans le service duquel il se trouvait, pensait être une affection cancéreuse du testicule, et qu'il résolut d'enlever.

Le jeudi 27 mai au matin, le malade fut amené dans la salle des opérations. Il ne paraissait pas trop ému ; il fut placé sur la table, et l'on commença les inhalations de chloroforme. Étaient présents : MM. Ceccaldi, qui devait pratiquer l'opération ; Thomas, médecin principal de première

(1) *Medical Times and Gazette*, 1857, 2e semestre, p. 171.

classe ; Boudier, médecin-major de première classe ; de Potor, aide-major de service ; plusieurs des élèves et plusieurs médecins requis appartenant à l'hôpital.

On ne se servit pour tout appareil que d'un cornet formé par une compresse contenant un peu de charpie, sur laquelle on répandit le chloroforme. Nous devons dire, pour être juste, que l'inhalation fut pratiquée par M. de Potor avec un soin tout particulier, et avec toute la prudence et les précautions que réclame cette opération délicate. Dans le principe, tout se passa bien ; il n'y eut ni agitation, ni soubresauts, ni mouvements désordonnés, rien, en un mot, qui annonçât un état de souffrance du malade. La respiration était parfaitement calme.

Au bout de quelques minutes, on fit quelques épreuves pour s'assurer de la sensibilité. La résolution n'était pas complète, l'anesthésie ne fut pas trouvée suffisante; on jugea convenable de continuer l'inhalation. Le chloroforme fut rapproché des narines, toujours dans le même appareil. Tout d'un coup, et sans qu'aucun phénomène eût pu faire prévoir ce qui allait se passer, Brunoy se lève sur son séant, les yeux hagards, les pupilles dilatées d'une manière effrayante, les bras tendus et les muscles énergiquement contractés. Le visage exprime l'angoisse d'un homme qui étouffe et qui cherche de l'air ; puis il retomba sur le lit, poussa une dernière expiration et ne fit plus un seul mouvement. Il était mort. Deux minutes et demie ou trois minutes s'étaient à peine écoulées depuis le commencement de l'inhalation, et M. Ceccaldi, croyant le sujet arrivé à l'état convenable, avait eu à peine le temps de placer le bistouri sur la peau.

Dès que l'accident fut signalé, on mit en usage tous les moyens imaginables pour ranimer le malade, révulsifs, chatouillement de la glotte, frictions sur la région précordiale, application de charbons incandescents sur la partie supérieure des parois de la poitrine, respiration artificielle par la pression du thorax, puis bouche à bouche ; tout fut inutile.

Le lendemain, l'autopsie fut faite.

Le cerveau était sain, sans engorgement. Les deux poumons étaient engoués fortement, mais leurs tissus, surtout celui du poumon droit, étaient parsemés d'une quantité considérable de tubercules miliaires. Au sommet du poumon droit, adhérent par de fortes brides à la plèvre costale, existait une caverne assez vaste, tapissée en bas par une fausse membrane qui limitait la partie détruite du tissu pulmonaire.

Le testicule était converti en une masse tuberculeuse du volume d'un œuf de dinde présentant quelque analogie, pour l'aspect, avec le blanc d'un œuf durci au feu (1).

(1) *Gazette des hôpitaux*, 1858, p. 272.

Observation LXI. — Le 15 janvier 1859, entre à l'hôpital Saint-Louis le nommé Royer (Joseph), mécanicien, âgé de quarante-neuf ans, pour y être traité d'une luxation de l'épaule gauche. C'était un homme fortement musclé et ayant toutes les apparences d'une bonne santé. Deux fois déjà, au dire du malade, cet accident lui serait arrivé du même côté. Dans la journée du 15 janvier, voulant éviter une chute, il saisit une lame de fer placée au-dessus de lui à quelques pieds du sol. Dans cette situation, il tourna sur lui-même, et l'extension brusque du bras, jointe à un mouvement brusque de rotation, produisit une luxation qui offrit tous les caractères du déplacement sous-coracoïdien, ou luxation sous-scapulaire de M. Velpeau.

Dans la matinée du dimanche 16 janvier, après avoir fait constater par une dizaine de personnes, tant du service que des services voisins, les signes de la luxation, M. Richet procède aux manœuvres de la réduction. La méthode du simple refoulement ou des pressions directes sur la tête humérale placée au fond de l'aisselle, vainement essayée sans le secours du chloroforme, on procède à l'anesthésie du malade.

Une compresse de linge ordinaire, mais déjà usé, pliée en double et en cornet, de manière que sa partie évasée embrasse le nez et la bouche du malade sans cacher le visage, est employée, et l'on y verse quelques gouttes de chloroforme tirées d'un flacon qui n'avait pas encore servi.

Interrogé sur ses habitudes, le malade répond qu'il boit très peu de vin d'ordinaire et point d'eau-de-vie. On le fait coucher horizontalement dans son lit, n'ayant d'autre vêtement que sa chemise, et on lui applique alors la compresse. Les premières inhalations se font sans répugnance aucune et aucun trouble apparent. Une minute environ s'étant écoulée sans qu'il se produisît d'effet sensible d'anesthésie, on retira la compresse pour verser une nouvelle et très petite dose de chloroforme. La quantité employée pendant toute la durée de l'opération peut être évaluée à 15 ou 20 grammes, ainsi qu'on a pu le constater plus tard en mesurant ce qui restait dans le flacon.

La période d'excitation se manifeste quelques secondes après cette nouvelle dose ; les muscles se roidissent, le malade prononce quelques paroles incohérentes et cherche à se soustraire à l'influence du chloroforme ; son visage se colore, les veines du cou se gonflent, les conjonctives s'injectent, et à ce moment M. Richet fait observer aux assistants que si le chloroforme, dans la période de résolution, est très favorable à la réduction des fractures et luxations, il n'en est point de même dans la période d'excitation, où les mouvements désordonnés et involontaires, où des contractions vigoureuses tendent à augmenter le déplacement des surfaces osseuses ou des extrémités articulaires.

Cette période d'excitation ne dure que quelques secondes. Bientôt le malade, qui jusqu'alors n'avait aspiré que fort peu de chloroforme, fait des inspirations profondes et suivies, auxquelles succèdent l'anesthésie et la résolution musculaire.

Le pouls radial, constamment et attentivement exploré des deux côtés depuis le commencement des inhalations, ne fournit cependant aucune indication particulière. Calme et développé dans la première période, il devient plus serré et plus fréquent au moment de l'excitation ; puis, quand celle-ci cesse, il redevient calme et large comme au début. Il s'est écoulé en tout de trois à cinq minutes depuis le moment où le chloroforme a été appliqué jusqu'à celui où la résolution est effectuée.

La respiration se faisant alors avec régularité, on enlève la compresse, et M. Richet tente de nouveau la réduction par les pressions directes sur la tête déplacée ; mais comme la première fois ce procédé échoue ; alors saisissant de la main droite l'humérus par son extrémité inférieure, et lui imprimant un léger mouvement de bascule et de rotation sans traction aucune, en même temps qu'avec la main gauche il refoule la tête vers la cavité glénoïde, le chirurgien obtient la réduction avec la plus grande facilité.

L'opération terminée, M. Richet faisait remarquer cette facilité de réduction sans tractions, lorsqu'un des élèves qui tenait toujours le pouls radial du membre luxé, et qui ne l'avait point quitté, annonça qu'il ne percevait plus aucun battement. Ce phénomène pouvait être attribué à la pression de la main encore placée dans l'aisselle, mais la même exploration faite aussitôt du côté droit donna le même résultat négatif; cependant la respiration continuait calme et profonde sans aucun stertor ni bruit anormal : c'est alors que l'exploration faite à la région précordiale ayant révélé une absence totale des battements du cœur, on fit sur-le-champ ouvrir la fenêtre auprès de laquelle était placé le lit du malade, et on lui flagella le visage avec une compresse trempée dans l'eau froide. Les traits n'étaient nullement décomposés, le visage était plutôt coloré que pâle, les lèvres et les conjonctives légèrement rouges. Tout à coup, après cinq ou six inspirations précipitées et profondes, la respiration se suspendit brusquement.

Saisissant alors la langue avec le doigt placé en crochet et plongé dans le pharynx, M. Richet l'amena hors de la bouche, où il la fit maintenir, en même temps que par des pressions sur le ventre et les parois thoraciques on pratiquait la respiration artificielle. Tout cela fut l'affaire d'un instant; un moment on crut que les fonctions allaient se rétablir; le malade fit de lui-même trois longues et profondes inspirations à quelques secondes d'intervalle, mais ces phénomènes ne furent que passagers. Les mouvements du cœur effectivement ne purent être rétablis, malgré la respiration artificielle continuée pendant plus d'une demi-heure, et les excitants de toute sorte appliqués à toute la surface du corps. Bientôt les extrémités se refroidirent ; le visage, qui avait conservé la coloration normale, pâlit, et toute espérance de ranimer ce cadavre était définitivement perdue.

L'autopsie, pratiquée vingt-quatre heures après la mort, avec les soins les plus minutieux, donna les résultats suivants :

1° Les téguments, décolorés à la partie antérieure du corps, sont livides dans les parties déclives. La face, devenue blême après la mort, offre maintenant une coloration bleuâtre. La rigidité cadavérique persiste. Les bras résistent fortement à la flexion. Nulle part de trace de décomposition. Aucune odeur de chloroforme ne s'exhale du cadavre.

2° A l'ouverture des cavités thoraciques splanchniques, on ne trouve dans les muscles des parois aucune coloration anormale, aucune infiltration sanguine. Les deux poumons sont unis dans toute leur périphérie aux plèvres costales et diaphragmatiques par des adhérences nombreuses et qui pourraient remonter à une époque éloignée.

Ces organes présentent à leur surface une teinte rouge uniforme. Le bord antérieur du poumon gauche offre antérieurement quelques bulles d'emphysème sous-pleural qu'on ne trouve nulle part. A la coupe, dans toute leur partie antérieure, leur tissu, d'une couleur rosée, a tout à fait l'aspect normal ; il est élastique et crépitant ; on éprouve de très grandes difficultés à les détacher des adhérences qui les fixent ; et enfin, quand après les avoir extraits de leur cage thoracique, on examine leur bord postérieur, on remarque qu'ils offrent une teinte violacée, et que leur tissu, devenu plus friable, a perdu en partie son élasticité ; le doigt le déchire avec plus de facilité que dans l'état normal. A la coupe, il s'en écoule un sang noir et épais, et cependant ils surnagent lorsqu'on les jette dans l'eau.

Les bronches, la trachée-artère et le larynx contiennent à peine quelques mucosités écumeuses. Nul obstacle ne siége ni dans l'intérieur du larynx ni à son orifice.

3° Point d'épanchement dans le péricarde. Le cœur, flasquement volumineux, n'offre extérieurement aucune particularité digne d'être notée, si ce n'est que le ventricule droit est recouvert d'une épaisse couche de graisse.

A l'ouverture du ventricule gauche, qui offre sa capacité ordinaire, on ne trouve aucun caillot sanguin, et seulement un peu de sang liquide et noir.

Mais il faut observer que le cœur n'a pu être examiné en place, et qu'il n'a été ouvert qu'après avoir été extrait avec les poumons du thorax ; en sorte que les artères et veines qui en partent ayant été ouvertes avant les tractions faites pour l'amener au dehors de la poitrine, tractions que nous avons dit être longues et violentes, le sang très liquide a pu en toute liberté s'en échapper.

Le ventricule droit se présente sous le même aspect ; il contient également peu de sang. Les oreillettes droites et gauches contiennent plus de sang que les ventricules ; elles sont même un peu distendues. L'artère aorte, l'artère et les veines pulmonaires, ne contiennent point de caillots, seulement un peu de sang liquide.

Tout l'appareil valvulaire est dans le plus parfait état. Somme toute, il n'y aurait à signaler pour le cœur rien de particulier, si ce n'est sa flaccidité vraiment toute particulière et le peu de consistance de ses fibres charnues qui se laissent déchirer avec une incroyable facilité et par la seule pression des doigts. Il faut ici noter que l'autopsie a été faite dans une salle sans feu et par un froid de 4 degrés au-dessous de zéro.

L'aorte ne présente aucune altération, ses ramifications contiennent un peu de sang noirâtre.

Les veines du thorax, de l'abdomen, des membres, sont remplies d'un sang noir.

Une ponction pratiquée sur la veine iliaque laisse écouler un sang noir dans lequel on ne peut reconnaître la plus légère bulle de gaz, et qui, d'ailleurs, ne présente aucune odeur particulière. Nous devons effectivement noter que nous avons recherché partout, avec le plus grand soin, mais vainement, la présence de gaz et l'odeur de chloroforme signalée dans le sang dans quelques autopsies.

4° Le foie était assez volumineux et nullement congestionné. Rien de particulier à noter dans les viscères abdominaux.

5° A l'ouverture du crâne, on constate que les sinus de la dure-mère, et en particulier le sinus longitudinal et les sinus latéraux, ne contiennent qu'un peu de sang liquide.

A la surface du cerveau, le système veineux ne contient que peu de sang.

Les circonvolutions et la partie centrale des hémisphères offrent un piqueté qui ne diffère en rien de celui qu'on trouve dans beaucoup de cas.

Les plexus choroïdes sont peu injectés.

Point d'épanchement dans les ventricules.

Les corps striés, les couches optiques sont parfaitement sains.

Enfin, on ne trouve aucune altération dans la coloration, la texture ou la consistance, soit du cervelet, soit de la protubérance, soit du bulbe rachidien, soit de la moelle cervicale (1).

Observation LXII. — Un nouveau cas de mort s'est produit, à la suite de l'inhalation du chloroforme, au Royal ophthalmique hôpital.

(1) Observation rédigée par les internes présents à l'opération et publiée dans la *Gazette des hôpitaux*, 1859, p. 34.

On se disposait à pratiquer l'opération du strabisme sur une fille de quinze ans, pleine de santé d'ailleurs.

On lui fit respirer du chloroforme au moyen d'une compresse de toile. La quantité de chloroforme et la durée de l'inhalation furent, suivant l'usage anglais, calculées dans de justes mesures. Aussitôt l'opération commencée, la face devint livide tout à coup, l'artère radiale ne donna plus de pouls. Les efforts que l'on fit tout de suite pour ramener la vie semblèrent d'abord devoir être couronnés de succès ; quelques mouvements respiratoires se produisirent, mais malheureusement ils s'arrêtèrent à moitié, et la vie s'éteignit peu à peu.

A l'autopsie, qui a été faite par le docteur Bader, on a trouvé le cœur droit dilaté par de l'air mêlé à une petite quantité de sang écumeux et liquide, tandis que le cœur gauche était vide. Dans les poumons, il y avait une multitude d'extravasations peu considérables, qui probablement avaient été produites par la respiration artificielle prolongée. Dans le reste du corps on n'a découvert nulle part de traces de lésions organiques (1).

Observation LXIII. — Le jeudi 3 février, M. Marjolin, assisté de M. Guibert, son interne, et de deux élèves externes, soumit aux inhalations de chloroforme une jeune enfant de sept ans et demi, atteinte de coxalgie, dans le but de tenter le redressement forcé du membre suivant la pratique de Bonnet (de Lyon).

L'enfant était étendue à plat dans son lit. « Je versai, dit M. Marjolin, comme j'ai toujours eu coutume de le faire, dans un tube gradué, afin de bien déterminer la quantité du liquide employé dans toute la durée d'une opération, 12 grammes de chloroforme. Je n'en versai d'abord que quelques gouttes sur l'éponge, et ne changeant pas ma manière d'agir habituelle, je plaçai moi-même l'éponge près du nez de la malade, en ayant grand soin de ne l'approcher que graduellement. Des deux côtés le pouls était surveillé avant même le commencement de l'opération par M. Guibert et moi. J'avais pris cette précaution afin que M. Guibert, qui devait me remplacer dans l'administration du chloroforme, pût bien se rendre compte des changements qui pourraient survenir lorsque je serais occupé des manœuvres.

» A ce moment, le pouls était assez plein, régulier et nullement accéléré, comme cela s'observe la plupart du temps chez les enfants tourmentés par la crainte d'une opération. Toutes les précautions avaient été prises, les brides du bonnet dénoués et la poitrine largement découverte, afin de pouvoir bien suivre ses mouvements.

(1) *Medical Times*, 1859, 2e semestre, p. 581.

» L'enfant, ce qui est rare, ne fit aucune résistance, et comme l'éponge n'était pas recouverte d'une compresse, on pouvait étudier les changements de la physionomie. Pendant les premières inspirations, il n'y eut aucun changement dans le rhythme, la force et la fréquence du pouls, et comme la première dose n'avait amené que de l'agitation, je versai de nouveau un peu de chloroforme sur l'éponge, de manière à produire non-seulement de l'anesthésie, mais encore une résolution suffisante pour me permettre d'imprimer à la hanche les mouvements convenables.

» Cette fois l'anesthésie et la résolution furent obtenues, et j'en profitai pour imprimer aux membres de la malade plusieurs mouvements de flexion et d'extension. Pendant cette manœuvre, je confiai l'éponge à M. Guibert, qui n'avait cessé, conjointement avec moi, de surveiller le pouls depuis le commencement de l'opération. J'avais à peine communiqué quelques mouvements à la cuisse, que l'enfant se mit à crier et à s'agiter violemment, essayant de porter la main qui était libre vers la hanche malade. L'agitation était telle, que M. Guibert m'avertit qu'il ne pouvait plus bien suivre le pouls. Voyant que l'anesthésie n'était pas complète, la résolution nulle, et que je ne pourrais pas surmonter la contraction musculaire, je versai de nouveau un peu de chloroforme sur l'éponge et la replaçai sous le nez de la malade qui avait assez de connaissance pour respirer d'après les indications de M. Guibert. A ce moment, le pouls était très bon et régulier. En très peu d'instants elle fut replongée dans l'anesthésie et dans la résolution ; mais ce sommeil était peu profond ; car lorsque le bassin eut été maintenu par un interne, j'avais à peine imprimé quelques mouvements aux membres, que des cris et l'agitation recommencèrent, à tel point que, pendant ce moment, qui fut très court, M. Guibert, qui continuait à tenir l'éponge près du nez de l'enfant, dit qu'il ne pouvait plus surveiller le pouls. J'allais peut-être même une fois encore m'arrêter, lorsque subitement les cris et la résistance musculaire cessent. Instinctivement, et comme averti par un triste pressentiment, je m'arrête, je regarde l'enfant : la physionomie était étrange, la tête était renversée en arrière sur le traversin, le visage plus coloré que quelques instants auparavant, les yeux fixes, à demi entr'ouverts. Nous cherchons le pouls, nous auscultons attentivement le cœur, plus de battement; trois ou quatre inspirations de plus en plus faibles ont encore lieu, et nous prévoyons qu'il ne reste plus de ressource. Ouvrir largement les fenêtres, frapper le visage, les membres inférieurs, imprimer au membre malade un brusque mouvement dans l'espoir d'une révulsion salutaire, rien ne fait. Je fis incliner la tête, relever les membres inférieurs, et ouvrant la bouche, je tirai fortement la langue au dehors avec des pinces et tentai l'insufflation bouche à bouche, mais l'air passa par l'œsophage et ensuite par l'estomac. Les mouvements de respiration artificielle imprimés au thorax et aux parois de l'abdomen firent facilement disparaître ce météorisme.

» Prévenus de cet accident, les autres élèves arrivèrent avec un appareil électrique, et établirent tout de suite un courant électrique sur le thorax, au niveau de la région diaphragmatique. L'insufflation de l'air était continuée à l'aide d'une sonde introduite successivement par M. Leclerc, interne du service, et M. Goux, interne de M. Boucher. A ce sujet, je dirai que l'introduction de la sonde fut rendue difficile par suite de l'abaissement de l'épiglotte. Malheureusement toutes ces diverses manœuvres, dans lesquelles je fus très activement secondé par tous mes élèves qui partageaient mon anxiété, n'eurent aucun résultat; elles furent cependant continuées pendant plus de trois quarts d'heure. L'enfant avait été littéralement foudroyée en un instant ; elle avait passé sans transition appréciable de l'agitation la plus vive au sommeil anesthésique et à la résolution ; la cessation seule de ses cris nous avait appris qu'elle avait cessé de vivre.

» Bien que cet accident n'ait pas eu lieu dans les mêmes circonstances que celui qui vous a été communiqué par M. Richet, il y a cependant dans les derniers phénomènes observés une grande analogie. Ici le cœur et le pouls avaient cessé de battre, que la respiration continuait encore. Ce fait, nous avons pu le vérifier.

» Maintenant, le point sur lequel je crois devoir insister, c'est la rapidité excessive avec laquelle la mort est arrivée, sans que rien pût faire pressentir, pendant l'opération, une terminaison aussi fatale. Ainsi, j'ai dit, au commencement de cette observation, que le pouls était bon, régulier; que dans les deux premières tentatives il avait conservé ce caractère. Rien d'anormal ne s'était également présenté du côté des voies respiratoires.

» A quelle cause faut-il donc attribuer un dénoûment aussi terrible, aussi imprévu? L'enfant, bien que malade depuis quelque temps, n'était pas arrivée à cet état d'épuisement qui rend l'emploi des anesthésiques dangereux. Sa santé générale ne semblait réellement pas mauvaise; mais ces conditions en apparence assez bonnes ne peuvent-elles pas aussi exister avec un autre genre de faiblesse plus difficile à reconnaître, et qui ne porte que sur le système nerveux, état particulier aux enfants adonnés à de mauvaises habitudes ? C'est une réflexion que je crois devoir vous soumettre, puisque dans l'application de l'anesthésie nous devons tenir compte de toutes les moindres causes capables d'impressionner le système nerveux. Avons-nous eu affaire à un sujet placé dans une de ces deux conditions? L'examen des organes génitaux me ferait pencher pour l'affirmative ; cependant je ne pourrais pas l'assurer, seulement j'insisterais d'autant plus sur ce point, que l'on sait que les enfants enclins à ce funeste penchant sont très sujets aux défaillances et sont en quelque sorte énervés.

» L'autopsie fut faite vingt-quatre heures après la mort, par un temps froid, en présence de M. Broca, que j'avais prévenu, et des élèves du service.

» La roideur cadavérique est très prononcée; le membre abdominal gauche conserve la position qu'il avait avant l'opération. A part les pupilles, qui sont dilatées, le visage ne présente rien à noter.

» Sur les parties latérales de l'abdomen, on remarque quelques taches violettes lenticulaires peu nombreuses. La congestion hypostatique de tout le tronc est assez prononcée.

» L'ouverture de la poitrine fut faite avec beaucoup de soin. Le poumon droit fut d'abord extrait et une ligature placée à l'ouverture des bronches. Il nous a semblé d'un rouge plus vif que dans le lobe inférieur; il présentait à sa partie postérieure quelques ecchymoses d'un rouge très foncé. En incisant ce tissu pulmonaire à leur niveau, on vit que l'épanchement sanguin occupait une certaine profondeur. Le sang qui s'écoulait était noir, fluide, ne changeant pas de couleur après un certain temps de son exposition à l'air. Au sommet du lobe inférieur il existait quelques ecchymoses présentant le même caractère. Le tissu du poumon incisé nous sembla d'un rouge plus vif que dans l'état normal. Le poumon adhérait à la plèvre costale complétement; on remarquait les mêmes lésions déjà décrites, seulement leur caractère était plus prononcé.

» Au sommet des deux poumons il existait un petit noyau tuberculeux à l'état crétacé. Le péricarde contenait un peu de sérosité. Les cavités du cœur étaient très distendues par du sang très fluide, d'une couleur analogue à celui provenant des vaisseaux des poumons.

» Ce sang fut recueilli et mis à part pour être analysé.

» Les vaisseaux du cœur étaient également distendus par du sang fluide.

» Le sang du foie était également fluide et aussi foncé.

» L'examen du cerveau nous a fait voir les sinus du cerveau distendus par le sang de la substance cérébrale un peu plus injectée que de coutume.

» Examiné au bout de quatre jours, le sang provenant des vaisseaux artériel et veineux ne s'était pas coagulé. M. Berthelot, dont tout le monde connaît les belles recherches sur la chimie organique, ayant eu l'obligeance d'analyser le sang recueilli dans les poumons, dans l'oreillette droite et dans les gros vaisseaux, n'a rencontré aucune trace de chloroforme (1). »

Observation LXIV. — Un dragon âgé de vingt-trois ans, et très intempérant, s'étant fait au coude une blessure dont la nature n'était pas bien

(1) Communiquée par M. Marjolin à la Société de chirurgie, et publiée dans la *Gazette des hôpitaux*, 1859, p. 71.

connue, fut quelques jours après soumis à l'action du chloroforme pour procéder à l'examen de la plaie. Une éponge imbibée de 2 ou 3 drachmes (8 à 12 grammes) de teinture de chloroforme, fut placée sous une clochette de verre tubulée, et tenue devant la bouche du patient qui était horizontalement placé. Ayant aspiré pendant cinq minutes sans effet, un essuie-main fut mouillé avec le chloroforme et tenu près de la bouche. Il en résulta un peu d'excitation qui se traduisit par de la rougeur à la face, mais ni la respiration ni le pouls ne parurent affectés. En un instant tout fut changé; les yeux se retournèrent, la face se boursoufla, les muscles se relâchèrent, et il vomit. Le pouls, observé au milieu d'un mouvement rapide, donnait 100 pulsations; il s'arrêta soudain comme frappé de la foudre. L'inhalation fut brusquement interrompue. Les matières vomies faisant préjuger que le larynx se trouvait bouché par quelque substance, l'introduction du doigt en retira une large feuille de chou. Consécutivement aux vomissements, le malade fit deux ou trois inspirations, mais il est probable que l'action du cœur cessa avant que le jeu de la respiration fût arrêté. On essaya, mais en vain, l'emploi de la méthode de Marshall-Hall, ainsi que d'autres expédients. A l'autopsie, l'estomac contenait une quantité considérable d'aliments non digérés et non mâchés. Les poumons étaient fort congestionnés. Le cœur était couvert d'une masse de graisse; l'examen au microscope démontra du reste que ce viscère avait subi l'action de la *dégénérescence graisseuse*. On affirme que l'agent anesthésique employé est le même que celui qui est en usage à l'armée des États-Unis, c'est-à-dire la teinture de chloroforme (une partie de chloroforme et deux parties d'alcool absolu); il avait produit des effets désagréables. Le malade ne s'était jamais plaint d'aucun symptôme indiquant une maladie du cœur (1).

Observation LXV. — Une enquête a eu lieu au Lion rouge, devant M. Watton, esq., deputy-coroner, samedi dernier, sur le cadavre de William Rumayé, âgé de onze ans. Il paraît, d'après le témoignage de la mère de l'enfant, et celui de M. T. J. Watkins, chirurgien, que le décédé s'était fait une blessure au pied quelques semaines auparavant. Il en était résulté un raccourcissement considérable du gros orteil et un élargissement de l'articulation métatarso-phalangienne correspondante. Aucun chirurgien ne fut appelé, si ce n'est quelques jours avant sa mort. M. Watkins fut alors prié d'examiner le pied; mais par suite des cris et de la résistance opposée par l'enfant, et par suite aussi de la douleur aiguë causée par le plus léger mouvement de l'organe, l'examen ne fut pas satisfaisant. Comme il était absolument nécessaire de savoir si l'on avait affaire à une

(1) *American Journal of medical science*, 1858, p. 41.

luxation ou à une arthrite, M. Watkins proposa un autre examen sous l'influence du chloroforme, proposition à laquelle il ne fut opposé aucune objection, ayant fait entendre à la mère que l'enfant serait endormi profondément pendant l'examen, et qu'il n'en résulterait pas pour lui la moindre peine. Conséquemment, le vendredi 27, l'enfant ayant été placé sur un lit, il procéda à l'administration du chloroforme par inhalation.

Comme le résultat en vue était purement de procurer l'insensibilité pen dant la très courte période requise pour l'examen du pied, on s'arrangea de manière à obtenir l'état anesthésique le plus faible, et en rapport avec le but que l'on se proposait. Le mouchoir sur lequel le chloroforme fut administré était un fort mouchoir de coton fourni par la mère, deux des coins repliés sur la partie imbibée de chloroforme furent interposés entre le chirurgien et les lèvres et les narines du patient. Quoique l'enfant fit quelque difficulté pour aspirer pleinement la vapeur, elle ne lui causa ni toux, ni éternument, ni irritation dans les conduits aériens. M. Watkins avait lui-même pris une forte aspiration avant de présenter le mouchoir au patient. Après un intervalle de trente à quarante secondes, l'effet désiré étant en apparence obtenu, M. Watson saisit le pied, mais tout aussitôt l'enfant tressaillit et s'écria avec force qu'il ne voulait pas être examiné, et plaçant l'autre pied sur le pied malade, il réussit à l'empêcher, faisant voir par là que l'effet du chloroforme était plus apparent que réel. Un intervalle de deux minutes ou davantage se passa à le calmer et à le rassurer, et le mouchoir fut de nouveau imbibé et placé légèrement sur la partie inférieure de la face. Il parvint à se soustraire encore pendant vingt ou trente secondes, en retenant sa respiration, puis il tourna la tête de côté et aspira pleinement la vapeur du mouchoir; on l'encouragea, et il se mit à respirer largement. Après cinq ou six aspirations, l'effet désiré parut être obtenu. Le pouls n'avait pas indiqué le plus léger trouble dans la circulation, la contenance était bonne, la coloration normale et la respiration était douce et uniforme comme dans un sommeil naturel. M. Watkins, ayant remis le mouchoir aux mains de la mère, allait reprendre le pied, lorsque le patient aspira deux fois fortement le chloroforme qui fut aussitôt enlevé ; mais le passage d'un état anesthésique d'un faible degré à un degré extrême devint rapidement sensible. Le pouls tomba tout à coup, et après quelques battements faibles et précipités, il cessa d'être sensible au poignet ; les lèvres devinrent livides, ainsi que toute la surface du corps, et un peu d'écume coula de la bouche. L'eau froide lui fut aussi jetée en quantité ; on le changea de position, ayant soin d'éloigner la bouche de l'oreiller. Deux ou trois fois une série d'aspirations pénibles et courtes firent naître l'espoir de voir le cœur fonctionner de nouveau. Il y avait de l'eau chaude dans la maison ; de la flanelle trempée dans cette eau lui fut immédiatement appliquée à l'épigastre, mais tout fut inutile, car en moins de dix minutes le patient avait cessé de vivre. En dernière ressource on fit usage de la méthode de respiration artificielle d'une manière directe, et l'on continua avec vigueur pendant quelques minutes, mais sans obtenir aucun signe de rétablissement des fonctions (1).

Observation LXVI. — Daniel Pheby, âgé de huit ans, fut amené à l'hôpital des ophthalmiques de Mowfield, pour subir l'opération d'un double strabisme interne. Le 1er octobre, le chloroforme lui fut administré sur une pièce de charpie ; il éprouva un peu de strangulation et pleura beaucoup plus que les enfants ne le font d'habitude. Après trois ou quatre minutes d'inhalation, on commença à opérer l'œil droit, mais comme on remarqua qu'il faisait un mouvement, on versa une nouvelle dose de chloroforme sur la charpie, qui fut réappliquée. Immédiatement après on remarqua que la figure de l'enfant devenait d'une pâleur mortelle, et que son pouls avait cessé. L'opérateur, avant de réappliquer le chloroforme, avait retiré son doigt de l'artère temporale, et personne ne surveillait l'artère radiale au moment précis où cette pâleur se manifesta, mais immédiatement après la réapplication du chloroforme le pouls donnait régulièrement près de quatre-vingts pulsations à la minute. La langue fut aussitôt tirée hors de la bouche avec des pinces, et l'enfant fut placé sur le ventre pour employer la méthode de respiration artificielle de Marshall-Hall ; mais cette position paraissant incommode, il fut sans perte de temps replacé sur le dos, et la respiration artificielle fut entretenue pendant plus de trois quarts d'heure par l'ancienne méthode, c'est-à-dire par la compression faite avec la main sur les parois thoraciques et abdominales. On réussit de la sorte à rétablir l'entrée et la sortie de l'air dans les poumons, mais il fut impossible de percevoir ni pouls ni bruit de cœur. Pendant les vingt premières minutes l'enfant respira plusieurs fois.

L'ammoniaque fut abondamment appliquée aux narines, et l'on projeta sur l'enfant de l'eau dès les premiers instants.

L'autopsie eut lieu vingt-quatre heures après la mort. L'enfant paraissait bien nourri, mais plusieurs ganglions du cou étaient gonflés, et les dents étaient généralement mauvaises.

Crâne. — Les membranes étaient congestionnées ; le cerveau était volumineux et sa substance adhérait plus fortement à la pie-mère qu'il ne faut. Les sinus de la dure-mère étaient remplis de sang fluide.

Thorax. — Les poumons étaient fortement congestionnés. La trachée-artère contenait une grande quantité de mucus gluant, et sa membrane était quelque peu congestionnée. Le ventricule gauche du cœur était affaissé

(1) *Medical Times*, 1858, 2e semestre, p. 282.

et vide ; on avait laissé la tête pendante à l'extrémité de la table, de façon que le sang s'était égoutté par les sinus de la dure-mère.

Les autres parties du cœur étaient dans leur état normal.

Abdomen. — Le foie et les reins étaient fortement congestionnés, et les autres viscères dans des conditions normales.

Il paraît probable, suivant des informations prises, que l'enfant avai été atteint différentes fois de méningite; sauf cela, il aurait joui d'une bonne santé. La quantité de chloroforme employé était de près de 3 drachmes (12 grammes) et avait été divisée en trois doses.

La mort paraît avoir été le résultat d'une paralysie subite du cœur (1).

Observation LXVII. — Ce cas de mort s'est présenté à l'hôpital de Westminster. Le sujet, homme de vingt-cinq ans, avait besoin d'ncisions au pénis et au scrotum, à la suite d'une infiltration urineuse. Une drachme (4 grammes) de chloroforme fut placée dans l'inhalateur employé ordinairement dans l'hôpital. Mais l'inhalation de cette quantité ne produisit qu'une anesthésie incomplète, on y ajouta donc une drachme et demie; le sujet fut bientôt amené à un état d'insensibilité satisfaisant. M. Nolt fit alors les incisions requises, qui durèrent près d'une minute ; l'inhalateur avait été enlevé dès qu'il commença à faire usage du couteau. Juste au moment même où l'opération était terminée, M. Trend, l'assistant qui avait administré le chloroforme avec beaucoup de soin, s'aperçut que le pouls, qu'il observait, avait complétement cessé, sauf de légères ondulations. Le jeu des organes respiratoires continua pendant une minute ou deux ; on essaya de le favoriser par le procédé de M. Hall ; aussitôt que tout mouvement eut cessé, on pratiqua la trachéotomie, la respiration artificielle fut conservée pendant plus d'une demi-heure par le moyen de l'appareil de M. le docteur Marcet. On employa en vain le galvanisme et les autres moyens ordinairement en usage. Le pouls ne revint jamais. Au moment où les premiers symptômes de l'accident se présentèrent, la respiration continuait à bien fonctionner et il n'y avait pas de congestion de la face. L'absence du pouls et la pâleur livide furent les premiers indices du danger, et ensuite la respiration devint faible et embarrassée. Aucun mouvement convulsif n'eut lieu. L'autopsie fut faite le jour suivant par M. Power, chirurgien assistant, et le docteur Anstie, curateur du Muséum pathologique. Le corps était grand et bien formé, mais excessivement chargé de graisse. La rigidité se présentait à un degré moyen. Le sang était presque partout complétement fluide. Le poumon présentait l'aspect que l'on s'attendait précisément à lui trouver après l'emploi prolongé de la respiration artificielle, c'est-à-dire une certaine distension des vésicules

(1) *Medical Times*, 1858, 2e semestre, p. 374.

aériennes et une congestion considérable dans plusieurs endroits ; autrement dit, il était entièrement sain et il ne s'était pas trouvé engorgé de sang au moment de la mort. Le cœur contenait beaucoup de sang fluide, presque également divisé dans ses diverses cavités, mais on ne pouvait dire qu'il fût distendu. Les parois musculaires étaient très minces, et le tissu musculaire était d'une couleur fauve, excessivement mou et friable. Il était facile de traverser avec le doigt la paroi du ventricule gauche. Des portions de tissu musculaire de chaque oreillette et de chaque ventricule ayant été examinées au microscope par M. Power et le docteur Anstie, ce dernier y rencontra des traces évidentes de dégénérescence graisseuse remplie de molécules granuleuses de graisse (1).

Observation LXVIII. — Dans la matinée du 14 juin 1859, le sujet portait sur l'épaule un panier rempli de bouteilles de bière. En voulant passer d'un vapeur sur un autre, tandis qu'ils étaient encore en mouvement, le pied droit se trouva pris entre les deux, et il fut violemment jeté en avant sur le pont. Quand on l'eut transporté à l'hôpital de Saint-Thomas on trouva que le pied était luxé en dedans et l'astragale en dehors. La surface articulaire inférieure et la tête arrondie de cet os pouvaient se sentir distinctement sur le côté extérieur du pied. Le talon reposait sur le calcanéum. Il n'y avait pas fracture de l'extrémité du tibia ni du péroné. La contusion était considérable, et la peau qui recouvrait l'astragale était très tendue. La réduction fut aussitôt obtenue par la simple extension. Pendant quelques jours tout alla bien, quoique le pied fût considérablement enflé et contusionné ; mais le sujet était un homme d'un tempérament très instable et accoutumé à boire beaucoup, ayant été employé dans le commerce des vins. Vers le 24, il était évident qu'il s'était formé un abcès à la partie extérieure de l'articulation. Le 27, il survint un érysipèle. M. Solly pratiqua une incision pour faire écouler le pus. A partir de ce moment il souffrit beaucoup. Plusieurs incisions furent pratiquées à différentes reprises ; il se forma une plaie sous l'influence de la faible compression exercée par l'attelle de Liston sur laquelle sa jambe avait été placée. On lui donna constamment une nourriture abondante, beaucoup de stimulants, et des opiats pour la nuit. Comme l'inflammation suite de l'érysipèle subsistait toujours, M. Solly le fit transporter à la salle d'opération pour examiner l'état de l'articulation, et pour désarticuler l'astragale, si cela était jugé nécessaire. C'était le 23 juillet. Le chloroforme lui fut administré par M. Gervis, chirurgien de la maison. M. Solly examina soigneusement l'articulation. Il ne trouva pas nécessaire d'opérer la désarticulation de l'astragale, mais il enleva quelques os cariés. Le membre fut replacé sur

(1) *Medical Times*, 1859, 2e semestre, p. 81.

une attelle de Liston. Avant que le patient quittât la salle d'opération, et pendant tout le temps que dura l'opération, il fut soumis à l'influence du chloroforme. Pendant les quelques jours qui suivirent, le malade continua à aller bien, mais il retomba bientôt : les souffrances furent considérables sans doute, et rendues plus grandes par son instabilité. Le pus s'était formé trois ouvertures. Le sommeil était interrompu ; l'appétit était loin d'être bon. M. Solly fut ainsi conduit à juger l'amputation du pied nécessaire. Le 8 août, jour de l'amputation, le malade était très gai, prit un peu de bière dite *stout*, et d'eau-de-vie, avant d'être transporté à la salle d'opération. M. Gervis administra de nouveau le chloroforme. Une drachme (4 grammes) fut placée dans l'inhalateur : une demi-drachme au plus avait été aspirée, quand M. Gervis, sentant le pouls faiblir, retira le chloroforme. La figure du patient devint très pâle, il poussa quelques soupirs, rendit de l'urine, et mourut au même moment. Une injection d'eau-de-vie fut immédiatement donnée, et la respiration artificielle fut continuée pendant plus d'une demi-heure ; le galvanisme fut également essayé, mais sans aucun résultat.

Je fis l'autopsie vingt-trois heures après la mort.

Le docteur Briston, qui était dans la chambre faisant une autre autopsie, voulut bien me donner son opinion sur les points que je lui soumis.

Aspect général. — Corps assez bien nourri, peu de rigidité cadavérique ; oreilles, face et cou quelque peu livides.

Cage thoracique. — Poumons bien affaissés, pas d'adhérence pleurétique, Il y avait près de 1 gramme et 1/2 de sérosité dans le péricarde. Toutes les cavités du cœur conservent du sang fluide, et le cœur lui-même était parfaitement sain. L'examen au microscope ne put faire découvrir aucune trace de dégénérescence graisseuse. Les poumons étaient sains, on n'y sentait aucune odeur de chloroforme.

L'aorte était libre de tout dépôt athéromateux.

Abdomen. — Le foie pesait 6 livres 6 onces et 1/2 (2,075 grammes), mais rien d'altéré dans sa structure. Le volume du lobe gauche égalait deux fois le lobe droit ; la rate était plus douce au toucher que d'habitude, se brisant au moindre attouchement. Le pancréas n'offrait rien de particulier.

L'estomac contenait une petite quantité de matières alimentaires liquides et se trouvait sain, ainsi que les intestins.

Tête. — Il existait un peu de fluidité dans la cavité de l'arachnoïde. La surface du cerveau était peut-être un peu plus pâle que d'habitude. A la face inférieure et postérieure du lobe moyen droit, il existait une dépression contenant une matière pulpeuse, qui, d'après les idées du docteur Briston, n'était autre probablement que les traces d'anciens grumeaux. L'examen au microscope confirma cette opinion. La face inférieure du lobe antérieur du même côté se trouvait dans des conditions semblables, la racine du nerf olfactif se trouvant détruite ; les ventricules latéraux contenaient une petite quantité de fluide. L'examen ne permettait pas de découvrir d'autre altération morbide. La face supérieure de l'astragale enlevé et l'os ramolli étaient à nu ; les faces articulées opposées de l'os calcanéum et de l'astragale étaient de même privées de cartilages. Il n'existait pas de fractures du tibia ou du péroné (1).

Observation LXIX. — J. P..., âgé de cinquante-sept ans, fut admis le 5 novembre à l'hôpital de Londres, avec une fracture du tibia et du péroné. La fracture s'étendait jusqu'à l'articulation du genou. Le blessé était un garçon de café qui avait fait une chute dans une trappe entr'ouverte. On le transporta immédiatement à l'hôpital, et le membre fut placé dans un appareil. C'était un homme courageux, ferme, musculeux et de vigoureuse apparence, quoiqu'il fût réputé comme intempérant.

Il avait l'habitude de boire beaucoup d'eau-de-vie, presque une demi-pinte avant son déjeuner.

Le jour suivant, se montrèrent les symptômes du *delirium tremens*. On lui accorda libéralement sa nourriture et ses stimulants accoutumés, mais le délire augmenta. Il prit aussi quelques gouttes de teinture d'opium en deux fois, mais sans aucun bon résultat apparent. On essaya d'examiner le cœur, mais il fut impossible d'arriver à rien conclure à cause de la rapidité de ses battements, et de l'impossibilité de faire tenir le malade tranquille. De bonne heure dans la matinée du mardi, le 7, il devint furieux, criant, rêvassant et essayant de sortir du lit. M. Braden, le chirurgien de la maison, fut appelé, et avec l'assistance de M. Griffith, il essaya d'administrer le chloroforme. Près d'une demi-drachme (2 grammes) fut versée sur un peu de charpie anglaise.

Après deux ou trois inspirations le malade se roidit convulsivement et tomba mort. La quantité de chloroforme inhalé dut être très minime, vu le peu de temps que dura l'inhalation, et attendu que la plus grande partie du chloroforme employé dut être perdue par suite des efforts du patient pour s'y soustraire. Le jour suivant, M. Braden commença l'autopsie. On ne trouva aucune trace de maladie, si ce n'est quelques dépôts sur les valvules tricuspides et mitrales, mais pas en quantité suffisante pour donner pendant la vie naissance à des symptômes. Le cerveau paraissait presque entièrement sain ; on trouva que la fracture s'étendait jusqu'à l'articulation (2).

(1) *Medical Times*, 1859, 2e semestre, p. 81.
(2) *Ibid.*, p. 194.

OBSERVATION LXX. — M. Després, interne à la Charité, a adressé à la *Gazette des hôpitaux* la relation du fait suivant qui s'est passé dans le service de M. Manec.

« Nous communiquons les détails que le public médical attend de nous sur le cas malheureux de mort par le chloroforme dont nous avons été témoin. Nous le faisons non-seulement dans l'intérêt de la science, mais encore dans le but de prévenir, s'il est possible, le retour des phénomènes si regrettables que nous avons observés. Tout ce qui suit a été revu par M. Manec.

» La fille P..., âgée de cinquante ans, domestique, entre à la salle Sainte-Rose, n° 12, le 20 novembre. Elle est tombée dans un escalier ; le corps a porté sur l'épaule et le côté droit. La malade, qui raconte elle-même ce qui s'est passé, ne paraît pas dans un état d'ivresse, et pourtant les renseignements sont brefs et très obscurs. En effet, à part une légère ecchymose à la partie moyenne du bras, nous ne trouvons sur son corps nulle trace de contusion.

» L'épaule paraît un peu aplatie, et le bras, qui pend légèrement, paraît allongé. Le diagnostic semble douteux dans l'esprit de l'interne. L'état de la malade, du reste, ne lui semble pas exiger de traitement immédiat. Un cataplasme fut appliqué sur l'épaule.

» Le lendemain, la malade est examinée avec plus de soin, et M. Manec dit que, bien que les signes de luxation soient moins prononcés qu'à l'ordinaire, la luxation n'en existe pas moins. Alors il fut fait des tentatives de réduction qui restèrent sans effet et produisirent de vives douleurs. Le chloroforme était indiqué.

» La malade était dans son lit, dégagée de tout lien. Le chloroforme fut administré par un interne de service au moyen d'une compresse simple sur laquelle le chloroforme fut versé successivement et par petites quantités. La malade, interrogée préalablement, répondit qu'elle n'avait rien mangé, et qu'elle n'avait pas pour habitude de boire. L'interne l'engagea à respirer largement et sans crainte. Les premières inhalations s'exécutèrent régulièrement, et une minute ne s'était pas écoulée que la période d'agitation commença. Une seconde minute fut employée à l'évolution de cette période. La malade était congestionnée ; elle poussa quelques cris et ses muscles étaient contractés. M. Manec recommanda de redoubler d'attention. Deux jours auparavant, dans un cas d'amputation de la cuisse, il avait à ce moment fait suspendre l'anesthésie, et l'opérée n'avait rien senti. Mais il fallait pousser le sommeil plus loin pour amener la résolution musculaire. L'agitation se calma, la compresse fut retirée. La malade resta quelques secondes faisant des efforts pénibles d'inspiration, puis elle fit plusieurs respirations qui dissipèrent toute inquiétude. Bientôt, cédant à l'influence du chloroforme, le système musculaire se détendit. La malade fut placée commodément, la tête un peu basse. A ce moment, nous entendîmes le râle laryngien habituel, tel qu'il a été observé dans quatre cas semblables, traités dans le service, trois luxations de l'épaule et une de la hanche, et pour lesquelles il a fallu obtenir une résolution complète du système musculaire.

» L'interne, qui avait fait observer que la malade avait perdu beaucoup de dents, songea à un accident arrivé chez les vieillards. Il releva le menton fortement, et la respiration s'effectua assez bien. Alors, après avoir recommandé de veiller plus à la respiration qu'au pouls tenu par un élève du service, l'interne, obéissant à M. Manec, après avoir fait tirer le bras dans la direction et suivant les préceptes conseillés en ce cas, réduisit la luxation. Un claquement léger indiqua la réussite de l'opération. M. Manec, les élèves et les assistants s'éloignèrent alors après avoir regardé la malade, qui semblait ne rien éprouver d'inquiétant. L'élève qui tenait le pouls l'avait quitté au moment où la réduction avait été accomplie. L'interne resté seul auprès de la malade, dont il tenait encore le bras, faisait exécuter quelques légers mouvements à l'articulation, afin de savoir s'il n'y avait pas quelque chose de particulier dans ce cas où le diagnostic avait présenté des difficultés. Tout à coup, en ramenant le bras de la malade sur sa poitrine, il s'aperçut qu'elle respirait à peine ; aussitôt il plonge son doigt dans la bouche en même temps qu'il appelle M. Manec, qui se lavait les mains au pied du lit. L'effort tenté ne produisit rien. La respiration cessa et la face passa rapidement d'une coloration violacée à une pâleur mortelle. M. Manec fit respirer de l'ammoniaque ; la respiration artificielle fut produite, et le courant maximum d'une machine électrique de Morin, que l'on put trouver dans une salle voisine, fut appliqué sur le trajet du nerf phrénique, les attaches du diaphragme et les muscles inspirateurs.

» Pendant ce temps, les fenêtres étaient ouvertes, de l'eau froide était jetée sur le visage de la malade, sa poitrine était fortement frappée et secouée, et sa langue était toujours maintenue avec le doigt.

» Un instant nous crûmes que la malade allait revenir. La respiration artificielle avait fait parvenir de l'air dans les poumons. Il y eut une inspiration plus forte que les autres, mais la pâleur était la même, et le pouls ne battait plus ; enfin, après vingt minutes d'efforts inutiles, l'auscultation du cœur ne permit plus aucun doute. Tout ce qui fut encore tenté resta sans effet.

» L'autopsie, faite vingt-quatre heures après la mort, nous apprit que le poumon droit était contus ; et ainsi les lésions nous ont paru sur le cadavre mieux en rapport avec les conséquences de la chute de la malade. Voici du reste ce que nous avons observé :

» A la poitrine, de la sérosité dans le péricarde avec quelques-unes de ces plaques blanches décrites par M. Bisot; une hypertrophie concentrique du cœur, sans altération des orifices; des adhérences de la plèvre droite viscérale avec la plèvre pariétale du même côté; une contusion au troisième degré de la périphérie des deux lobes du poumon droit, et une congestion passive de la partie centrale des deux poumons, les vaisseaux pleins de caillots noirs diffluents.

» Au crâne, un peu de suffusion séreuse sous l'arachnoïde. Les membranes étaient saines. Les vaisseaux cérébraux antérieurs et les bronches étaient remplis de sang noir fluide, ainsi que le tronc basilaire. Les sinus contenaient au contraire un peu de sang.

» Le cerveau paraît congestionné, la substance grise moins que la substance blanche, surtout à la partie postérieure des hémisphères, où les vaisseaux sont dilatés. La protubérance annulaire et le bulbe ne sont point congestionnés, la pie-mère qui les recouvre paraissait seule plus colorée que d'ordinaire. Le foie et la rate sont à l'état normal. L'estomac, compris entre deux ligatures et ouvert, ne renfermait que du mucus (1). »

Observation LXXI. — J. Perreira, vingt-neuf ans, cordonnier, lymphatique. Entré dans la salle de clinique chirurgicale, à l'hôpital Saint-José, pour être opéré de deux kystes, dont un est congénital et occupe l'angle externe de la paupière supérieure de l'œil droit.

Le 14 janvier, à midi, quatre heures après son repas, cet homme est conduit à l'amphithéâtre. Il est placé dans le décubitus dorsal et horizontal, la tête un peu élevée. A cause des bons effets constants du chloroforme entre nos mains et de l'importance d'une parfaite tranquillité du patient dans l'opération dont il s'agit, nous lui proposons de le soumettre aux inhalations de cet agent, ce qu'il accepte. Dès lors M. le docteur Maduro, médecin brésilien, est chargé du chloroforme. Il y procède lentement. Un certain nombre de fils retenus dans un morceau de linge sont trempés dans le chloroforme et placés à 2 centimètres de la bouche. Ces vapeurs sont reçues sans répugnance par le patient, qui est bientôt pris de contractions musculaires intenses, plus fortes que d'habitude, surtout dans le sterno-cléido-mastoïdien, ce qui fait incliner la tête sur la poitrine. Forte injection de la face. Pouls fréquent. Les inhalations sont aussitôt suspendues.

A cette période d'excitation succède le collapsus. Le malade retomba dans la position primitive, fit trois fortes inspirations suivies de la sortie de mucosités par le nez et la bouche, et immédiatement la circulation fut suspendue. Le pouls disparut, les battements et les bruits cardiaques cessèrent, et après quelques inspirations éloignées, la respiration cessa égale-

(1) *Gazette des hôpitaux*, 1859, p. 550.

ment. La face devint pâle, les extrémités froides et les yeux se renversèrent en haut, malgré tous les moyens employés pour conserver la vie.

Tout cela eut lieu en deux minutes. Huit grammes de chloroforme avaient été employés.

L'autopsie montre la surface pulmonaire sombre et ecchymosée, ainsi que la surface interne des parois thoraciques. Adhérences pleurétiques étendues. Dilatation vésiculaire au sommet des deux poumons. Tissu pulmonaire congestionné, mais surnageant encore. Péricarde sain, turgescence des veines caves pulmonaires, deux petits caillots dans le ventricule droit exclusivement. Dilatation des orifices auriculo-ventriculaires, surtout à droite, où l'oreillette est presque confondue avec le ventricule. Dans le cerveau, les vaisseaux de la pie-mère sont turgescents et les artères contiennent du sang noir liquide ; la substance cérébrale est légèrement pointillée (1).

Observation LXXII. — On trouve dans la lettre suivante, adressée à l'*Union médicale* par M. le Juge, le récit de la mort subite d'un médecin de l'île Maurice, pendant la chloroformisation :

« Le corps médical de l'île Maurice vient de faire une grande perte par la mort du docteur Mailly, ancien interne et lauréat des hôpitaux de Paris (médaille d'or, 1852), dont le père était médecin à l'hôpital de la Pitié.

» Le 6 avril dernier, notre si regrettable confrère alla se faire extraire une dent dont il souffrait beaucoup depuis deux jours. Il s'endormit lui-même avec du chloroforme, malgré les vives instances du dentiste qui lui demandait la présence et l'aide d'un confrère. L'extraction fut faite rapidement ; il accusa une sensation douloureuse en faisant un brusque mouvement de la tête.

» Presque au même instant des mouvements convulsifs de la face, des bras et des jambes survinrent, la face devint rouge violacé. Le dentiste lui jeta de l'eau froide à la figure, fit une ventilation active autour de lui, et envoya chercher des confrères. Les convulsions augmentèrent, et avant qu'aucun secours pût lui être porté, le docteur expirait. Peut-être cinq minutes s'étaient-elles écoulées depuis l'extraction de la dent (2). »

Observation LXXIII. — « Je fus dernièrement appelé, dit M. Nourse, à administrer le chloroforme pendant une opération que M. Field se proposait de faire pour l'ablation d'hémorrhoïdes internes à l'aide de l'écraseur. Le patient était un homme robuste, très musculeux, âgé de cinquante ans, adonné à la boisson, mais sur lequel on ne reconnut pas

(1) *Gazeta de Lisboa*, 1860, n° 3.

(2) *Union médicale*, 1861, p. 580.

d'état anormal du cœur ni des autres organes. Le pouls et la respiration étaient dans des conditions naturelles.

» On mesura 8 grammes de chloroforme qu'on versa sur une éponge creuse et qu'on fit, selon l'usage, respirer d'une manière graduelle. La période d'excitation fut très prononcée. Après quelques minutes, la quantité de chloroforme étant épuisée, on en versa 40 ou 50 gouttes. Tandis que les vociférations du malade continuaient, on remarqua un peu de stertor, et l'éponge fut aussitôt éloignée.

» Dans l'espace d'une minute le stertor devint plus profond, la face livide, mais sans pâleur. Le pouls cessa et la respiration tomba visiblement.

» L'opération n'avait cependant pas encore été commencée. M. Field établit immédiatement la respiration artificielle et aspergea la face et la poitrine avec un linge mouillé ; mais on n'obtint par ce moyen que quelques inspirations et quelques spasmes. Tout en le continuant, on ouvrit la veine jugulaire qui était distendue, on frictionna les membres, on appliqua l'électro-magnétisme ; mais au bout d'une heure, aucun signe de vie ne reparaissant, il fallut discontinuer ces tentatives.

» L'autopsie montra le cœur farci de graisse, sa substance musculaire mince et faible, les parois de l'oreillette et du ventricule droits dans un état de dégénérescence graisseuse ; les cavités de ce côté étaient gorgées d'un sang fluide ; les valvules et les gros vaisseaux, ainsi que tous les autres organes, étaient sains (1). »

Observation LXXIV. — Un enfant de huit ans, Edwin Hambly, fut reçu, le 25 octobre dernier, à l'hôpital Sainte-Mary de Londres, pour subir une autoplastie nécessitée par une difformité de la lèvre, suite de brûlure. Le mercredi suivant, jour fixé pour l'opération, M. Edwards, qui est depuis huit ans chloroformisateur de cet hôpital, qui y a anesthésié sans accident plus de trois mille patients, et dont l'expérience, en cette matière, a été garantie par les témoignages les plus authentiques, fut chargé d'administrer le chloroforme. L'enfant fut endormi au bout de dix minutes, et M. Lane commença l'opération ; mais un moment avant qu'elle fût terminée, le patient tomba en faiblesse. On établit immédiatement la respiration artificielle, qui fut continuée pendant une demi-heure. Vu l'insuccès de ce moyen, on plaça l'enfant dans un bain chaud, et on appliqua le galvanisme durant une heure et demie, mais sans un meilleur résultat.

A l'autopsie, on trouva tous les organes sains, sans trace d'aucune maladie nulle part (2).

(1) *Gazette médicale de Lyon*, d'après le *British medical Journal*.

(2) *Gazette des hôpitaux*, 1861, p. 563, traduit du *British medical Journal*.

Observation LXXV. — Un nouveau cas de mort survenu dès le début des inhalations, vient d'avoir lieu près de Bordeaux. Voici dans quelles circonstances :

« Un homme vigoureux, de quarante ans, avait eu la jambe broyée dans une chute de cheval ; une syncope avait eu lieu au moment de l'accident. Six à huit heures après, le blessé étant dans un état d'ébranlement moral et de frayeur extrêmes, mais exigeant cependant qu'on l'endormît avant de l'amputer, les médecins résolurent de faire un simulacre de chloroformisation. Mais à peine le malade eut-il fait quatre inspirations de chloroforme tenu à une très grande distance du nez et de la bouche, que la circulation et la respiration s'arrêtèrent subitement et irrévocablement, malgré tous les secours (1). »

Observation LXXVI. — M. le docteur Fano a communiqué à la Société médicale du Xe arrondissement les détails suivants d'un cas de mort subite survenu, pendant la chloroformisation, dans sa clientèle particulière :

« Le nommé L..., âgé de vingt-six ans, est atteint d'un ongle incarné du gros orteil droit. Il a déjà été opéré une première fois par M. Jobert; aujourd'hui l'ongle est fortement enfoncé dans les chairs de la partie externe du gros orteil, et la marche est devenue tellement douloureuse, que le patient désire instamment une nouvelle opération. Celle-ci est pratiquée le lundi 15 octobre, à dix heures du matin, avec l'assistance de M. le docteur Lombard, médecin ordinaire du malade.

» Lorsque L... est venu me voir pour la première fois, je lui ai proposé l'inhalation du chloroforme pour lui éviter les douleurs inséparables d'une opération qui consiste à arracher successivement les deux moitiés d'un ongle très adhérent à la pulpe de l'orteil et à la matrice, après avoir au préalable fendu la production cornée d'avant en arrière, au moyen de ciseaux introduits sous elle (procédé Dupuytren). Cette proposition a été d'autant plus vivement agréée, que, lors de l'opération pratiquée antérieurement par M. Jobert, on ne s'était pas servi d'anesthésique, et que la douleur, au rapport de L..., a été tellement vive qu'on a été forcé de le maintenir vigoureusement pour qu'il ne s'échappât pas des mains du chirurgien.

» L'inhalation du chloroforme ayant donc été acceptée par le malade, chez lequel nous avons trouvé un flacon contenant une quarantaine de grammes de chloroforme, dont je lui avais dit de se pourvoir, M. Lombard, le confrère assistant, ayant également adhéré à cette inhalation, voici comment cette dernière a été faite :

(1) *Gazette des hôpitaux*, 1861, p. 8.

« Le patient était couché sur un lit, dans la position horizontale, en face d'une fenêtre largement ouverte et donnant sur une cour spacieuse. Avec une feuille de papier à lettre petit format, je fis un cornet dans lequel j'introduisis de la charpie sur laquelle je versai quelques gouttes de chloroforme. Je mis l'évasement du cornet en rapport avec les narines, en laissant la bouche parfaitement libre, et j'engageai le malade à respirer, pendant que M. le docteur Lombard, les doigts invariablement posés sur l'artère radiale, au poignet, me rendait compte, d'instant en instant, de l'état du pouls. Les premières respirations s'exécutèrent comme dans l'état normal; nous suivions des yeux les mouvements de dilatation du thorax. Au bout de deux minutes environ, le malade continuait à respirer comme dans l'état normal, mais la sensibilité n'était nullement diminuée; j'ajoutai quelques nouvelles gouttes de chloroforme, la respiration devint plus lente, et je dis au malade de respirer, ce qu'il exécuta. Bientôt il commença à agiter les membres; il se leva sur son séant, et l'on fut obligé de le maintenir pour l'empêcher de se lever. Il prononça une série de paroles sans suite, ce qui me fit dire tout haut : « Confusion des langues. » Le malade répéta : « Confusion des langues. » A ce moment, on le pinça au bras, qu'à l'instant même il retira. A ce moment encore je dis à M. Lombard : « Le pouls va bien ? » Et M. Lombard me répondit : « Très bien. » Je retirai le cornet de papier et j'ajoutai quelques gouttes de chloroforme. Le malade respira parfaitement, l'agitation se calma bientôt, et il tomba dans la période de résolution. A ce moment, je cessai l'inhalation et je me rendis rapidement au pied du lit. Je fendis avec des ciseaux l'ongle du gros orteil en deux, en introduisant l'instrument entre l'ongle et la pulpe du doigt. Avec des pinces j'arrachai successivement les deux moitiés de l'ongle dont la racine était solidement implantée. Je finissais cet arrachement lorsque nous entendîmes un gémissement. A l'instant je me précipitai vers la tête du lit. Le malade était pâle, sans respiration; je portai la main au poignet, pas de pouls; au cœur, pas de battements. Nous projetâmes, M. Lombard et moi, de l'eau froide sur la face; nous lavâmes le front avec de l'eau vinaigrée; le malade n'avait pas cessé d'être dans la position horizontale. Je pratiquai sur le thorax des mouvements de pression interrompus pour suppléer les phénomènes mécaniques de la respiration. Au bout de quelques instants, le malade exécuta quelques respirations, sans que le pouls redevînt sensible au poignet, sans que le sentiment et l'intelligence revinssent. Bientôt la respiration cessa de nouveau. J'ouvris largement la bouche du malade et j'introduisis un doigt jusqu'au pharynx, en titillant la luette et en tirant en avant, en même temps, la base de la langue pour soulever l'épiglotte; puis immédiatement je pratiquai de nouvelles manœuvres de respiration artificielle.

» L'opéré exécuta quelques nouvelles respirations ; mais le pouls était toujours insensible et les battements du cœur lui-même ne pouvaient être perçus. Bientôt la respiration fut de nouveau interrompue ; j'ouvris de nouveau la bouche du patient et lui pratiquai la respiration artificielle, en collant ma propre bouche contre la sienne. Il y eut encore une ou deux respirations exécutées par l'opéré, et tous les efforts de M. Lombard et les miens furent dès lors impuissants à le faire revivre. Ce fut en vain que nous frictionnâmes les membres inférieurs avec les mains et avec des brosses, que nous titillâmes les narines, rien ne fit, et L... ne respira plus, le pouls ne reparut pas non plus. Après quelques minutes, les lèvres devinrent violettes ; mais cette coloration ne s'était nullement montrée au moment où nous fûmes avertis par le gémissement du malade de l'horrible catastrophe dont nous devions être témoins.

» L'autopsie a été faite par M. le docteur Tardieu, qui a trouvé des adhérences anciennes entre les poumons et les parois thoraciques, dans une grande étendue, et une apoplexie pulmonaire (1). »

Observation LXXVII. — Ce fait s'est passé à l'hôpital général de Hobart-Town (Australie). Un marin à qui l'on devait extirper une glande, fut chloroformisé. Avant que l'insensibilité ne devînt complète, le docteur Incart plaça son doigt sur le pouls. Il ne le tâtait que depuis quelques secondes, lorsqu'il sentit les pulsations s'affaiblir, quoique la respiration se maintînt régulière. L'inhalation fut immédiatement suspendue; le pouls s'affaiblit graduellement et au bout de vingt minutes il avait cessé de battre.

Cet homme était bien constitué et robuste, dans un état de santé parfait.

L'autopsie montra la peau pâle, les poumons très congestionnés, sains d'ailleurs, pas de sérosité dans les plèvres ni ailleurs; cœur petit, mou et offrant un dépôt de graisse à sa surface externe. Le sang dans le cœur et les gros vaisseaux était fluide ; foie tuméfié et congestionné ; reins volumineux et congestionnés, du reste sains (2).

(1) *Gazette des hôpitaux*, 1861, p. 56.

(2) *British medical Journal*, mai 1862, traduit dans *Gazette médicale de Lyon*, 1862, p. 10

TABLEAUX SYNOPTIQUES.

Pour faciliter les recherches que pourrait susciter l'examen des accidents de l'éthérisation, et permettre d'embrasser d'un seul coup d'œil les traits principaux qui les distinguent soit pendant la vie, soit après la mort, nous les avons réunis dans les tableaux synoptiques suivants.

Nous avons eu à cœur d'y faire figurer les expressions mêmes contenues dans les observations, afin que, peinte avec les mêmes couleurs, l'image soit plus saisissante et plus vraie. Nous ne nous sommes écarté de cette règle qu'en ce qui touche l'attitude du malade pendant l'inhalation. Dans beaucoup de cas ce détail intéressant manque : nous avons cru pouvoir réparer cette omission toutes les fois que la position du malade était commandée par le manuel opératoire.

TABLEA[U] [SY]NOPTIQUES

DES CAS DE MORT SUBITE OBSER[V]ANT L'ÉTAT ANESTHÉSIQUE.

NUMÉROS.	NOMS ET PRÉNOMS.	AGE.	SEXE.	LIEU de L'OPÉRATION.	POSITION DU MALADE pendant LES INHALATIONS.	DURÉE DE L'ÉTHÉRISATION.	APPAREIL.	NATURE DE L'OPÉRATION.	ÉTAT DU ...	ÉTAT DU CŒUR.	ÉTAT DU CERVEAU.	ÉTAT DU SANG.	ÉTAT DES POUMONS.	OBSERVA[TIONS]
								1° A	ÉTHER.					
1	N..............	45	H.	V. Auxerre (1).	Couché...	12 secondes.	Inhalateur..	Cancer du sein....	Face ..., mou, ...	....	....	Noir foncé..........	Le sang des poumons est noir. Muqueuse trachéale injectée.	
2	N..............	52	F.	H. Lyon	Assise...	....	Vessie....	Cancer du maxillaire supérieur.	Rien de pâle,					
3	N..............	27	F.	H. Bellevue..	....	q.q. min..	....	....	Face livide; ... tion, ...	....	Tumeur occupant le lobe droit du cerveau.	Sang fluide, d'une couleur sombre.		
								2° AVEC	ROFORME.					
4	Mistriss Simmons....	35	F.	V. Londres..	Assise....	2 minutes..	Mouchoir..	Extraction de dents.	Gémissement pâle ...	Vide..............	Congestion; air dans les sinus.	Liquide, de la couleur du sang veineux.	Congestion, crépitation.	
5	Patrick Coyle.......	»	H.	V. Amérique.	Couché...	1 minute..	Mouchoir..	Fistules	Signes ...; brusque à mort.	Dilaté, pâle, mou. 3 onces de sérosité dans le péricarde.	Sain..............	Noir, liquide........	Tuberculisation. Adhérences très étendues.	
6	Charles Desnoyers....	22	H.	H. Lyon	....	....	Inhalateur.							
7	N..............	ad.	H.	V. Angleterre.	....	presque instantanée.	....	Maladie du gros orteil.						
8	N..............	ad.	F.	V. Indes	Assise....	....	Mouchoir..	Amputation du médius gauche.	Mouvement ...; mort					
9	Walter Badger......	23	H.	V. Londres..	Assis....	2 minutes.	Mouchoir..	Extraction de dents.	Affaissement	Gras, à parois minces..	Congestion..........	....	Poumons gênés par un développement considérable du foie.	
10	Mlle Stock.........	30	F.	V. Boulogne..	Couchée..	1 minute..	Mouchoir..	Abcès de la cuisse..	Cris; pâleur	Vide............	Congestion..........	Très liquide, fouetté de gaz.	Poumon droit adhérent dans toute son étendue. Bronches rouges.	Estomac ... liments
11	N..............	24	H.	H. Paris	Couché...	4 minutes.	Inhalateur..	Désarticulation de la cuisse.	Signes à l'instant					
12	Hannah Greener.....	15	F.	V. Angleterre.	Assise....	2 ou 3 min	Mouchoir..	Onyxis.........	Brusques puis mort	....	Congestion..........	Noir...............	Congestion; q. q. bulles d'emphysème; mucus bronchique.	Estomac ... liment
13	John Griffin........	34	H.	H. New-York.	Couché...	5 ou 10 m.	Serviette...	Hémorrhoïdes.....	Face livide.	Vide............	....	Liquide............	Congest. Mucus bronch.	
14	F. Verrier.........	17	H.	H. Lyon	Couché...	5 à 6 min.	Compresse.	Amputation du médius droit.	État ... chez ...;	Vide............	Sain...............	Très fluide.........	Poum. sains, rétractés.	
15	N..............	36	H.	H. Angleterre.	Couché...	4 à 5 min.	Compresse.	Amputation du gros orteil.	Stertor, froide.	Flasque, affaissé.....	....	....	Congestion.	
16	Mme Labrune.......	33	F.	V. Langres..	Assise....	1 minute..	Compresse.	Extraction de dents.	Trismus; ... laire	Flasque, rempli de sang et d'air.........	Congestion..........	Noir dans tout le système vasculaire.	Poumons sains, d'une teinte gris ardoisé.	Autopsie ... 23 ao[ût]
17	John Shorter.......	48	H.	H. Londres..	Couché...	....	Inhalateur..	Onyxis....	....	....	....	....	....	Ivrogne.

(1) La lettre qui précède le lieu de l'éthérisation indique dans quelles conditions de la pratique a eu lieu l'accident : V s['a]pporte à la clientèle particulière ; H aux établissements hospitaliers, qu'il s'agisse d'hôpitaux ou d'infirmeries

NOMS ET PRÉNOMS.	AGE.	SEXE.	LIEU de L'OPÉRATION.	POSITION DU MALADE pendant LES INHALATIONS.	DURÉE DE L'ÉTHÉRISATION	APPAREIL.	NATURE DE L'OPÉRATION.	ÉTAT DU [illegible]	ÉTAT DU CŒUR.	ÉTAT DU CERVEAU.	ÉTAT DU SANG.	ÉTAT DES POUMONS.	OBSERVATIONS.
...lle Jones	»	F.	V. Angleterre.	Assise...	....	Mouchoir..	Extirpation du globe oculaire	Loquacité [illegible] de la mort.					
...William Bryam......	»	H.	H. Amérique.	....	....	Éponge ...	....	Respiration ronflante; brusquement [illegible]	Gras............	Congestion.........	Noir liquide.........	Congestion en arrière.	
....	30	H.	H. Stockholm.	Couché..	5 minutes..	Compresse.	Castration.......	Agitation de respiration; mort le [illegible]	Flasque...........	Congestion..........	Liquide	Congestion; qq. noyaux d'infiltrat. sanguine.	
....	8	H.	H. Glascow..	Couché..	qq. min...	Bourdonnet	Cathétérisme......	Gémissement, mort					
...exander Scott......	34	H.	H. Londres..	....	1 min. 1/2.	Mouchoir..	Extraction d'un séquestre.	Arrêt [illegible] hémorrh. [illegible] ration.	Flasque...........	Congestion des membranes du cerveau.	Très fluide.........	Congestion.	
...mes Jones........	24	H.	H. Irlande...	Couché ..	qq. min...	Serviette..	Amputat. de jambe.	Mort im[illegible]					
...in Holden........	»	H.	V. Angleterre.	....	....	....	Amput. de la verge.						
...isabeth Zollis......	37	F.	V. Angleterre.	Couchée..	....	....	Opér. sur le rectum.						
....	20	F.	V. Berlin....	Assise...	....	Éponge ...	Extraction de dents.	Convulsions, brusque[illegible]	Vide............	....	Fluide, coul. jus de cer. et cont. des bul. de gaz.	Poumons sains.	Signes de putréfaction à l'autopsie.
...tton (Thomas)....	45	H.	H. Londres.	Couché..	7 minutes.	Mouchoir..	Castration........	Une hém[illegible] [illegible]	Flasque, à parois minces.	Congestion........	Très fluide..........	Poumons congestionnés en arrière mais crépitants.	
...yward (Thomy)....	23	H.	H. Londres..	Couché..	5 à 10 min.	....	Ligature d'artère..	Agitation [illegible] mort [illegible] moment [illegible] sion.	Cœur droit rempli de sang liquide.	....	Fluide, d'une teinte pourpre.	Poumons affaissés, adhérents aux sommets.	La vie parut se ranimer à trois reprises différ. sous l'infl. de la respiration artificielle.
....	13	F.	V. Neustad ..	Assise...	....	....	Lipome	Au moment [illegible] sion, [illegible] subit; [illegible]					
...alter Hollis......	18	H.	H. Londres ..	....	6 minutes..	Garde-bouche	Phimosis	Pâleur subite [illegible]	[illegible] gras du cœur constaté à l'aide du microscope.	Congestion.........	Très fluide.........	Poumons congestionnés.	Le pouls reparut sous l'infl. de la respiration artificielle.
...e Simon	30	F.	V. Strasbourg.	Assise...	Un instant.	Mouchoir..	Extraction de dents.	La malade [illegible] instant [illegible] subite; [illegible]	Flasque contenant du sang liquide.	Bulles d'air dans les sinus.	Chargé de gaz......	Poum. congest., rosés en avant, d'un rouge vif en arr. Emphysème partiel.	
...e W...........	32	F.	V. Allemagne.	Assise...	4 ou 5 insp.	Éponge ...	Extraction de dents.	Convulsions [illegible] face bleue [illegible] collapsus.	Vide. Air dans les veines.	....	Fouetté de gaz......	Poumons congestionnés et crépitants.	Autopsie pratiquée à 15 deg. Boursouflement de la tête et du cou. Le chloroforme fut constaté dans le sang.
....	25	H.	H. Orléans...	Couché...	4 minutes..	Éponge ...	Kyste de la face...	Au moment [illegible] sion, pâleur, [illegible]	Flasque. qq. caillots dans le ventric. droit.	....	....	Poumons infiltrés de sang par places et offrant qq. plaques ecchymotiques.	
...llingworth (Henry).	ad	H.	H. Manchester.	Couché...	7 minutes.	Inhalateur..	Cancer de la cuisse.	Râles pendant l'opération; congestion; affaissement					
...n Atkinson......	»	H.	V. Melbourne.	Couché...	1 minute..	Mouchoir..	Fistule à l'anus....	Convulsions puis mort	Flasque à parois minces. Épanchement dans le péricarde.				
...rtin...........	»	H.	V. Écosse...	Couché...	qq. min...	....	Cautérisation	Respiration [illegible] [illegible]					
...cker (Caroline)....	28	F.	H. Londres..	Couchée..	....	Charpie ..	Cautérisation	Agitation [illegible] puis mort	[illegible] gras du cœur constaté au microscope.				
...e Breton........	ad	F.	V. Paris	Couchée..	qq. inspir..	Compresse.	Tumeur de la face..	Convulsions puis [illegible]					
....	43	H.	H. Édimbourg.	Couché...	....	Mouchoir..	Uréthrotomie	Convulsions [illegible]	Flasque, contenant du sang liquide.	....	Très fluide.........	....	Ivrogne.

NUMÉROS.	NOMS ET PRÉNOMS.	AGE.	SEXE.	LIEU de L'OPÉRATION.	POSITION DU MALADE pendant LES INHALATIONS.	DURÉE DE L'ÉTHÉRISATION.	APPAREIL.	NATURE DE L'OPÉRATION.	ÉTAT DU [illegible]	ÉTAT				OBSER[VATIONS]
										DU CŒUR.	DU CERVEAU.	DU SANG.	DES POUMONS.	
40	N.	40	F.	H. Londres..	Couchée..	5 minutes..	Compresse.	Kélotomie	Agitation [illegible]	Vide et gras.......	....	....	....	Ivrogne.
41	N.	22	F.	H. Londres..	Couchée..	5 minutes..	Inhalateur..	Cautérisation	Face [illegible]	Affaissé	....	....	....	Avait ma[illegible]
42	N.	13	H.	H. Lyon....	Assis....	4 minutes.	Compresse.	Staphylorrhaphie...	Agitation	Flasque, vide.				
43	N.	ad	H.	V. Bonn	Couché...	1 minute..	Mouchoir..	Excision d'une cicatrice.	État [illegible], cessation de du pouls	Vide........	....	Congestion.		
44	N.	ad	H.	H. Paris....	Couché...	2 à 3 min.	....	Réduction d'hémorrhoïdes.	....	....	....	....	....	Ce mal[ade] un ané[vrysme de] l'aorte.
45	Mme Harrop.	45	F.	V. Steffiod...	Couchée..	40 minutes.	Eponge....	Cancer du sein...,	Délire.....	....	15 gr. de sang dans le canal rachidien.	....	....	Extravasa[tion san]guine [des] muscles
46	N.	40	F.	H. Paris	Couchée..	2 minutes.	Compresse.	Polype utérin....	Affaissement	Vide et mou........	Air dans les sinus....	....	Emphysème pleural circonscrit.	
47	Mme Morgan.	59	F.	H. Bristol ...	Couchée..	5 minutes.	Eponge....	Luxation.......	Stertor; pouls.	Flasque et gras......	Cerveau anémié.....	....	Adhérences pleurales; tubercules.	
48	Lolli.	42	H.	H. Pise	Couché...	25 minutes.	Inhalateur..	Luxation.......	....	Flasque, rempli de gaz.	....	....	....	Le malade [a été] saigné [...] heures a[...]
49	N.	65	H.	H. Middlesex.	Couché...	14 minutes.	Inhalateur..	Amputation de la cuisse........	Convulsions puis sup. pouls.	Gras; constaté au microscope. Caillots fibrineux.	Congestion.			
50	N.	19	H.	V. Vienne...	Couché...	1 minute..	Eponge ...	Résection d'une ankylose.......	Trismus, flaccidité, puis [à] l'opération, subite, [...] pouls.					
51	N.	56	F.	H. Londres..	Couchée..	....	Sac imperméable.	Amputat. de jambe.	Convulsions puis la [...] brusquement	[...], flasque.......	Anémié..........	Fluide..........	Congestion.	
52	N.	ad	H.	H. Londres..	Couché...	7 minutes.	....	Cathétérisme	Face [...], stertor; [...]					
53	Mme H.	36	F.	V. Édimbourg.	Assise ...	1 minute..	Mouchoir..	Extraction de dents.	intelligence [...] convulsions, [...] du pouls.					
54	John Cannon.	40	H.	H. Londres..	Couché...	4 minutes.	Couché....	Amputation de l'œil.	Convulsions générales, brusques [...]	....	Congestion......	....	Congestion.	
55	N.	30	H.	H. Londres..	Assis.....	....	Eponge ...	Extraction d'un séquestre.	Convulsions [sembla]bles à [celles] d'épilepsie, brusque [...]	....	....	....	....	Ivrogne.
56	N.	9	H.	V. Angleterre.	Assis.....	....	Inhalateur, puis coton.	Résection partielle de l'omoplate...	Pouls précipité, [...], profond.	....	....	....	....	Sujet affaibli, [impres]sionnable [...] [affaiblis]sement
57	N.	35	H.	V. Liverpool .	Couché...	....	....	Amputation de la de la cuisse.	Convulsions arrêt [du] cœur.					
58	N.	ad	H.	H. Londres..	....	....	....	Incision........	Signes de .	....	....	....	....	Delirium tre[mens]
59	Ann. Stoner.	17	F.	H. Londres..	Couchée..	....	Inhalateur..	Cautérisation	....	Péricardite avec adhérences........	....	....	....	Rhumatisme aigu av[ec] entrée à l'[...]
60	Brumoy.	45	H.	H. Paris....	Couché...	2 à 3 min.	Compresse.	Castration.......	État [...] brusque de	Flasque, à parois friables.	....	....	Adhérences pleurales; tubercules.	
61	Royer (Joseph).	43	H.	H. Paris....	Couché...	3 à 5 min.	Compresse.	Luxation.......	Arrêt du [...]ment de la [...]tion.	Cœur flasque, à parois friables.	....	....	Adhérences pleurales; poum. gorgés de sang noir en arrière.	

NOMS ET PRÉNOMS.	AGE.	SEXE.	LIEU de L'OPÉRATION.	POSITION DU MALADE pendant LES INHALATIONS.	DURÉE DE L'ÉTHÉRISATION.	APPAREIL.	NATURE DE L'OPÉRATION.	ÉTAT DU ... AU ... DE L'AN...	ÉTAT DU CŒUR.	ÉTAT DU CERVEAU.	ÉTAT DU SANG.	ÉTAT DES POUMONS.	OBSERVATIONS.
N..................	15	F.	H. Londres..	Assise ...	....	Compresse.	Strabisme........	Face fluide, brisque à	Cœur droit contenant du sang et du gaz.				
N..................	7	H.	H. Paris	Couché...	....	Eponge ...	Redressement d'une ankylose.	Cris. Agitat. Arrêt du	Rempli de sang fluide.	Congestion....	Noir fluide..........	Adhérences pleurales étendues ; qq. ecchymoses en arrière et en bas.	Au 4e jour on a recherché inutilement le chlorof. dans les organes
N..................	23	H.	H. Amérique.	Couché...	3 minutes.	Mouchoir..	Exploration.......	Convulsions, ments, pu brusque à	...ert gras, constaté au microscope.	....	....	Congestion..........	Estomac rempli d'aliments. Ivrogne.
William Rumsyé....	11	H.	V. Londres..	Couché. .	....	Mouchoir..	Exploration	Après deux tions lapsus; pouls.					
Daniel Pheby.......	8	H.	H. Londres..	....	4 minutes.	Charpie ...	Strabisme.	Après une dose, pâleur faible; pouls.	...ide..............	Congestion...........	....	Congestion.	
N..................	25	H.	H. Vestminster	Couché...	....	Inhalateur..	Debridement......	Pâleur, pouls.	Flasque, mou, gras ; vu au microscope.	....	....	Cong...tion.	
N..................	ad	H.	H. Londres..	Couché...	....	Inhalateur..	Amputation du pied.	Pâleur	....	....	....	....	Ivrogne.
J. P...............	57	H.	H. Londres..	Couché...	qq. inspir.	Charpie ...	Amputation de la jambe.	Roideur Mort insta	....	....	....	....	Alcoolisme aigu. Les inhalations furent faites pendant le délire.
P..................	50	F.	H. Paris	Assise....	....	Compresse.	Luxation.........	Mouvement bientôt résolution trachéal.	Hypertrophie.........	Congestion............	....	Adhérences pleurales à droite ; contusion au 3e degré de deux lobes du poumon droit.	
Ferreira...........	29	H.	H. Lisbonne..	Couché...	2 minutes..	Charpie ...	Kystes de la face...	Convulsions congestion face ; arrêt du cœur.	...caillots dans le cœur droit.	Congestion..........	Noir, très fluide......	Adhérences pleurales étendues ; poumons congestionnés non altérés.	
M. Mailly..........	ad	H.	V. Ile Maurice.	Assis....	....	....	Extraction de dents.	Anesthésie convulsion lentes, puis mort.					
N..................	50	H.	V. Angleterre.	Couché...	....	Eponge....	Hémorrhoïdes.....	Agitation vive; face livide toux; arrêt à	...s, rempli de sang fluide.	....	....	....	Ivrogne.
Edwin Hably........	8	H.	H. Londres..	Assis....	10 minutes.	....	Autoplastie......	Affaissement pendant,					
N..................	40	H.	V. Bordeaux..	Couché...	qq. inspir..	....	Amputation de la cuisse.	Arrêt brusque circulation respiration bout de					
L..................	20	H.	V. Paris	Couché...	....	Charpie ...	Onyxis..........	Agitation puis r... culaire.	....	....	....	Adhérences pleurales étendues. Apoplexie pulmonaire.	Le blessé, qui venait d'avoir la jambe broyée dans une chute de cheval, était dans un état nerveux grave, accusé déjà par une syncope antérieure
7 N................	ad	H.	H. Australie..	Couché...	....	....	Castration	Avant que ... se soit analysé le ... de la affaiblis. disparition	...a, chargé de graisse.	....	Fluide..............	Poumons très congestionnés, sains d'ailleurs.	

CHAPITRE VI.

NATURE ET CAUSES DES MORTS SUBITES OBSERVÉES PENDANT L'ÉTAT ANESTHÉSIQUE.

C'est toujours une question difficile de découvrir le caractère véritable de la mort subite et les causes qui l'ont préparée. Tout, dans ces circonstances, concourt à obscurcir le jugement; la rapidité avec laquelle se précipite le dénoûment, le conflit qui s'établit entre les symptômes fournis par les différents appareils, en raison de leur étroite solidarité, et l'abandon involontaire, sous la pression d'exigences impérieuses, de tout ce qui est nécessaire à une bonne observation. Ajoutons à cela que trop souvent l'autopsie ne fait qu'augmenter l'embarras, tantôt à cause de l'absence de toute altération pathologique, tantôt à cause du grand nombre des lésions dont il faut savoir apprécier la valeur, débrouiller la subordination, en faisant la part de conditions à peu près inconnues des médecins, et créées par la mort succédant sans transition à la vie en plein exercice.

C'est pour surmonter ces difficultés, sans nous écarter de l'observation, que nous avons réuni et publié tous les cas de mort subite observés pendant l'état anesthésique.

Leur examen comparatif démontre que les circonstances dans lesquelles se déclarent les accidents ne sont pas toujours identiques.

Dans quelques cas comparativement rares, puisqu'ils ne se sont présentés que quatre ou cinq fois, l'issue funeste n'est pressentie par aucun prodrome. La chloroformisation est des plus régulières ; toutes les fonctions s'exécutent bien ; elles trahissent seulement, par leur défaut d'énergie, peu de résistance vitale, un état d'affaiblissement notable ; puis, à un moment donné, soit avant, soit pendant l'anesthésie complète, le pouls déjà très faible disparaît subitement, la respiration s'arrête un instant après, la face pâlit et le patient s'affaisse comme une masse inerte entre les bras de l'opérateur. Il est à remarquer que les faits de ce genre sont relatifs à des sujets débiles ou énervés, affaiblis par des hémorrhagies abondantes ou toute autre cause, et que chez eux la chloroformisation avait été d'assez longue durée. Ici l'accident se rattache à ce que l'on pourrait appeler la forme adynamique de l'éthérisme.

D'autres fois le malade est pris de suffocation aussitôt que l'agent anesthésique est placé devant les narines. Dans un état d'anxiété extrême, il cherche instinctivement à écarter l'appareil jusqu'à ce qu'il tombe foudroyé dès les premières inhalations.

Mais ce n'est pas ainsi que la scène se déroule le plus habituellement. La chloroformisation dangereuse commence par être très laborieuse : le malade résiste, la période d'excitation est interminable, accidentée par des moments de stupeur, par des mouvements convulsifs violents qui entravent la respiration ; la face devient vultueuse, le cou se gonfle, le tronc se soulève en masse ; et, par une transition soudaine, le pouls disparaît, le muscle contracté se relâche, la face devient livide, terne ; la mort est consommée. Ce tableau représente ce qu'on peut appeler le type de la mort pendant l'éthérisation autant à cause de la netteté de son caractère qu'en raison de sa fréquence, puisque dans les quarante-six observations ou les circonstances de l'accident sont plus spécialement décrites, on le trouve reproduit vingt-huit fois. Si la forme adynamique de l'éthérisme a ses dangers, la forme convulsive en a de bien plus fréquents et de bien plus redoutables.

Enfin dans d'autres circonstances la mort arrive dans le cours d'une anesthésie manifestement incomplète, soit sans cause appréciable, soit au moment où le chirurgien, par une intervention inopportune, procède à l'opération. L'accident se traduit également par un arrêt brusque des mouvements du cœur jusqu'alors réguliers, suivi de la disparition complète des phénomènes vitaux, si l'on en excepte quelques mouvements respiratoires irréguliers.

Malgré la diversité des troubles fonctionnels qui préparent les accidents ou en signalent le début, le mécanisme de la mort, jugé par l'ordre d'abolition des fonctions, reste toujours le même et se traduit comme il suit : arrêt brusque des bruits du cœur ; immédiatement après, anéantissement des forces, disparition définitive de la respiration, cessation de toute manifestation vitale.

Il suffit d'opposer ce tableau, dont les traits principaux se trouvent dans toutes les observations de chloroformisation malheureuse, aux effets habituels développés chez l'homme ou chez les animaux pendant l'administration méthodique des éthers, pour conclure sans hésitation, avec la plupart des physiologistes et des chirurgiens, que l'homme ne succombe pas aux progrès d'une anesthésie méthodique portée à ses limites extrêmes, mais bien, soit à une dose excessive et brusquement administrée de vapeurs toxiques, c'est-à-dire à un véritable empoisonnement, soit à l'apparition d'un accident, préparé et aggravé si l'on veut par l'état anesthésique, mais qui par sa nature est indépendant et doit être séparé des phénomènes de l'éthérisme.

ARTICLE PREMIER.

LA MORT EST-ELLE LE RÉSULTAT D'UNE ACTION TOXIQUE?

Il est possible, à la rigueur, que la mort soit la conséquence d'une administration imprudente du chloroforme. On parvient à tuer comme on le veut des animaux adultes et vigoureux en moins de deux minutes, par un certain procédé d'inhalation. Pourquoi le même fait ne se reproduirait-il pas chez l'homme? De part et d'autre c'est la même brusquerie dans les effets, le même trouble dans la vie organique tout entière. A peine serait-il possible d'établir une subtile différence dans l'ordre de succession des accidents. Chez les animaux sidérés par le chloroformé, la mort des poumons précède encore d'un instant celle du cœur. Celui-ci est encore l'*ultimum moriens*, tandis que tous les observateurs s'accordent à reconnaître que chez l'homme le cœur ne bat plus, au moment où les mouvements respiratoires cessent d'exister.

Mais il faut, pour rendre cette hypothèse acceptable, le concours de l'une des deux circonstances suivantes : ou bien que le chloroforme ait été administré sans réserve, sans souci des règles dictées par l'expérience ; ou bien qu'il se rencontre chez l'homme des organisations déshéritées ou rendues accidentellement impressionnables à ce point que le chloroforme, aux doses les mieux supportées, devienne toxique, le médicament devienne poison.

La première supposition n'est acceptable à aucun titre. L'observation de chaque jour démontre que l'homme, dans les conditions habituelles, résiste aussi bien, mieux peut-être que les animaux à l'action anesthésique ; il faudrait, pour la justifier, admettre non-seulement l'oubli de toute crainte d'accidents, mais presque l'intention de les provoquer, comme cela a lieu dans les expériences et comme le fait s'est présenté dans quelques tentatives de suicide. En accordant même, sous toute réserve, qu'il y ait eu quelques imprudences commises, cette concession gratuite s'appliquerait à des exceptions et laisserait sans solution le problème posé par ces accidents qui sont les plus nombreux et qui se sont montrés entre les mains les plus expérimentées et dans les conditions de la plus scrupuleuse réserve. Aussi est-ce exclusivement à la deuxième hypothèse que l'on s'est rattaché. Elle a été formulée à peu près dans ces termes : le chloroforme tue en vertu d'une prédisposition particulière à l'individu, inconnue dans sa nature, et qu'il est impossible de prévoir à l'avance. Pour donner à cette prédisposition une signification plus précise, on l'a désignée sous le nom d'*idiosyncrasie chloroformique*.

L'idée d'une *prédisposition* peut être interprétée d'une façon générale ou spéciale. Générale, elle représente le rapport indéfini de l'effet à sa cause dans tous les phénomènes ou accidents de la vie. Dans l'ordre biologique, intellectuel ou moral; en état de santé ou de maladie ; pendant la vie ou au moment de la mort, chacun a une manière d'être, de réagir qui lui est particulière, qui représente sa personnalité et qui tient à une certaine prédisposition inconnue dans sa nature. Mais cette modalité fonctionnelle ne s'exerce que dans des limites restreintes : elle modifie le caractère des réactions vitales, les atténue ou les aggrave, les empêche même de se produire, mais elle n'en change point la nature, comme cela arriverait ici, puisque la mort subite pendant la chloroformisation diffère, dans ses traits principaux, de la mort provoquée par des inhalations méthodiques progressives. D'ailleurs qui ne s'aperçoit que dans ce sens général, indéterminé, faire appel à une prédisposition quelconque, c'est donner un nom à ce que l'on cherche, mais ce n'est pas le trouver, c'est déguiser sous une formule dogmatique l'aveu de son impuissance? Autant vaut dire : on ne sait pas du tout à quoi attribuer ces morts subites survenues pendant l'éthérisation ; du moins cette seconde formule a l'avantage d'exprimer clairement ce qu'elle veut dire.

Pour qu'une influence de cet ordre puisse être invoquée, elle doit représenter une aptitude déterminée, originelle ou développée accidentellement, en vertu de laquelle l'organisation humaine, dans quelques cas exceptionnels, est fatalement impressionnée par l'action des éthers. Tel fut bien le sens attaché à la signification de cette prédisposition par M. Jobert, quand il en attribua la cause à une disposition anatomique spéciale. Suivant lui, l'activité très rapidement mortelle des anesthésiques chez certains sujets tient à des conditions anatomiques spéciales qui en favorisent singulièrement l'absorption par les voies respiratoires. « Les larges communications médiates, dit-il, qui peuvent être établies exceptionnellement chez certains individus entre les bronches et les vaisseaux pulmonaires favorisent instantanément l'anesthésie (1). »

Mais l'idiosyncrasie chloroformique, ainsi déterminée, se trouve condamnée par les enseignements de l'anatomie plus rigoureusement interprétée. « Il y a, dit M. Robert, dans cette assertion de notre éminent confrère, d'abord une hypothèse, puis une erreur anatomique. Rien ne démontre en effet que les sujets chez lesquels le chloroforme agit avec une rapidité exceptionnelle, aient des communications broncho-vasculaires plus larges que les autres. D'ailleurs ces communications n'existent pas. Le système vasculaire est parfaitement clos aux poumons aussi bien que partout ailleurs. Depuis que les illusions de Ruysch et de son école se sont évanouies devant l'observation sévère et la saine physiologie, personne n'ignore les nombreuses causes d'erreur que peuvent enfanter les injections cadavériques. Il est donc à regretter que M. Jobert n'ait pas appuyé par des faits une opinion si contraire aux notions aujourd'hui accréditées par tous les anatomistes (2). »

Aucune autre hypothèse n'a été émise à ce sujet, et nous la croirions bien inutile, car l'existence même d'une prédisposition spéciale, quelle qu'elle puisse être, est désavouée par les faits. Si pour certains individus le chloroforme, administré aux doses habituelles, est un poison, à moins d'admettre qu'une telle aptitude puisse se développer au moment même, et alors elle ne serait l'expression d'aucune prédisposition, cette action toxique devra se révéler dès la première tentative d'anesthésie. Or, dans les cinquante observations de morts subites relatées par M. Snow, treize sont relatives à des sujets déjà soumis impunément au chloroforme une ou plusieurs fois. D'un autre côté, si les victimes du chloroforme sont désignées à l'avance sans qu'il soit possible de les reconnaître, à la plus

(1) Jobert, *Quelques mots sur les anesthésiques* (*Comptes rendus de l'Académie des sciences*, t. XXXVI, p. 1032).

(2) Rapport cité de M. Robert (*Bulletin de la Société de chirurgie*, t. IV, p. 229).

grande somme de chloroformisations devra correspondre le plus grand nombre d'accidents. Il n'en est rien. Malgré des applications relativement restreintes, les cas de mort subite chez les dentistes figurent dans une proportion de 10 pour 100 au moins dans le chiffre des décès. En Angleterre, sur une population de 28 millions d'habitants, il y a eu 42 cas de mort, tandis qu'en France, sur plus de 38 millions d'habitants, on n'en compte que 19 (1). Il n'y a dans ces rapprochements qu'une approximation très contestable, mais la disproportion qu'ils font connaître est telle qu'il serait difficile de ne pas en être frappé.

Les événements graves qui compliquent la chloroformisation n'ont donc rien d'inévitable et de fatal ; dès lors l'idiosyncrasie chloroformique n'a pas de raison d'être. Dans une acception générale, c'est un mot sans idée ; dans une acception spéciale, elle rappelle une idée fausse ou fort contestable. Ce n'est pas sans un motif sérieux que nous entourons de toutes ces réserves la part qu'il faut faire à ces prédispositions, car leur intervention a pour conséquence d'opposer une barrière au progrès, et de rendre l'opérateur moins circonspect à l'endroit d'une opération dont le succès dépendrait moins de son habileté que de sa chance personnelle.

Ainsi, selon toute raison, la mort subite pendant la chloroformisation ne peut être attribuée à une influence stupéfiante portée au delà de ses limites médicatrices, soit à la suite d'une administration excessive, soit à la suite d'une administration malheureuse chez des malades prédisposés. On est alors conduit à la considérer comme le résultat d'une complication accidentelle, dont la nature doit être soigneusement définie et dégagée de l'action anesthésique qui n'est que corrélative ou aggravante. En face d'événements aussi graves, la distinction que nous cherchons à établir pourrait ressembler à une subtilité de langage, et pourtant rien ne nous paraît mieux

(1) Voyez nos tableaux synoptiques.

fondé. Envisagée comme un effet direct de l'action anesthésique, la mort subite pendant l'éthérisation ne peut être expliquée par ce que nous connaissons de cette action ; elle n'en a pas les caractères principaux ; elle reste une éternelle énigme livrée aux interprétations commodes, mais peu satisfaisantes et surtout peu utiles des influences occultes. A titre d'accident, au contraire, elle devient un effet régulier, normal, dont la nature se révèle par l'observation d'accidents semblables survenus en dehors de l'état anesthésique, et ce qui est plus important, dont les causes prochaines les plus probables se déduisent sans effort, soit des conditions mêmes créées par l'éthérisme, soit des conditions antérieures dans lesquelles se trouvait le patient, soit aussi de la manière dont a été pratiquée la chloroformisation.

ARTICLE II.

LA MORT EST-ELLE LE RÉSULTAT D'UNE ACTION LOCALE DU CHLOROFORME SUR LE PARENCHYME PULMONAIRE?

M. le Dr Faure attribue les accidents à une concentration des vapeurs de chloroforme sur certaines parties du poumon. Il en résulterait des modifications organiques telles, que les fonctions respiratoires en seraient compromises au point de déterminer la mort.

On comprend difficilement sous l'influence de quelles causes, qu'elles soient particulières au malade ou à celui qui est chargé des inhalations, une concentration de ce genre pourrait s'effectuer. Sans bases au point de vue théorique, cette opinion a contre elle non-seulement les expériences chez les animaux, qui démontrent que l'action locale du chloroforme, administré en inhalation, est nulle, ainsi que nous l'avons établi, mais aussi les faits observés chez l'homme. A l'autopsie de M. Labrune, M. de Confevron rencontre « les poumons parfaitement crépitants dans toute leur étendue, offrant une teinte grise ordinaire qu'on retrouvait en les incisant » (1). A l'autopsie du nommé Royer (Joseph), M. Richet constate que « à la coupe, dans toute leur moitié antérieure, leur tissu (des poumons), d'une couleur rosée, a tout à fait l'aspect normal ; il est élastique et crépitant » (2) ; leurs bords postérieurs seulement offraient une couleur violacée, une friabilité plus grande, un état congestif qui se rencontrent habituellement chez les sujets qui, comme ce malade, ont des adhérences pleurales étendues. L'autopsie du jeune Verrier (3), pratiquée avec le plus grand soin par M. Vallette (de Lyon), en présence de plusieurs médecins, et notamment de M. Barrier, ne fournit que des résultats négatifs. Chez cette femme qui succomba dans le service de M. Adolphe Richard, l'autopsie, pratiquée en présence de MM. Richet, Debout et Marjolin, ne permit de reconnaître « aucune lésion bien appréciable ; les poumons étaient sains ; il existait seulement un peu d'emphysème sous-pleural et sans ecchymoses. »

On pourrait rappeler, mais sans un grand intérêt, beaucoup d'autres observations dans lesquelles le tissu du poumon n'était le siége d'aucune altération organique spéciale. Pourtant, dans un certain nombre d'autopsies, on a trouvé quelque chose, tantôt une congestion intense, une grande friabilité, tantôt des ecchymoses périphériques, de l'emphysème, quelquefois une carnification du parenchyme, etc. Les ecchymoses superficielles, l'emphysème, quel que soit leur siége, ne peuvent ni confirmer ni infirmer les vues de M. Faure ; les autres altérations, constatées surtout à la région postérieure, peuvent être attribuées à un effet cadavérique, d'autant plus que cette hypostase ne s'accompagnait souvent d'aucune altération de texture. L'organe est engoué, pénétré de sang, mais il crépite, il surnage. Il faut ajouter aussi que dans la plupart de ces cas, les poumons étaient malades antérieurement. C'est

(1) Voyez p. 270.
(2) *Ibid.*, p. 320.
(3) *Ibid.*, p. 205.

même dans un de ces faits complexes que M. Faure crut reconnaître les altérations pathologiques qu'il avait observées dans ses expériences.

Il s'agit des poumons de cette femme qui succomba dans le service de M. Manec, à l'hôpital de la Charité (1). Les poumons observés avec soin par M. Manec et M. Després, son interne, étaient dans l'état suivant : « adhérence de la plèvre viscérale droite avec la plèvre pariétale du même côté ; contusion au troisième degré de la périphérie des deux lobes du poumon droit (la malade avait fait une chute violente sur le côté droit) et congestion passive de la partie centrale des deux poumons. » Pour M. Manec, auquel nous avons demandé des renseignements destinés à compléter les notions un peu sommaires de l'observation, il n'était pas douteux que ces altérations ne fussent le résultat du traumatisme. Les détails anatomo-pathologiques décrits par M. Faure diffèrent un peu des précédents. « Le poumon gauche, dit-il, était libre dans toute son étendue. Le lobe supérieur présentait une tache ecchymotique très étendue à l'intérieur et à l'extérieur. Dans ce point, le moins propre à la congestion cadavérique, se trouvait une portion considérable qui était congestionnée, dense, d'un rouge très foncé. Dans le reste du poumon, la coloration des sections était absolument identique avec ce qu'on trouve au sommet des poumons chez les individus qui sont morts violemment sans agonie. Le poumon droit, entièrement recouvert de pseudomembranes pleurétiques, avait perdu sa crépitation dans toute son étendue ; il ne présentait plus qu'une masse charnue, très dense, d'un rouge foncé, noirâtre même à certains endroits. Il offrait dans toute son étendue un aspect très rouge, très foncé et la consistance de l'hépatisation (2). » Négligeant à juste titre, et comme incapable d'amener la mort, la lésion observée au sommet du poumon gauche, M. Faure attribue l'état du

(1) Voyez p. 333.

(2) Faure, *Note sur les poumons d'une femme morte par le chloroforme* (*Archives générales de médecine*, 5e série, t. XV, p. 58).

poumon droit à l'action locale du chloroforme : mais de ce côté l'organe était enveloppé de fausses membranes qui suffisent bien, en dehors de toute influence spéciale, pour expliquer une pareille transformation.

Dans de telles conditions, les cellules pulmonaires ne tardent pas à s'affaisser ; le poumon, enchaîné dans ses mouvements, se rapetisse et acquiert l'apparence du tissu hépatique ou musculaire ; vers certains points, surtout au niveau des parties déclives, le tissu, pénétré de sang noir, représente une pulpe friable qui rappelle l'aspect du tissu ramolli de la rate. On peut dire que ce sont là des altérations de structure classiques de la pleurésie chronique. « Dans cette affection, le poumon, écrit Valleix, est refoulé, condensé, comme carnifié, mou, non crépitant (1). » De quelque façon qu'on l'examine, ce fait particulier, choisi par M. Faure à l'appui de ses idées, ne permet de tirer aucune conclusion. Aussi nous établissons sans restriction que dans le nombre des observations de mort subite survenue pendant l'éthérisation, il n'en existe pas une seule dans laquelle l'accident puisse être attribué à une action organique quelconque des vapeurs de chloroforme, inégalement réparties dans le réseau bronchique.

ARTICLE III.

LA MORT PEUT-ELLE ÊTRE ATTRIBUÉE A LA PRÉSENCE ACCIDENTELLE DE FLUIDES AÉRIFORMES DANS LE SYSTÈME CIRCULATOIRE ?

La présence de produits gazeux dans le système circulatoire, constatée à l'autopsie chez certains sujets, la ressemblance qui existe entre l'expression des accidents de la chloroformisation et celle d'autres accidents que l'on attribue à la pénétration de l'air dans les veines, ont conduit quelques auteurs à supposer que la mort subite pourrait bien résulter, au moins dans un certain nombre de cas, soit de la pénétration

(1) Valleix, *Guide du médecin praticien*, 2e édit., t. I, p. 569.

accidentelle de l'air dans les vaisseaux pendant la vie par l'intermédiaire des radicules veineuses du poumon, soit de la formation spontanée de quelque fluide dans l'organisme. Avant de songer à établir un rapprochement quelconque entre ces deux ordres de faits, il eût été indispensable d'abord d'être édifié sur la nature des fluides aériformes observés *post mortem* et sur leur provenance. Malheureusement cette analyse, qui eût tranché la question, n'a jamais été faite. A son défaut nous devons exposer les motifs qui nous portent à penser que ces gaz, quand ils existaient réellement, n'étaient autre chose que des produits de la putréfaction.

Leur présence se trouve mentionnée huit fois dans les circonstances suivantes. A l'autopsie de mistriss Simmons (1), on constata que « 2 ou 3 onces de sang entremêlé de bulles d'air s'écoulèrent des sinus de la dure-mère ». Aucune autre partie du système circulatoire n'offrait d'altération semblable. Une répartition aussi exclusive nous met en doute sur l'existence effective, pendant la vie, d'un gaz quelconque dans les vaisseaux. Pourquoi de l'air dans le crâne et point dans le cœur, les gros vaisseaux veineux ? Ce qui augmente la défiance, c'est que les sinus crâniens se trouvent dans des conditions particulières bien propres à donner le change. Conduits à parois inflexibles, sans élasticité, ils ne peuvent livrer passage à une seule goutte du liquide qu'ils contiennent sans recevoir en échange une certaine quantité d'air. Celui-ci pénètre sans que l'on s'en aperçoive, puis on le voit s'échapper bientôt après, entraîné par le liquide albumineux dans lequel il est comme emprisonné. A moins de précautions spéciales que l'on ne trouve point mentionnées, il n'est permis de tirer d'un pareil fait aucune conclusion.

Il n'en est plus de même dans l'observation de Mlle Stock, celle qui a servi de thème aux commentaires de M. Malgaigne. Ici la présence des gaz au moment de l'autopsie n'est plus

(1) Voyez p. 254.

douteuse ; les veines de l'encéphale, les carotides, le cœur, la veine porte, etc., tous les vaisseaux en contenaient en abondance, mais quelle était leur provenance ?

On sait que dès le début de la putréfaction, il se développe des gaz qui s'accumulent dans le système veineux ; ce sont eux qui, même avant tout autre signe de décomposition, donnent naissance à ces sugillations violacées qui se dessinent sur la face antérieure du tronc et des membres. Or, dans ce cas, la putréfaction n'était pas douteuse : « l'abdomen distendu par des gaz (rapportent les experts), et une odeur cadavérique bien prononcée, annonçant un commencement de putréfaction, nous convainquent de l'extinction réelle de la vie (1) » ; et un peu plus loin : « la partie extérieure du cou est gonflée; sur le côté gauche de cette région se montre une lividité cadavérique de 2 centimètres carrés environ ». Les conditions même de l'autopsie, pratiquée à la fin du mois de mai, vingt-sept heures après la mort, suffiraient à défaut d'autre preuve pour affirmer l'existence de la putréfaction ; quoi de plus naturel dès lors, et de moins imprévu, que la présence dans le sang de ses produits ?

Dans un troisième cas, l'auteur, assisté de deux confrères, trouve à l'autopsie « dans toutes les veines de la base du crâne, même celles d'un calibre très médiocre, une notable quantité de bulles d'air interceptant le liquide et faciles à déplacer », et dans l'oreillette gauche « un dégagement d'air par bulles »(2). Il suffit, pour en comprendre l'existence, de rappeler que l'autopsie fut pratiquée à la fin du mois d'août et trente-six heures après la mort.

Les experts chargés de pratiquer l'autopsie de madame Simon ont constaté la présence de « quelques bulles d'air dans les veines qui rampent à la surface du cerveau et dans l'artère basilaire » (3). L'absence de gaz dans d'autres points, l'époque

(1) Voyez p. 259.
(2) *Ibid.*, p. 270.
(3) *Ibid.*, p. 284.

de l'autopsie (soixante-douze heures après la mort), nous dispensent d'attacher à ce détail plus d'importance que ne l'ont fait les médecins légistes qui l'ont rapporté.

A l'examen nécroscopique de madame W...., pratiqué au mois de juin (vingt-cinq heures après la mort), le médecin Fischer constata également la présence de fluides aériformes dans les vaisseaux du cerveau, dans la carotide (1) ; mais la disparition de la rigidité cadavérique, des lividités prononcées, le boursouflement de la face et du cou témoignent irrécusablement de l'existence de la putréfaction.

Nous ne nous arrêtons à un détail contenu dans l'observation si précise de M. Adolphe Richard, que pour rappeler l'interprétation qu'en donne l'auteur lui-même. « Dans les veines superficielles du cerveau il existait quelques bulles de gaz, mais cette disposition était due à la décomposition cadavérique, et sur un cadavre que nous avons ouvert immédiatement dans l'amphithéâtre, ajoute le judicieux observateur, nous avons trouvé le même développement de gaz » (2).

Enfin, des deux derniers exemples, l'un manque de détails à ce point qu'il échappe à toute analyse et à toute critique; l'autre est emprunté à une autopsie qui, pratiquée au mois de juin en Italie, et quarante-huit heures après la mort, explique suffisamment pourquoi, « l'autopsie montre le cœur gros, flasque et contenant des gaz » (3).

Il n'existe pas, comme le voit, un seul fait, non-seulement qui démontre, mais même qui autorise à admettre la formation dans le sang d'un gaz quelconque pendant l'anesthésie, ou la pénétration de l'air dans les veines, soit pendant les inhalations, soit pendant le traitement des accidents. Les fluides aériformes trouvés dans les vaisseaux, ayant une origine toute naturelle dans l'existence de la putréfaction, leur influence hypothétique devient inacceptable.

(1) Voyez p. 285.
(2) *Ibid.*, p. 302.
(3) *Ibid.*, p. 305.

ARTICLE IV.

LA MORT EST-ELLE LE RÉSULTAT D'UNE ASPHYXIE ACCIDENTELLE?

Les causes de mort subite dont nous venons de parler n'étaient que des hypothèses gratuites ou de mauvaises appréciations qui sont restées sans écho sur l'opinion générale. Il n'en est pas de même de l'asphyxie accidentelle ; à une certaine époque, elle a compté de nombreux partisans, et de nos jours elle est encore considérée comme une cause possible, sinon probable, de mort subite pendant la chloroformisation. C'est ainsi qu'on l'a signalée comme un résultat possible d'inhalations trop larges au début, d'un spasme de la glotte (M. Maisonneuve), de l'accumulation de mucosités dans les bronches (MM. Bouisson, Demarquay, Robert), de la pénétration d'une trop faible quantité d'air dans les poumons (M. Devergie), etc. La possibilité d'un semblable accident ne saurait être mise en doute ; mais c'est peu éclairer la question que de l'égarer dans le champ du possible, n'ayant pour guide que des vues théoriques ou des présomptions plus ou moins affermies. L'histoire des morts subites qui nous occupent est assez longue, assez ancienne pour que l'on puisse renoncer aux procédés par induction. C'est pourquoi, sans entrer dans aucune discussion à cet égard, nous tâcherons seulement d'apprécier les faits et de voir s'ils présentent les caractères de l'asphyxie.

Mais, auparavant, il est bien indispensable de s'entendre sur la valeur des mots pour éviter toute confusion. Rien n'est vague et mal défini comme les diverses acceptions sous lesquelles on comprend la mort par asphyxie. Bichat avait posé la question dans les meilleurs termes. Pour lui, la mort par asphyxie réside essentiellement dans un défaut d'oxygénation du sang, consécutif à un arrêt suffisamment prolongé de la fonction respiratoire. C'est donc, à proprement parler, une mort par le sang, apparaissant comme conséquence directe de la mort du poumon. Que ce soit en faisant inhaler un gaz irrespirable, en mettant obstacle, d'une façon quelconque, à la pénétration de l'air dans les voies aériennes ou à l'exhalation des produits de l'expiration, peu importe ; au fond, l'effet produit est le même sur ce liquide.

Il acquiert progressivement, dans toute l'étendue de l'appareil circulatoire, cette teinte brune, cette consistance visqueuse qu'on lui connaît, et il a paru à M. Faure, dans ses belles recherches sur l'asphyxie, que « le moment de la mort inévitable devait coïncider avec celui où la coloration brune était également prononcée dans tout le système vasculaire » (1). Aussi, à l'autopsie, le même auteur a-t-il trouvé « le sang constamment huileux, épais et d'un brun noirâtre, soit qu'il y ait des caillots, soit qu'il soit entièrement fluide » (2). Cette transformation du sang donne aux organes un aspect particulier : leur trame est gorgée, leur coloration plus foncée ; le système veineux, depuis le réseau capillaire jusqu'aux troncs principaux et jusqu'au cœur, est gonflé par un liquide noir, gélatineux, tantôt d'une consistance uniforme, tantôt contenant des coagulums plus ou moins résistants, suivant l'espèce animale, la cause d'asphyxie et peut-être l'époque de l'autopsie.

L'état du sang et des organes représente un premier caractère à l'aide duquel, soit pendant la vie, soit surtout après la mort, l'asphyxie, dégagée de toute complication, se distingue nettement de tout autre accident.

Ainsi qu'il était facile de le prévoir, la mort par asphyxie présente toujours les mêmes symptômes fondamentaux. « Quel que soit l'obstacle, dit M. Faure, qui intercepte la communication des poumons avec l'atmosphère, ou qui s'oppose à l'exercice de la respiration, les différences que l'on peut remar-

(1) Faure, *Des caractères généraux de l'asphyxie* (*Archives générales de médecine*, 5e série, t. VII, p. 561).

(2) Faure, *ibid.*, p. 560.

quer ne sont que secondaires. Parmi les phénomènes, en effet, il en est un certain nombre qui sont constants, revêtent toujours les mêmes caractères et prédominent visiblement sur les autres : ce sont ceux qui se rapportent directement à la privation d'air..... Quel que soit le procédé avec lequel on a déterminé l'asphyxie, les symptômes essentiels sont identiques, puisqu'ils relèvent d'une cause unique, la suppression des fonctions du sang (1). » Ces symptômes consistent dans un affaiblissement progressif des grandes fonctions en rapport avec la perte progressive des propriétés vitales du sang, puis dans leur abolition successive, dont le dernier terme est la disparition définitive des mouvements du cœur.

Par la nature même des accidents, la mort dans l'asphyxie ne peut pas être instantanée, de même que la vie ne peut plus se prolonger ou se rétablir du moment que le sang a perdu toutes ses propriétés vivifiantes. L'ordre de succession des symptômes reste toujours le même, seulement leur marche est plus ou moins rapide, suivant l'énergie de la cause, suivant l'espèce animale, suivant l'âge, la température à laquelle est exposé le sujet : toutes conditions secondaires dont l'influence a été déterminée avec tant de soin par M. Brown-Séquard, mais dont la signification ne repose que sur le principe de la marche fatalement progressive de l'asphyxie (2).

Voilà ce qu'apprend la physiologie expérimentale. A l'aide de ces deux caractères : pendant la vie, abaissement progressif des phénomènes vitaux disparaissant sans retour au dernier battement du cœur ; après la mort, coloration spéciale du sang, état asphyxique des organes, il semble facile, et il est facile en effet de reconnaître chez les animaux l'asphyxie partout où elle se rencontre.

La question est loin d'être aussi simple chez l'homme. Ici, sous l'influence des mêmes causes, tout n'est le plus souvent

(1) Faure, *Mém. cité* (*ibid.*, p. 299).

(2) Brown-Séquard, *Journal de la physiologie de l'homme et des animaux*, t. II, p. 93.

que trouble et confusion, si l'on prend pour terme de comparaison cette décevante netteté des idées de Bichat. Exposé à la même cause d'asphyxie, la submersion, la strangulation, par exemple, tantôt l'homme succombera, après avoir parcouru les différentes phases de l'asphyxie progressive, comme les animaux ; tantôt il sera frappé soudainement de mort, dans un temps plus court que celui qui sépare deux mouvements respiratoires ; tantôt enfin il séjournera pendant un temps beaucoup plus long que ne le comportent les besoins de l'hématose dans un milieu irrespirable, sans que pour cela il ait cessé de pouvoir être rappelé à la vie. La même diversité d'effets s'observe après la mort : là tous les signes nécroscopiques de l'asphyxie ; ici aucun caractère appréciable. Nous pourrions emprunter aux différents auteurs de nombreux exemples de ces dissemblances frappantes, si ces faits n'étaient bien connus, et depuis longtemps, de tous les médecins. On a conservé pourtant sous une dénomination commune des effets aussi différents. C'est dans le même ordre d'idées que, par extension, on a rangé sous le titre d'asphyxie les accidents qui résultent de la privation d'air respirable, de l'inhalation du gaz acide sulfureux, de la section des nerfs phréniques, de l'inhalation du gaz oxyde de carbone, de l'acide sulfureux (1), du froid, de la chaleur extrême, de l'ivresse, de divers empoisonnements, etc. (2). Seulement, pour marquer, dans un genre de mort subite composé d'éléments aussi disparates, des variétés imposées par les faits, on a été conduit à créer plusieurs formes d'asphyxie : l'*asphyxie bleue*, avec tous les caractères de l'asphyxie vraie ; l'*asphyxie blanche* de quelques auteurs, dans laquelle le sang a conservé ses caractères normaux ; l'*asphyxie idiopathique*, adoptée surtout en Angleterre, dans laquelle il n'existe ni sang noir, ni mort progressive, mais une véritable sidération nerveuse.

(1) Devergie, *Médecine légale, théorique et pratique*, 3e édit., t. II, p. 650.
(2) Faure, *mém. cité*.

Les mots n'ont d'autre valeur que celle qu'on leur donne, le tout est de s'entendre ; mais il n'échappera à personne que ce retour aux idées anciennes n'ait pour conséquence de jeter dans les esprits une grande confusion, et de faire que l'asphyxie ne possède plus aucun caractère propre, soit pendant la vie, soit après la mort. C'est ce qui est arrivé. En voici la preuve ? « Il m'est permis de faire remarquer, dit à ce sujet M. Tardieu, que la strangulation apporte une preuve de plus de l'incertitude, ou, pour mieux dire, du néant des signes prétendus de ce que l'on appelle asphyxie (1). »

La cause de cette confusion réside dans le point de départ choisi pour déterminer le caractère de la mort subite. Au lieu de prendre pour base, à l'exemple de Bichat, la mort de la fonction, constatée cliniquement, on a fait une classification cartésienne basée sur la nature de la cause perturbatrice. Ainsi un homme meurt brusquement, soit en tombant à l'eau, soit étouffé par la foule, sa mort est attribuée à une asphyxie par submersion, par suffocation, parce que l'appareil pulmonaire a été directement menacé par la cause perturbatrice, et pourtant, en dehors de cette circonstance étiologique, il n'existe aucun signe d'asphyxie, pas plus que si la mort fût survenue sous l'influence de la douleur, d'une émotion vive, etc., etc. Chez les animaux, cette substitution n'aurait pas grande importance; la nature de la cause permet toujours de préjuger la nature des effets produits, et partant peut servir à fixer le genre de mort ; il n'en est plus de même chez l'homme. Avant que la cause spéciale ait eu le temps d'agir, il est survenu d'autres troubles fonctionnels plus graves, et qui dominent tellement la scène, qu'il est logique de les considérer comme la cause véritable et unique de la mort. Il ne reste même pas l'alternative d'en faire une complication, car toute complication est un effet consécutif. Ici il est primitif ; il est même exclusif,

(1) Tardieu, *Études médico-légales sur la strangulation* (*Annales d'hygiène publique et de médecine légale*, 2e série, t. XI, p. 133).

attendu que son apparition est un obstacle à la production ou à l'aggravation de l'asphyxie. Il n'emprunte d'ailleurs aucun caractère à la spécialité de la cause ; on. peut la changer sans modifier le résultat. Dans un cas ce sera une émotion morale, dans un autre la suffocation, dans un troisième une hémorrhagie, et pourtant, malgré cette diversité d'influences, les conséquences seront identiques. Afin de maintenir dans le langage la distinction dictée par l'observation, nous ne reconnaîtrons d'autre asphyxie que celle qui sera démontrée par les caractères positifs désignés plus haut. Restreint à cette stricte acception, le genre de mort subite, qualifié par Bichat de mort par le poumon, devient chez l'homme l'expression d'un fait saisissant qui, par la permanence et la régularité de ses manifestations, a été vivement éclairé par le célèbre physiologiste.

En résumé, sous l'influence des diverses causes d'asphyxie, des effets très variables se produisent, et dans cette scène tumultueuse la mort peut être provoquée de trois façons : ou bien par l'asphyxie simple et progressive ; ou bien par une suspension brusque et simultanée des grandes fonctions, sur la nature de laquelle nous aurons à revenir ; ou bien par un état asphyxique incomplet qui participe à la fois de la nature des deux genres de mort précédents, et qu'il est possible de classer dans l'un ou dans l'autre d'après la prédominance des symptômes.

Avec cette distinction, il devient facile de s'assurer si la mort subite survenue pendant la chloroformisation a été la conséquence d'une asphyxie accidentelle.

Au point de vue de la marche et de la succession des accidents, rien, dans ces conjonctures, ne rappelle l'asphyxie. L'arrêt brusque des mouvements du cœur a toujours été le symptôme initial ; le fait n'est pas douteux, car il est mentionné par tous les observateurs : en outre, l'issue fatale, accompagnée ou non de signes de congestion, a été imprévue, soudaine, instantanée. Sans doute, les observations ont été rédigées de souvenir ;

il a bien pu se glisser quelque erreur en établissant l'ordre de succession des troubles fonctionnels qui ont amené la mort. Mais il serait au moins surprenant que la même illusion se fût partout reproduite. Dans tous les cas, elle ne serait admissible qu'en supposant aux accidents une brusquerie que ne comporte point la marche régulière, progressive de l'asphyxie.

Les résultats fournis par l'autopsie conduisent à des conclusions analogues. Peu d'observateurs donnent à cet égard des détails circonstanciés, mais leur silence nous paraît devoir être interprété. Si l'on tient compte du soin avec lequel les autopsies ont été faites généralement, tout porte à croire que dans les cas où il n'est point fait mention des altérations pathologiques de l'asphyxie progressive, la seule qui soit en cause, elles n'ont point été rencontrées. Cette présomption, basée sur une preuve négative, est confirmée par la plupart des faits dans lesquels l'état du sang a été indiqué. Dans un cas, « il fut trouvé fluide comme de l'eau, pas le moindre caillot..., la coloration du sang était partout celle du sang veineux » (1); dans un autre, on rapporte que « le sang avait la couleur et la consistance du jus de cerise » (2); dans un troisième, que « le sang était généralement fluide et ne se coagulait point après la sortie du cœur et des vaisseaux; il avait aussi une teinte brune pourprée très analogue à celle que l'on observe dans la rate : nulle part, alors qu'il était épanché en nappe, il n'offrait la teinte ordinaire sombre noire ou cramoisie du sang veineux » (3).

Plusieurs chirurgiens ont trouvé du sang noir en grande abondance dans les veines des enveloppes du cerveau, dans les vaisseaux pulmonaires, dans la substance cérébrale même; mais cet état, quand il n'était pas un effet cadavérique, indique qu'il y avait de la congestion dans ces points au moment de la mort, et rien de plus. Deux fois seulement, les détails fournis

(1) Voyez p. 255.
(2) *Ibid.*, p. 278.
(3) *Ibid.*, p. 281.

par l'examen du sang rappellent l'asphyxie. Chez un sujet, « le cœur contenait du sang noir liquide dans toutes ses cavités, en très petite quantité dans les cavités gauches » (1). Chez un autre qui succomba pendant l'administration de l'éther, « le sang était d'un noir foncé, semblable dans certains points à de la mélasse » (2). Si l'on en excepte ces deux cas particuliers à l'égard desquels il est possible d'admettre un commencement d'asphyxie, on est autorisé à dire que l'état du sang, chez l'homme comme chez les animaux, ne se rapporte pas, dans l'immense majorité des cas, à un état dangereux d'asphyxie. La coloration de ce liquide est normale : noire dans le cœur droit et les gros vaisseaux veineux, couleur lie de vin dans le système capillaire central ou périphérique.

L'état du cœur, que l'on trouve souvent tout à fait vide, ainsi que le système circulatoire, confirme la même opinion. L'appareil respiratoire serait seul capable de faire surgir quelques doutes. Dans la trachée, on a vu des arborisations ; dans les bronches, une congestion plus intense traduite par une rougeur diffuse variant du rose clair au rouge lie de vin. Une certaine quantité de mucus fouetté d'air ou légèrement coloré par le sang existait assez souvent dans les bronches de deuxième et de troisième ordre. Quant aux poumons eux-mêmes, leur examen a révélé des états variables. Dans le cinquième environ des cas, leur parenchyme était dans un état parfait d'intégrité. Ce point important est mentionné de la façon la plus explicite, en particulier dans les observations de MM. Vallette (de Lyon), Ad. Richard, etc., etc. Mais souvent ils étaient le siége d'une congestion notable ; ils étaient turgescents, remplissaient complétement la cage thoracique ; leur surface, rosée ou grisâtre en avant, était violette en arrière, quelquefois marbrée de taches d'un pourpre foncé et même d'ecchymoses rouges ou brunâtres. On a fréquemment signalé aussi des bulles d'emphysème sous-pleural ou interlobaire, bien que la lésion

(1) Voyez p. 264.
(2) *Ibid.*, p. 251.

n'offrît quelque étendue que chez Mme Simon (1). Dans un cas, les poumons sont le siége d'une altération plus importante encore. « Ils offrent à l'extérieur quelques taches brunâtres, ecchymotiques ; incisés dans plusieurs directions, ils présentent une infiltration considérable de sang noir, diffluent en certains points, coagulé dans d'autres, et formant comme des noyaux apoplectiques (2). » On ne peut se le dissimuler, de pareilles altérations se rencontrent fréquemment à la suite de l'asphyxie; mais les conditions spéciales et presque exclusives dans lesquelles on les observe, montrent que leur présence ne se rattache qu'indirectement à l'asphyxie, et partant ne peut servir à en démontrer l'existence. Elles représentent un accident, une complication, ou, si l'on veut, le mode régulier suivant lequel s'exercent diverses causes d'asphyxie. C'est ainsi qu'on les rencontre toujours après la mort par strangulation, par étouffement, tandis que dans l'asphyxie simple, non compliquée de suffocation, elles n'existent pas. Dans un très grand nombre d'expériences sur l'asphyxie par le charbon, que l'on peut considérer comme une asphyxie simple au point de vue où nous sommes placés, M. Faure n'a jamais constaté ni taches noires, ni ecchymoses, ni emphysème.

Nous avons tenu à reproduire, en les multipliant peut-être outre mesure, tous les détails anatomo-pathologiques dignes d'intérêt que nous avons rencontrés, afin de nous mettre plus sûrement à l'abri de toute idée systématique, et parce qu'ils ont pu servir de base à d'autres opinions. Le parenchyme pulmonaire, la muqueuse bronchique, peut-être même la constitution physique du sang, ne sont pas exempts d'altérations après la mort subite pendant l'éthérisation. Mais en raison de leur nature, de leur diversité et de leur peu d'étendue, nous ne voyons en aucune d'elles la cause organique de la mort, et en particulier les preuves de l'existence d'une asphyxie.

(1) Voyez p. 281.
(2) *Ibid.*, p. 288.

Leur production accidentelle trouve une justification facile dans le mauvais état des organes avant l'éthérisation, ou bien dans les diverses réactions, et en particulier les convulsions qui exposent aux mêmes accidents que la suffocation, et qui sont si souvent provoquées par l'éther et le chloroforme. Sans attribuer à ces lésions le rôle principal dans le mécanisme de la mort subite, il faut en tenir compte à titre d'accident secondaire, révélant l'intervention de causes occasionnelles qui ont pu devenir la source immédiate des accidents.

Une considération d'un autre ordre pourrait, s'il en était besoin, être ajoutée à celles qui précèdent, pour éloigner la pensée d'une asphyxie accidentelle dans les cas actuels. L'asphyxie secourue à temps est rarement au-dessus des ressources de l'art. Les secours les plus efficaces contre elle ont été employés pour combattre les accidents de l'éthérisation ; ils l'ont été sur-le-champ, tout au plus quelques minutes après le début, et pourtant ils se sont montrés constamment impuissants pour enrayer les progrès de cette singulière asphyxie.

ARTICLE V.

LA MORT EST LE RÉSULTAT DE PERTURBATIONS DYNAMIQUES DONT LA SYNCOPE EST L'EXPRESSION ORGANIQUE HABITUELLE.

En poursuivant cet examen au même point de vue, nous aurions pu montrer aussi facilement que la mort subite survenue pendant la chloroformisation ne provenait pas davantage, dans la majorité des cas, d'altérations organiques préexistantes du côté du cœur ou du cerveau, assez importantes pour justifier par l'état de l'organe la perte de sa fonction. Le peu d'intérêt qu'il y aurait à discuter des idées qui ne sont acceptées par personne nous empêche d'entrer dans aucun détail à ce sujet.

Par voie d'exclusion on est ainsi conduit à reconnaître qu'elle dépend beaucoup moins de l'état des organes, au moment de l'accident, que de l'état des forces qui les mettent en jeu ou règlent leurs rapports fonctionnels. De tout temps les observateurs ont reconnu qu'en dehors des causes matérielles de la mort subite, il en est de dynamiques, d'immatérielles, en ce sens qu'elles échappent à nos moyens d'investigation, dont on ne saurait contester ni l'existence ni l'énergie. L'examen des conditions générales dans lesquelles elles se manifestent doit particulièrement nous intéresser, puisque c'est dans cet ordre d'influences que l'on est conduit à circonscrire les causes des fâcheux accidents de la chloroformisation.

Dans l'exercice régulier de la vie, le système nerveux, chez l'homme surtout, est soumis à une foule d'excitations qui ont pour résultat la suspension momentanée de l'innervation, soit dans tout le système, soit dans l'une de ses parties. Il n'est pas de notre sujet de rechercher si cette suspension est toujours l'effet d'un épuisement nerveux passager, si elle provient quelquefois d'un état d'excitation ou d'un simple trouble dans l'équilibre des forces : c'est pourquoi nous en désignons la cause sous le nom générique de *perturbation dynamique*. Le même fait peut être observé dans les fonctions de l'entendement, dans l'exercice de la vie de relation et de la vie organique. Sous l'influence de l'excitation même la plus légère, l'activité psychique est brusquement interrompue et réduite momentanément à une incapacité absolue. La mémoire et le pouvoir de généralisation sont les deux facultés qui y semblent le plus prédisposées. Que l'on réfléchisse, que l'on expose sa pensée ou que l'on écoute une démonstration, la moindre impression suffit pour faire perdre brusquement le souvenir des mots, l'ordre d'idées dans lequel on se trouvait. On dirait qu'il y a dans l'encéphale des courants dont l'action se contrarie, s'annihile ; et plus la tension du courant primitif est considérable, plus facilement il est interrompu par le courant perturbateur. En d'autres termes, plus l'excitation psychique est grande, plus facilement et plus complétement se produit cette véritable neutralisation ; plus la lumière était vive, plus la nuit est profonde.

Des effets comparables s'observent dans la vie de relation, seulement ils proviennent d'excitations plus fortes. Sous l'empire de la passion, l'exercice des sens est suspendu ; le sens musculaire lui-même, quoique plus intimement lié à la vie organique, cesse de fonctionner. Au propre comme au figuré, la colère aveugle, la surprise ou la peur, réduisent à l'impuissance les organes du mouvement ; alors le muscle n'est plus excité, il est dans le moment aussi complétement inactif que si on l'eût privé de ses moyens d'innervation par la section du nerf qui les lui transmet. C'est ce qui arrive souvent sous l'influence d'un danger pressant : en vain on tente d'articuler un mot, de pousser un cri ; en vain on fait appel à toute l'énergie de la volonté, pour chercher son salut dans une fuite impossible.

Les muscles soustraits à l'action volontaire, et par conséquent les fonctions de la vie organique, subissent les mêmes influences. De même que les organes du mouvement deviennent incapables de soutenir le moindre effort, de même les sphincters cessent d'agir, la respiration, le cœur lui-même sont frappés d'inertie.

L'incapacité fonctionnelle, ou, si l'on veut remonter à sa cause, la perturbation jetée dans les forces nerveuses par diverses excitations, se présente ainsi comme l'expression de l'un des attributs fondamentaux du système nerveux. C'est une de ses manières d'être : on ne peut le concevoir sans elle, pas plus qu'on ne peut concevoir chez lui l'activité sans le repos. Le plus souvent ces manifestations ne représentent qu'un écart de la vie, un orage passager après lequel tout rentre dans l'ordre. Mais sans sortir du même ordre d'idées, l'esprit conçoit que la mort puisse en être la conséquence. Il suffit pour cela que, soit à cause de la violence de l'excitation, soit à cause du peu de vitalité des nerfs, soit par tout autre motif, le fait de l'incapacité se généralise et soit plus durable. Avec ce caractère accessoire de la durée et de l'étendue, on conçoit aussi bien la mort subite dans ces occasions que l'incapacité musculaire, que l'inertie du bras, de la mâchoire, par exemple. Par conséquent la mort peut être le résultat direct, immédiat d'une excitation, quel qu'en soit le point de départ, suivie d'un épuisement radical et soudain des forces nerveuses, sans qu'il soit besoin de l'intervention d'autres influences successives. Tel est le genre de mort dont on connaît de nombreux exemples, et que l'on a désigné de façons différentes sous les noms de *mort par sidération nerveuse*, *par hémorrhagie nerveuse*, etc.

Toutefois il faut des conditions exceptionnelles, soit un ébranlement excessif, soit une faiblesse ou une fatigue très grande du système nerveux, pour qu'une telle perturbation devienne définitive : de sa nature elle est passagère, transitoire, et représente, ainsi que nous l'avons déjà dit, quelque chose de comparable à ces intermittences qui marquent la vie et le mouvement dans les nerfs. C'est par le trouble qu'elle apporte dans les différents appareils organiques que la mort arrive le plus ordinairement. De la sorte le danger qu'elle fait courir doit être mesuré non-seulement par son énergie propre, mais surtout par l'importance des fonctions qui en supportent le contre-coup. Celui-ci nous paraît être général, frapper également les sens, le système musculaire, le cœur et le poumon, quoique pourtant certains actes de la vie psychique rendent acceptables des déterminations électives sur tel ou tel appareil organique. On sait en effet que par un effort de la volonté, l'activité nerveuse peut être en quelque sorte dérivée dans une direction déterminée. L'exercice de l'œil, de l'oreille, du sens génital, rend inactifs les autres sens, et même, avec de l'attention et de l'habitude, on parvient à n'entendre dans un concert que ce que l'on veut entendre, à ne voir dans un tableau que ce que l'on veut voir. Par analogie, il est possible d'admettre qu'à la suite d'une perturbation nerveuse, l'inactivité fonctionnelle qui en est le résultat puisse atteindre isolément, soit le système musculaire ou même certains muscles de la vie de relation, soit les muscles de la vie organique, soit la respiration, soit la circulation; mais les faits dont nous parlions tout à l'heure sont tous relatifs à la perception cérébrale; ils représentent peut-être un des modes particuliers de l'exercice de l'entendement, dont l'application aux autres fonctions du système nerveux serait abusive. Pour ce motif, il y a lieu de penser, bien qu'à notre point de vue la distinction soit peu importante, que les effets de l'ébranlement ou de l'épuisement nerveux sur la vie organique sont généraux; que leur gravité est en rapport avec l'importance respective des divers appareils.

C'est dans cet ordre d'idées que, se basant sur la classification établie par Bichat au sujet des morts subites par altérations organiques, on a divisé les morts subites sans lésions pathologiques suffisantes ou appréciables, en trois groupes différents : mort subite par le cerveau, ou apoplexie nerveuse; mort subite par le poumon, ou asphyxie nerveuse, idiopathique; et mort subite par le cœur, ou syncope nerveuse. Une telle distinction ne nous paraît pas suffisamment justifiée par l'observation.

1° *Apoplexie nerveuse.* — A moins que l'on ne comprenne sous cette dénomination, qui serait alors mal choisie, les faits exceptionnels dont nous avons parlé tout à l'heure et dans lesquels il y a perte subite et absolue des forces nerveuses (*mort par sidération nerveuse*), cette apoplexie représentant le contre-coup de quelque excitation sur les fonctions spéciales du cerveau, peut être difficilement considérée comme une cause de mort subite, puisque la perte de ces mêmes fonctions à la suite de la perte de l'organe n'est elle-même que fort rarement une cause de mort immédiate. On sait en effet que l'apoplexie foudroyante est très rare, à moins que l'altération organique ne porte une atteinte directe à la moelle allongée. Sous l'influence d'un ébranlement nerveux, il y a fréquemment un temps d'arrêt dans la vie psychique, il y a perte de connaissance, mais rien dans ces troubles ne porte directement atteinte à la vie organique. Ce que montre l'induction se trouve confirmé par les détails de la plupart des observations publiées sous le titre d'*apoplexie nerveuse*. Elles n'ont entre elles aucun caractère de ressemblance : tantôt la mort a été foudroyante ; tantôt elle est arrivée lentement comme sous l'influence d'un épuisement progressif du système nerveux ; tantôt, après des accidents nerveux variables, la vie s'est rétablie, mais avec des paralysies persistantes. Pour ces motifs, l'apoplexie nerveuse nous paraît être, ou bien une mort par *sidération nerveuse*, ou bien un type de convention dont l'existence peut être contestée et par l'induction et par l'observation directe.

2° *Asphyxie nerveuse*. — La mort n'a pas lieu davantage par asphyxie. L'inactivité des poumons n'est directement préjudiciable et ne peut devenir une cause de mort subite que par la perte de l'hématose. Par sa nature, une telle mort doit être progressive, et surtout doit laisser des traces. Sans cette marche progressive, qui est loin d'être la règle ; sans les altérations du sang que doit entraîner l'arrêt de la fonction respiratoire et qui ne se présentent jamais dans les cas dont nous parlons, à quoi peut-on reconnaître l'asphyxie ? Ne présentant aucun des caractères du genre, l'espèce asphyxie nerveuse ou idiopathique devient une distinction purement nominale.

3° *Syncope*. — Il n'en est plus de même de l'influence exercée par les mêmes causes perturbatrices sur les fonctions du cœur. Comme fait, elle est saisissante ; la moindre stimulation, l'émotion la plus légère agit sur les battements de cet organe, en change le rhythme, le caractère, ou les arrête brusquement (1). Cette réaction, à tous ses degrés, porte une atteinte immédiate au principe même de la vie organique, en modifiant l'état de la circulation.

Le sang est l'élément, à chaque instant indispensable, qui entretient et sollicite l'activité nerveuse, source de toute mani-

(1) L'arrêt des battements du cœur ne doit être pris que dans son acception clinique, car nous ne voulons en aucune façon juger la question de savoir s'il est absolu ou relatif.

festation vitale. Les physiologistes ont depuis longtemps constaté qu'en liant ou comprimant l'artère d'un membre, on le paralyse en très peu de temps. Stenon, en comprimant l'aorte ventrale d'un lapin, le rendit paraplégique en quatre minutes. Ils avaient également démontré qu'en rétablissant la circulation, on rétablissait presque instantanément les fonctions.

Ces faits isolés furent pleinement corroborés par les belles recherches de M. Brown-Séquard (1). Non-seulement il constata que l'arrêt de la circulation fait perdre la sensibilité et le mouvement, et arrête toute manifestation vitale au point de provoquer localement la rigidité cadavérique sur un animal vivant, mais il établit par de nombreuses expériences que les propriétés vitales de la moelle épinière, des nerfs moteurs et sensitifs, des muscles, une fois complétement épuisées, peuvent être régénérées sous l'influence du sang chargé d'oxygène, même quand existe la rigidité cadavérique. Il semble même que l'irritabilité musculaire puisse être maintenue indéfiniment dans des membres séparés du tronc, pourvu qu'on y injecte du sang chargé d'oxygène.

Les mêmes effets s'observent à l'égard de l'encéphale. Dans son mémoire sur les effets de la ligature des artères carotides et vertébrales, sir Astley Cooper (2) annonce qu'en comprimant et relâchant alternativement ces vaisseaux chez des lapins et des chiens, il produisait à plusieurs reprises et successivement un état de mort apparente et le retour à la vie. Les expériences de M. Fleming, dont nous avons déjà parlé (3), montrent également que la compression des vaisseaux carotidiens frappe subitement d'inertie l'encéphale. Il y a même ceci de remarquable, c'est que les effets sont ici beaucoup plus prompts que sur les nerfs ou la moelle. On a reproché, il est vrai,

(1) Brown-Séquard, *Recherches expérimentales sur les propriétés physiologiques et les usages du sang rouge et du sang noir, etc.* (*Journal de la physiologie de l'homme et des animaux*, t. I, p. 95).

(2) *Guy's hospital Reports*, 1836, t. I, p. 565, traduit dans *Gazette médicale*, 1838, p. 100.

(3) Voyez p. 3.

aux expériences précédentes, d'exposer à la compression des veines qui accompagnent les artères du cou, de telle façon que les résultats obtenus pourraient être attribués aussi bien à l'accumulation du sang veineux qu'au défaut d'affluence du sang artériel. Quoi qu'il en soit à cet égard, M. Brown-Séquard (1) s'est assuré, de son côté, que la ligature ou la compression directe avec des pinces ou des serres-fines causent rapidement la mort.

Puisqu'il suffit de suspendre la circulation artérielle en un point quelconque pour en déterminer la paralysie, de la même façon l'arrêt des battements du cœur devra être suivi d'un anéantissement complet des forces ; à la vie devra succéder directement un état de mort apparente. Un de nos amis, M. le docteur Liégeois, professeur agrégé de la Faculté, nous rappelait dernièrement un fait consigné dans la thèse d'un de ses élèves (2), dans lequel l'influence directe du sang sur l'activité nerveuse put être constatée pour ainsi dire *de visu*. Il existait chez une femme hystérique une analgésie complète du côté gauche. On pouvait la pincer, la brûler, la chatouiller, traverser les muscles de l'avant-bras avec une aiguille, sans provoquer la moindre sensation douloureuse. Le réseau capillaire de la peau, qui est partout d'un blanc mat, était manifestement exsangue ; aussi les piqûres ne donnaient-elles point de sang, quand on ne dépassait point l'épaisseur du derme. Dans ce dernier cas seulement apparaissait au niveau de la piqûre une petite tache rosée qui, dans quelques points, devenait le siége d'une sensibilité contrastant singulièrement avec l'état d'anesthésie des parties voisines. Cette sorte d'irrigation traumatique, bien que très circonscrite, avait suffi pour réveiller localement la sensibilité de la même façon que la surface d'un muscle qui vient de perdre son irritabilité, la recouvre quelquefois si l'on vient à l'humecter de sang. Cette particularité curieuse

(1) Brown-Séquard, *Mém. cité* (*ibid.*, p. 118).

(2) Edmond Pipet, *De la paralysie hystérique*, thèse inaugurale. Paris, 1862, n° 62, p. 30.

indiquait assez que les troubles nerveux étaient sous la dépendance de l'état de la circulation capillaire de la peau. Mais on put s'en assurer directement, après avoir placé la malade dans un bain chaud; sous son influence, la peau reprit sa coloration normale, et avec elle la paralysie disparut complétement. Un pareil ehangement ne saurait être attribué à une excitation directe et curative des nerfs de la sensibilité, puisqu'ils n'étaient plus impressionnables.

Par opposition, l'afflux d'une plus grande quantité de sang rend les nerfs plus sensibles, exalte leurs fonctions. Le fait a été signalé à diverses reprises par M. Cl. Bernard dans ses recherches si ingénieuses sur les nerfs vasculaires et calorifiques du grand sympathique (1). En paralysant les nerfs vaso-moteurs de l'oreille d'un lapin, de la patte d'une grenouille, on congestionne ces parties, et l'on y développe par ce fait, sans faire intervenir ni irritation directe, ni compression, une sensibilité beaucoup plus vive, à tel point que la moindre impression tactile suffit pour provoquer de la douleur et faire fuir l'animal.

Tous ces faits démontrent combien est intime l'influence moléculaire du sang sur l'entretien et le développement de l'activité nerveuse. Il y a là, soit une action de simple contact, soit une action chimique qui rappelle involontairement à l'esprit ce qui se passe dans la mise en activité de la pile voltaïque, sans vouloir établir aucune comparaison entre la nature du fluide nerveux et celle du fluide électrique. Placez le couple générateur en contact avec son stimulant chimique, une liqueur acidulée, l'électricité entre en activité, le courant s'établit; laissez les nerfs en contact avec un sang bien constitué, leur stimulant physiologique et le régénérateur de leurs propriétés vitales, l'activité nerveuse se développe; changez ces conditions dans un cas comme dans l'autre, toute manifestation disparaît, la force reste latente, à l'état d'aptitude.

(1) *Comptes rendus de l'Académie des sciences*, t. XXXIV, p. 472, et t. LV, p. 228.

Ce n'est donc pas seulement en modifiant la circulation cérébro-rachidienne et en envoyant moins de sang au cerveau, que l'affaiblissement ou l'arrêt des impulsions du cœur arrête toute manifestation vitale. C'est en *anémiant* le système nerveux tout entier, autant les nerfs de la périphérie que leur point d'émergence central; seulement en rendant inactive la partie des centres nerveux qui anime le cœur, le défaut d'afflux sanguin devient un obstacle direct au rétablissement de ses mouvements, et une cause de prolongation ou d'aggravation des mêmes accidents.

C'est ainsi que nous comprenons, dans son acception la plus générale, le mécanisme de ces morts subites sans causes matérielles suffisantes. Elles empruntent leur raison d'être à un ébranlement, un choc du système nerveux dont l'effet est général, mais dont le contre-coup se fait sentir sur les différents appareils organiques d'une façon plus ou moins grave, suivant l'importance de chacun d'eux. Le cœur étant le plus immédiatement indispensable à l'entretien de la vie, il nous paraît rationnel d'attribuer exclusivement à la cessation de ses fonctions la cause de la mort, tout en rappelant explicitement que la cause d'un pareil trouble est générale et s'exerce simultanément sur les autres appareils organiques.

Par conséquent, les morts subites sans causes matérielles résultent, ou bien d'un épuisement absolu et primitif de l'activité nerveuse par une sorte de sidération, ou bien d'un épuisement nerveux, consécutif à un arrêt des battements du cœur, à une syncope. Mais si l'esprit d'analyse parvient à maintenir une subtile différence entre ces deux modes d'action, l'esprit d'observation tend à les confondre, soit à cause de leur origine commune, une excitation quelconque du système nerveux, soit à cause de leurs signes communs pendant la vie, soit à cause de l'absence de toute altération organique après la mort. Comme il est impossible de démontrer que la sidération nerveuse est primitive, tandis que l'on constate souvent qu'elle est consécutive, il y a des raisons plausibles, pressenties même par l'usage, pour rapporter de préférence ces accidents à un seul point de départ, qui est la *syncope*.

La syncope, envisagée comme l'unique expression de ces troubles inexpliqués du système nerveux, graves ou légers, acquiert de la sorte une nouvelle importance. On peut dire que sous ses formes diverses, depuis le simple évanouissement jusqu'à la mort instantanée, elle joue un rôle important et trop effacé jusqu'alors dans toutes les questions de la pathologie humaine, soit à titre d'accident indépendant, soit à titre de complication. Mais nous l'établissons comme fait, sans tenter d'en découvrir la cause première. Nous ne savons pas quel est le principe de l'activité nerveuse, comment trouver la raison de ses défaillances; nous ne savons guère pourquoi et comment le cœur bat; comment pénétrer la cause de ces arrêts brusques sous l'influence d'une émotion morale ou de toute autre excitation.

D'autre part, en acceptant comme démontrée par l'observation l'influence perturbatrice exercée par l'excitation des nerfs, il se présentait quelques difficultés pour concilier ses effets à l'égard du cœur avec les idées régnantes au sujet de la théorie de l'innervation de cet organe.

Depuis les recherches de Ed. Weber et de Budge, qui montrèrent pour la première fois qu'une forte excitation du nerf vague peut suspendre les battements du cœur, ce nerf a été regardé par presque tous les physiologistes comme le nerf d'arrêt de ses mouvements. Il jouait ainsi le rôle, par rapport au cœur, d'antagoniste du grand sympathique, qui en serait le nerf moteur. Il devenait dès lors difficile de comprendre comment une cause se manifestant par des effets d'épuisement dans toutes les parties soumises à l'action du système cérébro-spinal, était capable, à moins d'étendre son action au grand sympathique, d'affaiblir ou d'arrêter les battements du cœur, c'est-à-dire de produire des effets opposés à ceux que produirait la paralysie du nerf vague. D'autres expériences entreprises d'abord par M. J. Schiff, puis par M. Jacques Moleschott (1), semblent démontrer que la théorie de l'arrêt est le résultat d'une interprétation très contestable. Ils ont reconnu que si une excitation vive du nerf vague ralentit les battements du cœur, une faible excitation en augmente la fréquence. Les mêmes effets, en apparence contradictoires, se produisent quand on excite à des degrés différents les filets du grand sympathique ; par conséquent, loin d'avoir des fonctions antagonistes, ces deux ordres de nerfs se comportent de la même façon et doivent être considérés tous deux comme des nerfs moteurs. Quand on les irrite modérément de façon à augmenter la fréquence et l'intensité des battements du cœur, on observe pendant la durée de cette irritation le même état électrique excito-moteur qui caractérise les propriétés excito-motrices des nerfs du mouvement. Quand on les irrite plus longtemps ou plus fortement, l'arrêt ou le ralentissement des battements du cœur en est la conséquence. Mais alors l'influx excito-moteur fait complétement défaut : il y a défaut de mouvement parce qu'il y a épuisement nerveux. « Le cœur, conclut M. Moleschott, est donc un organe pourvu de quatre nerfs moteurs très excitables, et que la surexcitation épuise très facilement. Ces nerfs sont les deux nerfs vagues et les deux nerfs sympathiques (2). »

De cette façon, non-seulement toute contradiction disparaît, et l'inactivité du cœur, sous l'influence d'une émotion, se comprend tout aussi bien que l'inactivité des moteurs du bras ou de la mâchoire ; mais l'innervation du cœur étant plus excitable et plus prompte à s'épuiser que celle des autres nerfs moteurs, on comprend à merveille comment les excitations du système nerveux retentissent plus fréquemment et plus violemment sur l'organe central de la circulation.

(1) Moleschott, *De l'influence des nerfs du cœur sur la fréquence des battements de cet organe* (*Wiener Medicinisch*, 25 mai 1861), traduit de l'allemand par M. le docteur Gordon (de Montpellier), dans *Journal de la physiologie de l'homme et des animaux*, t. V, p. 124.

(2) Moleschott, *Mém. cité* (*ibid.*, p. 135).

Si l'incapacité fonctionnelle, consécutive à l'excitation des nerfs, appartient en propre à l'essence même du fonctionnement du système nerveux, son étendue, comme sa forme, diffère considérablement suivant qu'il s'agit de l'homme ou des animaux. On retrouve la trace seulement de ces réactions chez ces derniers. Sous l'influence de la peur, le cheval se couvre de sueur; d'autres animaux ont des exonérations fécales ou urinaires. Depuis longtemps Magendie a mesuré, pour la première fois, l'influence déprimante des excitations douloureuses sur l'énergie de la circulation. Mais ces effets amoindris, isolés, n'atteignent jamais la puissance à laquelle nous sommes habitués à les observer chez l'homme. Ce n'est que chez lui que les orages de la vie morale se traduisent par un anéantissement subit de la sensibilité et du mouvement. Aussi chez les animaux la syncope est-elle à peine connue de nom. « La syncope est » fort rare chez les animaux, écrit M. Delafond; on l'a constatée » pendant ou après un écoulement sanguin plus ou moins pro- » longé chez le chien et le bœuf (1).

» Il faut que la syncope soit bien rare, écrit-on ailleurs, » puisque, à une seule exception près, aucun auteur vétérinaire » n'en a encore parlé. M. Rodet est jusqu'ici le seul qui ait » publié des observations sur ce sujet (2). »

Les renseignements verbaux qui nous sont donnés concordent avec les opinions précédentes. On peut établir que les animaux n'ont pas, à proprement parler, de syncope. A la suite de pertes abondantes de sang en particulier, il peut bien survenir chez quelques-uns un arrêt assez prompt des battements du cœur, ainsi qu'on l'observe aussi chez l'homme. Mais la question devient si complexe dans ces conditions créées par une hémorrhagie excessive, qu'il est difficile de tenir compte même de ces rares exceptions. Il en est de même, à plus forte raison, de l'arrêt de la circulation que M. Bouchut provoquait en souti-

(1) Delafond, *Pathologie générale des animaux domestiques*, 2e édit., p. 375.

(2) Hurtrel d'Arboval, *Dictionnaire de médecine, de chirurgie et d'hygiène vétérinaires*, art. SYNCOPE, 2e édit., t. VI, p. 22.

rant le sang artériel à l'aide d'une seringue adaptée à la lumière d'un gros vaisseau (1).

On est ainsi conduit à placer le siége de ces troubles dynamiques dont la syncope est la manifestation organique au siége même de la conscience. La syncope paraît appartenir à l'homme, parce que l'homme pense et réfléchit, sans qu'il soit besoin toutefois, pour qu'elle se déclare, d'un acte distinct de l'entendement. Elle est rare chez les fous, à peu près inconnue dans la première enfance, et le niveau de sa fréquence suit dans une certaine mesure le degré de développement des facultés de l'âme.

Psychologues, elle nous apparaît comme un des modes d'action du moral sur le physique, de l'âme sur le corps; physiologistes, elle nous représente le retentissement possible et toujours redoutable de toute excitation psychique.

On comprend dès lors pourquoi la mort subite ne se déclare jamais pendant la chloroformisation chez les animaux; pourquoi ils ne meurent pas comme l'homme, quelles que soient d'ailleurs les conditions de l'expérimentation. Nous attribuons à la même cause l'immunité relative dont a joui jusqu'alors la première enfance pendant l'éthérisation. Il n'existe encore d'autre cas de mort à cet âge que celui que nous avons rapporté précédemment (2). Il serait difficile de ne voir là qu'une coïncidence heureuse après une expérimentation de plus en plus étendue de quatorze années.

§ I. — Causes de la syncope.

Parmi les conditions générales qui favorisent la syncope, les unes jouent le rôle de causes occasionnelles ou déterminantes : ce sont les sources de l'excitation nerveuse, point de départ de toute réaction; les autres jouent le rôle de causes

(1) Bouchut, *Traité des signes de la mort et des moyens de prévenir les enterrements prématurés*. Paris, 1849, p. 201.

(2) Voyez page 96.

prédisposantes : elles se rapportent à l'état d'intégrité de l'organe central de la circulation et à l'impressionnabilité nerveuse, qu'elle soit congénitale ou acquise.

A. *Causes déterminantes.* — Elles sont de deux ordres : tantôt elles appartiennent entièrement à la vie psychique, tantôt elles ont leur point de départ dans l'exercice de la vie organique.

1° *Syncope d'origine psychique.* — Il n'est pas une des fonctions dont se compose chez l'homme la vie intellectuelle ou morale, qui ne puisse devenir une cause de syncope. L'exercice des sens, l'excitation des passions, les entraînements de l'imagination et jusqu'à l'activité volontaire en offrent de fréquents exemples. Une douleur vive, comme la vue de quelque objet repoussant ; une terreur panique, comme les emportements de l'amour ; une odeur pénétrante, comme les ravissements de l'extase, sont également capables de provoquer les mêmes effets. Plus l'âme sera subjuguée par la passion, plus l'oppression causée par la souffrance ou la terreur d'une opération sera grande, plus fréquente, plus violente sera la réaction dynamique. Ici l'énergie de la cause n'a rien d'absolu : elle est tout à fait personnelle. Elle est même élective, en ce sens que chez le même sujet, le système nerveux présente une force de résistance très inégale. Chez certaines personnes, le parfum d'une fleur produira une défaillance, tandis que la douleur la plus vive sera supportée sans contre-coup. De même, telle organisation résistera aux émotions morales les plus profondes, les moins prévues, qui tombera en syncope sous l'influence de la moindre impression douloureuse, à la vue de quelques gouttes de son sang.

Une autre condition, qui contribue à enlever tout caractère absolu à l'énergie de la cause perturbatrice, réside dans la manière dont elle agit. Se développe-t-elle lentement, sans secousse, elle atteindra le plus souvent la plus grande intensité sans se compliquer de perturbation dynamique ? Agit-elle brusquement, par surprise, c'est tout le contraire ? On dirait que c'est principalement le choc, l'ébranlement qui est la circonstance déterminante de cet épuisement nerveux momentané. Qui ne pressent de quelle importance est cette notion, au point de vue préventif, pendant la chloroformisation?

2° *Syncope d'origine organique.* — Jusqu'ici la syncope s'est présentée comme la conséquence d'un ébranlement dont le point de départ est un acte régulier de la vie psychique. Il s'en faut de beaucoup qu'il en soit toujours ainsi ; elle est très fréquemment provoquée ou aggravée, soit par quelque état pathologique, soit par un trouble fonctionnel avec lesquels elle confond ses effets. Comme, dans ces cas, elle dépend d'une cause occasionnelle organique passagère ou permanente, nous pensons qu'il est possible de la désigner, par opposition à la forme précédente, sous le nom de syncope d'origine organique. Quelle que soit d'ailleurs la justesse de cette désignation au point de vue nosologique, nous ne l'employons que pour mettre un peu plus d'ordre dans l'exposition de nos idées.

La raison organique de la syncope peut avoir son siége dans le cerveau ou les poumons.

a. *Cerveau.* — L'action sympathique qui relie le premier au cœur est incontestable, mais elle aurait besoin d'être étudiée de nouveau et mieux déterminée. Il serait hors de propos d'agiter ici cette question difficile, qui ne relève pas directement de notre sujet; mais l'induction ne conduit-elle pas à voir, dans la plupart de ces morts subites attribuées à des congestions cérébrales, des syncopes provoquées par un trouble préalable dans l'état organique du cerveau? Sans doute elles surviennent par un temps chaud, pendant un exercice longtemps soutenu, etc.; toutes conditions qui s'accordent assez bien avec l'idée d'une congestion! Et pourtant si l'on y regarde d'un peu près, on ne retrouve guère, dans ces conjonctures, les caractères d'une véritable congestion encéphalique, assez violente surtout pour amener la mort. La chose est facile surtout dans l'armée, où ces accidents sont assez fréquents. Au lieu d'atteindre les hommes robustes, les constitutions qui prédisposent aux congestions, ils éclatent de préférence chez les sujets débiles, maladifs, convalescents. L'expérience apprend que c'est moins l'insolation que la suffocante chaleur obscure du temps d'orage qu'il faut redouter, moins la stimulation d'un bon régime que l'influence énervante d'une abstinence prolongée, moins la violence de l'exercice que la station debout trop longtemps prolongée. On sait aussi en quoi ils consistent : perte subite du sentiment et du mouvement, pâleur de la face qui se recouvre de sueur, pouls inappréciable ; pas de stertor ni de convulsions. Quand on ouvre la veine, le sang coule avec peine, s'il s'en échappe. Habituellement cet état n'est que passager ; le meilleur moyen d'en abréger la durée consiste à placer la tête du malade dans une position déclive, d'agir à l'intérieur par quelque stimulant. Arrive-t-il que le malade succombe, on ne trouve rien à l'autopsie, quelquefois pourtant un peu de congestion des méninges, un léger excès de sérosité dans les ventricules, un peu d'hypérémie cérébrale. Des altérations aussi peu importantes et aussi peu constantes sont hors de proportion avec leurs effets prétendus. Au contraire, la filiation des accidents s'établit d'elle-même, si l'on fait intervenir la syncope. Quelque modification survenue dans l'état organique du cerveau, qu'elle provienne d'une congestion, ou, ce qui est plus vraisemblable, d'un état d'anémie, sert de point de départ ; sous son influence survient un arrêt des battements du cœur qui, en enchaînant l'innervation, place tout à coup la vie en péril. En est-il toujours ainsi ? Nous posons la question sans vouloir la résoudre, mais nous croyons que dans ces conditions la syncope est la règle. C'est par une succession d'effets analogues que la syncope succède souvent à un changement brusque de position, quand on a gardé pendant longtemps le décubitus horizontal. Le trouble subit, jeté de la sorte dans le mode de circulation cérébrale, agit sur le cœur, soit directement, parce que les sources de l'innervation de cet organe ne sont plus maintenues en activité par le sang ; soit indirectement, parce que le cerveau tout entier, recevant moins de sang, se trouve dans un état de fatigue comparable à celui qui succède à toute excitation et dont les nerfs moteurs du cœur supportent le contre-coup.

b. *Poumons.* — L'action sympathique des poumons sur le cœur est beaucoup plus commune et mieux connue que la précédente. Que ceux-ci soient le siége d'une altération pathologique récente ou ancienne, qu'ils soient seulement menacés dans leurs fonctions, il arrive fréquemment que des troubles plus graves éclatent du côté du centre circulatoire, et font que le mécanisme de la mort est tout différent de celui que l'on était en droit de pressentir : il y a menace de mort subite ou violente par asphyxie, et le sujet succombe à une syncope. C'est là précisément ce qui, chez l'homme, rend complexe le fait de l'asphyxie, et plus difficile l'étude qui s'y rattache. Cette particularité a frappé de bonne heure les médecins légistes. Ils ont remarqué que dans des cas nombreux de submersion, de strangulation ou de suffocation, l'individu perdait subitement connaissance, le cœur cessait de battre, et la mort survenait sans être indiquée par les signes habituels de l'asphyxie. Dans l'ouvrage de Marc, il est question de cette suspension inattendue des battements du cœur, avant l'apparition de l'asphyxie, et après avoir indiqué dans quelles circonstances elle se produit, il ajoute : « Dans toutes ces occasions, les propriétés vitales peuvent en peu d'instants cesser jusqu'à l'anéantissement apparent, et elle aura d'autant plus de promptitude que le sujet était plus vigoureux. On n'a plus reconnu la moindre trace des battements du cœur chez des jeunes gens qui, cependant, n'étaient pas restés une minute entière sous l'eau. » Dans ces circonstances les détails de l'autopsie mettent hors de doute l'existence de la syncope, à l'exclusion de l'asphyxie ou de quelque complication inattendue du côté des centres nerveux. « Leurs poumons, ajoute cet auteur faisant allusion aux mêmes sujets, étaient semblables à ce que sont ces organes après une profonde inspiration. Ils étaient distendus d'une manière égale, remplissaient complétement la cavité thoracique, et leur coloration était normale; quelquefois même, ils étaient un peu plus pâles que dans l'état naturel. En les incisant il en sortait une liqueur blanchâtre, écumeuse sans être visqueuse, avec légère effervescence, mais sa quantité n'était pas plus considérable que dans les cas où la respiration a été brusquement interrompue..... Quoique ces circonstances autorisassent à présumer l'existence d'un engorgement sanguin dans le cerveau, on n'a jamais rien trouvé de semblable, pas plus dans les sinus que dans les vaisseaux et les ventricules cérébraux (1). »

On peut constater l'intervention de la syncope, comme cause de mort, dans toutes les circonstances où il survient des troubles considérables, et surtout un arrêt brusque de la fonction respiratoire. Mais ce n'est pas toujours à beaucoup près avec la même fréquence. Elle est rare, à peu près inconnue, quand l'appareil reste dans les mêmes conditions aérostatiques, c'est-à-dire dans les cas où l'inspiration et l'expiration continuent à s'exécuter librement. Elle atteint, au contraire, son maximum de fréquence, quand les voies aériennes sont brusquement et complétement obturées, ou, en termes plus généraux, quand l'ébranlement nerveux qui résulte de l'état de suffocation vient s'ajouter à la gêne mécanique de l'acte respiratoire. On a voulu faire, de la syncope provenant dans ces circonstances, une complication, et reléguer ainsi à un rang secondaire son rôle dans le mécanisme de la mort. Nous l'avons déjà dit, il n'y a pour nous d'autre asphyxie que l'asphyxie progressive, à sang noir, reconnaissable pendant la vie et après la mort. Or, dans ces cas complexes, embarrassants, il n'en existe aucun signe. Tous les auteurs le reconnaissent. D'ailleurs cet accident n'a pas eu le temps matériel de se produire, car avant la mort, il s'écoule quelquefois un temps moins long que l'intervalle de deux mouvements respiratoires. Dès lors la syncope est tout aussi primitive que si elle se fût déclarée

(1) Marc, *Nouvelles recherches sur les secours à donner aux noyés et aux asphyxiés*. Paris, 1835, p. 160.

sous une tout autre influence, une action morale, par exemple. L'occasion seule diffère : dans un cas, elle est exclusivement psychique ; dans l'autre, elle est d'ordre organique. Loin d'être une complication de l'asphyxie, la syncope est précisément un obstacle à son développement, à cause du ralentissement si considérable qu'elle apporte dans l'activité vitale. Ainsi s'explique la possibilité de rappeler à la vie des noyés, des hommes enfouis sous des éboulements, bien qu'ils aient séjourné dans un milieu privé d'air pendant un temps beaucoup plus long que ne le comportent les besoins de l'hématose.

L'influence exercée sur les fonctions du cœur par les perturbations brusques et profondes de la respiration a été interprétée de diverses façons. M. Devergie l'attribue à une réaction du moral sur le physique sollicitée par l'horreur consciente du danger.

« On aurait tort, dit-il, de prendre pour modèle de ce qui se passe dans l'asphyxie par submersion chez l'homme, ce qui s'effectue chez les animaux, et c'est à tort, suivant nous, que quelques auteurs ont conclu des chiens et des chats à l'homme. Chez ces animaux, mus par le seul instinct de la conservation, lutter contre la mort, tel est le but unique de leurs efforts, auquel viennent concourir les facultés instinctives tout entières dirigées vers l'accomplissement de ce résultat. Les conséquences du danger ne sont rien pour l'animal quant à ce qui n'est pas lui ; toute influence morale, toute faculté de sentiment est nulle ; le moi seul est en jeu. Qu'en résulte-t-il ? qu'il se débat longtemps dans l'eau, qu'il y exerce des mouvements jusqu'à ce que ses forces s'épuisent, et qu'il y périt presque constamment par une asphyxie de longue durée... Chez l'homme, au contraire, il a dès le début horreur du danger qui le menace, il en connaît toute la portée. Cette horreur est tellement grande, que la crainte de ne pouvoir jamais parvenir à s'en échapper lui ôte toutes ses forces, et le jette dans le collapsus le plus complet. A ce sentiment si profond de crainte vient se joindre l'idée d'une séparation à toujours de ce qui lui est cher, et tant d'autres sentiments ou passions qui l'assiégent et constituent pour lui une agonie prématurée. De là une lutte courte contre la cause de la mort, de là la syncope qui survient après les premiers efforts, de là une mort mixte et des altérations peu prononcées d'asphyxie, tout en admettant que l'homme conserve pendant un certain temps l'intégrité parfaite de ses facultés intellectuelles... Ajoutons enfin que l'on ne tient pas compte de la différence de sensibilité qui existe entre l'homme et les animaux. Qui n'a pas observé des personnes lorsqu'elles avalent de travers, ainsi qu'on le dit communément : elles sont prises immédiatement d'une difficulté de respirer extraordinaire, pour la plus petite quantité de liquide qui vient à s'introduire dans la trachée, et la suffocation est imminente. Si ce résultat s'observe chez l'homme à l'air libre, et placé dans des conditions possibles de respiration, que doit-il être à l'égard de celui qui se trouve placé dans une masse liquide? La plus faible proportion d'eau produit une gêne imminente et toute nerveuse, toute d'exaltation de sensibilité, et c'est au moment où la sensibilité de la membrane muqueuse et de la trachée vient d'être excitée par le contact du liquide, qu'un nouveau contact opère, renouvelle et exaspère des phénomènes de suffocation incessante (1). »

Il n'est pas indispensable de faire appel aux perplexités dont l'âme d'un noyé peut être assiégée, pour expliquer la syncope; elle peut être plus simplement attribuée à l'excitation produite par une suggestion instinctive. D'ailleurs l'état du poumon, créé par l'arrêt brusque de la respiration, représente une incitation organique puissante et directe à l'égard de la suspension des mouvements du cœur. Dans un intéressant mémoire, M. Beau (2) a démontré que, pendant l'immersion complète, les animaux, et, selon toute apparence, l'homme lui-même, maintiennent les voies aériennes convulsivement fermées, c'est-à-dire se placent

(1) Devergie, *Médecine légale théorique et pratique*, 3e édit., t. II, p. 690.

(2) Beau, *Recherches expérimentales sur la mort par submersion* (*Comptes rendus de l'Académie des sciences*, t. L, p. 1019).

instinctivement dans les conditions que représente tout effort énergique, et qui rendent si bien compte de certaines altérations pathologiques, telles que les ecchymoses pulmonaires ou trachéales, l'emphysème, etc. Des conditions identiques sont la conséquence mécanique de la pendaison et surtout de la strangulation. Or, tout effort inspiratoire un peu violent agit sur le cœur, en rend les battements presque imperceptibles, même à l'aide d'instruments d'une certaine délicatesse. Ce fait déjà signalé par J. Müller a été bien établi et étudié par le professeur Donders et le docteur S. W. Mitchell. Il est facile de le constater chez M. le Groux, à la faveur de sa fissure sternale. On se rend facilement compte de cette réaction par la gêne considérable que l'effort provoque dans la circulation pulmonaire, et conséquemment dans l'état hydraulique du cœur. Sans repousser tout à fait l'intervention d'une action mécanique de ce genre, M. Brown-Séquard y voit surtout l'irradiation vers cet organe de l'excitation qui met en jeu les puissances respiratoires, effet comparable à ce que l'on obtient par la galvanisation de la moelle allongée et des nerfs vagues (1).

Par analogie, nous attribuons à une syncope les cas de mort subite observés à la suite de l'oblitération accidentelle de l'un des gros vaisseaux du poumon par un caillot migrateur, toutes les fois qu'elle ne peut être justifiée par l'existence de l'asphyxie progressive. Enfin nous serions tentés de rattacher à la même cause ces nombreuses morts subites dont le mémoire de M. Devergie (2) est venu révéler la fréquence, et que l'auteur attribue à l'existence d'une congestion pulmonaire. Les motifs sur lesquels il se fonde pour émettre cette opinion sont tous empruntés à l'examen nécropsique, puisqu'il s'agissait exclusivement de sujets livrés sans aucun renseigne-

(1) Brown-Séquard, *Note sur l'association des efforts inspiratoires avec une diminution ou l'arrêt des mouvements du cœur* (*Journal de la physiologie de l'homme et des animaux*, t. I, p. 512).

(2) Devergie, *De la mort subite, de ses causes, de sa fréquence suivant l'âge, le sexe et les saisons* (*Annales d'hyg. publ. et de méd. légale*, t. XX, p. 145).

ment aux investigations médico-légales. Par conséquent, la seule raison qui permît de croire à une mort par congestion pulmonaire, c'est qu'on l'a constatée à l'autopsie, et l'on n'a constaté qu'elle. Mais une mort subite par congestion pulmonaire équivaut à une mort par asphyxie, car toute mort subite par les poumons se réduit à cela. On devrait alors en retrouver les altérations pathologiques. A leur défaut, il ne reste d'autre ressource que d'attribuer ces accidents à cette variété d'asphyxie nominale qui présente les caractères de la syncope, et que pour cette raison nous confondons avec elle.

B. *Causes prédisposantes.* — On considère à juste titre comme exerçant une grande influence sur la production de la syncope, les modifications survenues dans l'état organique de l'appareil moteur de la circulation, et dans les conditions hydrauliques de son fonctionnement. C'est ainsi que toutes les affections organiques du cœur, l'affaiblissement de sa contractilité, la gêne de ses mouvements, qu'elle soit produite par un épanchement dans les plèvres, par quelque tumeur du voisinage, par un trouble subit dans l'état de tension des gros vaisseaux à la suite de l'évacuation d'un épanchement pleurétique ou abdominal, sont considérés comme éminemment favorables à la production de la syncope. Par leur nature et leur mode d'action, ces états pathologiques peuvent être considérés comme des causes prédisposantes à l'égard des influences dont nous avons parlé précédemment.

La constitution du sang, l'état de l'innervation ont aussi une grande importance. Il est reconnu que l'appauvrissement du sang, de quelque cause qu'il provienne, de même que la fatigue des nerfs, favorisent la syncope au même titre que tous les autres troubles nerveux. Nous aurons encore à rappeler dans le paragraphe suivant ces diverses causes prédisposantes, c'est pourquoi nous nous bornons à les mentionner ici.

Par cette énumération on voit quelles influences nombreuses et diverses sont appelées à jouer un rôle, soit isolément, soit en combinant leurs effets, dans la production du même accident. Autant il importe de les signaler à l'attention, afin de se mettre en garde contre elles, autant il importe peu à notre sujet de pénétrer la nature de leur obscure réaction. A quelque opinion physiologique on se rattache, et elles sont nombreuses sur ce sujet, la syncope venant s'ajouter, à titre d'accident, à un grand nombre d'évolutions pathologiques pour en obscurcir ou en transformer le tableau, subsiste, comme fait clinique, dans toute son importante simplicité.

§ II. — Symptômes et formes de la syncope.

La syncope a des caractères connus de tous les médecins, et l'on pourrait ajouter de tous les gens du monde. Chacun a observé cette pâleur subite de la face, cette décoloration des lèvres et de la muqueuse palpébrale ; cette détente de tout le système musculaire, entrecoupée parfois de convulsions partielles ; cette suspension soudaine de la circulation et de la respiration, en même temps qu'apparaissent sur la face, le cou et la poitrine de larges gouttes de sueur. Tantôt ce changement se produit avec la rapidité de la foudre, un cri d'angoisse lui sert de prélude ; d'autres fois ce n'est que par des gradations rapides, mais appréciables, que la mort apparente se déclare.

A. *Syncope légère*. — Le plus souvent la syncope ne présente aucune gravité ; le calme renaît de lui-même, la vie reprend son cours, et il ne reste d'autre trace de ce moment de stupeur cardiaque qu'un certain air d'étonnement, et même chez de rares organisations, le souvenir d'un indicible bien-être, dont Montaigne et J. J. Rousseau, après l'avoir ressenti, se sont fait les interprètes.

B. *Syncope grave*. — *Ses causes*. — Mais si dans l'habitude de la vie, la syncope, sous l'expression adoucie de défaillance, ne constitue qu'un incident sans importance, il est d'autres circonstances où, sans changer de nature, elle devient un accident grave, soudainement mortel.

Les causes générales de cette aggravation dépendent, soit de l'état organique du cœur, soit de la persistance des troubles fonctionnels qui ont occasionné l'accident, soit de l'état du système nerveux.

Pendant le cours des maladies du cœur, il arrive un moment où l'organe devient tout à fait impropre à sa fonction. Dès lors le moindre trouble, la plus légère émotion suffisent pour la suspendre d'une façon définitive. C'est ainsi que la plupart des affections organiques du cœur, et en particulier les différentes formes d'anévrysmes, l'insuffisance valvulaire, amènent subitement la mort. D'autres fois, bien que l'incompatibilité fonctionnelle soit moins manifeste, la syncope est aggravée par un défaut de contractilité. On sait que le tissu musculaire envahi par la dégénérescence graisseuse, perd progressivement son pouvoir contractile ; le cœur, qui est un des siéges de prédilection de cette transformation, en subit nécessairement les conséquences.

La persistance des conditions dans lesquelles s'est déclarée la syncope, la rend aussi très grave en la prolongeant. On conçoit, en effet, qu'une syncope déterminée par un arrêt des mouvements respiratoires, qu'il résulte d'un état convulsif des puissances inspiratrices, ou, ce qui est tout à fait comparable, qu'il provienne de la strangulation, de l'immersion, etc., persiste tant que la respiration ne peut se rétablir, quelle que soit d'ailleurs la manière dont on explique sa production. Elle acquiert par cette persistance une très grande gravité, en dehors des complications qui s'ajoutent à elle.

Mais c'est dans l'état de l'innervation au moment de l'accident que réside le plus souvent la cause de l'aggravation de la syncope. L'activité nerveuse peut être considérée comme une force ou un réservoir de forces, mis au service de la puissance organisatrice et conservatrice. Son énergie originelle est très variable, mais elle est surtout puissamment modifiée par les différentes conditions d'âge, de sexe, de tempérament, de santé ou de maladie, et par diverses influences transitoires, telles que les émotions morales, la douleur, etc. D'un autre côté, pour se manifester, elle a besoin, avons-nous dit, d'être entretenue et sollicitée par le sang. Plus celui-ci sera altéré, appauvri, moins elle aura d'énergie et de régularité ; plus vite elle sera épuisée. Ces deux éléments, puissance nerveuse congénitale ou acquise, permanente ou temporaire d'une part, constitution du sang d'autre part, représentent assez bien la base de ce que l'on appelle avec raison *résistance vitale.* C'est pourquoi l'état du sang et des nerfs, état éminemment variable, soumis à d'incessantes fluctuations qui marquent à chaque instant la résultante du mouvement de la vie, et qui n'est l'expression d'aucune prédisposition permanente, comme on avait tenté de le faire admettre, joue le rôle le plus important à l'égard de la gravité comme de la fréquence de la syncope. On comprend de la sorte comment l'excès de la douleur ou la crainte excessive de la douleur frappent de mort subite, soit pendant, soit peu après les opérations chirurgicales. On comprend de la même façon comment certaines affections ou certaines lésions traumatiques portant une atteinte plus directe aux parties du système nerveux qui offrent moins de force de résistance ou réagissent plus directement sur la circulation, telles que les lésions traumatiques des viscères abdominaux, la hernie étranglée, la contusion ou l'ébranlement du tronc cœliaque, deviennent des causes de mort subite par épuisement nerveux, ou ce qui revient au même, par syncope.

Par l'état du sang se justifie la gravité des syncopes chez les convalescents, chez les sujets affaiblis par la diète, des suppurations prolongées, des affections intestinales, chez les vieillards, chez les femmes en couche, etc. Ici, il est vrai, à l'appauvrissement du sang, provenant et du fait de la grossesse et des pertes utérines, il faudrait sans doute ajouter d'autres influences, telles que la douleur du travail, le trouble survenu dans les conditions de la circulation, etc.

§ III. — **Anatomie pathologique.**

La plupart des auteurs s'accordent pour reconnaître que la syncope ne se révèle par aucune altération organique spéciale. Pourtant M. Devergie a mentionné un état pathologique qu'il présume lui appartenir. Se basant sur trois autopsies, il attribue à celle-ci les caractères suivants : « 1° absence de toute congestion d'organe ; 2° état normal de tous les organes ; 3° existence du sang à quantité à peu près égale dans les cavités droites et gauches du cœur, eu égard à leur dimension ; 4° peut-être la coagulation du sang à l'état fibrineux dans le cœur (1). »

Les faits qui nous sont personnels, de même que ceux qui nous ont été communiqués, ne sont point conformes à l'observation de M. Devergie, en ce qui concerne l'état du cœur, et surtout l'existence de caillots fibrineux dans ses cavités. On peut en juger par les exemples suivants :

Chez un jeune convalescent de rougeole, qui succomba à une syncope au moment où, après une garderobe, il remontait au lit, nous n'avons constaté aucune lésion organique appréciable ; le cerveau et les poumons étaient seulement le siége d'une congestion légère. Le système veineux central contenait une certaine quantité de sang noir très fluide ; le cœur, affaissé sur lui-même, était vide, c'est à peine si le ventricule droit contenait deux cuillerées à bouche de sang très liquide ; nulle part de caillots fibrineux, ni dans le cœur ni dans les vaisseaux.

Chez un second malade, mort de syncope à la suite d'une hémorrhagie nasale, survenue dans le cours d'une fièvre typhoïde, les poumons avaient leur coloration normale, avec moins de congestion hypostatique que l'on n'en observe habituellement à la suite de la fièvre typhoïde. Les deux ventricules et l'oreillette gauche étaient absolument vides, sans trace

(1) Devergie, *Mém. cité* (*ibid.*, p. 174).

de caillot ; l'oreillette droite seule contenait du sang noir très diffluent.

A l'autopsie d'un troisième, qui mourut subitement de syncope dans le cours d'une tuberculisation pulmonaire avec cyrrhose commençante, on ne constata rien qui n'appartînt à la tuberculisation. Le cœur gauche, ventricule et oreillette, était revenu sur lui-même et contracté. Le ventricule et l'oreillette du côté droit renfermaient environ deux cuillerées à bouche d'un sang noir très fluide, ne contenant aucun caillot.

Chez un vieillard qui succomba soudainement à une syncope, à la suite de la pénétration d'un volumineux morceau de viande dans les voies aériennes, les poumons étaient partout crépitants, si ce n'est en arrière, où il existait un peu de congestion hypostatique. La trachée et les grosses bronches étaient pâles, sans traces de rougeur ni d'ecchymoses ; mais les bronches de petit calibre avaient une coloration rouge sombre uniforme, et contenaient des mucosités filantes, indiquant l'existence d'une phlegmasie ancienne. Le cœur était tout à fait vide, ses quatre cavités ne renfermaient pas une seule goutte de sang ; les gros vaisseaux qui s'y rendent étaient également vides ; le système capillaire, au contraire, était gorgé de sang fortement coloré, sans être noir toutefois comme dans l'asphyxie.

Enfin, dans un autre cas de syncope, survenu pendant une thoracocentèse, et dont l'observation nous a été communiquée par M. le docteur Maurice Raynaud, ancien interne très distingué des hôpitaux, l'autopsie fut également muette à l'égard des lésions que l'on pouvait attribuer à la syncope.

Dans le remarquable mémoire de M. Mordret, l'auteur rappelle qu'à la suite des morts subites survenues pendant l'état puerpéral, par asphyxie idiopathique ou par syncope, ce qui, pour nous, est la même chose sous des noms différents, il n'existe à l'autopsie aucune lésion anatomique. « Les organes » sont trouvés dans leur état normal, seulement le cœur est

» ordinairement vide, et d'une flaccidité remarquable ; on a » même signalé la vacuité de la veine cave dans deux observations (1). »

Enfin, dans les cas plus complexes, où la mort se rattache moins clairement, mais tout aussi certainement, comme nous l'avons montré, à l'existence d'une syncope, dans ces exemples de mort brusque immédiatement après l'immersion, la strangulation, l'étouffement, etc., on est frappé de retrouver à l'autopsie les mêmes caractères négatifs. « Les jugulaires, les » veines caves, dit Marc, en parlant d'une catégorie de noyés, » les oreillettes, les ventricules, sont contractés, et ne con» tiennent presque pas de sang (2). »

M. Tardieu, traçant l'anatomie pathologique de la mort par strangulation, écrit également : « Je n'ai que peu de chose » à dire de l'état du cœur, qui n'offre rien d'essentiel ; le cœur » est parfois absolument vide (3). »

En comparant entre eux les faits qui précèdent, on voit qu'il n'existe en réalité aucune altération particulière qu'il soit possible d'attribuer à la syncope. La présence de caillots fibrineux ne saurait représenter un caractère d'une certaine valeur ; ils ont toujours fait défaut dans toutes les observations que nous avons pu recueillir. Le cœur et les gros vaisseaux, au contraire, sont flasques, aplatis, et s'ils ne sont pas vides, ils ne contiennent que du sang remarquablement fluide, dont la présence pourrait bien se rattacher à quelque phénomène cadavérique.

Quoique purement négatifs, les signes nécroscopiques de la syncope ne laissent pas d'avoir leur importance dans tous ces cas douteux, et les seuls embarrassants, où la mort subite arrive de deux façons si différentes, sous l'influence de la même cause. Ils permettent de distinguer, rien qu'à l'examen des

(1) Mordret, *De la mort subite dans l'état puerpéral* (*Mémoires de l'Académie de médecine*, t. XXII, p. 269).

(2) Marc, *ouvr. cité*, p. 160.

(3) Tardieu, *Mém. cité* (*ibid.*, p. 135).

26

organes, ce qui appartient à la syncope de ce qui appartient à l'asphyxie.

§ IV. — La mort subite pendant l'anesthésie a tous les caractères de la syncope.

Les développements qui précèdent nous dispensent d'entrer dans de longs détails pour déterminer la nature des accidents graves survenus pendant l'éthérisation. Il suffit de comparer ce que l'on observe dans ce dernier cas avec ce qui existe dans la syncope survenue en dehors de l'état éthérique, au point de vue du début des accidents, de leur marche, et des traces positives ou négatives qu'ils laissent après la mort, pour conclure à une identité complète d'effets survenus seulement sous l'influence de causes occasionnelles spéciales. De part et d'autre, même brusquerie, même imprévu dans le début, même symptôme initial traduit par l'arrêt des mouvements du cœur; de part et d'autre, cessation soudaine et simultanée de toute manifestation vitale, si l'on en excepte, chez certains sujets, quelques mouvements respiratoires irréguliers. Tantôt l'inactivité du cœur n'est précédée d'aucun trouble fonctionnel; la syncope paraît être le résultat d'une excitation psychique. Le plus souvent, comme on peut s'en assurer dans nos tableaux synoptiques, elle est préparée par un arrêt brusque de la respiration, déterminé par l'état convulsif des muscles inspirateurs, le spasme de la glotte, etc. C'est ainsi que pendant l'anesthésie, les troubles fonctionnels du côté de l'appareil respiratoire, se représentent avec l'influence fâcheuse sur la production de la syncope, que nous leur connaissons en dehors de l'état anesthésique. Enfin, dans quelques cas, la syncope est causée par un trouble accidentel dans les conditions physiques de la circulation, comme il arrive pendant les mouvements excessifs, et surtout à la suite d'un changement brusque dans la position du malade.

Les renseignements fournis par l'état des organes après la

mort ne sont pas moins explicites. La substance cérébrale est saine. Quelques observateurs ont mentionné, il est vrai, un peu de congestion; d'autres, un état anémique, exsangue, œdémateux du cerveau. Ces remarques de détail, et surtout leur diversité, témoignent clairement que du côté des centres nerveux, la mort n'est expliquée par aucune altération organique appréciable.

Le cœur est toujours flasque, comme flétri; son tissu est mou, friable, fréquemment infiltré de graisse appréciable à l'œil, au toucher, ou constatée directement au microscope; deux fois il existait un épanchement abondant dans le péricarde et une autre fois, chez un rhumatisant, des adhérences étendues entre les deux feuillets de la séreuse. On sait combien de pareilles conditions organiques favorisent l'apparition de la syncope. Les cavités du cœur sont effacées par l'affaissement de leurs parois; souvent elles sont vides : cette particularité est explicitement mentionnée dans dix observations, c'est-à-dire dans près d'un huitième des cas (1). En général le cœur gauche seul est exsangue ou presque exsangue; le cœur droit renferme du sang noir et liquide; les artères sont vides; les veines, surtout dans le voisinage du cœur, sont remplies d'un sang très fluide. On ne rencontre nulle part, ni dans le cœur, ni dans les vaisseaux, soit des caillots fibrineux, soit de ces caillots volumineux, sans cohésion du sang asphyxié. Deux observations font exception : l'une mentionne l'existence de quelques petits caillots fibrineux dans le ventricule droit; dans l'autre le sang fut trouvé fortement coagulé dans toutes les cavités du cœur; mais ici on avait fait usage de l'électricité parmi les moyens employés pour rappeler le malade à la vie, et M. Snow, dans les remarques dont il fait suivre la relation du fait, attribue à cette circonstance la coagulation du sang et la formation des caillots fibrineux. Il cite, à l'appui de son opinion, une expérience dans laquelle,

(1) Voyez nos tableaux synoptiques.

après avoir essayé de rappeler à la vie, par l'électricité, un chat empoisonné par le chloroforme, il n'obtint d'autre résultat que la coagulation du sang dans les vaisseaux, et la formation de caillots fibrineux, privés de matière colorante (1). Nous devons ajouter que rien de semblable ne s'est présenté à notre observation, dans les cas où nous avons fait usage du même moyen, chez les animaux, quelle qu'ait été l'intensité du courant. Précédemment nous avons établi, d'après les faits, que ni la coloration du sang, ni l'état des organes, ne démontre l'existence de l'asphyxie ou de toute autre mort subite par lésion organique. Les résultats de l'autopsie sont donc entièrement négatifs comme dans la syncope. La présence assez commune de bulles d'emphysème, d'ecchymoses pulmonaires, ou de rougeurs trachéales, de même que l'état vultueux de la face, la congestion veineuse observée au moment du danger, ont pu donner le change, mais leur existence n'a rien de contradictoire avec l'idée d'une syncope. Les déchirures du poumon ou du réseau capillaire bronchique sont moins un signe d'asphyxie que la conséquence d'un effort violent. Or, les conditions de l'effort se trouvent fréquemment réalisées pendant la période convulsive de l'éthérisme ; elles ont plusieurs fois marqué le début des accidents. Rien de surprenant que les altérations pathologiques qui en dépendent se rencontrent après la mort.

En appréciant à ce point de vue les diverses circonstances qui ont marqué l'apparition des accidents de la chloroformisation, en les coordonnant entre elles et s'aidant des résultats de l'autopsie, on parvient à dégager de tous ces faits, en apparence assez dissemblables pour servir de point d'appui aux opinions les plus opposées, telles que, pénétration de l'air dans les veines, lésions organiques du poumon, asphyxie accidentelle, etc., etc., la notion d'un accident spécial à l'organisation de l'homme, et empruntant aux conditions dans lesquelles il se pro-

(1) Snow, *ouvr. cité*, p. 181.

duit, les raisons de sa gravité. Faisant abstraction des cas exceptionnels dans lesquels on pourrait supposer que la mort est le résultat d'une administration imprudente ou excessive, les faits démontrent que la mort subite pendant l'éthérisation est toujours le résultat d'une syncope accidentelle. Ce que nous avons dit des conditions qui exercent une influence sur la gravité de cet accident doit suffire pour expliquer pourquoi, léger de sa nature, il est assez souvent mortel pendant la chloroformisation pratiquée à l'occasion d'une opération chirurgicale. Les conditions organiques et morales les plus fâcheuses se joignent en effet à l'oppression directe des forces nerveuses pour faire de la syncope, dans ces circonstances, une syncope grave.

Après avoir bien établi la possibilité et l'existence de la mort subite par syncope chloroformique, M. Robert (1) a rattaché un certain nombre d'accidents à une sidération du système nerveux : au lieu d'une sidération nerveuse générale, d'autres auteurs ont invoqué une sidération du système cardiaque. En y réfléchissant, on voit que cette cause de mort subite, placée sous un chef spécial, à côté de la syncope, constitue un double emploi : ou bien elle se rapporte à une forme particulière d'action toxique s'exerçant sur tout ou partie du système nerveux ; or, nous avons précédemment exposé les motifs sérieux qui militent contre une telle assertion : ou bien, ce qui nous paraît mieux représenter la pensée des auteurs, elle a pour but de peindre la brusquerie de l'accident. Dans ce cas, elle ne se rapporte point à la nature du fait, elle sert seulement à préciser un de ses caractères, la brusquerie. Alors elle devient un double emploi : toute syncope est brusque, soudaine, c'est là son caractère fondamental ; toute syncope est un épuisement, une sidération des forces nerveuses, dans la plupart des cas incomplète, momentanée, dans d'autres grave, définitive. Nous applaudirions volontiers aux efforts tentés pour peindre

(1) *Bulletin de chirurgie*, t. IV, p. 215.

avec plus d'énergie l'émouvant tableau que présente la chloroformisation malheureuse; nous ne saurions accepter une qualification qui ne rappelle à l'esprit aucun fait nouveau, mais seulement le mode particulier suivant lequel le fait se produit. Par conséquent, pour éviter toute confusion dans les esprits, nous établirons que la mort subite par sidération et la mort subite par syncope, ou si l'on veut par syncope foudroyante, ne représentent qu'une seule et même forme d'accident.

ARTICLE VI.

CAUSES DE LA SYNCOPE CHLOROFORMIQUE.

Du moment que les observations, aussi bien que le raisonnement, conduisent à rattacher à la syncope tous les cas de mort subite observés pendant la chloroformisation, les détails dans lesquels nous sommes entrés à l'égard des conditions qui en favorisent la production sont applicables, de tous points, au cas particulier de la syncope chloroformique. En faisant l'histoire du genre, nous faisions l'histoire de l'espèce, et c'est pour cela que nous avons cru devoir y consacrer des développements qui, au premier abord, pourraient être considérés comme hors de propos. Les principes une fois posés, il ne reste plus qu'à en rechercher l'application dans les conditions que réalise l'éthérisation.

§ I. — **Causes prédisposantes.**

1° *État éthérique.* — En frappant d'inertie la puissance nerveuse, les éthers doivent tous, à des degrés divers, créer, au sein de l'organisme, une prédisposition à la syncope. Non-seulement l'état éthérique résume les conditions fâcheuses représentées par une dépense nerveuse excessive, mais il y ajoute l'impossibilité de réagir. D'un autre côté, par le ralentissement qu'il apporte à l'activité organique, et par conséquent à l'activité circulatoire, il rend encore la syncope imminente. A la petitesse du pouls, à la décoloration des tissus, chacun a pu constater cette sorte d'état lipothymique. Il y a là des effets multiples qui se corroborent l'un l'autre, et qui tous concourent à la préparation des mêmes accidents. Aussi pouvait-on dire à priori, ce que l'expérience a démontré, que la syncope serait fréquente pendant l'éthérisation, et qu'elle y serait grave. En faisant remonter à l'état éthérique la responsabilité de cette funeste prédisposition, c'est assez dire qu'il n'est aucun agent anesthésique qui en mette à l'abri, et qu'il n'est aucun procédé ou appareil qui en écarte sûrement les périls.

2° *Affections organiques préexistantes.* — Toute affection organique du cœur et des poumons ajoute aux dangers de la chloroformisation, parce qu'elle prédispose à la syncope. Les observations dans lesquelles l'autopsie a été faite sont au nombre de 48; 11 fois, c'est-à-dire près d'une fois sur quatre, on a constaté une maladie de l'appareil pulmonaire, caractérisée, soit par des adhérences pleurales solides, étendues, soit par un dépôt de tubercules dans le tissu des poumons. Il y a donc un danger tout spécial à administrer les anesthésiques chez les sujets qui n'ont pas l'appareil respiratoire dans un état d'intégrité parfaite.

Les altérations pathologiques du côté du cœur se sont présentées plus fréquemment encore, car dans ces 48 observations, on les trouve mentionnées 16 fois, c'est-à-dire une fois sur trois. Il est vrai que cette mention est surtout relative à une affection encore peu connue, difficile à apprécier ; nous voulons parler de la dégénérescence graisseuse. On pourrait, à la rigueur, élever quelques contestations sur l'exactitude de l'observation, bien que l'altération ait été constatée au microscope chez cinq sujets, discuter même l'influence de cette transformation encore peu développée sur la mort subite; mais tout en entourant d'une certaine restriction les résultats absolus de l'expérience, nous pensons que l'existence de l'état gras du cœur à tous ses degrés mérite la plus sérieuse attention parmi les contre-indications de la chloroformisation.

3° *État nerveux.* — Autant nous avons rejeté loin l'intervention de prédispositions permanentes, inconnues dans leur nature, autant nous attachons d'importance à cet état qui n'appartient en propre à aucune organisation, qui peut se déclarer à chaque instant de la vie, et dans lequel le système nerveux devient très impressionnable, fonctionne sans régularité, ne présente aucune force de résistance. Les circonstances les plus diverses sont appelées à le produire : les émotions morales vives, gaies ou tristes, une crainte immodérée de l'opération, de ses suites, et même de la chloroformisation, un séjour prolongé à l'hôpital, des suppurations abondantes, des hémorrhagies antérieures, la diète, une abstinence un peu prolongée, des excès, la misère, toute cause d'épuisement, en un mot, y conduit plus ou moins directement. Ces influences bien connues doivent entrer en ligne de compte quand il s'agit d'apprécier l'opportunité de la chloroformisation, d'en fixer l'époque. Le grand embarras est de savoir mesurer à l'avance leur action, et discerner les cas dans lesquels on peut passer outre, des autres dans lesquels il faut s'abstenir ou prononcer un ajournement.

4° *Abus des boissons alcooliques.* — L'abus des boissons alcooliques représente aussi une prédisposition fâcheuse. Sans tenir compte du cas de mort subite mentionné à l'Académie par M. Nélaton, ni de l'allure exceptionnelle, et qui a frappé tous les observateurs, de la chloroformisation chez les ivrognes, nous trouvons dans nos observations 8 cas de mort observés chez des sujets en état d'ivresse ou sous l'influence d'une maladie alcoolique.

§ II. — Causes occasionnelles ou déterminantes.

1° *Réplétion de l'estomac.* — M. Ancelon (1) a attribué à cette circonstance la majeure partie des accidents de l'éthéri-

(1) Ancelon, *Mém. cité.*

sation. Une telle proposition est trop absolue, mais elle mérite l'attention la plus sérieuse. Quatre fois avec le chloroforme et une fois avec un mélange d'éther et de chloroforme, la mort paraît avoir été le résultat de cette imprudence. Si au lieu de comparer ce chiffre de cinq morts au nombre total des accidents, on le compare, pour être plus rigoureux, aux cas exceptionnels dans lesquels, par ignorance ou négligence, on a donné du chloroforme après le repas, on appréciera à sa juste valeur la portée de cette influence. Sans nous porter garants du fait, quelques observateurs, qui ont suivi la pratique des chirurgiens anglais, n'hésitent pas à attribuer l'excès de mortalité observé chez eux jusqu'alors, à ce que les malades, soumis à une surveillance moins rigoureuse, prennent, à l'insu du médecin, pour se donner des forces, soit des aliments solides, soit le plus souvent une grande quantité de bière.

On comprend ce qui arrive en pareille circonstance : l'éthérisation arrête le travail de la digestion, provoque subsidiairement des vomissements et l'état lipothymique qui les accompagne et rend de la sorte la syncope imminente. Pour éviter plus sûrement les inconvénients qui se rattachent à la présence d'aliments non digérés dans l'estomac, il faut se garder de tomber dans un écueil inverse qui consisterait à ne procéder à l'inhalation qu'après une abstinence prolongée et débilitante.

2° *Station verticale ou assise.* — La station verticale favorise la syncope; par induction on a attribué à cette attitude une grande influence sur la production des accidents. Il est difficile, en interrogeant les faits, de s'en faire une juste idée. Dans les 67 observations où la position du malade est mentionnée, 19 fois il était assis et 48 fois couché. En général on ne garde le malade assis ou debout que lorsqu'on y est forcé par les circonstances. Le rapport de 19 à 48 indique-t-il celui qui existe entre les opérations où l'attitude est commandée et les autres où elle est facultative? Dans les cas où la station verticale était indispensable, dans les extractions de dents par exemple, est-ce à l'attitude du malade seulement ou bien à d'autres causes qu'il faut attribuer la syncope? Quoi qu'il en soit, l'usage a sagement prévalu, et si la station verticale n'a pas tous les dangers qu'on lui prête, à coup sûr le décubitus horizontal n'ajoute aucun inconvénient à l'état de l'opéré.

3° *Mauvaise direction des inhalations.* — Nou s attachons une importance très grande à la manière dont sont dirigées les inhalations. Les inhalations brusques, précipitées, dans lesquelles on donne à la fois une trop grande quantité de chloroforme, sont particulièrement nuisibles. D'abord elles peuvent empoisonner le malade, mais c'est là le danger le moins redoutable, tant il nous paraît facile à éviter. Leur inconvénient le plus grave est d'agir sur le système nerveux par secousses, par saccades. Elles réalisent les meilleures conditions pour y occasionner des perturbations contingentes, comme toute autre influence soudaine ou démesurée. On ne doit jamais perdre de vue que la première impression des anesthésiques sur les nerfs est une excitation; plus cette impression est prompte, brusque, plus son effet est intense, et plus il prédispose à l'affaiblissement ou à l'épuisement momentanée de l'innervation. C'est un mode d'action analogue à celui des autres excitants.

Les inhalations trop hâtées prédisposent encore au même accident d'une autre façon. La perturbation qu'elles jettent dans l'activité nerveuse est la source presque inévitable de réactions violentes du côté du système musculaire comme du côté du cœur. Il en résulte ces convulsions qui sont si fréquentes dans la pratique. Leur premier inconvénient est d'exposer le malade à des changements de position, s'il est insuffisamment maintenu. Trois fois, dans ces conditions (1), la syncope s'est déclarée pendant un brusque déplacement. Les convulsions sont en outre dangereuses par elles-mêmes. Dans 28 observations, elles

(1) Voyez nos tableaux synoptiques.

ont été les signes avant-coureurs d'une syncope mortelle : 17 fois elles affectaient la forme spasmodique et 11 fois, la forme tétanique. Que ces convulsions soient envisagées comme la cause directe de l'arrêt des battements du cœur, comme leur premier effet ou comme une perturbation concomitante, peu importe ; leur apparition équivaut pour le clinicien à un danger pressant, il doit tout faire pour les prévenir. L'expérience a démontré qu'entre toutes les mesures préventives, la plus importante était de procéder aux inhalations avec une grande lenteur, d'éviter tout ébranlement, toute secousse sur le système nerveux.

4° *Intervention du chirurgien.* — L'opération peut favoriser la syncope de deux façons, d'abord par la perte de sang, mais surtout par l'ébranlement nerveux qu'elle provoque.

On sait que les hémorrhagies sont une cause assez commune de syncope, moins encore en raison de leur importance absolue qu'en raison de la façon plus ou moins brusque suivant laquelle elles se produisent. Dans un cas de désarticulation coxo-fémorale, la syncope foudroyante semble avoir été la conséquence de l'hémorrhagie. Aux autres considérations cliniques qui imposent au chirurgien l'obligation de se montrer toujours avare du sang de ses opérés, s'ajoute ici la certitude d'écarter un des dangers de l'éthérisation. Avec l'anesthésie fort heureusement, la promptitude d'exécution cesse d'être une des conditions essentielles d'une bonne opération ; on peut, sans inconvénient, se rendre maître de toutes les sources d'hémorrhagie, au fur et à mesure qu'elles se déclarent.

C'est surtout par l'excitation douloureuse causée par l'instrument que l'opération peut être dangereuse. Nous l'avons déjà dit, l'excitation des nerfs de la sensibilité agit directement sur les mouvements du cœur, comme l'ont démontré Magendie et M. Bernard ; elle équivaut à une excitation directe du pneumogastrique, et elle peut être portée au point d'en arrêter brusquement les battements. Ces effets se trouvent corroborés par ce que l'on a observé chez l'homme pendant l'éthérisation. Depuis les faits mentionnés dans le mémoire de M. Bickersteth (1), bien des fois les opérateurs ont été frappés du retentissement causé par chaque impression douloureuse sur les centres nerveux, qu'il se traduise par une excitation psychique, du désordre dans les mouvements, ou des troubles du côté du cœur.

Frappé de l'importance du fait clinique, M. le docteur Romain Vigouroux (2) voulut en avoir la raison physiologique. Il institua des expériences destinées à mesurer l'influence des impressions douloureuses sur les mouvements du cœur chez des animaux soumis à l'éthérisation. La partie expérimentale de son travail peut être résumée de la façon suivante :

1° L'influence des nerfs de la sensibilité sur la circulation existe aussi dans le sommeil anesthésique;

2° Cette influence paraît même augmenter;

3° Elle peut être portée au point d'arrêter les mouvements du cœur;

4° Cet arrêt du cœur doit être considéré comme la cause de la plupart des cas de mort observés pendant l'éthérisation chirurgicale.

Nous attachons une trop grande valeur à de pareilles conclusions pour ne pas les entourer des réserves que nous croyons indispensables à leur véritable et utile signification. Elles attribuent à l'acte chirurgical une influence trop absolue et trop générale. L'examen des faits conduit à en évaluer l'importance avec plus de discrétion. Dans les 65 observations où se trouve indiqué explicitement le moment de l'accident, on constate qu'il s'est déclaré, avant l'opération 35 fois, pendant l'opération 18 fois, et après l'opération 12 fois. De quelque façon que l'on

(1) Bickersteth, *Mém. cité.*

(2) Vigouroux, *De l'influence de la sensibilité sur la circulation pendant l'anesthésie chirurgicale* (*Comptes rendus de l'Académie des sciences*, t. LII, p. 201).

groupe ces chiffres, le nombre des cas dans lesquels l'accident peut être imputé à l'opération n'égale pas la moitié.

D'un autre côté, pour que les nerfs de la sensibilité réagissent sur les centres, il faut de toute nécessité qu'ils soient encore excitables. Admettre encore une action réflexe quelconque après que la sensibilité aux irritants mécaniques est abolie, ce serait admettre un effet sans cause. Les effets observés par M. Vigouroux ne peuvent donc se rattacher qu'à une certaine période de l'éthérisme, celle dans laquelle les nerfs sensibles et leur centre perceptif restent encore impressionnables, c'est-à-dire pendant l'anesthésie incomplète.

L'observation chez l'homme confirme cette prévision. Nous avons pris le soin de relever l'état du pouls chez huit malades pendant toute la durée de l'éthérisation, et nous avons vu (1) qu'au moment de la période d'excitation, soit initiale, soit de retour, il marquait les réactions indiquées par M. Vigouroux, même à l'occasion d'impressions douloureuses légères : les piqûres des aiguilles à suture, par exemple. Mais, une fois obtenue l'anesthésie confirmée telle que nous l'avons définie, le pouls ne subit plus, en aucune façon, le contre-coup de l'opération. Les circonstances dans lesquelles se sont déclarés les accidents témoignent la même chose. Sur les 18 cas de mort subite survenus pendant l'opération, il y en a 10 dans lesquels l'anesthésie était manifestement incomplète.

Appliquée au premier degré de l'éthérisme, à cette période caractérisée par l'abolition de la vie psychique, le mode de réaction sur lequel M. Romain-Vigouroux a appelé l'attention à si juste titre, conserve une importance extrême : importance facile à prévoir, démontrée par la clinique et sanctionnée enfin par l'ingénieux expérimentateur. C'est précisément pour échapper à son action désastreuse que nous avons fixé la période chirurgicale après la perte de la sensibilité et de tout sentiment perceptif. De la sorte on court plus de risques de

(1) Voyez page 161.

voir le malade succomber aux progrès de l'éthérisme, on le prédispose à la syncope par un épuisement plus complet des forces nerveuses ; mais ces dangers sont loin d'être aussi sérieux que celui que l'on évite sûrement. En face de deux écueils, le parti de la sagesse est de choisir le moins dangereux.

SECTION II

PRATIQUE DE LA MÉTHODE ANESTHÉSIQUE.

CHAPITRE PREMIER.

DES MOYENS DE PRÉVENIR LES ACCIDENTS DE L'ÉTHÉRISATION.

La première partie de cet ouvrage a eu pour but principal de faire connaître la méthode anesthésique, d'étudier d'une façon générale l'action du chloroforme et de l'éther chez l'homme, enfin la nature et les causes des accidents de l'éthérisation.

Nous avons démontré que ces derniers n'étaient pas le résultat direct d'une action toxique jugée excessive, soit d'une façon absolue, soit d'une façon relative, mais bien la conséquence fatale de perturbations dynamiques contingentes et spéciales à l'organisation humaine.

Ces perturbations, caractérisées par l'arrêt des mouvements du cœur, ont la même signification, avons-nous dit, que les perturbations de même ordre, observées de tout temps, tant chez l'homme bien portant que chez l'homme malade, et auxquelles on a donné le nom de syncope. Toutefois, comme elles empruntent un caractère tout particulier, mais non inconnu, de gravité aux conditions dans lesquelles elles se produisent, on peut le rappeler en les désignant sous le nom de *syncope chloroformique.*

Dans cette notion si claire, si bien en harmonie avec les faits de la syncope chloroformique, découlent plusieurs propositions importantes:

Si l'on tient compte de la fréquence de la syncope pendant les opérations chirurgicales, on est conduit à penser, sans toutefois pouvoir en donner une preuve rigoureuse, que dans un certain nombre de cas de mort attribués au chloroforme, l'accident n'a été qu'une coïncidence, dépendant soit de l'état du blessé avant l'opération, soit de l'opération elle-même. C'est en maintenant, dans une appréciation de ce genre, la place importante qui doit être réservée à la syncope parmi les causes de mort subite chez l'homme, que l'on aura une juste idée des dangers qui restent attachés à la pratique de la méthode anesthésique.

Malgré tout ce qu'on a pu dire, la question de vie et de mort est encore posée à propos de chaque éthérisation, et s'il est vrai que le chloroforme bien employé ne tue jamais, suivant la proposition de M. Sédillot, il est hors de doute que, pendant son administration, le sujet reste et restera toujours exposé à la syncope chloroformique dont nul ne peut apprécier la gravité. Quel est le chirurgien qui n'ait eu à constater de ces épisodes, et qui, dans un moment de cruelle incertitude, n'ait senti son impuissance, quand il s'agit de mesurer la distance qui sépare l'état de syncope de l'état de mort réelle? Au nom de ces principes, nous repoussons toute méthode qui aurait la prétention de tracer une voie sûre, infaillible à l'opérateur. Les causes si nombreuses qui interviennent, la constitution du sujet, son état de santé, son état psychique au moment de l'opération, la manière plus ou moins brusque dont on impressionne le système nerveux, etc., sont trop variables, trop mobiles, pour être soumises à des règles inflexibles; et pourtant il faudra en tenir grand compte, si l'on veut diminuer, autant que possible, le nombre des accidents, et surtout en arrêter les progrès. Voilà ce qui fait de la chloroformisation une opération en apparence la plus simple, en réalité la plus délicate, celle qui exige le plus d'habitude, de finesse dans le tact et d'habileté dans l'exécution. « Chloroformer, a dit M. Sédillot, est un art qui exige beaucoup d'habileté et d'expérience (1). » Quiconque bornerait son rôle à ne pas empêcher la respiration, à respecter, dans l'administration du médicament, les différences toujours limitées des susceptibilités individuelles de façon à ne pas empoisonner, s'exposerait à de cruelles déceptions : le véritable chloroformisateur doit examiner chaque malade avant de procéder aux inhalations de façon à être chaque fois personnellement renseigné sur l'opportunité de l'éthérisation ; pendant l'opération, il doit saisir habilement tous les signes même les plus fugitifs fournis par le fonctionnement des grands appareils, et puiser à cette source les règles cliniques qui enseignent le moment où il faut modifier les inhalations, les ralentir ou les suspendre. Il faut enfin qu'une exploration attentive l'avertisse du début de l'accident, lui permette de le conjurer par quelques mesures préventives.

C'est à l'examen de cette question complexe que nous consacrons le chapitre qui va suivre, nous proposant de faire appel aux travaux des bons observateurs, aux enseignements fournis par les faits malheureux qui se sont produits, et aux données acquises par l'expérience sur l'histoire de la syncope. Nous ne nous dissimulons pas qu'il y a loin d'une exposition dogmatique à l'étude clinique, de la théorie à la pratique ; mais en traçant la marche à suivre, nous croirions déjà rendre un véritable service, si nous vulgarisions cette idée que l'éthérisation a besoin d'être étudiée, observée avec autant de soin à l'hôpital que toute autre question de pratique médicale. C'est le seul moyen d'éviter les mécomptes, de s'imposer de bonne heure la sage réserve que réclame toute opération grave ; de la sorte on échappera au séduisant mirage que tentent d'introduire dans la science quelques théoriciens plus rigoureux, plus précis que la nature elle-même, et dont les vues spéculatives sont à nos yeux l'un des plus grands obstacles apportés au progrès de la méthode anesthésique.

(1) *Bulletin de la Société de chirurgie*, t. IV, p. 155.

Pour tirer bon parti de l'éthérisation, la première condition est de connaître les indications et les contre-indications de son emploi ; la deuxième est de savoir quelle est celle des substances anesthésiques, restées dans la pratique, qui est la plus inoffensive et la mieux appropriée au but que l'on se propose; la troisième, si le médicament est bon et quel est le meilleur mode d'administration; enfin la quatrième, comment doivent être conduites les inhalations.

Résoudre ces quatre questions c'est exposer l'ensemble des moyens les plus propres à prévenir les accidents.

ARTICLE PREMIER.

DES INDICATIONS ET DES CONTRE-INDICATIONS DE L'ÉTHÉRISATION.

Nous n'avons pas à revenir ici sur les avantages de la méthode anesthésique appliquée à l'exercice de la chirurgie: l'immense bienfait qui réside dans l'abolition de la douleur physique, la salutaire influence exercée par un agent qui permet de soustraire l'organisme aux secousses toujours périlleuses d'une opération sanglante, le concours efficace et souvent indispensable qu'elle fournit aux conquêtes nouvelles de la médecine opératoire, sont des avantages trop généralement acceptés pour que l'on puisse contester la vérité de la proposition suivante : l'éthérisation doit être la règle dans la pratique chirurgicale. Toutefois le désir d'être utiles a entraîné trop loin le zèle des chirurgiens; familiarisés avec la nouvelle méthode, ils ont fini par la croire invinciblement liée à l'idée d'opération; toujours heureux dans leur pratique personnelle, confiants dans leur manière de faire, ils ont oublié de regarder autour d'eux pour acquérir la certitude que la chloroformisation est une œuvre grave, sérieuse, dont l'opportunité doit toujours être subordonnée à l'importance du but que l'on se propose.

« On ne devrait, disait Roux, recourir à l'emploi d'un agent aussi redoutable qu'avec une extrême réserve et ne pas s'en munir aussi légèrement qu'on l'a fait quelquefois (1). Du moment où il est reconnu que le chloroforme, malgré toutes les précautions prises, peut occasionner la mort, le clinicien prudent se fera une loi de ne l'employer qu'avec une grande discrétion. Comme tous les moyens héroïques mais énergiques, il doit répondre toujours à des indications précises, débattues à l'avance. Il ne saurait entrer dans l'habitude de tel ou tel opérateur, ainsi que l'aveu en a été fait, de chloroformiser pour la plus légère opération. La recommandation de ne rechercher, dans ces circonstances, qu'une anesthésie imcomplète ou l'engourdissement du malade serait plus spécieuse qu'efficace ; s'il y a des chloroformisations incomplètes, il n'y en a pas qui soient exemptes de dangers.

En dehors de ces abus systématiques, on a aussi trop de tendance à céder aux vœux du malade et au désir bien naturel de calmer la douleur, ou plus souvent encore à employer l'éthérisation comme moyen de séduction. Les sévères leçons fournies par le passé nous enseignent combien il faut se mettre en garde contre de pareilles suggestions. Dans nos tableaux statistiques, sept fois le chloroforme avait été donné dans le but d'arracher des dents sans douleur et onze fois, pour des opérations peu douloureuses ou de courte durée, telles que l'extraction d'un ongle incarné, l'opération d'une fistule anale, du strabisme, l'extirpation d'un petit kyste, l'ouverture d'un abcès, diverses cautérisations, etc. Dix-huit cas de mort à propos d'opérations si peu importantes ! C'est presque le quart de notre liste funéraire. Sans doute la plupart de ces accidents remontent à une époque qui permet de croire à quelques imprudences, mais n'y en eût-il qu'un seul, observé dans ces conditions, qu'il devrait servir de barrière aux entraînements d'une pratique plus heureuse que sage.

(1) *Bulletin de la Société de chirurgie*, t. IV, p. 87.

La grande difficulté, il est vrai, est de faire le départ des opérations assez peu importantes pour que la chloroformisation soit formellement contre-indiquée : ici rien d'absolu. Ce qui est insupportable pour l'un est à peine ressenti par l'autre : chacun, avons-nous dit, a sa manière de souffrir. C'est ce degré de résistance à la douleur qui devra surtout attirer l'attention. Une autre source d'embarras réside dans la disposition d'esprit du malade lui-même ; il connaît les bienfaits de l'anesthésie sans se rappeler ou se soucier de ses dangers. Soit par caprice, soit par pusillanimité ou tout autre motif, il impose ses conditions au chirurgien et ne consent à se laisser opérer que lorsque l'on consent à l'endormir. En face d'une semblable obstination, la conduite à tenir devra être inspirée par l'urgence de la situation ou l'importance des ressources que peut procurer le chloroforme.

Néanmoins un certain nombre d'opérations, dans les conditions ordinaires, paraissent plus particulièrement contre-indiquer l'emploi des anesthésiques.

1° Dans un premier groupe se placent toutes celles qui sont du ressort de la petite chirurgie : les scarifications, incisions, ponctions, cautérisations, etc.

2° Dans un deuxième, doivent figurer celles qui sont très rapidement faites, et pour lesquelles la sensibilité peut être émoussée par d'autres moyens et en particulier par l'emploi des agents de l'anesthésie locale ; telles sont l'opération de l'ongle incarné, de la fistule anale ou lacrymale, du phimosis, l'avulsion des dents, l'ouverture d'un abcès, etc.

3° D'autres opérations, assez sérieuses par elles-mêmes, devront aussi être pratiquées sans le secours de l'anesthésie, soit à cause du but particulier que se propose l'opérateur, soit à cause de l'état habituel ou accidentel du sujet ; ici, le concours de l'intelligence ou de la volonté du malade est indispensable ; là, on trouve dans la sensibilité des parties un guide des plus utiles ; d'un autre côté, il n'est pas douteux que chez un homme atteint de paralysie de la sensibilité au niveau des points où l'on doit agir, que ce soit à la suite d'un grand traumatisme ou d'une affection des centres nerveux, le chloroforme ne soit à la fois une inutilité et un danger.

4° Nous considérons aussi comme des exemples de contre-indication formelle, toutes les opérations dites de complaisance et toutes les recherches destinées, soit à triompher d'une simulation ou d'une dissimulation supposées, soit à éclairer une question médico-légale. Du moment où l'intervention de l'art n'est plus exclusivement motivée par l'intérêt de la santé, n'y a-t-il pas lieu, malgré même l'autorisation du patient, de surseoir à une mesure qui peut occasionner la mort? Que le médecin dans ces missions difficiles et souvent très délicates use de la supériorité que lui donnent son intelligence, ses connaissances spéciales, son ascendant sur le malade; que dans cette lutte d'intelligence à intelligence, stimulé par l'amour du bien, il se montre habile, il emploie la ruse. Là doit se borner son rôle et dût-il courir le risque d'être trompé, le respect inaliénable des personnes devra toujours lui faire répudier tous ces moyens violents qui sentent le torsionnaire ou qui surtout mettent la vie en danger, ne fût-ce que d'une façon très éloignée.

5° Enfin une dernière contre-indication fondamentale, c'est le refus du malade; avec les idées qui depuis longtemps règlent la pratique de la chirurgie, rappeler un semblable motif, c'est en avoir démontré toute l'importance.

En dehors des conditions générales que nous venons de mentionner et qui sont, partout où on les rencontre, des causes péremptoires d'abstention et mettant de côté les différences qui existent dans la susceptibilité individuelle, à l'égard de la douleur parce qu'elles ne s'apprécient bien qu'au lit du malade, les indications de l'éthérisation n'ont encore rien d'absolu. Pour être bien comprises et fructueusement appliquées, elles ont besoin d'être étudiées dans leurs rapports avec tout ce qui peut modifier la marche ou les effets de l'éthérisme et changer les chances d'accident; l'âge du sujet, son sexe, son tempérament, ses habitudes, l'état de sa santé, la nature de l'opération, etc. L'indication est loin d'avoir la même valeur, selon qu'il s'agit d'un enfant ou d'un vieillard, d'un sujet vigoureux ou affaibli, bien portant ou affecté d'une maladie organique du cœur ou des poumons, suivant qu'il s'agit d'amputer un doigt ou de pratiquer la taille ou la kélotomie. Cette étude révélera rarement de nouvelles causes d'abstention formelle; mais le praticien y puisera les motifs d'un redoublement de surveillance.

Les particularités dignes d'intérêt qui se rattachent à la nature de l'opération, ne se prêtant à aucune vue d'ensemble, trouveront plus facilement leur place dans le chapitre que nous consacrerons à l'examen des applications de la méthode anesthésique aux différents groupes d'opération. Il complétera de la sorte le sujet qui nous occupe; pour le moment nous nous bornerons à passer en revue les conditions physiologiques ou pathologiques qui doivent attirer plus particulièrement l'attention.

A. *Influence de l'âge.* — Les enfants sont très impressionnables à l'action des anesthésiques. C'est chez eux que l'on a remarqué la plupart des exemples de sommeil immédiat. On conçoit qu'avec leur système nerveux si facile à ébranler, leur activité organique exubérante, la période d'excitation initiale fasse souvent défaut. Il faut faire toutefois une exception pour ceux qui, parvenus à la seconde enfance, sont dominés par une crainte inintelligente de l'opération et se débattent obstinément contre le chirurgien. Cette promptitude dans les effets est plus remarquable avec le chloroforme qu'avec l'éther. Autant est peu accusée, dans le premier âge, la période prodromique de l'éthérisme, autant paraît profond et prolongé le sommeil qui lui succède.

Les inhalations provoquent assez souvent au début un peu de congestion vers la tête, mais elle est bien vite remplacée par une pâleur générale, une faiblesse remarquable du pouls, et surtout une résolution musculaire complète. L'action irritante des vapeurs détermine aussi, plus souvent qu'à tout autre âge, des accès de toux convulsive, et, à une période plus avancée, de l'embarras dans la respiration qui devient stertoreuse. Il paraît que l'on a constaté chez eux un abaissement de la chaleur animale plus considérable que chez l'adulte : ceci n'aurait rien de surprenant, puisqu'à cette époque de la vie, chacun le sait, il existe une tendance très marquée au refroidissement.

Ces conditions commandent une certaine circonspection, mais elles sont loin d'être assez importantes pour priver l'enfant des ressources de l'éthérisation. Les chirurgiens ont compris de très bonne heure que l'activité de l'absorption pourrait être facilement compensée par une plus grande dilution des vapeurs. Ils ont pu se convaincre de la sorte que des nouveaux-nés, des enfants à la mamelle supportaient très bien les vapeurs de l'éther et même du chloroforme. Il y a même ceci de remarquable, c'est que depuis l'avènement de la méthode anesthésique, bien que l'on ait employé l'éthérisation chez les enfants aussi communément que chez les adultes, il ne s'est présenté encore, tant en France qu'à l'étranger, qu'un seul cas de mort subite. Encore pourrait-on se demander si dans cet exemple unique rapporté par M. Crockett (1), la mort ne fut pas causée par une perte de sang relativement considérable, accident si redoutable dans l'enfance. Cette saisissante immunité qu'il serait difficile, après quinze années d'expérience d'attribuer à une simple coïncidence, porte son enseignement. Pour que ces petits êtres, si impressionnables à l'action des éthers, si fatalement prédisposés aux effets toxiques du chloroforme, résistent aussi bien, il faut que les dangers qui se rattachent à l'action directe de ces agents soient bien peu redoutables ou bien faciles à conjurer. On a dit, et avec raison, que le chloroforme repoussé de la pratique chirurgicale chez les adultes, pourrait être conservé chez les enfants. Une telle

(1) Voyez p. 96.

remarque basée sur l'observation, ne peut trouver sa justification complète que dans la manière dont nous avons envisagé les accidents de l'éthérisation. On ne meurt pas empoisonné, mais on meurt de syncope. Voilà pourquoi les enfants chez lesquels la syncope est très rare, courent si peu de dangers.

M. Nordman (1), l'un des premiers, annonça qu'il avait éthérisé avec succès un enfant de huit mois auquel il voulait enlever une tumeur érectile de la jambe. M. Heyfelder (2) publia un résultat analogue obtenu chez un enfant de dix mois, auquel il pratiqua l'opération d'un bec-de-lièvre qui avait été l'objet d'une tentative infructueuse.

Le chloroforme étant moins dangereux chez l'enfant que chez l'adulte, pourra être employé avec moins de réserve surtout à l'égard d'un grand nombre d'explorations et de manœuvres peu douloureuses en elles-mêmes, mais qu'une résistance instinctive rend souvent impossibles. Tel est l'enseignement qui résulte de la pratique toujours heureuse de MM. Marjolin, Morel Lavallée, Giraldès, Guersant, Jules Roux etc. ; grâce à leur concours, l'anesthésie est appelée chaque jour à remplir d'excellentes indications.

A cause de l'impressionnabilité des enfants, M. Bouisson propose, spécialement pour eux, l'usage de l'éther comme étant moins énergique. A Paris, on n'emploie que le chloroforme et on ne s'en trouve pas plus mal. M. Guersant recommande seulement l'usage d'un inhalateur mécanique, pour se mettre plus commodément à l'abri des irrégularités dans l'administration des vapeurs, qu'entraîne leur indocilité.

De nombreux exemples démontrent également que les anesthésiques peuvent être supportés même à l'âge le plus avancé : des vieillards de soixante-quinze et de quatre-vingts ans ont été anesthésiés sans inconvénient et même il est de remarque que jusqu'alors, malgré de très fréquentes applications, aucun cas

(1) *Wesminster medical society.*
(2) *Mém. cité.*

de mort subite ne s'est présenté. Dans les observations que nous avons relatées, le sujet, le plus vieux, n'était âgé que de soixante-cinq ans. Sans aucun doute, un semblable résultat est dû au nombre d'opérations relativement peu considérable que l'on pratique à cette période de la vie. On a remarqué que, chez le vieillard, l'éthérisme revêtait assez souvent ce que nous avons appelé la forme adynamique. A peine la période d'excitation, quand elle existe, est-elle passée, qu'il survient un état de prostration considérable; le pouls est filiforme, imperceptible, la respiration est lente, paresseuse, la face, terreuse, légèrement grippée et la résolution musculaire, beaucoup plus profonde que chez l'adulte. Il faut tenir compte de cet affaissement précipité des forces pour donner les vapeurs anesthésiques avec plus de parcimonie et de lenteur.

Quelle importance faut-il attribuer aux imminences morbides spéciales à cet âge, à la crainte d'une congestion cérébrale ou pulmonaire? La congestion encéphalique qui peut être la suite des efforts exercés pendant la période d'excitation, peut-elle déterminer une hémorrhagie, ainsi que M. Bouisson est disposé à le penser? Aucun fait ne le démontre; aussi, quels que soient la constitution, l'âge du sujet, nous ne voyons là, en dehors de toute affection organique, aucune contre-indication.

C'est dans une période intermédiaire, entre la première enfance et la vieillesse, et qui s'étend de sept à soixante-cinq ans, que se sont déclarés tous les cas de mort subite observés jusqu'à ce jour.

On peut grouper de la façon suivante les soixante observations dans lesquelles l'âge est mentionné :

Cas de mort survenus chez des sujets	de 7 à 25 ans. . . .	24
—	de 25 à 45 ans . . .	28
—	de 45 à 65 ans . . .	8

Si l'on ajoute au nombre de 28, les 11 observations dans lesquelles l'âge est indiqué par l'expression un peu vague d'adulte, on obtient le chiffre 39 pour la période de 20 à 45 ans. Il faudrait bien se garder d'en conclure que les accidents sont plus fréquents, d'une manière absolue, à cette période de la vie. L'époque où l'homme jouit de la plénitude de sa virilité, est aussi celle du travail et des excès, celle où il reste exposé à plus de chances d'accidents, et par conséquent d'opérations sanglantes.

B. *Influence du sexe.* — L'étude de l'éthérisation chez la femme a fourni peu de données utiles à la pratique : les auteurs qui s'en sont occupés nous paraissent l'avoir décrite plutôt telle qu'elle devrait être d'après certaines considérations physiologiques que telle qu'elle est en réalité. Toutes conditions d'âge de santé, etc., étant égales d'ailleurs, l'éthérisation chez la femme ressemble beaucoup, au fond, à l'éthérisation chez l'homme : même irrégularité d'allures, même variété de formes, même imprévu. A l'époque où l'on commença à employer l'éther, les vapeurs de cette substance ayant fortuitement donné naissance, chez quelques jeunes filles, à des rêves lascifs ou quelques transports compromettants, certains observateurs moralistes en furent frappés au point de proposer, par scrupule de conscience, la suppression de l'éthérisation au moins chez la femme. Le chloroforme, avec ses allures plus pudiques, vint à point pour désarmer de telles rigueurs.

Le tempérament nerveux, éminemment impressionnable de la femme, autorise à penser que les convulsions sont un peu plus fréquentes chez elle que chez l'homme. Assez souvent les inhalations donnent lieu à des attaques d'hystérie ; mais elles ne sont en réalité qu'une occasion dont profite pour se montrer une maladie existant antérieurement.

En général, l'anesthésie est prompte chez la femme, les congestions céphaliques sont rares, les rêves, plus fréquents et plus souvent provoqués par la crainte de l'opération. On a signalé aussi un affaiblissement plus considérable des forces, une dépression inquiétante du pouls, une annihilation plus complète des phénomènes vitaux, en un mot un ensemble de symptômes qui semblent rendre la syncope plus menaçante.

Et cependant celle-ci, qui est le véritable danger, est-elle plus fréquente? Cela paraît fort douteux, au moins dans ses formes graves. Dans 77 observations, 23 appartiennent à des femmes et 52, à des hommes, c'est-à-dire que les chances de mort se répartissent entre les deux sexes, suivant le rapport de 1 à 2,08. Mais tout permet de supposer que les chloroformisations sont plus fréquentes chez l'homme que chez la femme. Cette circonstance empêche de tirer aucune conclusion de la statistique; du moins l'examen des faits démontre-t-il, contrairement aux prévisions, que rien n'autorise à dire que la femme soit spécialement prédisposée aux accidents graves.

La menstruation modifie-t-elle les indications de la chloroformisation? On est dans l'habitude de ne faire aucune opération, à moins d'absolue nécessité, pendant la période cataméniale. Il en résulte que l'on a eu peu d'occasions de constater l'influence que peuvent avoir les règles sur la marche des inhalations. Ce n'est pas une contre-indication formelle, mais il est permis de penser que, dans ces conditions, elles seraient accompagnées de troubles nerveux plus fréquents, plus violents, et peut-être aussi que l'hémorrhagie utérine en serait notablement ralentie, subissant en cela l'influence déprimante exercée sur le centre circulatoire par les agents anesthésiques. Il est bon, par conséquent, d'imiter la prudence qui sert de règle au praticien et de s'abstenir autant que possible.

La grossesse n'est pas non plus une cause absolue d'abstention. Dans un grand nombre de circonstances, et en particulier dans deux cas rapportés par M. Chassaignac (1), l'éthérisation a été employée sans que l'on ait eu à s'en repentir. Pourtant, en raison de l'impressionnabilité si grande de la femme en état de gestation, à cause surtout de la propriété qu'ont les anesthésiques de provoquer des mouvements violents, plusieurs accoucheurs ont pensé que leur emploi pourrait avoir de sérieux inconvénients chez les femmes prédisposées à l'avor-

(1) Chassaignac, *Mém. cité*, p. 16.

tement. M. Robinson a rapporté il y a quelques années dans un journal de médecine américain, un fait qui semble indiquer en effet qu'il faut alors apporter une certaine discrétion dans l'usage des anesthésiques.

Observation. — Une personne de trente-cinq ans, qui, il y a quatre ans, avait avorté à la suite d'une chute au troisième mois, mais qui, il y a deux ans, avait donné le jour à un enfant à terme, fut prise dans le cinquième mois de sa troisième grossesse de violents maux de dents. En vue de les calmer, elle se soumit à l'inhalation d'une certaine quantité de chloroforme, qui fut versé sur un linge, ce qui la mit dans une demi-anesthésie qui se prolongea pendant environ une demi-heure. Peu de temps après elle sentit des douleurs utérines, qui, après une durée de quelques heures, amenèrent l'enfant (1).

Malgré l'insuffisance des détails et la signification litigieuse du fait lui-même, il est bon pourtant d'en tenir compte et de poser en principe qu'il ne faut, pendant la grossesse, recourir à l'éthérisation que dans les cas d'impérieuse nécessité. La lactation ne paraît exercer aucune influence sur la marche de l'anesthésie : elle-même n'en est aucunement troublée. Le plus grand inconvénient qui pourrait en résulter, si l'on faisait usage de l'éther, c'est que le lait, tenant en dissolution une certaine quantité de vapeurs, n'acquît, pendant quelques jours, un arome désagréable au nourisson. Pourtant dans un cas, l'enfant, allaité par une femme à laquelle on avait fait respirer du chloroforme, fut pris d'un assoupissement que l'on envisagea comme un effet anesthésique, mais qui probablement était simplement accidentel : ce qui nous le fait croire, c'est que le lait ne contient pas de chloroforme chez les femelles d'animaux anesthésiées pendant la lactation.

C. *Influence du tempérament, de la constitution, des idiosyncrasies.* — Ces conditions inhérentes au sujet, et qui constituent sa manière habituelle de vivre n'ont d'importance qu'en raison de leur action sur des mouvements du cœur. On a

(1) *Annales médicales de la Flandre occidentale*, et *Gazette des hôpitaux*, 1858, p. 111.

supposé, il est vrai, qu'un tempérament sanguin prédisposait à l'excitation initiale, imprimait une forme joyeuse au délire ; que le tempérament nerveux excitait les spasmes, les convulsions, les troubles nerveux, bizarres ; que les sujets, dotés d'un tempérament bilieux, étaient particulièrement exposés aux rêves sombres, au délire furieux, aux vomissements et parfois à une jaunisse convulsive. En acceptant comme démontrés ces modes particuliers de réaction, leur valeur à nos yeux se résume dans la réponse à cette question : quelle est leur part d'influence dans la production possible d'une syncope?

Nous avons combattu l'idée d'une idiosyncrasie spéciale au chloroforme, mais il faut bien reconnaître l'existence d'une certaine prédisposition à l'égard de la syncope. Il est des sujets qui ont des défaillances à propos de tout et presque à volonté. Cette prédisposition peut être habituelle, permanente : celle-là, par expérience, doit inspirer peu de craintes. Nous l'avons déjà dit, la femme à laquelle une telle disposition paraît surtout dévolue n'est pas plus exposée que l'homme aux syncopes chloroformiques. Elle peut être accidentelle et se développer sous l'influence de causes multiples, capables de modifier, à un moment donné, la force de résistance vitale, de créer un état nerveux tel que la moindre émotion, la moindre secousse provoquent une syncope. C'est là qu'est le véritable danger. Nous avons déjà indiqué précédemment quelques-unes de ces causes dont le médecin est d'ailleurs habitué à mesurer l'importance en dehors de la pratique de l'anesthésie. Elles ont une telle influence qu'il ne faut point hésiter à différer l'opération, s'il est possible, pour échapper à leur pernicieuse influence.

D. *Maladies du système nerveux.* — Les lésions organiques de l'encéphale et de la moelle épinière sont autant de contre-indications à l'emploi de l'éthérisation.

Ces affections, telles que l'hémorrhagie, les différentes espèces de ramollissement, la paralysie générale, se compliquent fréquemment de congestions qui pourraient être aggravées pendant la période d'excitation ; d'ailleurs, la plupart d'entre elles, portant atteinte à l'énergie ou à la régularité des fonctions nerveuses et en particulier à la sensibilité. rendent moins utile l'usage des anesthésiques. Toutefois, soit parce que ces considérations ont été depuis longtemps appréciées par les médecins, soit parce que les cas de ce genre se rencontrent rarement dans la pratique, il n'existe aucun fait publié qui vienne confirmer ces prévisions.

Les différentes formes de névroses sont aussi des conditions peu favorables. En général l'accès qui les caractérise est provoqué par l'administration des éthers. S'agit-il de l'épilepsie, l'accès survenu pendant les inhalations est plus long, les fonctions se rétablissent lentement, et les congestions viscérales consécutives sont d'autant plus intenses et plus durables que le système nerveux se trouve moins en état de rétablir l'équilibre. Néanmoins dans des circonstances sérieuses, malgré quelques avis contraires, nous n'hésiterions pas à donner du chloroforme aux épileptiques. En continuant avec prudence les inhalations après l'accès déclaré, les mouvements toniques ne tarderaient pas à disparaître comme l'activité musculaire. L'accès ainsi enrayé, les congestions viscérales qui en représentent le principal danger, soit directement, soit par leur influeuce sur le cœur, seraient moins à redouter. M. Guersant qui a suivi cette pratique l'a toujours fait avec succès.

A plus forte raison, est-il indiqué de faire usage du chloroforme, malgré l'existence des autres formes de névroses. L'expérience s'est prononcée déjà à l'égard de l'hystérie, et les chirurgiens ont appris qu'il suffisait de pousser prudemment l'anesthésie plus loin, pour faire disparaître les convulsions.

L'ivresse, portée à un certain degré, est une contre-indication formelle. Malgré le petit nombre des cas de ce genre qui ont dû se présenter dans la pratique, il existe un cas de mort auquel nous avons déjà fait allusion et qui survint pendant la chloroformisation chez une femme en état d'ivresse, à laquelle Masson (de Mirecourt) était sur le point de pratiquer une opération urgente. Un seul fait ne prouve pas grand'chose, il est vrai, mais l'abstention que la sagesse recommande dans le doute est ici d'autant moins regrettable que l'ivresse s'accompagne d'une insensibilité suffisante pour que l'opération la plus cruelle soit à peine ressentie. Il paraît surprenant, au premier abord, que l'ivresse alcoolique, sorte d'état anesthésique plus ou moins complet, devienne une source d'accidents pendant la chloroformisation; et pourtant il n'y a là rien de contradictoire. L'ivresse n'est jamais un état anesthésique simple, elle se complique toujours de congestion cérébrale et pulmonaire, elle est accompagnée d'une réplétion préjudiciable de la cavité stomacale; double circonstance qui est loin d'être sans influence sur la production de la syncope à laquelle succombent, nous sommes portés à le croire d'après quelques autopsies, la plupart des sujets morts dans ces conditions.

L'état cérébral, provoqué par les abus alcooliques, paraît être aussi une condition très défavorable. Deux fois, des malades atteints de *delirium tremens* ont succombé pendant la chloroformisation; dans sept autres observations, la mort vint frapper des sujets ayant des habitudes d'ivrognerie (1). En outre, tous les observateurs ont remarqué que l'éthérisation chez les ivrognes était pénible, interminable, compliquée de mouvements convulsifs violents, quelquefois de délire bruyant, de stupeur. Sans motiver l'abstention absolue, de telles conditions imposent beaucoup de réserve.

Enfin on recommande d'être très circonspect, et mieux, de s'abstenir dans les cas de grand traumatisme, de plaies considérables, surtout de plaies par armes à feu, à cause de la stupeur, de la commotion traumatique qui les accompagnent.

Dans cet état, le système nerveux paraît profondément ébranlé, les forces sont anéanties, la peau est froide, le pouls petit, le visage prostré; tout fait craindre qu'en venant y ajouter l'action hyposthénisante du chloroforme, l'économie soit impuissante pour le supporter. Rien n'est mieux fondé qu'une pareille

(1) Voyez nos tableaux synoptiques.

recommandation, seulement il faut soigneusement éviter, à ce sujet, toute ligne de conduite systématique.

Avant nos dernières guerres continentales, tous les chirurgiens acceptaient, sur la foi du maître, comme une complication très fréquente des plaies par armes à feu, et en particulier des plaies par gros projectiles, cet état de commotion ou de stupeur. L'observation des faits est venue ébranler cette croyance. En cherchant à se rendre compte, par eux-mêmes, les chirurgiens d'armée n'ont pas tardé à reconnaître, comme le dit fort justement M. le professeur Legouest, dans son excellente *Revue critique* (1), que ces accidents sont beaucoup plus rares qu'on ne l'admettait auparavant. En faisant abstraction des coups de feu qui atteignent directement le crâne, nous pensons, avec nos confrères de l'armée, qu'ils sont exceptionnels même dans les plaies des membres inférieurs par gros projectiles, même quand les viscères abdominaux ou de gros troncs nerveux sont intéressés. Au camp de Sébastopol, l'un de nos premiers soins fut de vérifier ce point de doctrine, fort important. A cet effet, nous avons relevé aux ambulances de tranchée du Carénage et de la Karabelnaïa, durant les mois de juin, juillet et août 1855, l'état de 1790 blessés, observés quelques heures après l'accident et répartis de la façon suivante :

Ambulance de tranchée du Carénage du 21 au 24 août 1855.

Blessés par boulet.	19
— par balle	35
— par éclat de pierre.	52
— par mitraille.	11
— par projectile creux	224
Total	341

(1) Legouest, *La chirurgie militaire contemporaine*. Paris, 1859, p. 11.

Ambulance de la Karabelnaïa, du 11 juin au 11 août.

Blessés	par boulet	26
—	par balle	88
—	par éclat de pierre	148
—	par mitraille	47
—	par projectile creux	624
	Total	933

Même ambulance, du 13 août au 1er septembre.

Blessés	par boulet	37
—	par balle	43
—	par éclat de pierre	129
—	par mitraille	10
—	par projectile creux	297
	Total	516

Les blessures par gros projectiles, boulet, bombe, obus, etc., c'est-à-dire celles qui doivent plus spécialement prédisposer à la stupeur, existent en grand nombre dans le tableau qui précède, puisqu'elles représentent une proportion de 64 pour 100. Malgré ces conditions favorables, il ne nous a pas été donné d'en constater un seul exemple bien avéré. Nous avons également recueilli un certain nombre de faits dans lesquels de gros nerfs avaient été contus, dilacérés par le projectile ; les organes génitaux, les parois abdominales, labourés par des éclats de bombe : jamais nous n'avons observé le moindre signe de commotion. Dans quelques circonstances seulement, nous avons rencontré cette froideur visqueuse de la peau, cette petitesse du pouls, cette prostration considérable qui rappellent à l'esprit les signes classiques de la stupeur. Mais, en remontant à la source, on trouvait presque toujours, pour s'en rendre compte, une hémorrhagie antérieure, démontrée soit par l'abondance du sang répandu, soit par l'existence d'un bruit de souffle dans les vaisseaux. D'ailleurs, toute question de doctrine réservée, l'opportunité de la chloroformisation à la suite des plaies par armes à feu a été pratiquement résolue par la médecine militaire. Jamais le chloroforme n'a été employé sur une aussi vaste échelle que pendant la campagne d'Orient. C'est à peine si l'on a eu à regretter des accidents; encore faut-il hésiter à les inscrire au nécrologue de l'anesthésie, à cause de la gravité même des blessures. De pareils résultats démontrent que l'éthérisation est tout aussi applicable aux opérations que réclament les plaies par armes à feu qu'aux autres opérations de la chirurgie. Elle doit être la règle; l'exception sera motivée par les causes générales d'abstention.

E. *Affections du cœur.* — Les affections organiques du cœur et des gros vaisseaux sont considérées comme des obstacles à la chloroformisation : toutes, en effet, prédisposent plus ou moins à la syncope. Dans un cas de ce genre, reconnu pendant la vie, Walleix eut à déplorer la mort d'un de ses malades atteint d'anévrysme de la crosse de l'aorte, et qu'il avait été forcé de chloroformiser (1). Quand la maladie est confirmée la contre-indication est formelle; mais lorsqu'elle est à son début, surtout si elle s'accompagne de peu de troubles du côté de la circulation, le cas devient plus embarrassant. L'importance de l'opération, sa durée, la vivacité des douleurs, l'appréhension qu'elles suscitent, devront guider le praticien; pourtant il convient de se montrer toujours très sobre de chloroformisations, et très prudent, très attentif pendant les inhalations.

Les faits démontrent, ainsi que nous l'avons établi, que l'état gras du cœur représente une redoutable complication. Onze autopsies en témoignent; ce qui n'a rien de bien surprenant, si l'on tient compte de la fréquence des syncopes dans le cours de cette affection. Dans le mémoire de M. Quain, basé sur 83 observations, 68 fois la mort n'eut pas d'autre cause (2). Il importe d'autant plus d'être pénétré de l'importance de cette fâcheuse prédisposition, qu'elle offre pendant la vie moins de

(1) Voyez page 297.

(2) Quain, *Sur l'état graisseux du cœur* (*London med.-chir. Trans.*, 1850).

signes précis ; qu'il est toujours difficile, souvent impossible de la reconnaître d'une façon certaine. Au point de vue du diagnostic, M. Quain insiste sur la faiblesse générale, la difficulté de respirer, la douleur précordiale, l'état d'irrégularité, de faiblesse et de lenteur du pouls. Selon le docteur Kennedy (de Dublin), la dégénérescence graisseuse du cœur produirait la plénitude et une certaine mollesse du pouls. On trouve aussi dans les conclusions de son travail, qu'elle s'accompagne souvent de pulsations visibles des artères (pouls Corrigan), bien que les valvules ne soient point insuffisantes (1). A défaut de symptômes plus positifs, l'état gras du cœur doit être plus spécialement soupçonné chez les sujets qui, d'ailleurs bien portants en apparence, ont habituellement le pouls développé, mais ondulant, dépressible, et surtout marqué par de fréquentes intermittences. On sait aussi que cette affection accompagne souvent l'obésité ; comme cette dernière, arrivée à un certain développement, apporte déjà une gêne considérable dans la respiration, à cause du développement du ventre qui fait obstacle à l'abaissement du diaphragme, nous voyons dans cette infirmité une condition défavorable à double titre pour l'éthérisation.

Les palpitations de l'anémie et de la chlorose, par ce seul motif qu'elles dégénèrent fréquemment en syncope, exigent beaucoup de réserve. M. Bickersteth fait observer avec beaucoup de raison que c'est l'émotion causée par la crainte de la douleur ou de la chloroformisation elle-même, qui représente la disposition la plus fâcheuse chez les sujets exposés, à un titre quelconque, à des troubles dans les mouvements du cœur. Pour ces cas en particulier, il est indispensable d'accoutumer le malade à l'idée d'une opération, de lui présenter souvent le sommeil anesthésique sous les couleurs les plus riantes ; d'employer, en un mot, tous les moyens rationnels pour obtenir

(1) Kennedy, *Sur le diagnostic de l'état graisseux du cœur* (*Edinburgh medical Journal*, 1860, n° 49), trad. dans les *Archives générales de médecine*, 5e série, t. XV, p. 568.

cet état de calme, de repos de l'esprit qui est le plus sûr garant de la régularité des actions organiques.

F. *Affections du poumon.* — Les maladies du poumon, par leur fréquence, leurs variétés et souvent leur obscure réaction, méritent aussi la plus sérieuse attention. Elles jouent un rôle incontestable dans la production des accidents, non pas, comme on l'a dit et répété si souvent, en causant l'asphyxie, mais en entravant la circulation pulmonaire, dont les troubles sont la cause prochaine la plus fréquente de la syncope. L'asthme des vieillards, quand il existe à un degré assez avancé, a été considéré par plusieurs chirurgiens, et en particulier par M. Robert, comme une condition très défavorable à l'anesthésie. « Outre la dyspnée, dit-il, qu'occasionnent généralement les premières inspirations des vapeurs anesthésiques, il pourrait se faire que les vésicules bronchiques, étant remplies d'une trop grande quantité de vapeurs de chloroforme, ne pussent pas s'en débarrasser dans un temps donné. Dans l'asthme, les vésicules pulmonaires dilatées ont perdu leur ressort. Il pourrait donc arriver que les poumons contenant, dans un temps donné, une trop grande quantité de chloroforme, l'asphyxie en fût la conséquence (1). Les vues de M. Robert sur ce point auraient bien besoin de confirmation. Les vapeurs de chloroforme, enfermées, si l'on veut, dans des vésicules pulmonaires agrandies, sans tonicité, n'y peuvent exister que dans les proportions même du mélange aéro-éthéré. Que le mélange gazeux se renouvelle par le jeu régulier de la respiration, ou qu'il soit retenu en partie dans des vésicules pulmonaires dépourvues d'élasticité, les conditions physiques de l'inhalation restent les mêmes, pourvu que le mélange inhalé garde la même composition. Il y a, au-dessus de la gêne mécanique apportée à la respiration par la lésion organique, quelque chose de plus important, c'est l'élément spasmodique, qui rend si pénible l'accès chez l'emphysémateux et

(1) Robert, *Conférences de clinique chirurgicale*. Paris, 1860, p. 43.

donne naissance à des phénomènes d'asphyxie. Cet élément vital qui domine la scène pathologique ne saurait être qu'heureusement modifié par les inhalations anesthésiques ; aussi, en y mettant toute la réserve qu'imposent toujours les déductions théoriques, nous ne pensons pas que l'asthme des vieillards doive être une source de préoccupation, et à plus forte raison une cause d'abstention.

La tuberculisation pulmonaire, l'épanchement dans les plèvres ou le péricarde, les adhérences pleurales étendues, se placent par ordre d'importance immédiatement après les maladies organiques du cœur et des gros vaisseaux. Dans neuf observations, on trouve mentionnées des adhérences pleurales solides, étendues, soit de la totalité d'un poumon, soit de la plus grande partie des deux ; deux fois, il existait en outre des tubercules dans les deux poumons : une altération pathologique étrangère à l'éthérisation, qui se rencontre 9 fois sur 48, doit représenter autre chose qu'une coïncidence, surtout si l'on tient compte de cette considération, que peu de malades atteints de ces affections regardées par la plupart des médecins comme des contre-indications ont dû être soumis aux inhalations. Aussi est-il rigoureusement prescrit de s'abstenir toutes les fois qu'il existe des adhérences pleurales assez étendues pour révéler leur existence pendant la vie. Bien que l'expérience ne se soit pas prononcée à cet égard, il doit en être de même dans les autres affections du parenchyme pulmonaire et de ses annexes, telles que le cancer du poumon, la dilatation des bronches, le cancer du médiastin, la ganglio-phymie, le rétrécissement de la trachée ou des bronches, les corps étrangers, etc.; toutes entraînent une gêne habituelle de la respiration, mais surtout des accès de suffocation périlleux à l'égard de la syncope.

ARTICLE II.

CHOIX DE L'AGENT ANESTHÉSIQUE.

§ I. — Valeur de l'amylène.

Dès que M. Snow eut fait connaître les propriétés stupéfiantes de l'amylène et annoncé les avantages que pouvait en obtenir l'anesthésie chirurgicale, des expériences nombreuses furent tentées en France. Comme il arrive trop souvent en pareille circonstance, les premiers avis furent tous favorables à l'agent nouveau ; un moment il fut question de le substituer à l'éther et au chloroforme, ou du moins de l'admettre avec une certaine préférence dans la pratique, à côté de ses aînés. M. Snow fit valoir en sa faveur l'avantage d'une action prompte, douce, peu durable, et disparaissant sans laisser d'impression fâcheuse sur l'organisme. Ces qualités furent confirmées par MM. Giraldès, Tourdes, Debout, et en partie par M. Robert; tous reconnurent que l'amylène produisait l'anesthésie très promptement, sans causer de sensation pénible, sans amener de toux ni de suffocation. « Pendant toute la durée de l'amylénisation, dit M. Debout, le pouls reste large, plein, très fréquent, les mouvements respiratoires amples, la peau chaude, le visage fortement coloré. En un mot, il y a absence des signes qui dénotent que le nouvel agent atteint facilement les phénomènes de la vie organique (1). »

La promptitude, ou plutôt la brusquerie des effets de l'amylène, qui résulte de sa grande volatilité et de son insolubilité dans le sang, loin d'être un avantage, est un sérieux inconvénient. Il faut être occupé sans cesse à remettre du liquide dans l'appareil, sans obtenir d'autre effet, si l'on agit avec cir-

(1) *Rapport cité* de M. Robert sur la *Note relative à l'innocuité et à la valeur de l'amylène considéré comme agent anesthésique*, par M. Debout (*Bulletin de l'Académie de médecine*, t. XXII, p. 754).

conspection, qu'une série d'oscillations pendant lesquelles il n'est guère possible d'intervenir. Si l'on administre l'agent avec moins de retenue, dans un appareil approprié, les effets stupéfiants sont plus énergiques, mais alors ils ressemblent singulièrement à ceux du chloroforme ; l'anesthésie est complète, la résolution musculaire profonde ; le pouls devient intermittent, filiforme ; seulement l'amylème conserve toujours son caractère particulier, qui réside dans l'instantanéité de ses effets. Il en résulte que le chirurgien se trouve toujours placé dans l'alternative, ou de n'obtenir qu'un résultat incomplet, et par conséquent de manquer le but qu'il se propose, ou de tomber dans les inconvénients que les partisans de l'amylène reprochent aux autres agents anesthésiques, avec cette circonstance digne de remarque, qu'avec lui il y a moins de règle, moins de précision, et l'on est moins que jamais maître de l'effet que l'on veut produire.

Si l'amylène ne provoque pas de toux, pas d'irritation à la gorge, il ne fait que partager cette immunité avec le chloroforme.

On peut en dire autant de la rareté des vomissements. Pour que cet accident ait été observé par MM. Rigaud, Schützenberger et Debout (1), malgré un emploi aussi peu répandu ; pour que M. Giraldès l'ait constaté 6 fois dans 79 applications, il faut bien convenir qu'il ne s'agit ici que d'une rareté relative, et qui n'aurait rien à gagner à être comparée avec ce que donne le chloroforme. D'ailleurs, cet avantage fût-il fondé, suffirait-il pour autoriser à endormir les enfants à un moment plus rapproché du repas? L'état de digestion, non-seulement prédispose aux vomissements, ce qui ne serait pas un bien grand mal, mais, d'après ce que l'on connaît de la pratique de l'anesthésie chez l'homme et même chez les animaux, il imprime à l'éthérisation une marche moins régulière et beaucoup moins rassurante. D'autres reproches ont été

(1) *Ibid.*, p. 762.

adressés à l'amylène : la difficulté de l'obtenir à l'état de pureté, son prix élevé, son odeur fragrante, désagréable, la nécessité d'un appareil pour l'administrer, etc. Mais il est un point qui nous préoccupe davantage, c'est son action sur le système musculaire. Chez les animaux, la règle est qu'il détermine à une certaine période des mouvements convulsifs très intenses, un véritable tétanos. En est-il de même chez l'homme? Les observateurs ne sont point d'accord à cet égard. M. Robert a observé le renversement de la tête en arrière et quelquefois la roideur convulsive des membres ; pourtant il ajoute qu'il n'a jamais constaté le resserrement spasmodique des mâchoires avec menace de suffocation que provoque parfois le chloroforme. M. Giraldès, dans sa pratique, n'a rencontré que 8 fois des convulsions notables ; il convient d'ajouter qu'il opérait sur de jeunes sujets. D'un autre côté, dans presque toutes les observations de M. Jobert (1), il est question de convulsions intenses, de roideurs tétaniques survenues dans le cours de l'amylénisation. On lui a reproché d'avoir donné de trop grandes quantités de vapeurs, attribuant à cette circonstance les effets exceptionnels qu'il avait observés.

Cette objection ne nous paraît pas justifiée. Pour éviter toute méprise, M. Jobert a même pris le soin de diviser ses malades en plusieurs catégories, suivant le degré d'anesthésie obtenu à l'aide de divers procédés. Si dans un certain nombre de cas, il mit en œuvre les moyens jugés indispensables pour obtenir une insensibilité complète, durable, avec résolution musculaire, telle que la donnent l'éther et le chloroforme, il n'a fait que remplir les conditions qu'auraient dû choisir tous les expérimentateurs, et qui sont les seules capables de faire apprécier, avec toute connaissance de cause, la valeur comparative de l'amylène et des autres anesthésiques. Bien que la chose ne soit pas autrement jugée, il y a tout lieu de penser que, chez l'homme comme chez les animaux,

(1) *Rapport cité* de M. Jobert (*Bulletin de l'Acad. de méd.*, t. XXII, p. 1122).

l'amylène provoque de fréquentes convulsions qui ne présentent pas, par elles-mêmes, d'inconvénients insurmontables, mais qui peuvent devenir l'occasion de sérieux dangers. Cette présomption aurait suffi à nos yeux pour le faire rejeter de la pratique, jusqu'à plus ample information. M. Debout, recherchant à quelles doses deviennent toxiques, pour tout animal placé dans des conditions identiques, les vapeurs des différents anesthésiques, était arrivé à conclure que s'il suffit de doubler la dose de chloroforme pour aller de la dose anesthésique à la dose toxique, il faut quadrupler celle de l'éther et quintupler celle de l'amylène. Il ressort de ces faits, ajoute-t-il, que l'innocuité du nouvel agent est plus grande encore que celle de l'éther sulfurique (1) ». L'illusion en pareille matière était de conclure des animaux à l'homme, et de déduire de recherches d'ailleurs irréprochables le degré de nocuité. « Un point capital dans l'histoire des anesthésiques, rappela fort judicieusement M. Robert, c'est que ce n'est pas par le fait de l'évolution successive et progressive des phénomènes d'intoxication, mais bien d'une manière brusque, inattendue, que surviennent les accidents (2). » Aussi l'expérience ne tarda pas à donner un cruel démenti aux prévisions de la physiologie. Par un singulier jeu du basard, c'est entre les mains de M. Snow lui-même que survint un premier cas de mort subite.

On a tenté de l'imputer à une mauvaise administration, on a parlé d'asphyxie accidentelle, parce que l'auteur, avec une bonne foi qui l'honore, raconte que l'opercule destiné au passage de l'air extérieur glissa pendant les inhalations; mais il ajoute qu'il lui était arrivé souvent de le fermer volontairement pendant l'administration de l'amylène, et qu'en tout cas il était certain qu'il ne s'était pas écoulé plus de quelques secondes depuis l'occlusion complète. D'ailleurs un second accident mortel suivit de près le premier, et cette fois encore dans la pratique du même opérateur.

(1) *Rapport cité* de M. Robert (*ibid.*, p. 759).
(2) *Ibid.*, p. 761.

Deux cas de mort survenus coup sur coup entre les mains d'un homme expérimenté et connu surtout par ses travaux sur l'anesthésie, c'était plus qu'il n'en fallait pour frapper l'attention et faire proscrire un agent qui dès le début s'annonçait comme le plus dangereux des anesthésiques! A l'exemple de MM. Velpeau, Larrey, Robert, etc., nous rejetons formellement l'emploi de l'amylène, non-seulement chez l'adulte et dans les grandes opérations, mais aussi pour les petites, à l'usage desquelles M. Robert, par une espèce de concession, avait voulu le conserver; c'est un agent infidèle, tout aussi périlleux que les autres et d'un maniement plus difficile. Dans les petites opérations, le mieux est habituellement de s'abstenir; mais du moment que l'on juge l'anesthésie suffisamment indiquée, il faut la rechercher sérieusement, et par conséquent provoquer un état d'anesthésie dont l'existence sera toujours un danger pour l'organisme; nous ne voyons également aucune raison pour le réserver à la chirurgie de l'enfance, malgré les excellents résultats qu'en a obtenus M. Giraldès, puisqu'au contraire les enfants supportent mieux que les adultes les effets de l'éther ou du chloroforme.

§ II.— **Valeur comparative de l'éther et du chloroforme.**

L'éther et le chloroforme ont seuls été conservés dans la pratique; il reste à discuter une des questions les plus importantes, les plus délicates de la méthode anesthésique. Quel est celui qui doit être employé de préférence? Chacun d'eux répond-il à des indications particulières? Bien que la question paraisse jugée dans la pratique, par l'immense et durable popularité du chloroforme, il s'est fait contre ce jugement de si énergiques oppositions, que la science a le devoir de compter avec elles. Nous avons montré dans quelles circonstances le chloroforme fit son apparition. La méthode anesthésique en était encore à ses premiers essais. Les chirurgiens, craignant de s'aventurer dans une voie peu connue, ne possédant encore que de mauvais appareils, ayant à lutter contre les difficultés inhérentes à l'administration de l'éther, ne donnaient ce dernier qu'avec beaucoup de réserve; aussi n'obtenaient-ils que des résultats la plupart du temps incomplets. Le premier moment d'admiration passé, on eut un instant la crainte que l'éther, excellent anesthésique pour certaines opérations, ne fût insuffisant dans certaines autres, pendant lesquelles la résolution musculaire était indispensable. C'est au milieu de ces hésitations, de ces incertitudes, que le chloroforme fut connu. L'emploi de l'éther avait préparé les esprits, les avait familiarisés avec l'idée de l'anesthésie ; le chloroforme fut annoncé précisément au moment où la fièvre d'expérimentation gagnait tout le monde, en se recommandant à l'attention par des qualités qui commençaient à se faire désirer : éthérisation rapide, faculté de laisser de côté tout appareil, insensibilité complète, anéantissement profond des forces, etc., etc. Le jour où chaque praticien se fut assuré par lui-même qu'à l'aide de quelques gouttes du nouveau liquide versées sur un mouchoir ou sur une compresse, il pouvait obtenir de pareils effets, son triomphe sur l'éther fut assuré ; aussi, grâce à la facilité apparente de la chloroformisation, la méthode anesthésique prit subitement une extension qui laissait, dès les premiers jours, loin derrière elle les tentatives antérieures.

Si les qualités du chloroforme eurent pour conséquence d'en généraliser rapidement l'emploi, son énergie ne tarda pas à lui nuire tant en France qu'à l'étranger. A la suite d'événements graves survenus pendant son administration, l'agent incriminé fut officiellement traduit à la barre de l'Académie de médecine. Grâce au talent de l'avocat plus encore qu'à l'excellence des raisons fournies aux débats, le chloroforme fut à peu près absous, mais il perdit beaucoup de son prestige aux yeux de quelques médecins. C'est de Strasbourg, et surtout de Montpellier, que partit un commencement de réaction ; elle eut pour organes MM. Sédillot et Bouisson. De nouvelles victimes rallièrent de nouveaux esprits à la cause de l'éther : à la suite d'un cas de mort survenu à l'Hôtel-Dieu de Lyon, M. Diday écrivit un chaleureux plaidoyer en sa faveur. L'agent délaissé fut alors substitué au chloroforme, d'abord par quelques praticiens, puis bientôt par toute la chirurgie lyonnaise, avec un tel ensemble, que depuis plus de dix années, on l'emploie exclusivement, soit en ville, soit dans les hôpitaux. L'expérience parut probante, et la question qui nous occupe, mise à l'ordre du jour des séances de l'Académie impériale de médecine de Lyon, par l'initiative de M. Barrier, fut résolue dans les conclusions suivantes :

« La Société impériale de médecine de Lyon est d'avis que l'éther employé pour produire l'anesthésie chirurgicale est moins dangereux que le chloroforme ;

» Que l'anesthésie s'obtient aussi constamment et aussi complétement par l'éther que par le chloroforme ;

» Que si l'éther offre des inconvénients que le chloroforme ne présente pas au même degré, ces inconvénients ont peu d'importance et ne compensent pas le danger inhérent à l'emploi de ce dernier ;

» Qu'en conséquence, l'éther doit en général être préféré au chloroforme (1). »

Depuis lors la Société médicale de Boston est intervenue à son tour. Il y fut décidé qu'une enquête générale serait faite par les soins d'un comité de cinq membres choisis dans son sein. Déjà M. Hawoard a fait à cet effet une excursion en Europe. Il résulte de ses informations qu'il n'a jamais vu ni entendu citer un exemple authentique de mort subite pendant l'administration de l'éther ; aussi se montre-t-il partisan exclusif de l'éthérisation dans un travail manuscrit (2) dont M. Verneuil a donné l'analyse verbale à la Société de chirurgie (3). Il recommande l'éther comme une substance facile à administrer et complétement inoffensive. Suivant lui, il produit une insensi-

(1) *Gazette médicale de Lyon*, 1859, p. 209.

(2) Hawoard, *Remarks on the danger of the inhalation of chloroform.*

(3) *Bulletins de la Société de chirurgie*, t. XI, p. 369.

bilité plus complète, plus fugace, provoque moins de vomissements, de nausées, de céphalalgie. Les maladies du cœur, des poumons, du cerveau, ne sont point une contre-indication à son emploi. Enfin, il peut amener une insensibilité suffisante dans un espace de temps qui ne dépasse jamais huit minutes. En faveur de la même cause, on pourrait rappeler la pratique de M. Palasciano (de Naples), qui emploie constamment l'éther avec succès, le témoignage laudatif de M. Erichsen, etc. (1).

L'opposition née dans le sein de l'école de Lyon, fortifiée par une pratique heureuse de dix années et consacrée par le vote récent de l'une des premières académies de province; l'espèce de vote de défiance lancé dernièrement par la Société de médecine de Boston, méritent attention. Il y a lieu de se demander si la pratique adoptée par l'Europe entière, à la tête de laquelle se trouve l'école de Paris, subit l'influence de quelque engouement irréfléchi, dont les sciences d'observation elles-mêmes ne savent pas toujours se défendre.

On peut comparer entre eux les agents anesthésiques au triple point de vue de la commodité, de leur administration, de la convenance de leurs effets, selon le but que l'on se propose, et enfin de la somme et de la nature des dangers qu'ils font courir.

A. *Commodité de l'administration.* — A cet égard, de l'aveu même de ses adversaires, tous les avantages appartiennent au chloroforme : celui-ci a une odeur et une saveur plus agréables; si son goût douceâtre cause une répugnance insupportable à quelques individus, comme le remarque M. Bouisson (2), il faut convenir que ces aptitudes se présentent rarement. La plupart des malades qui ont eu à apprécier, par expérience, les deux agents stupéfiants, donnent la préférence au chloroforme. La pureté de ce dernier est plus facilement obtenue et conservée; sa volatilité est moindre, et conséquemment sa conservation plus facile. Il faut moins de chloroforme que d'éther

(1) Erichsen, *Science and art of Surgery.*
(2) Bouisson, *ouvr. cité*, p. 385.

pour produire l'anesthésie. On peut se passer d'appareils mécaniques pour l'administrer, et se contenter du premier corps poreux qui se trouve sous la main. Les vapeurs de chloroforme ont une action moins irritante que celles de l'éther; aussi avec elles pas de larmoiement, de congestion oculaire, pas de ces accès de toux si gênants parfois au début de l'administration de l'éther. Elles agissent à peine sur les glandes salivaires, buccales et sur la muqueuse bronchique : aussi, pendant les inhalations, n'est-on pas embarrassé de ces mucosités qui, s'échappant de la bouche, s'écoulent le long du conduit aspirateur, si l'on fait usage d'un inhalateur mécanique, et font obstacle au jeu des soupapes. Il est vrai qu'on évite cet écueil en employant les appareils sacciformes recommandés par les chirurgiens lyonnais ; mais alors les produits de l'expuition, en s'accumulant au fond de la baudruche, laissent le chirurgien incertain sur la nature du liquide contenu dans l'appareil, embarrassé sur le moment où il convient d'ajouter de nouvelles doses.

B. *Convenance des effets obtenus.* — Le chloroforme a une action plus prompte ; avec lui quatre minutes suffisent en moyenne pour arriver au sommeil. Avec l'éther, si l'on fait usage de l'appareil Charrière ou de tout autre inhalateur mécanique, il ne faut rien moins que dix et même quinze minutes d'attente pour chaque éthérisation. L'usage des appareils sacciformes a beaucoup abrégé cette durée, mais elle est encore deux fois plus longue qu'avec le chloroforme, si l'on veut obtenir une anesthésie satisfaisante. Cette considération, fort appréciée par un certain nombre de chirurgiens, n'a pas à nos yeux une bien grande valeur. Nous avons peu de souci d'une préférence basée sur le désir d'économiser quelques minutes. Le besoin d'aller vite pourrait bien facilement se transformer en une précipitation périlleuse. Aussi l'extrême facilité avec laquelle on peut obtenir une anesthésie profonde en une ou deux minutes, loin de constituer un avantage, nous paraît offrir un grave inconvénient; elle peut devenir une source de dangers entre des mains malhabiles. Toutefois, une fois accordée cette restriction applicable à la plupart des agents héroïques, on ne peut se dissimuler que l'activité du chloroforme ne soit en elle-même une qualité précieuse dont l'expérience doit apprendre à maîtriser les écarts, mais dont aucun excès ne peut changer la nature ni faire un défaut. Le chloroforme, instrument plus docile, s'accommode mieux à toutes les exigences, et permet à chaque instant de saisir, dans la mobile et saisissante manifestation de ses effets, l'indication du moment où il convient d'augmenter, de diminuer ou de suspendre les inhalations. Entre des mains novices, l'éther serait peut-être préférable; mais de ce que ce dernier exige moins d'habileté et de précision, faut-il en déduire sa supériorité? Non-seulement la période d'excitation est abrégée par l'emploi méthodique du chloroforme, mais elle est aussi moins bruyante, moins agitée. L'éther, surtout si l'on emploie un appareil sacciforme, gêne l'exercice de la respiration, jette le malade dans une agitation convulsive qui, jointe aux signes habituels de congestion céphalique, est bien propre à impressionner vivement quiconque n'a pas l'habitude d'en faire usage. En ayant soin de donner le chloroforme à l'air libre, cette agitation fait défaut, ou bien elle est tellement atténuée, qu'elle devient peu gênante; le malade est conduit assez doucement jusqu'à l'insensibilité. Il est à peine inutile de rappeler qu'il se présente de part et d'autre, dans la pratique, de fréquentes exceptions aux types qui nous servent de termes de comparaison.

Le sommeil du chloroforme n'a pas eu les sympathies de tous les observateurs: plus complet, plus profond, il offre plus de sécurité à l'opérateur; mais on le trouve sombre, taciturne; il rappelle avec trop de vérité l'image de la mort: le chloroforme *cadavérise*. Il n'est pas jusqu'à la teinte lugubre de ses songes qui n'ait été opposée aux riantes couleurs qui embellissent accidentellement ceux que procure l'éther. C'est déjà beaucoup d'anéantir la douleur et ses pénibles angoisses! N'est-ce pas se montrer bien exigeant que de s'attacher aux moyens de substituer le plaisir à la souffrance? Les rêves de l'éther sont en effet plus bruyants, plus gais ; leur face épanouie entretient une communication plus animée entre le patient et le chirurgien, bien que pourtant la loquacité, les révélations indiscrètes, les propos cyniques qu'ils comportent, ne soient pas toujours exempts d'inconvénients. Au demeurant, il importe peu que, pendant l'opération, le malade soit gai ou triste, rie ou pleure, pourvu que le sentiment de la douleur soit complétement anéanti, sans exposer à plus de dangers. On a cru découvrir, sous le masque impassible du sujet soumis au chloroforme, une atteinte plus profonde portée aux fonctions du système nerveux, au principe même de la vie. On l'a dit avec raison : l'état anesthésique est un pas vers la mort. Mais autant qu'on peut en juger par la physiologie expérimentale, abstraction faite des complications accidentelles, ce pas est également franchi avec les deux agents; on dirait même que la durée plus longue de l'éthérisation a pour conséquence de troubler davantage les fonctions de la vie animale. Ainsi, de part et d'autre, la chaleur animale est diminuée; mais avec le chloroforme son abaissement est représenté par des fractions de degré, tandis qu'avec l'éther il se juge par 2 degrés et 2 degrés et demi. Si l'on a été conduit à assombrir le tableau de la chloroformisation, cela tient à ce qu'on a comparé entre eux deux degrés différents de l'éthérisme, les effets obtenus avec l'éther au début de la méthode anesthésique, avec l'anesthésie profonde, complète, telle que la donne tous les jours le chloroforme. Si les conditions créées par un état anesthésique de même ordre nous paraissent identiques et ne constituer par elles-mêmes qu'un danger très éloigné, facile à prévoir, il n'en est pas de même des réactions contingentes, traduites par un arrêt brusque des battements du cœur; là se trouve le véritable péril. De telle sorte que la seule question importante est de savoir lequel des deux agents expose le plus à la syncope. Il n'y a que les faits qui puissent répondre; nous verrons bientôt s'ils portent avec eux quelque enseignement.

Existe-t-il quelque différence dans la durée du sommeil anesthésique, selon qu'il est obtenu avec l'un ou l'autre agent? Cette question a été diversement résolue. Les premiers chirurgiens qui expérimentèrent avec le chloroforme ne manquèrent pas d'attribuer une durée plus longue à ses effets, d'autres crurent reconnaître cette supériorité à l'éther, d'autres enfin conclurent qu'il existait à cet égard la plus grande variabilité. Il y a du vrai dans ces assertions contradictoires; la durée des effets anesthésiques, appréciée à partir du moment où l'on cesse les inhalations, est variable, parce qu'elle dépend surtout, comme le fait remarquer très judicieusement M. Bouisson, du degré de l'anesthésie. Après une éthérisation profonde prolongée, le réveil est lent; dans des conditions opposées, le réveil est prompt, quelquefois instantané, quel que soit, du reste, l'agent dont on ait fait usage. Mais comme volontairement ou involontairement l'anesthésie est poussée plus loin avec le chloroforme, la durée de ses effets est habituellement plus longue, bien que, dans telle circonstance donnée, les résultats opposés puissent être obtenus. On a paru attacher une certaine importance à ce détail. Pour nous, qui établirons en principe de ne jamais compter sur la durée probable du sommeil, mais de continuer les inhalations de façon à entretenir le même état pendant l'opération, nous ne lui reconnaissons aucun intérêt.

Il est une particularité de l'action du chloroforme sur laquelle M. Bouisson (1) a insisté avec beaucoup de raison. On sait que, du moment que l'on cesse les inhalations d'éther, les phénomènes de l'anesthésie tendent à disparaître; il n'en est pas de même avec le chloroforme : quand on en suspend l'administration, on n'arrête pas toujours la marche des effets déjà obtenus. Ceux-ci peuvent s'aggraver encore, en sorte que le maximum d'action ne correspond pas à la dernière aspiration de vapeurs. Il en résulte que l'on n'est jamais sûr de ce que l'on fait; l'examen du malade, qui doit servir de guide pour régler la marche

(1) Bouisson, *ouvr. cité*, p. 390.

de l'éthérisation, manque de précision, et le terme des inhalations ou des intermittences cesse d'être bien défini. De cette façon, la promptitude des effets du chloroforme se trouve contre-balancée par leur durée ou leur aggravation intempestive. On a aussi reproché au chloroforme de laisser après lui une grande faiblesse. Il faut prendre garde d'être abusé par des coïncidences. Cet état adynamique est souvent déterminé par la maladie elle-même ou l'état de débilité antérieur du sujet; peut-être l'état anesthésique contribue-t-il à l'entretenir, mais dans tous les cas cette influence déprimante peut être imputée à l'éther aussi bien qu'au chloroforme. Une malade à laquelle M. Jobert avait amputé la cuisse après l'avoir éthérisée, resta pendant plusieurs heures sans revenir à elle, avec un pouls imperceptible, une diminution notable de la chaleur animale (1). Une femme à laquelle M. Roel, chirurgien de l'hôpital de Madrid, venait d'amputer un sein pendant qu'elle était endormie par l'éther, resta pendant plusieurs heures assoupie, froide, décolorée, presque sans pouls (2). A cet égard encore, le tout est de savoir quel est le moins compromettant des deux, ce qui ne peut se juger que par l'appréciation des accidents qui en résultent.

C. *Tableau comparatif des accidents attribués à l'éther et au chloroforme.* — Voici le point de vue qui réclame la plus sérieuse attention : à vrai dire, il est le seul important, car les caractères différentiels qui ont été l'objet des observations précédentes n'acquièrent de valeur qu'en vue des accidents ou des dangers qu'ils paraissent rationnellement provoquer ou éloigner. Malheureusement, la question est très difficile, car il s'agit de porter un jugement entre deux agents inégalement connus, parce qu'ils ont été inégalement expérimentés. M. Bouisson a imaginé, pour la résoudre, de relever les cas de mort attribués à l'éther et au chloroforme et de comparer entre eux les deux nécrologues, dans lesquels figurent indistinctement les accidents survenus soit immédiatement,

(1) *Bulletin de l'Académie de médecine*, t. XII, p. 315.
(2) *La Facultad*, année 1847.

soit consécutivement, pendant une période fixée à deux jours. Les objections qui pouvaient être faites à cette statistique n'ont pas échappé à son auteur. « La somme des faits observés est trop restreinte, dit-il, pour que la statistique donne la formule complète de l'expérience. Ce n'est qu'un élément du jugement à porter (1). » D'autres motifs diminuent encore l'importance des renseignements qu'elle pourrait fournir. Ce document porte sur les deux premières années de la méthode anesthésique. Pendant la première, on fit usage exclusivement de l'éther; pendant la deuxième, au contraire, le chloroforme avait obtenu une faveur à peu près unanime. « En supposant égal, ajoute M. Bouisson, pour chaque année, le nombre des opérations pratiquées sous l'influence des anesthésiques, on pouvait, en cherchant le chiffre des morts attribuées à leur action, déterminer la part qui revient à l'éther ou au chloroforme, et déduire leur degré respectif de nocuité (2). »

Deux causes rendent inacceptable le premier terme de cette proposition : l'une est relative au nombre des faits, et l'autre à leur qualité. Bien qu'il soit impossible d'en donner la preuve numérique, il nous paraît incontestable que le nombre des chloroformisations pendant la deuxième année a été incomparablement plus grand que celui des éthérisations pendant la première. L'éther, durant la période d'expérimentation, ne fut guère étudié que dans les hôpitaux. Il était alors si peu accepté par le monde scientifique, que, s'il ne suffisait d'invoquer ici des souvenirs d'assez fraîche date, nous rappellerions que le conseil de santé des armées, partagé entre la crainte de porter atteinte à la santé du soldat et le désir de le faire participer aux bienfaits de l'anesthésie, avait limité l'usage de l'éther, comme agent anesthésique, à quelques hôpitaux militaires désignés à cet effet, jusqu'à ce qu'il eût été suffisamment expérimenté (3).

(1) Bouisson, *ouvr. cité*, p. 392.

(2) *Ibid.*

(3) *Comptes rendus des délibérations du conseil de santé des armées*, 6, 10 et 17 février 1847.

Il est non moins vrai que les faits d'anesthésie obtenue avec l'éther n'ont pas la même valeur qu'avec le chloroforme. Dans un cas, on expérimentait une méthode nouvelle; dans l'autre, on expérimentait un agent nouveau d'une méthode connue, acceptée. Avec l'éther, dont l'effet est lent, l'administration difficile, le défaut d'expérience inspirait naturellement la crainte d'aller trop loin; on s'arrêtait au premier signe d'insensibilité, et surtout on en restreignait l'usage à une classe déterminée d'opérations. L'habitude que l'on avait de l'éther devait conduire, au contraire, en employant un agent plus actif, à de mauvaises chloroformisations dans lesquelles le but serait dépassé et surtout trop brusquement atteint : de là ces anesthésies soudaines avec résolution musculaire, anéantissement profond, qui étaient inconnues jusqu'alors. Le chloroforme étant un agent plus énergique que l'éther, il est rationnel de croire qu'il est plus difficile d'apprendre à le manier, et que la période d'expérimentation fournira plus de mécomptes, sans qu'il soit possible d'en inférer une infériorité quelconque. A un autre point de vue, les cas de mort relevés par M. Bouisson n'ont pas, à nos yeux, une valeur identique. Comment considérer comme deux unités de même ordre une mort subite survenue pendant la durée des inhalations et un décès qui arrive vingt, trente, quarante-huit heures après l'opération. Trop d'inconnues viennent ici obscurcir le jugement. La mort est assez fréquemment la suite immédiate, à quelques heures près, de certaines opérations. L'état anesthésique augmente-t-il, dans ces cas, les chances d'insuccès ? On n'en sait rien encore. Diminue-t-il la puissance de l'innervation ? épuise-t-il la source de toute réaction salutaire? On a pu le supposer par induction, mais non le démontrer. En face de tant d'incertitudes, à l'égard des cas de mort consécutive, il devient indispensable d'en faire une catégorie à part, et de les comparer entre eux seulement; nous ne voulons pas leur dénier toute valeur, mais celle-ci pourra toujours leur être contestée. Ces restrictions sont moins adressées au tableau publié par

M. Bouisson, auquel lui-même n'accorde qu'une valeur relative, qu'à toutes les statistiques que l'on tenterait d'établir sur un pareil sujet.

Nous plaçons sous les yeux du lecteur les résultats fournis par l'expérience, tels qu'ils sont consignés dans les observations que nous avons publiées, en nous efforçant d'éviter, autant que possible, les imperfections que nous avons signalées dans les essais antérieurs.

MORTS CONSÉCUTIVES.

Par l'éther.

	Causes de l'éthérisation.	Époque de la mort.
1847.	Tétanos	1/2 heure.
1847.	Cathétérisme	4 heures.
1847.	Amputation du sein	14 jours.
1847.	Amputation de la cuisse	12 jours.
1847.	Amputation de la cuisse	3 jours.
1847.	Amputation de la cuisse	3 heures.
1847.	Taille	3 jours
1847.	Amputation du sein	4 heures.

Par le chloroforme.

	Causes de la chloroformisation.	Époque de la mort.
1847.	Amputation du sein	quelques instants.
1848.	Amputation du bras	17 heures.
1848.	Hernie étranglée	4 heures.
1852.	Ostéosarcome	3 jours.

MORTS IMMÉDIATES.

Par l'éther.

1847.	1	1852.	1	1859.	1

Par le chloroforme.

1848.	9	1853.	9	1858.	4
1849.	6	1854.	9	1859.	8
1850.	6	1855.	2	1860.	2
1851.	3	1856.	3	1861.	4
1852.	6	1857.	2	1862.	1

Le tableau qui précède, dans lequel nous avons pris le soin de faire figurer la nature des opérations, justifie nos réserves à l'égard des morts consécutives ; il suffit pour montrer combien seraient fragiles de pareilles bases pour une statistique. Il n'en est pas de même des morts subites survenues pendant la pratique de l'anesthésie, car toutes peuvent lui être légitimement attribuées. En comparant entre eux les résultats fournis par les deux premières années qui suivirent la découverte, on voit que l'année 1847, pendant laquelle on fit usage exclusivement de l'éther, compte un cas de mort. Cette période ne comprend pas tout à fait un an, puisque la première opération fut pratiquée par Liston à l'hôpital du collége de l'Université, le 19 décembre 1846, et en France dans le premier mois de l'année 1847 ; tandis que le chloroforme, expérimenté déjà un grand nombre de fois par Simpson, fut signalé à la Société médico-chirurgicale d'Édimbourg le 10 novembre 1847, et immédiatement employé par la plupart des opérateurs. A ce cas de mort avec l'éther, pendant l'année 1847, la statistique en oppose huit avec le chloroforme pendant l'année 1848. Il y a donc eu, avec ce dernier, environ huit fois plus d'accidents pour deux périodes à peu près égales. Si, d'un autre côté, on compare entre eux les nombres respectifs de morts subites dont nous avons rapporté les observations, on arrive aux résultats suivants: Pour l'éther, pendant une période de quinze années (1847 à 1861), 3 ; ce qui fait une moyenne annuelle de 0,20. Pour le chloroforme, pendant une période de quatorze ans (1848 à 1861), 77 ; ce qui fait une moyenne de 5,50. La comparaison de ces moyennes conduit à conclure que le chloroforme a causé, chaque année, vingt-sept fois et demie plus d'accidents que l'éther. Mais l'examen des chiffres annuels de morts subites pendant la chloroformisation montre qu'à l'exception d'une année (1859), ils tendent à décroître, surtout depuis 1854 inclusivement. Jusqu'à cette époque, la moyenne avait été de 6,85 ; depuis lors elle est descendue et reste fixée à 3,57, malgré l'extension toujours croissante de la méthode anesthésique. Cet excédant d'insuccès durant les premières années pourrait être avec une certaine raison rejeté sur un défaut d'expérience à l'égard d'un agent d'autant plus difficile à bien manier, qu'il succédait à l'éther; ce qui permettrait de ne tenir compte que des cas de mort observés depuis 1854. De cette façon, la mortalité serait représentée, entre les deux agents, par le rapport de 1 à 17,85. Quel que soit le résultat comparatif auquel on accorde la préférence, faut-il l'attribuer à un nombre plus considérable de chloroformisations, à l'usage d'un agent plus dangereux, ou bien à une simple coïncidence? C'est là que gît la difficulté, que commence l'incertitude: nous nous contentons de poser la question sans vouloir y répondre, car le problème ne peut être actuellement résolu par des chiffres. Avec les faits dont nous disposons, il est impossible d'arriver à une solution; chacun gardera ses préférences pour l'agent qui lui a constamment réussi ou qui lui paraît le plus commode. Du moment qu'il est impossible de se prononcer avec connaissance de cause entre l'éther et le chloroforme, au sujet des dangers qui se rattachent à leur emploi, nous pensons qu'il faut prendre provisoirement en considération les qualités secondaires qui assurent la préférence au chloroforme.

Comme cette réserve sur le fond de la question est imposée par l'inégale notoriété des deux agents, il faut provoquer de nouvelles recherches. Ce que le passé n'a pu faire encore, doit être l'œuvre de l'avenir. Les données acquises par une expérimentation suffisante, une statistique établie sur des bases assez larges pour échapper aux principales sources d'illusions ou d'erreur, représentent le plus grand progrès réservé à l'avenir de la méthode anesthésique. La Société de médecine de Boston a fait un appel aux observateurs; il est à désirer qu'il soit entendu, que l'exemple donné par elle se propage dans les centres sympathiques à l'éther, mais surtout que l'on tienne partout compte exact des faits. Les mesures récentes, relatives à la statistique médicale dans les hôpitaux de Paris, où l'on fait un usage exclusif du chloroforme, permettront facilement, surtout si elles s'étendent à la province, d'établir l'autre terme de la comparaison.

ARTICLE III.

CHOIX D'UN APPAREIL. — QUALITÉS QUE DOIT AVOIR LE CHLOROFORME.

§ I. — Choix d'un appareil.

En discutant précédemment le principe du dosage appliqué à l'éthérisation, nous avons été conduits à reconnaître que les procédés empruntés aux méthodes rigoureuses ne lui étaient que très difficilement applicables et ne pouvaient être d'aucune utilité, parce qu'il n'existe aucun rapport entre la dose du médicament et les effets tout à fait accidentels qu'il importe d'éviter. Toutefois l'opinion des observateurs n'est pas encore unanime à cet égard. M. Jules Guérin a accusé les moyens usuels de chloroformisation de produire des accidents (1). Il s'est basé sur ce que dans des expériences variées, il a pu renfermer l'action toxique du chloroforme dans des limites très précises, c'est-à-dire fixer un minimum et un maximum entre lesquels il a toujours, chez les animaux, déterminé la mort avec les mêmes doses. Des résultats identiques ont été obtenus par tous les expérimentateurs qui se sont occupés de la question, et nous-mêmes, nous les avons formulés de la façon la plus explicite dans nos recherches physiologiques. Mais ce que l'on oublie de rappeler, c'est de quelle espèce d'appareils on s'est servi pour obtenir une telle régularité d'effets.... Précisément, dans l'immense majorité des cas, de l'éponge ou du tampon de charpie, c'est-à-dire de ces expédients qu'il s'agit de proscrire chez l'homme, au nom de leurs bons effets chez les animaux! On ne peut même pas faire d'exception en faveur de l'appareil imaginé par M. Jules Guérin

(1) *Bulletin de l'Académie de médecine*, t. XXII, p. 919.

dans cette circonstance. Une sorte de sac de taffetas avec lequel on coiffe l'animal, et à l'autre extrémité duquel se trouve un double diaphragme renfermant des rondelles d'éponge ou de tissu de coton, que l'on peut éloigner ou rapprocher à volonté comme les deux bouts d'une lorgnette, ne diffère pas notablement de l'éponge ou de la compresse. Tout son jeu se borne, comme avec ces derniers, à éloigner ou à rapprocher le chloroforme du museau de l'animal, avec cette seule différence défavorable, que les inhalations, au lieu de se faire à l'air libre, se font dans une atmosphère confinée, c'est-à-dire dans des conditions qui peuvent troubler les phases de l'éthérisme. Quand les mêmes procédés donnent des résultats si différents chez l'homme et chez les animaux, la seule conclusion logique qu'il soit possible d'en tirer, c'est qu'une telle différence ne saurait être imputée à l'appareil mis en œuvre, mais bien à la nature des sujets observés. Ce n'est donc que dans les salles d'opérations que la valeur pratique des appareils peut être appréciée. La plupart des chirurgiens sont d'accord pour ne leur reconnaître qu'une importance secondaire. « L'appareil le meilleur, dit M. H. Larrey ne sera jamais une garantie certaine, infaillible contre les accidents, qu'ils soient propres ou étrangers à l'anesthésie elle-même (1). » Dès l'année 1848 le conseil de santé, pénétré déjà du peu d'importance des appareils, avait fait connaître qu'on peut s'en passer pour la chloroformisation, et qu'il suffit d'une compresse usée ou d'un mouchoir de poche qu'on roule de manière à former une sorte d'entonnoir au fond duquel on verse directement du chloroforme (2).

Tel est aussi l'enseignement qui résulte de la discussion soulevée à l'Académie de médecine par la proposition de M. Devergie (3). L'imposant témoignage apporté à la tribune

(1) Larrey, *Discussion du Mémoire de M. Devergie* (*Bulletin de l'Académie de médecine*, t. XXII, p. 949).

(2) Décision ministérielle relative à l'emploi du chloroforme, etc., 1848.

(3) Devergie, *Mém. cité* (*Bulletin de l'Académie de médecine*, t. XXII, p. 820).

en faveur des appareils extemporanés, par MM. Velpeau, J. Cloquet, H. Larrey, Caseaux, Nélaton, Jobert, Huguier, etc., et corroboré, on pourrait ajouter, par la pratique journalière de l'immense majorité des chirurgiens, mérite une sérieuse attention. A moins de sacrifier au fétichisme, il importe, en vérité, d'opposer de bons arguments pour justifier une dissidence.

On a reproché au mouchoir, à la compresse d'empêcher de voir ce qui se passe, et surtout de ne pas tenir compte du titre du mélange aéro-éthéré. En est-il autrement avec l'inhalateur mécanique? Mettant de côté cet air spécieux de précision à la faveur duquel on aurait voulu l'imposer, n'est-ce pas, dans un cas comme dans l'autre, l'état du malade qui règle la chloroformisation, qui fait modifier les inhalations, ici en rapprochant ou en éloignant le voile chargé de liquide, là en donnant un accès plus ou moins large à l'air pur?

On a accusé les chirurgiens de préférer le mouchoir et la compresse, parce que c'était plus prompt, plus commode, sans avoir égard aux dangers que pouvait courir le patient. Une telle objection se réfute d'elle-même.

Les arguments invoqués par M. Jules Guérin en faveur des inhalateurs sont tous empruntés au domaine de la physiologie expérimentale : nous avons dit tout à l'heure pourquoi il était impossible d'en tirer aucune conclusion.

M. Devergie les a conseillés pour éviter une asphyxie mécanique à laquelle on ne croit plus.

M. Robert reproche à l'éponge et à la charpie de présenter une surface très étendue, sous un petit volume. Ces corps imprégnés de chloroforme favorisent l'évaporation avec une rapidité extrême. « Il en résulte qu'à un moment donné, l'air qui s'en dégage doit être chargé de vapeurs stupéfiantes dans de fortes proportions » (1) : ce qui nécessite beaucoup plus d'attention et de prudence. L'argument est spécieux, mais il

(1) Robert, *Bulletin de l'Académie de médecine*, t. XXII, p. 967.

a contre lui l'expérience. Dans un travail déjà mentionné, M. Doyère a démontré que la présence d'un corps poreux retarde l'évaporation de l'éther (1). Le même fait, bien connu en physique, a été aussi constaté par M. Bouisson dans une expérience dont il rend compte de la façon suivante : « Nous avons déposé 8 grammes d'éther dans une capsule de porcelaine à l'air libre, et nous en avons fait absorber la même quantité par une épongeplacée sur une soucoupe également à l'air libre. L'évaporation était complète dans la première capsule bien avant de l'être dans celle où était placée l'éponge. Il nous fut encore possible d'obtenir de l'éther en pressant celle-ci, lorsque déjà l'évaporation avait fait disparaître l'autre quantité (2). »

Une objection qui nous paraît plus sérieuse a été adressée par M. Robert à l'usage de l'éponge ou du cornet. Il faut beaucoup de soin, d'adresse même, pour maintenir l'excipient imprégné de chloroforme à une distance satisfaisante des voies respiratoires, surtout quand la période d'excitation est vive, prolongée. En outre, quand l'appareil est un peu rapproché, il y a lieu de craindre, au moment où l'on vient de verser une nouvelle dose de liquide, surtout si le malade fait brusquement quelques inspirations profondes, que les vapeurs ne soient mêlées à l'air dans une proportion trop considérable. Avec les appareils mécaniques, au contraire, le foyer d'évaporation est maintenu à une distance uniforme représentée par la longueur du tuyau d'aspiration. L'observation de M. Robert mérite une sérieuse considération : elle conduit à recommander l'usage des appareils mécaniques dans les cas où l'on serait forcé de confier la chloroformisation à des mains étrangères ou inhabiles et dans les cas où l'on n'aurait pas à sa disposition un nombre suffisant d'aides pour contenir le malade.

Si les partisans des appareils mécaniques n'ont pas adressé de grands reproches aux appareils extemporanés, il faut bien

(1) Doyère, *Mém. cité*.
(2) Bouisson, *ouvr. cité*.

reconnaître aussi que leurs adversaires n'ont pas fait valoir de bien sérieux arguments contre les inhalateurs. Ils sont compliqués, ils peuvent fonctionner mal, le jeu des soupapes peut être empêché ; c'est vrai, mais l'habileté du chloroformisateur triomphera facilement de ces légers inconvénients. Ils gênent la respiration : « On ne respire pas bien quand on est muselé, a dit M. Ricord. » Peut-être y a-t-il quelques accès de suffocation à redouter, quand on force à respirer dans un appareil mécanique, surtout avec la bouche seulement, mais à coup sûr ce ne sont pas ces considérations très secondaires qui peuvent être d'un grand poids.

Tout l'intérêt se résume dans l'avantage capital, promis à l'emploi d'un certain ordre d'appareils, de diminuer le nombre des accidents ou de les faire disparaître. Malheureusement rien n'est moins établi, en pratique, que cette proposition. On doit savoir gré à M. le docteur Berchon, chirurgien de la marine, d'avoir tenté de le faire. Dans un mémoire adressé à la Société de chirurgie, et qui depuis a servi de base à une monographie intéressante, il recommande chaleureusement l'appareil de M. l'inspecteur Raynaud, dans le but de prémunir contre le danger. Cet appareil consiste en un cornet ayant la forme d'un cône tronqué de 15 centimètres environ de hauteur, muni sur sa surface d'une fenêtre par laquelle on verse le chloroforme, et dans l'intérieur duquel se trouvent des rondelles ou un diaphragme de tissu de laine, destiné à contenir le liquide volatil (1). Ce cornet inspire toute confiance à l'auteur, parce qu'aucun cas de mort subite ne s'est encore présenté dans la chirurgie de marine depuis que l'on en fait usage. D'après le rapport de M. Richet, 296 observations empruntées à divers services témoignent de la confiance que le cornet de M. Raynaud a su inspirer. Malgré ce cortége de faits, imposant en toute autre circonstance, le rapporteur n'a pu découvrir dans l'heureux instrument aucune condition nou-

(1) Rapport de M. Richet, *Gazette des hôpitaux*, 1861, p. 396.

velle qui lui permît de le recommander à l'attention de ses collègues : à défaut de justification, on peut voir, dans les résultats publiés par M. Berchon, une de ces séries heureuses dont l'emploi de la méthode anesthésique a déjà fourni plusieurs exemples. Depuis que les médecins militaires font usage du chloroforme, soit en temps de paix, soit en campagne, avec la simple compresse, ils comptent à peine deux ou trois insuccès. La chirurgie parisienne, bien que vouée à la compresse, put espérer une immunité complète pendant une période de cinq années (1848 à 1853). Les inhalateurs ont aussi leur contingent funéraire. Sans rappeler que, dans les deux cas de mort survenus pendant l'administration de l'amylène, on avait fait usage d'un appareil de ce genre, on peut voir, en consultant nos tableaux synoptiques, que dans les 60 observations dans lesquelles la nature de l'appareil est indiquée, 12 fois on s'était servi d'un inhalateur, 47 fois d'éponges ou de mouchoirs, etc., et une fois d'inhalateur au début, puis de charpie. Sans doute la forme de l'appareil n'est pas toujours spécifiée ; mais comme le plus grand nombre de ces échecs sont arrivés en Angleterre, à laquelle nous devons les premiers perfectionnements sur la matière, il est permis de croire qu'il s'agit d'instruments irréprochables. Ainsi, dans le cinquième des cas, on avait employé des appareils mécaniques. En tenant compte de l'usage si restreint de ces derniers, la proportion paraîtra très considérable ; peut-être quelques esprits tracassiers seraient-ils tentés d'en faire une arme nouvelle contre eux. Il nous suffit d'en tirer cette conclusion, que l'immunité promise en leur nom est restée jusqu'alors à l'état d'utopie. C'est un rêve philanthropique, mais ce n'est qu'un rêve. Le praticien qui aura accordé toute sa confiance aux garanties illusoires « d'une machine de précision, substituée aux mains et à l'intelligence de l'homme », pour nous servir des expressions de M. Jules Guérin (1), sera bien près de méconnaître les

(1) Jules Guérin, *Bulletin de l'Académie de médecine*, t. XXII, p. 921.

signes avant-coureurs du véritable danger. Qu'on leur enlève cette prérogative non justifiée, que reste-t-il pour leur défense ? Ils ne sont pas mauvais, mais ils deviennent inutiles. Entre deux moyens également efficaces, mais dont l'un est simple et l'autre compliqué, le choix ne saurait plus être douteux.

Rien ne nous paraît valoir, à cet égard, l'éponge, la charpie ou tout autre corps poreux, capable de retenir quelques grammes de liquide anesthésique, fournissant des vapeurs à l'air libre, et permettant une graduation semblable à celle des inhalateurs les plus compliqués (1), mais plus prompte et plus commode, puisqu'ils peuvent être instantanément rapprochés, éloignés ou écartés des voies respiratoires.

Ces appareils élémentaires peuvent être variés de toutes les façons. M. Velpeau, avec le plus grand nombre des chirurgiens, emploie la compresse roulée en un cornet, au sommet duquel on place un petit tampon de charpie. Il est important que ce tampon soit fixé dans le cône à l'aide d'une épingle, parce qu'au moment où l'on s'y attend le moins, il peut se détacher, tomber sur les orifices des voies respiratoires et changer brusquement la dose des vapeurs inhalées. Nous voyons quelque avantage à substituer une petite éponge, bien desséchée à l'avance, à la charpie, qui se désagrége au moindre mouvement et se répand sur la face du malade.

L'éponge seule peut être employée ; mais alors aucun obstacle ne s'opposant à la libre dissémination des vapeurs, il en résulte une déperdition considérable, plus de lenteur et d'irrégularité dans la marche de l'éthérisation. Ce procédé, peu usité au début de l'opération, devient précieux au moment où il ne s'agit plus que d'entretenir l'anesthésie à l'aide d'une très faible dose de vapeurs. C'est de cette façon que nous avons vu fréquemment M. Chassaignac entretenir avec une remarquable précision l'état de tolérance anesthésique pendant tout

(1) Voyez page 124.

le temps que réclamaient les opérations les plus longues, les plus délicates de la chirurgie.

M. Nélaton se sert d'une simple compresse ou d'un mouchoir de poche. Au lieu de les rouler en cornet, il les maintient étendus à proximité de la bouche et du nez. Une des extrémités de cette sorte de voile est maintenue sur le front du malade; l'autre est agitée, par les soins de l'aide chargé de la chloroformisation, de façon à activer, en mettant l'air en mouvement, la formation des vapeurs, et à rapprocher ou à éloigner des voies aériennes le foyer d'évaporation. Chacun, on le conçoit, peut modifier à son gré et sans inconvénient cet appareil extemporané. Familiarisé avec la chloroformisation, le chirurgien saura facilement utiliser les ressources qu'il a sous la main. Celui auquel nous accordons la préférence, c'est la compresse roulée en un cornet au sommet duquel on fixe, à l'aide d'une épingle, une petite éponge à pansement. L'anesthésie obtenue, on enlève la compresse, et l'éthérisation est continuée avec l'éponge seule.

Dans le cas où, soit par habitude, soit pour suppléer à des ressources insuffisantes, on voudrait avoir recours aux inhalateurs mécaniques, nous n'accordons de supériorité absolue à aucun d'eux; de tous ceux qui existent dans la pratique, le meilleur est celui auquel on est le plus habitué.

Tout ce que nous avons dit jusqu'ici, relativement au choix d'un appareil, n'est applicable qu'à la chloroformisation. Les appareils mécaniques sont indispensables quand on veut administrer l'éther, non pas en vue d'un dosage aussi hypothétique que pour le chloroforme, mais dans le but d'obtenir des effets plus satisfaisants, en s'opposant à la libre dissémination des vapeurs. L'appareil le plus généralement employé est l'appareil sacciforme de M. Jules Roux (de Toulon).

§ II. — Choix du chloroforme.

En thérapeutique, la pureté des produits est toujours d'une grande importance; pour ce qui concerne le chloroforme, en raison des accidents inattendus qui sont venus compromettre son administration, on a souvent exagéré ce principe. Quelques produits congénères peuvent en altérer la pureté, surtout s'il est préparé avec l'esprit de bois substitué à l'alcool vinique. Le plus commun est un liquide jaunâtre d'une odeur empyreumatique, auquel Soubeiran et M. Mialhe ont donné le nom d'huile chlorée. M. Sédillot lui a fait jouer un rôle considérable dans la production des accidents ; l'expérience, chez les animaux du moins, n'a pas confirmé ces appréhensions. M. Robert (1), s'étant procuré chez Soubeiran un petit flacon de cette huile, la mélangea avec du chloroforme purifié : les animaux à qui l'on fit respirer ce mélange n'en éprouvèrent aucun symptôme fâcheux. Tout porte à croire que l'huile chlorée n'a donc par elle-même aucune propriété toxique particulière, mais il n'en reste pas moins avéré, ainsi que l'a judicieusement fait observer M. Legouest à la Société de chirurgie, que sa présence cause des vertiges, de fréquents vomissements. On peut même dire que dans ces conditions les vomissements deviennent la règle, soit pendant, soit quelque temps après la chloroformisation. Cet accident est plus incommode que dangereux, mais il n'en est pas de même de l'état lipothymique qui l'accompagne, et qui peut devenir la cause prochaine d'une syncope mortelle.

On a mis aussi en prévention une certaine huile empyreumatique très nauséabonde que l'on obtient par la distillation de l'alcool de pomme de terre. Ce principe, dont l'existence est signalée depuis longtemps, et qui est connu en Amérique sous le nom de *fuzzle-oil*, a, dans le nouveau monde, la réputation d'être très vénéneux. Il se pouvait que les chloroformes préparés avec l'alcool de pomme de terre ou de grain dussent à la présence de ce corps des vertus délétères spéciales. L'expérience est venue aussi rassurer à cet égard. Il y a quelques années, M. Brown-Séquard rapporta d'Amérique un flacon de cette huile empyreumatique. Une certaine quantité ayant été

(1) Robert, *Conférences de clinique chirurgicale*, p. 29.

mise à la disposition de M. Robert, l'habile expérimentateur put étudier son action sur les animaux (1). En coiffant la tête des chiens mis en expérience avec une vessie de porc au fond de laquelle se trouvait une éponge imprégnée de ce liquide, il ne put obtenir que les phénomènes de l'ivresse, jamais d'insensibilité, et encore bien moins des accidents d'intoxication. Nous répéterons ici ce que nous disions tout à l'heure de l'huile chlorée : ces produits, peu redoutables pour leurs propriétés toxiques, comme le démontre l'expérimentation, sont nauséeux, et à ce titre le chloroforme doit en être soigneusement débarrassé. Fort heureusement, leur odeur désagréable trahit facilement leur présence, et le chloroforme méthylique ne se rencontre guère actuellement dans le commerce.

§ III. — **Essai du chloroforme.**

Nous avons fait connaître ailleurs avec quelques détails les propriétés chimiques du chloroforme (2), nous ne nous occuperons ici que des moyens de reconnaître s'il est pur. Le chloroforme ordinaire, quand il n'est pas rectifié, se colore par l'addition d'acide sulfurique très concentré. Le chlorure de zinc bien sec, agité avec un produit suspect, ne tarde pas à précipiter une matière graisseuse, noirâtre, qui n'est autre chose qu'une huile chlorurée aromatique.

Les deux moyens suivants ont été conseillés par M. Berthé, pour déceler les principes étrangers qui pourraient être mélangés au chloroforme. Contient-il du chlorure d'éloïle, on constate sa présence avec un peu de potasse, qui transforme ce composé en chlorure d'acétyle, reconnaissable à son odeur infecte. S'agit-il de rechercher tous les autres composés qui peuvent s'y trouver, l'alcool notamment, qui s'y rencontre le plus fréquemment, on y parvient facilement en broyant dans un vase quelconque contenant une petite quantité du

(1) Robert, *ouvr. cité*, p. 29.
(2) Lallemand, Perrin et Duroy, *ouvr. cité*, p. 270.

chloroforme suspect, un peu de bichromate de potasse, et en ajoutant au mélange quelques gouttes d'acide sulfurique. Si le chloroforme est pur, il se forme un précipité rouge brun d'acide chromique; s'il n'est pas pur, l'acide est réduit, tandis que le dépôt et quelquefois le liquide lui-même prennent une couleur verte qui est due à la présence du sesquioxyde de chrome.

Le chloroforme purifié ne doit pas rougir le papier bleu de tournesol (acide) ni le décolorer (chlore). Il ne doit pas précipiter le nitrate d'argent (acide chlorhydrique), ni s'enflammer (éther, alcool), ni devenir opalin en traversant l'eau. Le chloroforme longtemps conservé devient presque toujours acide.

L'opérateur doit autant que possible s'assurer de la qualité de celui qu'il possède, avant de s'en servir. Voici à l'aide de quels caractères il pourra le faire d'une façon satisfaisante, sans recourir à aucune réaction chimique, et avec les ressources dont il dispose au moment d'une opération.

Le chloroforme doit se présenter sous la forme d'un liquide incolore, limpide, d'une saveur sucrée, d'une odeur suave, éthérée, rappelant celle de la menthe ou de la pomme reinette. Sa densité étant de 1,49 à 15 degrés, si l'on en verse une goutte dans l'eau, elle tombe rapidement au fond : en agitant le liquide, elle se divise comme le mercure en petits globules qui restent parfaitement transparents si le chloroforme est pur, et qui prennent une teinte opaline s'il n'est point suffisamment rectifié. Enfin, en raison de sa volatilité, si l'on en verse quelques gouttes dans le creux de la main, il doit se vaporiser entièrement sans laisser de résidu ni de traces odorantes persistantes. On peut abréger la durée de cette dernière vérification en frottant les mains l'une contre l'autre, après avoir répandu du chloroforme sur l'une d'elles. Quand le produit est bon, l'épiderme paraît instantanément sec et comme parcheminé; s'il contient de l'huile empyreumatique, il reste sur la peau pendant quelques instants une sorte de tache grasse d'une odeur piquante, désagréable.

ARTICLE IV.

DES RÈGLES DE LA CHLOROFORMISATION.

Les règles qui président à une bonne chloroformisation ne se rattachent à aucune méthode exclusive d'administration; elles peuvent se résumer en un seul mot : éviter par tous les moyens possibles la production de la syncope.

§ I. — **Précautions préliminaires.**

A. *Examen du malade.* — Il faut, avant tout, s'imposer l'obligation de ne jamais procéder à l'éthérisation avant d'avoir scrupuleusement recherché les contre-indications qui peuvent exister, soit dans l'état des organes, soit dans l'état de l'innervation. Une nuit sans sommeil, l'épuisement causé par quelque rêve fatigant, un peu de malaise passager...., toutes ces fluctuations, dont l'action commune est une fatigue des nerfs, ne seront point négligées par le clinicien habile, qui sait que c'est dans la force de résistance du système nerveux que se rencontrent les meilleures chances de succès.

B. *Le malade doit-il être prévenu à l'avance de l'opération?* —Autrefois les chirurgiens attachaient une grande importance à ce que le malade ignorât le jour et l'heure de l'opération qu'il devait subir : ils redoutaient avec raison l'influence exercée sur le système nerveux par la terreur longtemps subie d'une opération sanglante. L'état d'anéantissement profond qui en était la conséquence, et que chacun a pu apprécier avant l'apparition de la méthode anesthésique, pouvait être porté au point de donner la mort. En fournissant un moyen assuré de calmer la douleur, le chloroforme a fait perdre à cette recommandation beaucoup de son importance, toutefois elle nous paraît encore avoir sa raison d'être dans certains cas. Le patient, débarrassé de la crainte de souffrir, ne laisse pas que d'avoir parfois des inquiétudes au sujet de la chloroformisation ou des suites immédiates et des conséquences de l'opération. D'autres considérations, telles que la mise en scène devant un public nombreux, la nécessité de paraître à découvert, sont capables de jeter certains malades, et en particulier les femmes, dans un trouble, une anxiété éminemment défavorables au succès des inhalations. Si le chirurgien remarque cette tendance, il est avantageux, l'opération une fois agréée, d'en cacher l'époque, ou tout au moins de ramener, avant d'agir, le calme et la confiance dans ces consciences alarmées. Parmi les dispositions d'esprit empirées par la perspective d'une opération, il en est une qui doit surtout attirer l'attention : c'est ce qu'on appelle le faux courage. Il consiste à témoigner par de vives démonstrations d'une résolution calme, d'une fermeté qu'on n'a pas: on le reconnaît au contraste qui existe entre les protestations extérieures et la pâleur excessive de la face, l'altération des traits, la fréquence et l'irrégularité du pouls, la faiblesse des battements du cœur. Mieux vaut, dans ces cas, à moins de nécessité, ajourner l'opération, et agir pendant ces moments de répit sur le moral du malade.

C. *Le malade doit être à jeun.*—C'est une recommandation sur laquelle ont insisté avec beaucoup de raison tous les chirurgiens; quand l'estomac contient des aliments liquides ou solides dont la digestion n'est pas complète, non-seulement l'anesthésie est plus dangereuse, ainsi que nous l'avons déjà dit, mais aussi elle est plus difficile à obtenir. Nous avons constaté l'influence de cette disposition même chez les animaux, dans un cas qui se trouve rapporté dans nos recherches expérimentales. On sait combien les phénomènes de l'éthérisation sont simples et réguliers chez le chien. Une seule fois, nous fûmes surpris de rencontrer une période d'excitation tout à fait insolite par sa marche, sa durée, par des alternatives de torpeur et d'excitation, par des convulsions excessives et de brusques transitions dans les caractères du pouls et de la respiration.

Nous ne savions à quelle cause attribuer tant de désordres, lorsque des vomissements copieux de matières alimentaires vinrent nous tirer d'embarras. Cette cause de désordres éloignée, la chloroformisation suivit un cours régulièrement progressif. Des faits analogues ont été observés chez l'homme, assez fréquemment pour que nous ayons rangé la réplétion de l'estomac parmi les causes déterminantes les mieux démontrées des accidents. Ce qu'il y a de fâcheux à cet égard, c'est que, comme le fait observer M. Robert, les malades se persuadent facilement que si on leur défend de manger avant la chloroformisation, ils peuvent boire impunément. La réplétion de l'estomac par les liquides est tout aussi préjudiciable que par les solides. Tel n'est pas l'avis de ce chirurgien anglais, tant un hasard heureux peut enfanter de préceptes! qui recommande de donner aux malades avant l'éthérisation une certaine quantité de vin ou mieux d'alcool, dans le but d'entretenir l'activité du cœur, quand le sujet est sous l'influence anesthésique (1). Il paraît que cette pratique n'a eu jusqu'alors aucune influence fâcheuse. Nous comprenons trop peu l'utilité d'une pareille précaution pour en tenir compte. La diète doit être absolue : il est indispensable de l'apprendre au malade et de s'assurer, avant d'agir, qu'il n'a ni bu ni mangé.

Ainsi que nous l'avons dit, nous pensons qu'il serait préjudiciable de donner du chloroforme après une abstinence prolongée, énervante : à cet égard, la pratique des hôpitaux dans lesquels on ne fait les opérations que vers dix ou onze heures du matin laisse quelque peu à désirer.

§ II. — Choix du lieu de la chloroformisation.

M. James Miller (2) a conseillé d'endormir les malades à leur lit, avant de les transporter à la salle des opérations. Si nous

(1) *The Retrosp. of med.*, by Braitwaise, t. XXV, p. 402.
(2) James Miller, *Mém. cité*.

sommes bien informés, cette coutume prévaut en Angleterre dans un assez grand nombre d'établissements hospitaliers. Chez nous au contraire, à moins de circonstances spéciales, on donne le chloroforme là où doit être faite l'opération. Du moment que le seul accident sérieux à redouter est l'apparition d'une syncope, il importe d'imprimer au malade en état d'anesthésie le moins de mouvements qu'il est possible, et surtout d'éviter des changements brusques de position à peu près inévitables quand on suit la coutume anglaise.

Il faut choisir de préférence un local bien aéré, bien éclairé, qui permette de saisir promptement les moindres changements survenus dans l'état du patient, et de donner un libre accès à l'air extérieur.

Une précaution d'une certaine importance consiste à maintenir dans la salle d'opération une température convenable et à l'abri de grandes variations. On sait, en effet, que dans un lieu trop chauffé, il survient facilement du malaise, de l'anxiété précordiale, une sorte d'énervement qui prédispose à la syncope. L'élévation de la température a d'ailleurs l'inconvénient d'élever le titre du mélange anesthésiant, et d'empêcher ainsi l'opérateur de le modifier aussi facilement. La température qui satisfait le mieux à toutes les exigences est celle de 15 à 18 degrés.

§ III. — Position du malade.

Le malade doit être maintenu la tête basse et dans la position horizontale. La chose est facile et conforme à l'usage dans la grande majorité des cas. Elle ne peut devenir embarrassante que pour un certain nombre d'opérations, et en particulier celles qui se pratiquent sur la face, dans la bouche ou l'arrière-gorge, pour lesquelles on accordait la préférence à la station assise, parce qu'elle offre un certain avantage, tant au point de vue de la facilité des manœuvres que de l'expulsion plus commode du sang. M. Bouisson, le premier, a insisté sur l'inconvénient qu'il y aurait, en prévision de la syncope, à conserver ce précepte classique depuis l'introduction de l'anesthésie chirurgicale. M. Mercier, pour la même cause, prescrit « de ne jamais traiter un malade par les agents anesthésiques qu'après l'avoir mis dans une position horizontale » (1).

Bien que la statistique, invoquée mal à propos à ce sujet, n'en puisse donner la preuve, ainsi que nous l'avons établi, les avantages de la position horizontale n'en paraissent pas moins incontestables. Il est certain qu'en général la syncope est plus fréquente dans la station verticale que dans la station horizontale. En outre, l'anesthésie amenant un collapsus plus ou moins complet, le sujet ne peut plus se tenir en équilibre, des aides deviennent indispensables pour le soutenir. Il faut donc autant que possible faire coucher les malades avant de leur donner du chloroforme, sans espérer toutefois « y trouver (dans cette position) un abri certain contre la syncope » (2). On a adopté en France, quand le décubitus horizontal est trop gênant, l'excellente habitude de placer le sujet dans une position intermédiaire. Ce résultat, facilement obtenu à l'aide des fauteuils ou des tables d'opération à crémaillère, usités dans les hôpitaux réalise à la fois les conditions les meilleures au point de vue du succès de l'anesthésie et de l'opération elle-même.

L'immobilité du malade pendant la durée de l'éthérisation mérite, toujours en prévision du même accident, une attention plus sérieuse encore que son attitude. C'est moins quand on est debout qu'au moment où l'on passe brusquement de la position horizontale, occupée depuis un certain temps, à la station verticale, qu'apparaissent les éblouissements, les vertiges, les menaces de syncope ; par conséquent il importe beaucoup de ne pas imiter la pratique de quelques chirurgiens, qui commencent par faire coucher d'abord les malades pour les soulever ensuite quand l'anesthésie est obtenue. Mieux vaut, avons-

(1) Mercier, *Note citée.*

(2) Robert, *Bulletin de la Société de chirurgie*, t. IV, p. 244.

nous dit, si les circonstances l'exigent, faire usage d'une attitude intermédiaire. Les mêmes inconvénients se présentent dans les cas assez fréquents où le malade mal contenu se livre à des mouvements excessifs et fait des efforts pour se lever.

§ IV. — **Choix et position des aides.**

Convaincus, comme nous le sommes, que le succès de l'éthérisation dépend en grande partie de l'habileté de celui qui la pratique, nous ne saurions trop recommander l'excellent précepte donné par plusieurs opérateurs, et en particulier par MM. Sédillot, Larrey, Chassaignac, etc., de confier la chloroformisation toujours à la même personne. L'expérience seule donne ce tact du clinicien consommé, qui sait pressentir le danger, le reconnaître au moindre signe et à un moment où il est temps encore d'y porter remède. Ce précepte, il est vrai, n'est applicable que dans les services hospitaliers. N'est-ce pas un motif de plus pour que le jeune praticien étudie avec grande attention tout ce qui se rattache à l'anesthésie chirurgicale, cherche à bien connaître un agent qu'il sera forcé d'administrer au moment où il s'y attendra le moins. A voir l'indifférence avec laquelle l'élève assiste chaque jour à l'administration du chloroforme dans les hôpitaux, il semble que l'éthérisation lui doive rester étrangère. Tandis qu'il suit d'un regard avide les détails d'une opération sanglante qu'il ne sera pas appelé à pratiquer peut-être une seule fois dans sa carrière, il néglige de s'éclairer sur la marche, les incidents d'une opération usuelle dont l'issue malheureuse pourrait être un jour la conséquence d'une coupable inertie. Ce qui nuit à l'étude pratique de l'anesthésie, c'est l'habitude de la voir faire, c'est la forme et le mode d'administration du médicament que l'on emploie, qui paraissent incompatibles avec tout procédé scientifique régulier ; c'est surtout la pensée dans laquelle on vit encore, de tout subordonner à cette prédisposition inconnue dans sa nature, insaisissable et fatale dans ses conséquences, contre laquelle nous nous sommes élevés : pourtant le passé devrait éclairer sur la valeur de ces motifs spécieux. Aujourd'hui on donne le chloroforme plus fréquemment qu'il y a dix ans, on maintient son action beaucoup plus longtemps, on lui demande des services plus variés, et cependant le chiffre annuel des morts survenues pendant son administration est descendu de 7 à 3 environ ! Pourquoi, si ce n'est parce qu'on a profité des leçons de l'expérience, parce qu'on sait mieux s'en servir. L'usage de l'éthérisation impose une obligation préalable : c'est de savoir la faire. Nous n'admettons pas plus que le médecin pratique la chloroformisation sans la connaître, qu'il n'ampute un membre sans savoir manier le couteau. Sans doute les événements sont très rares, ils paraissent déjouer toute prudence, ils éclatent parfois avec tant de brusquerie, qu'il est déjà trop tard pour y porter remède quand on est assuré de leur existence ! En présence de la gravité des accidents, leur rareté ne peut servir d'excuse ; s'il est vrai que l'arrêt des battements du cœur a surpris à l'improviste beaucoup d'observateurs, il est incontestable que, dans la grande majorité des cas, la syncope est précédée de signes prémonitoires qu'il est possible de saisir, quand on est habile et attentif. Quel est le chirurgien qui n'a pas été à même de les constater, et qui, mettant à profit ce moment d'efficace intervention, n'a pas conjuré de la sorte un péril imminent? Nous ne doutons pas que, dans cette pratique intelligente et éclairée, ne réside le secret de ces chloroformisations constamment heureuses, et la raison du nombre relativement moins considérable de morts subites observées dans les services hospitaliers. Quelques opérateurs ont l'habitude de confier de préférence la chloroformisation à des personnes étrangères à l'art de guérir, mais spécialement aptes à juger des conditions physiques de l'inhalation. Les raisons qui précèdent indiquent assez que nous blâmons cet usage. C'est peu de chose que la facile et vulgaire manœuvre, réclamée pour l'administration des vapeurs stupéfiantes : verser le chloroforme sur une éponge ou dans un appareil, n'a rien que de très simple dans l'exécution. L'important est de savoir apprécier le caractère, le mode de développement des phénomènes anesthésiques. Chacun est capable de régler les conditions physiques de l'éthérisation ; il faut être physiologiste pour en apprécier l'opportunité et les modifier à propos : par conséquent, à moins d'études spéciales sur la question, la chloroformisation ne doit être faite que par des médecins.

L'aide chargé de l'éthérisation ne doit pas avoir d'autres fonctions, que l'on ne compte pas sur lui pour tous autres soins, qu'il reste en quelque sorte étranger aux détails de l'opération. Il en résulte qu'un nombre d'aides suffisant, en dehors de lui, devra toujours assister l'opérateur. Outre les services ordinaires qu'ils sont appelés à rendre, ils auront à surveiller les mouvements du patient pendant la durée de la période d'excitation. Toutes les fois que le chirurgien n'en aura pas à sa disposition un nombre suffisant pour ce soin, il devra le confier à des personnes étrangères, en leur indiquant à l'avance ce qu'elles auront à faire.

§ V. — Inhalations d'essai.

Cette précaution, vantée par quelques chirurgiens anglais, employée pendant un certain temps par M. Guersant, est aujourd'hui justement tombée dans l'oubli. D'après la manière dont il faut envisager les difficultés et les dangers de l'éthérisation, on conçoit que les inhalations d'essai représenteraient un danger de plus à courir, et ne donneraient, en aucune façon, la mesure approximative de la promptitude et de la régularité d'action du chloroforme, au moment de l'opération. Tel individu chez lequel les inhalations suivront un cours très régulier, quand le système nerveux n'est impressionné par aucune émotion, pourra bien inspirer les plus vives inquiétudes au moment de l'opération et sous l'influence des préparatifs qu'elle exige.

§ VI. — **Précautions diverses.**

1° On a conseillé aussi de vider l'intestin par un lavement, avant de commencer. Cette précaution, sans être très importante ni généralement mise en usage, mérite néanmoins d'être conservée. L'accumulation de matières stercorales dans le tube digestif peut amener des coliques, solliciter des efforts de vomissement, avec le sentiment d'angoisse, la petitesse du pouls qui les accompagnent.

2° Le moindre obstacle apporté à l'exercice de la respiration étant toujours une condition fâcheuse, le chirurgien devra veiller aussi à ce que le malade n'ait autour du cou ou de la poitrine, ni cravate, ni pièce de vêtement capable de gêner les mouvements respiratoires.

§ VII. — **Administration des vapeurs.**

A. *Position du chloroformisateur.* — Au moment de procéder aux inhalations, on fait coucher le malade dans la salle où il doit être opéré, la tête basse, et, autant que les circonstances le permettent, la chemise relevée de façon à découvrir le ventre et la poitrine.

L'aide chargé de la chloroformisation se place alors à la droite du patient, environ à la hauteur des épaules. Il reconnaît rapidement l'état du pouls et de la respiration, puis dispose au-devant de la face, la compresse roulée en un cornet au fond duquel il a versé ou fait verser 4 à 6 grammes de liquide, évalués approximativement. L'appareil doit être placé, pour commencer, à 6 centimètres de la bouche et du nez, parce que c'est à cette distance qu'une éponge chargée de chloroforme commence à impressionner les voies aériennes. Afin de lui assurer une immobilité plus grande et d'épargner une trop grande fatigue au bras qui le soutient, l'aide prendra un point d'appui sur l'épaule ou le côté droit de la poitrine du sujet. Il laissera la base du cornet flotter mollement sur la face. Une fois l'appareil en place, une seule main, habituellement la droite, suffit à l'y maintenir; l'autre main, rendue disponible, surveille aussitôt la circulation. Quiconque a pratiqué la chloroformisation a dû remarquer combien il était difficile de faire ces deux choses à la fois : diriger les inhalations et consulter le pouls. Il faut, pour y parvenir, que le bras du malade soit très fortement fléchi de façon à rapprocher le poignet de la face. Cette flexion forcée est une condition peu favorable pour bien juger de l'état de l'artère; nous substituons depuis longtemps et avec avantage, à l'exploration du pouls radial, celle de l'artère temporale. Celle-ci n'exige aucun effort, aucun dérangement dans l'attitude du membre. Elle se fait sur une partie dont les mouvements sont moins violents, plus rares, plus facilement réprimés. Mais comme chez certains sujets, les pulsations de cette artère sont peu appréciables, il est bon de s'éclairer à cet égard par une exploration préalable, avant de commencer. C'est alors qu'il faut adresser quelques paroles bienveillantes au malade, l'exhorter à la confiance et l'engager à respirer sans effort, comme s'il aspirait le parfum d'une fleur ou d'un bouquet.

B. *Manière dont les inhalations doivent être conduites.* — Tous les chirurgiens ne sont pas d'accord sur ce point. La divergence dans les opinions est relative à ce que l'on pourrait appeler le type des inhalations : les uns les veulent brusques, les autres lentes et progressives; les uns les préfèrent continues, les autres intermittentes.

1° Les *inhalations brusques* consistent à administrer d'emblée et dans le plus court délai la plus grande quantité de chloroforme possible. On espère de la sorte traverser rapidement et même supprimer, comme cela arrive souvent, la période d'excitation. On sidère le malade comme on dit.

2° Les *inhalations lentes et progressives*, au contraire, consistent à commencer par de très petites doses, de façon à habituer les organes au contact et à l'influence de l'agent anesthésique, à continuer les inhalations en suivant une progression très peu sensible et subordonnée pour chaque instant à l'état du malade.

Entre ces deux procédés, le choix ne saurait être douteux. On compte aujourd'hui les rares partisans de la sidération chloroformique. C'est une méthode dangereuse à plusieurs titres: non-seulement elle expose à dépasser le but, à provoquer soudainement ces anesthésies profondes, de longue durée, qui dépendent directement de la pénétration d'une trop grande quantité de vapeurs dans un moment donné et que nous provoquions chez les animaux en usant de semblables moyens (1). On peut encore remédier à de tels excès, quand ils sont observés à temps. Ce qui nous paraît plus sérieux, ce sont les troubles dynamiques accidentels, que l'on aurait à redouter en surprenant les organes, par l'usage de ces doses massives. Nous avons comparé ce qui se passe pendant l'administration des anesthésiques, à ce que l'on connaît si bien de l'influence exercée sur le système nerveux par les impressions morales, selon qu'elles éclatent d'une façon brusque, inopinée, ou qu'elles agissent lentement, progressivement. Dans ce dernier cas, et de même aussi avec les inhalations graduées, on prépare l'organisme, on le conduit doucement, insensiblement au but que l'on se propose, sans que l'on ait à se préoccuper beaucoup des secousses ou des complications inattendues. Dans le premier, et de même avec les inhalations brusques, on surprend à l'improviste, on s'expose à ces révoltes violentes, dont la cause première nous échappe, mais dont l'effet habituel est un grand trouble ou un arrêt brusque de la circulation. Nous ne saurions trop recommander l'usage des inhalations graduées, en prenant le soin de commencer toujours de façon que l'impression locale des vapeurs soit à peine ressentie.

3° Les *inhalations continues* sont mises en pratique par la

(1) *Ouvr. cité*, p. 297.

grande majorité des opérateurs, à moins d'indications spéciales. Cette méthode consiste, comme son nom l'indique, à atteindre un degré d'anesthésie suffisant, en donnant des vapeurs sans interruption, depuis la première inhalation jusqu'à l'obtention des effets désirés. Avec un appareil tel que la compresse, qui permet si facilement de modifier la dose de l'agent administré, les inhalations continues sont celles qui nous paraissent le mieux adaptées au but qu'il faut atteindre. Elles permettent d'aller aussi lentement, aussi modérément qu'on le désire, ce qui est la meilleure condition de succès.

4° Les *inhalations intermittentes* ont été pourtant préférées et recommandées par quelques auteurs. Préoccupé de la crainte de l'asphyxie, M. Bouisson (1) reproche aux inhalations continues d'être la source presque inévitable d'un trouble dans l'hématose, capable d'amener l'asphyxie. Dans sa pensée, en retirant l'appareil de temps en temps, et laissant faire quelques inspirations d'air pur, on en nuit pas à l'anesthésie, qui n'a pas le temps de décroître pendant cette suspension momentanée, et l'on ravive la masse sanguine en lui livrant la proportion naturelle d'oxygène qui convient à l'hématose. M. Gosselin a aussi préconisé les inhalations intermittentes, mais à un autre point de vue. Il leur attribue l'avantage d'empêcher l'accumulation du chloroforme sur les organes importants. « En laissant à l'agent anesthésique le temps de se répartir dans tout le torrent circulatoire, on laisse aux organes celui de s'habituer à son contact..... En laissant l'appareil en place tout le temps nécessaire pour que l'insensibilité soit obtenue, on oublie que les effets anesthésiques se continuent et quelquefois s'accroissent encore après qu'on a cessé l'inspiration des vapeurs chloroformiques (2). » Nous ne sommes pas édifiés sur l'influence que pourraient avoir à cet égard les inhalations intermittentes : pour notre compte, nous avons vu la persistance et

(1) Bouisson, *ibid.*, p. 362.
(2) Gosselin, *Bulletin de la Société de chirurgie*, t. IV, p. 61.

l'aggravation des effets de l'éthérisme se présenter, dans une mesure égale, avec tous les modes d'inhalation. Les inhalations intermittentes offrent un inconvénient, ou plutôt deux, dont l'un est en quelque sorte la conséquence de l'autre. Quelle que soit la méthode préférée, il importe, avant tout, de procéder avec une très grande réserve, en suivant une insensible progression. Si l'on fait usage des inhalations intermittentes, on perd le bénéfice d'une partie des effets déjà obtenus, on éternise sans beaucoup de raison la durée de l'éthérisation. N'est-il pas à craindre qu'un tel excès de prudence ne se corrige par un excès contraire, et qu'à bout de patience, on ne se laisse aller à de regrettables brusqueries? D'un autre côté, par ce moyen, l'action sur le système nerveux perd de sa régularité, et, partant, peut-être de sa sécurité. Sans vouloir comparer de tous points les deux choses, qu'y a-t-il de plus irrégulier, de moins supporté, de plus dangereux, que ces chloroformisations interrompues, puis reprises après des tentatives inopportunes? A défaut d'avantage particulier bien démontré, il nous paraît plus commode de recourir à des inhalations continues, dirigées de façon à atteindre lentement la période chirurgicale. Les intermittences doivent répondre à une indication spéciale; à ce titre, elles appartiendront aux chloroformisations irrégulières de la même façon que les autres seront la règle dans la chloroformisation normale.

L'aide, chargé des inhalations, juge seul de l'opportunité du moment où il convient de verser sur l'appareil une nouvelle quantité de liquide. Il prendra pour guide l'activité de l'évaporation, ce dont il se rendra un compte suffisamment exact en approchant de temps en temps le nez de la compresse. Une telle notion est, on le conçoit, très approximative et même arbitraire, mais elle est suffisante, parce que la quantité de vapeurs inhalées dépend beaucoup moins de la quantité de liquide volatil employé que du degré d'écartement de l'appareil. Toutes les fois que l'impression sur les narines devient notablement moins vive, l'indication existe; il faut alimenter le foyer d'évaporation. On procédera à ce détail en dérangeant la compresse aussi peu et aussi vite que possible : les uns répandent le liquide sur l'appareil sans le déranger ; les autres, après avoir renversé le cornet, le font couler plus directement sur le corps spongieux qui en garnit le fond. En procédant de la sorte, le chloroforme est renouvelé à intervalles sensiblement égaux et par doses à peu près uniformes, sans qu'il soit besoin de recourir à aucun réservoir gradué, dans le but supposé d'agir avec plus de rigueur. On ne doit pas se départir de cette règle de conduite dans les cas de chloroformisation irrégulière ; si l'état du malade vient à réclamer quelque modification dans la marche des inhalations, c'est en éloignant ou rapprochant de la face le foyer d'évaporation, qu'on l'obtiendra le plus vite et le plus commodément. Chaque fois qu'une nouvelle quantité de liquide est livrée à l'évaporation, les vapeurs deviennent, toutes conditions égales d'ailleurs, plus abondantes ; il importe donc à ce moment de tenir pendant quelques instants l'appareil au maximum d'écartement. A mesure que s'établit la tolérance des voies aériennes et le calme dans les principales fonctions, la dose des vapeurs doit être progressivement augmentée en rapprochant l'appareil et le maintenant à une distance approximative de 4 centimètres.

§ VIII. — **Des précautions relatives aux chloroformisations irrégulières.**

Quelquefois les inhalations peuvent être poursuivies avec une régularité parfaite. Malheureusement ces sujets d'élite chez lesquels les phénomènes de l'éthérisme se succèdent sans complications représentent l'exception. Le plus souvent il survient des irrégularités, des troubles fonctionnels contingents, qui sont une source d'embarras et d'incertitude. Nous en avons déjà parlé précédemment ; mais, en raison de leur importance dans la pratique des inhalations, nous croyons devoir les rappeler au moment d'indiquer les mesures de précaution que chacun d'eux réclame.

A. Des *accès de toux* peuvent se présenter, surtout au début; s'ils sont modérés, il ne faut pas en tenir compte. S'agit-il de véritables quintes avec menace de suffocation, l'appareil sera tout de suite enlevé jusqu'à ce que le calme se rétablisse.

B. Les *mouvements automatiques* seront soigneusement réprimés par les aides désignés à cet effet, mais non par celui qui est chargé de donner le chloroforme. Si les mouvements sont partiels, modérés, les inhalations pourront être continuées sans hésitation. Mais s'ils sont violents, très étendus, s'ils agissent sur la respiration et donnent naissance à des phénomènes de congestion, il est sage de suspendre la chloroformisation, d'autant plus que les inspirations profondes qui suivent ces temps de trouble seraient de nature à tromper sur la quantité de vapeurs inhalées.

Toutes les fois que l'on n'est plus maître du malade, il devient indispensable de s'arrêter; poursuivre le patient dans ses changements de position, lui maintenir au hasard l'appareil sous les narines, serait s'exposer à manquer de précision, puisqu'il devient impossible de savoir à quelle distance se trouve placée la compresse, et de s'assurer qu'elle n'est pas directement appliquée sur la bouche. M. Sédillot (1) avait proposé de remédier à cet état convulsif, et en général aux inconvénients de la période d'excitation, en faisant usage des inhalations à haute dose, du moment qu'elles sont bien supportées. Elles ont en effet pour résultat immédiat presque constant, d'atténuer ou d'abolir les mouvements réflexes, mais elles substituent à une manifestation fâcheuse un état peut-être plus grave. Aussi les chirurgiens n'ont-ils pas adopté ce moyen de tourner la difficulté. En aucune circonstance, ces mouvements désordonnés ne sont aussi fréquents que chez l'enfant.

(1) Sédillot, *Des règles de l'application du chloroforme aux opérations chirurgicales*, 1851, p. 8.

C'est là un des motifs pour lesquels M. Guersant préfère chez eux l'appareil mécanique, qui offre au moins l'avantage de maintenir le foyer d'évaporation à une distance constante de la bouche.

Au moment où le malade redevient calme, on recommence l'éthérisation, mais avec beaucoup de réserve. S'il survient de nouvelles convulsions générales avec réaction du côté des grandes fonctions, on s'arrête de nouveau, pour essayer encore quelques instants plus tard. Il est des sujets chez lesquels la chloroformisation s'accompagne de la reproduction interminable des mêmes irrégularités. C'est dans ces circonstances qu'il faut s'armer de courage et de patience. Pas de dépit! pas de brusquerie! En opposant l'obstination d'une sage persévérance à l'obstination du mal, on parvient presque toujours à atteindre la période d'anesthésie confirmée.

C. La *menace de vomissements*, devenue rare depuis la vulgarisation du chloroforme, est annoncée par l'état du pouls, la pâleur de la face et de petites secousses convulsives du diaphragme qui sillonnent la base de la poitrine : la règle est alors de suspendre immédiatement les inhalations; elles seront reprises au moment où l'angoisse du vomissement sera dissipée.

D. Les *troubles de la respiration* sont ceux qui exigent la plus grande attention, par leur fréquence et leur importance :

1° Chez certains malades, la respiration est lente, paresseuse, à peine marquée par quelques légères ondulations des parois abdominales. L'opérateur en tiendra compte pour stimuler cette fonction. Des flagellations douces et rhythmées sur le ventre ou la base de la poitrine, des interpellations brusques serviront à tirer l'organisme de cet état de torpeur. On voit, sous leur influence, les côtes s'élever à chaque intervention, pour retomber dans cette sorte d'oubli fonctionnel, jusqu'à ce qu'une nouvelle excitation vienne produire un nouveau réveil. En pareil cas, on peut sans crainte continuer les inhalations en utilisant la ressource de ce petit artifice.

2° La respiration peut être brusquement suspendue par l'état convulsif des puissances respiratrices ou le spasme de la glotte ; alors des phénomènes de congestion se produisent très rapidement : la face s'anime, les yeux s'injectent et proéminent, les lèvres deviennent livides, les veines du cou se gonflent, et parfois quelques bruits rauques s'échappent des voies aériennes. L'appareil doit être immédiatement enlevé, non pas dans la crainte d'une asphyxie, mais en vue de la syncope qui vient si souvent se substituer à cet état convulsif. Pendant ce temps d'arrêt, des frictions sèches, faites avec la main, seront employées pour ramener le calme.

3° On rencontre encore dans la pratique, et surtout chez les personnes impressionnables ou vivement préoccupées de leur sort, un état de la respiration bien capable de causer de l'embarras. Nous le désignons sous le nom de respiration sanglotante : dans ces circonstances, l'inspiration est courte, peu développée ; l'expiration, au contraire, est profonde, bruyante et comme produite par le spasme des muscles de la poitrine et du ventre. Il en résulte des troubles de la circulation ou de la respiration, faciles à pressentir. Lorsque cet état est stationnaire, qu'il ne se complique pas de suffocation, on peut continuer, mais en redoublant de prudence et de surveillance. Dans le cas contraire, il est prudent de s'arrêter jusqu'à ce que le calme se rétablisse.

E. Les *troubles de la circulation*, sans être plus importants que ceux qui précèdent, réclament pourtant plus de promptitude et de délicatesse dans l'observation. Ils sont gouvernés par l'état de la respiration. C'est sans doute pour ce motif que, prenant cette fonction pour régulateur exclusif, plusieurs auteurs, et plus spécialement MM. Sédillot, Bickersteth, Malgaigne, recommandent au chloroformisateur de surveiller les mouvements de la poitrine, de ne s'en rapporter qu'à eux, attribuant une importance secondaire aux changements de caractère du pouls. « La manie de s'occuper du pouls pendant l'éthérisation, dit M. Malgaigne, détourne l'attention des phénomènes respiratoires, et notre avis est qu'on verrait beaucoup moins d'accidents, si l'on s'occupait un peu plus d'assurer la régularité de la respiration (1). »

De pareilles maximes n'ont point prévalu dans la pratique: on a compris que dans une opération où l'on avait surtout à redouter l'apparition d'une syncope, il fallait accorder la plus grande attention à la surveillance du pouls ; surtout en présence des cas difficiles dont nous venons de parler, ses révélations seront d'une importance extrême. Lui seul peut traduire à leur juste valeur la signification des troubles respiratoires. Proviennent-ils d'une simple inertie, celui-ci reste calme; dépendent-ils d'un état convulsif de tout l'appareil, brusquement il change de caractère, devient petit, irrégulier, misérable. Ces deux états ont en apparence la même signification, ils ont la même durée, se traduisent tous deux par l'arrêt des mouvements inspiratoires, et pourtant le premier ne représente qu'une difficulté à vaincre dans la conduite des inhalations, tandis que le second constitue un péril imminent qui nécessite une suspension immédiate. En pareille circonstance, pas de mesure exclusive; ce n'est pas trop des ressources fournies par les deux grands appareils pour se prémunir contre des accidents si prompts à se produire. La respiration et la circulation sont deux fonctions connexes; leur exploration mérite une attention égale, seulement il faut demander à chacune d'elles les renseignements qu'elle peut donner ; interroger de temps en temps du regard l'habitude du malade pour savoir comment s'exécute l'inspiration ; ne pas quitter l'artère du doigt pour scruter, à chaque seconde, les changements qui peuvent surgir dans l'intervalle de deux mouvements respiratoires. Loin de se nuire, ces explorations, confiées à un seul aide, s'éclairent, se corroborent l'une l'autre. Quand le pouls change de caractère et qu'il est brusquement modifié dans son rhythme et son am-

(1) *Revue médico-chirurgicale*, t. XIV, p. 49.

pleur, abstraction faite du ralentissement constant qui s'observe au début de la période chirurgicale, il faut être sur ses gardes. S'il devient petit, dur, très fréquent, comme cela arrive dans les cas de congestion vers la tête, il suffit d'éloigner un peu l'appareil : cette simple mesure permet de continuer les inhalations; s'il devient filiforme, intermittent, s'il n'est plus représenté que par de simples frémissements, le moment est véritablement critique. La face pâlit, les lèvres se décolorent, elles sont agitées de tremblements convulsifs qui s'étendent parfois aux membres supérieurs; la syncope est imminente. Il faut immédiatement enlever le chloroforme et recourir aux moyens qui réussissent le mieux contre la lipothymie : déclivité de la tête, frictions sèches ou stimulantes sur le ventre, aspersion d'eau froide, etc. Quelquefois, malgré tout, la syncope se déclare; on a alors à lutter contre un accident très grave, dont le traitement mérite un examen spécial qui sera fait dans le chapitre suivant.

Dans l'immense majorité des cas, les moyens simples suffisent et les fonctions se rétablissent. En face d'une prédisposition aussi fâcheuse, il y a lieu de se demander si la chloroformisation est bien indispensable, s'il n'est pas préférable de l'ajourner au lendemain. Quelle que soit la détermination prise, les inhalations ne seront continuées qu'au moment où le pouls aura recouvré les caractères qu'il avait avant l'accident. Il peut arriver, et des observations le constatent, que le même danger se produise une deuxième, une troisième fois; les mêmes moyens devront être employés pour le conjurer, toujours avec le même zèle, la même promptitude et la même persévérance.

F. Les *accidents nerveux*, même les *névroses à forme convulsive bien déterminée*, ne doivent point préoccuper, ainsi que nous l'avons dit : à moins de contre-indication particulière, il faut continuer sans hésitation. Par sa persistance, la cause de l'accident deviendra ainsi très promptement un remède au mal.

Nous avons procédé par analyse pour indiquer les principales anomalies qui s'observent dans l'emploi de l'éthérisation et l'attention qu'il faut accorder à chacune d'elles. Mais cela ne suffit pas pour donner une idée complète de toutes les difficultés de la pratique : il faudrait pouvoir les combiner entre elles, les montrer se succédant sans ordre, sans relation apparente, au milieu d'une confusion qui échappe à toute description. Qui n'a été témoin de ces scènes de désordre dans lesquelles certains malades résistent avec une incroyable opiniâtreté et présentent pendant cinq, dix, quinze minutes et même davantage, le tableau de ces retours incessants d'excitations et de convulsions, auxquels succèdent, à chaque nouvelle dose, une véritable sidération des forces? C'est dans ces occasions difficiles que l'aide chargé de la chloroformisation aura besoin de toute sa présence d'esprit, de beaucoup de perspicacité et de calme obstination. Il saisira rapidement chaque indication, opposera l'abstention aussi bien aux convulsions excessives qu'au collapsus inquiétant ; il subordonnera la dose des vapeurs, en éloignant ou rapprochant le cornet, à l'importance de ces écueils opposés, et à force de tâtonnements habiles, dans lesquels il faut souvent faire preuve de la plus grande abnégation, il parviendra presque toujours à obtenir la tolérance.

§ IX. — **Des signes propres à faire reconnaître l'état d'anesthésie.**

Quelles qu'aient été la nature et la durée de la période initiale, c'est par le changement qui s'opère dans l'état des grandes fonctions que l'on est prévenu du moment favorable à l'opération. La respiration est plus large, plus facile qu'au début, quelquefois accompagnée de ronflements ; le pouls devient sensiblement moins fréquent, plus dépressible, ondulant ; le visage est calme et décoloré ; l'œil, fermé sans effort. Le sujet paraît plongé dans un sommeil profond, sans stupeur ; le système musculaire est au repos, c'est à peine s'il existe encore quelques mouvements partiels et fugitifs. Sitôt que l'on a constaté ce changement, il faut s'assurer de l'état de la sensibilité en pinçant la peau de la main gauche; dans le voisinage du point où l'on explore le pouls, de façon à n'abandonner que pendant un très court instant cette exploration capitale. Si le malade réagit contre cette excitation par un mouvement réflexe énergique, le moment propice n'est pas encore venu. Si au contraire il reste calme, impassible, ou ne répond que par quelques mouvements indécis, la réponse est favorable. On poursuit alors son investigation en appréciant l'état du système musculaire. Le bras soulevé, puis abandonné à lui-même, doit retomber comme une masse inerte ; la flexion des grandes articulations doit n'exiger qu'un léger effort, n'opposer qu'une résistance amortie. Si à ce moment on interroge le malade, il ne répond pas ou se borne à soulever paresseusement la paupière.

M. Robert a donné le conseil d'explorer la conjonctive pour s'assurer de l'état de la sensibilité générale. Nous considérons cette pratique comme infidèle et dangereuse. Pour examiner la conjonctive, il faut ouvrir l'œil, l'exposer à la lumière : il en résulte que le renseignement obtenu de la sorte est moins l'indice de l'état de la sensibilité de la conjonctive que de l'excitabilité oculaire. Celle-ci, on le sait, ne disparaît qu'à une période qu'il est inutile d'atteindre. Le même observateur a insisté sur un détail qui lui paraît un très bon signe pour reconnaître l'anesthésie. « Les malades, quand ils commencent à s'endormir, ferment les mains et le pouce croisé à angle droit, les doigts fléchis : relevez le pouce, étendez les doigts du patient. Si la contraction musculaire n'est pas entièrement éteinte, dès que vous abandonnez les doigts à eux-mêmes, ils reprendront la direction qu'ils avaient, tandis que, si la résolution musculaire est complète, les doigts resteront étendus (1). »

(1) Robert, *Conférences de clinique chirurgicale*, p. 57.

Ces différents signes, rapidement constatés, contrôlés les uns par les autres, marquent assez bien le moment où l'on peut agir. Quelques auteurs ont donné le conseil de subordonner le degré d'anesthésie à la durée et à l'intensité présumée des douleurs, de telle sorte que, pour une opération courte, peu douloureuse, on se contenterait d'engourdir le malade, réservant l'anesthésie confirmée pour les grandes opérations. Ce que nous avons dit au sujet des causes d'accident et des conditions dans lesquelles ils se produisent, montre qu'une telle mesure serait plus spécieuse qu'efficace ; elle ne remédierait à rien, et pourrait entraîner, en inspirant une fausse sécurité, à de regrettables abus. Aussi jamais de demi-mesures. Aux opérations légères, de courte durée, pas de chloroforme. En restreignant le nombre des chloroformisations, on aura beaucoup mieux fait qu'en en restreignant l'intensité.

§ X. — De la conduite à tenir pendant l'opération.

Quelques auteurs, et en particulier M. Bouisson (1), recommandent de suspendre complétement les inhalations dès que l'insensibilité est constatée, quand il s'agit d'une opération de courte durée : les effets anesthésiques, étant d'une durée moyenne de deux à quatre minutes, se maintiennent pendant assez longtemps pour que l'on soit assuré à l'avance que le malade ne souffrira pas. Nous n'acceptons pas cette règle de conduite pour les raisons déjà données, mais que nous devons rappeler ici. D'abord les inhalations bien conduites peuvent être continuées sans inconvénients ni danger ; en outre, rien n'est variable comme la durée du sommeil anesthésique. C'est en agissant de la sorte que beaucoup de praticiens, toujours préoccupés de l'accumulation possible des effets de l'éthérisme, se trouvent contraints d'agir pendant la période d'excitation de retour. Alors l'opération se prolonge, elle devient

(1) Bouisson, *ouvr. cité*, p. 366.

laborieuse, incertaine, sans tenir compte des menaces de la syncope, inhérentes à toute intervention importune; quelquefois même on est bien forcé de reprendre des inhalations prématurément interrompues, et de donner le spectacle de ces chloroformisations interminables, fatigantes pour tout le monde, et dont les vicissitudes ne témoignent que trop du peu de confiance que le chirurgien a dans l'étendue des services que l'expérience l'autorise à réclamer de l'éthérisation. Quelles que soient la nature et la durée de l'opération, il est avantageux de continuer les inhalations jusqu'à ce qu'elle soit complétement terminée. Une fois obtenue, l'anesthésie confirmée, la plus petite quantité de vapeurs stupéfiantes suffit pour entretenir l'éthérisme à un degré satisfaisant : pour ce motif nous avons adopté la pratique de M. Chassaignac, qui consiste à se débarrasser du mouchoir ou de la compresse pour ne conserver que l'éponge ou le tampon de charpie. Encore suffit-il de maintenir ce dernier au maximum d'écartement; s'il survient quelques mouvements embarrassants ou quelques signes de sensibilité, il suffit de rapprocher un peu l'appareil; si au contraire on remarque plus d'affaissement, il suffit de l'éloigner ou de suspendre un instant les inhalations.

Il est à peine utile d'ajouter que l'aide chargé de l'éthérisation ne doit rien perdre de sa vigilance. La syncope pouvant se produire à toutes les périodes, l'exploration de l'artère sera scrupuleusement continuée jusqu'à la fin. Les accidents survenus à cette période nous paraissent reconnaître l'hémorrhagie pour cause déterminante principale. Ils nous est arrivé bien souvent de voir le pouls faiblir, la syncope devenir menaçante à partir du moment où les vaisseaux donnaient du sang en abondance. Il faut donc en tenir compte, surveiller son action sur le cœur avec la plus grande attention.

§ XI. — Administration du chloroforme et de l'éther à l'aide d'inhalateurs mécaniques.

La chloroformisation à l'aide d'inhalateurs mécaniques exige toutes les précautions dont nous venons de parler, et de plus la connaissance de la structure de l'appareil et l'habitude de son fonctionnement.

Il en est de même de l'administration de l'éther. Celui-ci peut donner naissance aux mêmes irrégularités et aux mêmes perturbations contingentes que le chloroforme, mais moins fréquemment, selon quelques auteurs. Avec lui, l'appareil mécanique devient indispensable pour s'opposer à la dissémination des vapeurs. L'expérience s'est prononcée en faveur des appareils sacciformes à l'aide desquels on coiffe presque hermétiquement la tête des patients. Nous ne pouvons nous dispenser de rappeler ici que cet appareil à air confiné, qui donne, malgré la gêne inévitable apportée à la respiration, d'excellents résultats avec un agent peu énergique, comme l'éther, serait excessivement dangereux avec le chloroforme, et doit être formellement proscrit de la pratique. Nous croyons savoir qu'un accident irrémédiable survint entre les mains d'un chirurgien très habile de la province, après qu'il eut ajouté dans le sac inhalateur quelques gouttes de chloroforme dans le but d'obtenir une anesthésie trop lente à se produire avec l'éther.

§ XII. — Des soins à donner au malade après l'opération.

L'opération terminée, ainsi que les parties les plus douloureuses du pansement, s'il y a lieu, l'agent anesthésique est immédiatement éloigné ; l'aide, continuant à surveiller la circulation, asperge d'eau froide la figure et la poitrine de l'opéré, et laisse se dissiper spontanément les derniers effets du chloroforme. Ordinairement, le réveil ne se fait pas longtemps attendre; dans le cas où l'éthérisme se prolonge, il ne faut pas oublier que le malade reste encore exposé à la syncope. Le pouls sera surveillé jusqu'au complet rétablissement des fonctions. Lorsque le réveil est lent, que le blessé reste affaissé et comme profondément endormi, il convient d'ouvrir les fenêtres et de faire respirer librement l'air frais extérieur. En même temps, les aspersions d'eau froide seront renouvelées, des frictions énergiques, quelques flagellations seront pratiquées sur la poitrine, à l'épigastre. Au moment où l'intelligence a reparu, et qu'il ne reste plus qu'un certain accablement, quelques chirurgiens ont l'habitude de faire prendre des vins cordiaux, vin de cannelle, vin sucré, etc. On peut encore en ce moment adresser la parole au malade, ramener son esprit vers l'objet habituel de ses préoccupations, lui annoncer que tout est terminé, que la guérison sera prompte, et provoquer de la sorte une excitation modérée qui ne peut être que très utile. L'opéré ne devra quitter la salle d'opération qu'au moment où il a recouvré ses sens; il sera alors transporté sur le brancard ordinaire. M. Chassaignac, pour prévenir la syncope, emploie un brancard spécial dans lequel la tête est placée dans une position déclive ; dans tous les cas, un aide devra toujours l'accompagner jusqu'à son lit, que l'on aura pris soin de faire chauffer, et il ne devra pas se presser de quitter les salles, dans la crainte d'une syncope tardive.

CHAPITRE II.

DES MOYENS DE COMBATTRE LES ACCIDENTS SURVENUS PENDANT L'ÉTHÉRISATION.

Dans le chapitre précédent nous avons indiqué les principaux moyens de remédier aux légers accidents ou irrégularités qui surviennent pendant l'administration des anesthésiques. En ce moment notre attention est exclusivement fixée sur ces situations graves dont l'existence met immédiatement la vie en péril, et qui, toutes jusqu'alors, reconnaissent pour cause l'apparition d'une syncope, empruntant une gravité exceptionnelle aux conditions dans lesquelles elle se produit. Si nous rappelons ici cette idée fondamentale, c'est pour montrer à quel point de vue nous nous plaçons pour apprécier les diverses méthodes employées ou proposées pour remédier à un pareil danger.

Dans les conclusions de son rapport, M. Robert établit sans restriction que « l'art ne possède aucun moyen efficace d'enrayer la marche des accidents produits par le chloroforme, et d'en prévenir les funestes résultats » (1). Cette opinion absolue a été vivement attaquée dans le sein de la Société de chirurgie. Plusieurs exemples de malades rappelés à la vie au moment où la respiration et le pouls étaient insensibles lui furent opposés par MM. Chassaignac, Maisonneuve, Boinet, Ricord, etc. De pareils faits existent en grand nombre, et même il est peu de chirurgiens qui n'aient eu à lutter contre des syncopes pendant lesquelles, selon toute prévision, la mort fût arrivée sans l'intervention de secours appropriés. Ce n'est qu'en tenant compte des cas de succès restés inédits pour la plupart, et en les opposant aux faits malheureux, presque toujours livrés à la publicité, qu'il serait possible d'avoir une idée exacte de la gravité de la syncope chloroformique et

(1) Robert, *Rapport cité* (*Bulletin de la Société de chirurgie*, t. III, p. 603).

de la valeur du traitement qui lui est opposé. Les ressources dont nous disposons ne permettent pas une telle appréciation, mais du moins elles autorisent à déclarer que ces accidents ne sont point mortels d'une façon irrémédiable.

Toutes les méthodes curatives employées jusqu'alors comptent des succès et beaucoup de revers. L'état de leurs services dans le passé donnerait peut-être une idée inexacte de leur valeur respective. En voici la raison. La durée d'une syncope est une des conditions principales de sa gravité. Or, dans un grand nombre d'observations, il est difficile d'être édifié sur la promptitude avec laquelle les secours ont été administrés. Le plus souvent le chirurgien, préoccupé des soins de l'opération, ou l'aide insoucieux d'accidents imprévus, n'a été averti du danger que par le changement survenu dans l'attitude du malade; alors seulement on a interrogé le pouls..., qui a disparu, on a consulté le cœur..., qui a cessé de battre. La syncope est constatée. Mais depuis quand existait-elle? depuis quand, surtout, était-il possible de la pressentir? L'observation reste muette sur ce point délicat, parce que l'artère n'avait pas été l'objet d'une surveillance assez attentive. Sans doute la différence ne porte que sur quelques instants; mais qui peut mesurer, sans crainte d'erreur, l'influence que ces quelques moments de retard ont exercée sur l'issue définitive? Un autre motif nous empêche d'accorder toute confiance au passé, c'est la manière dont la médication a été appliquée. On est péniblement surpris de voir l'embarras, les tergiversations des opérateurs dans ces circonstances, à la vérité difficiles. Toute la série des moyens connus, rationnels ou empiriques, est rapidement épuisée; on passe de l'un à l'autre sans ordre, sans méthode, sans efforts soutenus, bien plutôt, on le dirait du moins, par acquit de conscience que soutenu par une conviction scientifique. Peut-on être assuré qu'un moyen de traitement ait fourni au sein d'une pareille agitation tout ce qu'il pouvait donner? Ces raisons nous font penser que l'on n'a pas encore sur l'efficacité des divers traitements de la syncope chloroformique une expérience suffisante ; pour y suppléer, il est encore indispensable de faire intervenir le raisonnement et l'analogie.

Quelle que soit la méthode à laquelle on accorde la préférence, la première condition de succès réside dans la rapidité d'exécution. Non-seulement il importe beaucoup que l'aide chargé de la chloroformisation n'abandonne jamais le pouls, de façon à être prévenu à temps, mais il faut aussi que le praticien ait une opinion ferme sur la valeur des ressources que lui offre la thérapeutique, afin d'employer immédiatement le remède qui convient le mieux, et de l'employer avec persévérance. Puisqu'il s'agit d'obvier toujours au même accident, et qu'il faut faire vite, il est avantageux de n'admettre dans la pratique qu'un seul moyen de traitement. C'est à ce point de vue exclusif imposé par les circonstances que nous nous proposons d'examiner tous ceux qui ont été conseillés ou usités jusqu'alors.

On peut les ranger en trois catégories : 1° les uns ont pour but de stimuler le système nerveux ; 2° les seconds, d'agir directement sur l'appareil circulatoire ; 3° enfin les troisièmes, sur la respiration.

ARTICLE PREMIER.

ACTION SUR LE SYSTÈME NERVEUX.

Les stimulants externes sont appliqués sur la peau ou sur les muqueuses. Sur la peau, on a recours à l'air frais, aux frictions sèches ou aromatiques, aux flagellations, projections d'eau froide, etc. Ce sont des expédients dont l'efficacité est trop connue de tous les médecins, dans le traitement de la syncope ordinaire, pour que nous nous y arrêtions ; mais leur action, tout en restant une mesure préventive excellente, comme nous l'avons dit, serait manifestement insuffisante dans le traitement de la syncope chloroformique, pour peu que le patient soit sous l'influence anesthésique. On a tenté aussi d'agir sur les muqueuses, soit à l'aide de liquides volatils, comme le vinaigre, l'ammoniaque ou de lavements irritants, soit en portant plus profondément un caustique sur la muqueuse pharyngienne. A la suite d'essais heureux chez les animaux, M. Jules Guérin crut avoir trouvé un remède efficace, dans la cautérisation du pharynx avec un pinceau imbibé d'ammoniaque. Les essais de M. Jules Guérin ont été répétés par M. Robert, mais avec des résultats beaucoup moins satisfaisants. A part un seul cas dans lequel l'animal parut éprouver une légère impression suivie d'un mouvement d'inspiration, la cautérisation pharyngienne ne fut suivie d'aucun effet appréciable (1). La commission de la Société médicale d'émulation employa, sans plus de succès que M. Robert, la cautérisation pharyngienne chez un chien chloroformé jusqu'à cessation des mouvements de la respiration et de la circulation (2). A notre connaissance, le procédé de M. Jules Guérin n'a guère été employé chez l'homme.

L'excitation du fond de la gorge a été pratiquée d'une façon plus simple et plus satisfaisante. Dans une lettre adressée à l'*Union médicale* (3), M. le docteur Escallier rapporte deux faits de sa pratique dans lesquels des syncopes survenues pendant la chloroformisation chez des malades atteints de hernie étranglée, furent rapidement dominées par des titillations réitérées de la luette. Chaque excitation de cette région était suivie d'un mouvement d'inspiration. Ajoutons que dans l'un de ces deux cas, d'autres moyens avaient été employés inutilement. M. Monod paraît avoir employé ce procédé avec autant de bonheur. Il en fut de même chez un jeune homme dont M. Chassaignac a rapporté l'histoire à la Société de chirurgie (4). Cette pratique compte donc des succès incontestables, et nous sommes d'autant plus disposés à en tenir compte,

(1) Robert, *Résumé de la discussion* (*Bulletin de la Société de chirurgie*, t. IV, p. 253).

(2) *Rapport cité.*

(3) *Union médicale*, 1849, p. 569.

(4) Chassaignac, *Discussion du rapport de M. Robert.*

que la physiologie expérimentale les justifie jusqu'à un certain point, en démontrant que l'isthme du gosier est le dernier refuge accessible de la sensibilité pendant la période ultime de l'éthérisme.

Par un procédé imité de Forestus, l'excitabilité voluptueuse, et persistante pendant l'état anesthésique, de certaines parties de la muqueuse génitale, fut en vain mise à contribution dans un cas malheureux, par un chirurgien anglais.

On a eu recours aussi, dans le but de provoquer une stimulation puissante, à l'électrisation des téguments, des muscles, et même de la moelle épinière. La proposition en fut d'abord faite par M. Abeille dans les circonstances suivantes. Ce médecin, appliquant l'électro-puncture au traitement des adénites cervicales chroniques, avait remarqué que l'action du galvanisme réveillait instantanément la sensibilité des malades auxquels il avait administré du chloroforme pour leur épargner la douleur de la faradisation. Ce contre-temps lui suggéra la pensée d'utiliser cette ressource pendant la chloroformisation. Il fit sur diverses classes d'animaux des expériences qui lui parurent assez significatives pour établir que « l'électricité mise en jeu au moyen d'aiguilles implantées sur divers points du corps, et surtout dans la direction de l'axe cérébro-spinal, réveille la sensibilité et met immédiatement en jeu les muscles en état de relâchement (1). » Quelques années plus tard, M. Jobert appela de nouveau l'attention sur ce sujet. Après avoir essayé l'électricité, soit à la surface du corps, au moyen d'éponges excitatrices, soit au sein des organes, à l'aide de l'acupuncture, il reconnut qu'elle rappelait à la vie les animaux éthérisés jusqu'à la suspension de la fonction respiratoire, mais qu'elle « était impuissante à ramener les contractions du cœur lorsqu'elles sont abolies (2). » Les mêmes

(1) Abeille, *Mémoire sur l'emploi de l'électricité pour combattre les accidents dus à l'inhalation trop prolongée de l'éther et du chloroforme* (*Comptes rendus de l'Académie des sciences*, t. XXXIII, p. 425).

(2) Jobert, *De l'influence de l'électricité dans les accidents chloroformiques* (*Comptes rendus de l'Académie des sciences*, t. XXXVII, p. 344).

expériences ont été répétées par M. Robert. Il reconnut que, chez les animaux sidérés à l'aide d'une grande quantité de chloroforme, et chez lesquels les mouvements de la respiration et la circulation avaient disparu, l'électricité ne produisait d'autre résultat que des secousses dans les muscles sans réveiller l'action du cœur. Lorsque, au contraire, les inhalations étaient poussées seulement jusqu'au point où la respiration s'arrête, tandis « que les mouvements du cœur persistent, quoiqu'à un faible degré » (1), les animaux pouvaient être presque toujours rappelés à la vie. La commission de la Société médicale d'émulation s'est assurée également que l'excitation générale produite au moyen d'un courant d'induction dirigé de la bouche au coccyx ne ranimait pas les animaux chez lesquels les battements du cœur avaient disparu (2).

Il paraît ainsi démontré que l'électricité, employée comme excitant général, est un moyen actif, quand il s'agit de dissiper les effets de l'éthérisme progressif, poussé jusqu'à la perte des mouvements respiratoires. Pour en faire sentir toute l'importance, il suffit de rappeler que, dans ces conditions, les animaux abandonnés à eux-mêmes succombent toujours. Douze fois dans nos expériences, divers animaux, tels que des chiens, des chats, des lapins, chloroformisés jusqu'à cessation de tout mouvement respiratoire, furent abandonnés à eux-mêmes, à titre de contre-épreuve ; tous succombèrent (3).

Malgré ce que peut avoir d'encourageant cette notion expérimentale, du moment où l'électricité est incapable de réveiller les mouvements du cœur primitivement suspendus dans la syncope, nous restons dans le doute au sujet des avantages qu'elle pourrait offrir chez l'homme. Ce procédé a été assez souvent appliqué, toujours sans succès, même temporaire, mais il ne faudrait pas se hâter d'en tirer quelque conclusion : une

(1) M. Robert, *Résumé de la discussion* (*Bulletin de la Société de chirurgie*, t. IV, p. 259).

(2) *Rapport cité*, p. 29.

(3) *Ibid.*, p. 25.

seule fois exceptée, on y a eu recours beaucoup trop tard et à un moment où véritablement le retour à la vie n'était plus possible. Il importe de ne pas confondre les effets de l'électricité, employée comme excitant du système nerveux, avec la faradisation des nerfs phréniques, destinée à entretenir artificiellement la respiration et dont nous nous occuperons bientôt.

ARTICLE II.

ACTION SUR LA CIRCULATION.

Les moyens destinés à agir directement sur le système circulatoire sont peu nombreux et n'ont jusqu'alors inspiré qu'une médiocre confiance.

Des aiguilles à acupuncture ont été plongées dans le cœur afin d'agir directement sur sa contractilité : on n'a jamais réussi. Mais quel enseignement tirer de tentatives risquées tardivement et en désespoir de cause?

Plusieurs chirurgiens attachent une grande importance à la situation déclive de la tête et du tronc. Ils recommandent, aussitôt que la syncope se déclare, de placer vivement le malade, la tête en bas. Les présomptions favorables ne manquent pas à ce précepte. Les animaux privés de sentiment à la suite d'une perte de sang excessive reviennent à la vie, quand on les suspend, la tête en bas. Le fait a été mentionné depuis longtemps par M. Piorry. Il est également d'observation vulgaire que la position horizontale fait cesser promptement la syncope aussi bien que les vertiges de la lipothymie. Enfin, depuis que M. Bouisson l'a recommandé pour la première fois, il a été appliqué avec succès pendant la chloroformisation. Il a réussi en particulier entre les mains de MM. Nélaton et Denonvilliers (1). Voilà des enseignements dont il faut tenir compte et que n'amoindrissent point les quelques tentatives malheu-

(1) *Discussion du rapport de M. Robert.*

reuses relatées dans nos observations. M. Mercier, pour concourir plus efficacement au même but, c'est-à-dire pour activer la circulation cérébrale, proposa dans une lettre adressée à l'Académie de médecine, d'ajouter à la position déclive de la tête, la compression de l'artère axillaire et de l'artère crurale, et mieux encore, si on le peut, de l'aorte abdominale. Nous n'avons pas à nous prononcer sur la valeur d'un moyen qui n'a jamais été employé chez l'homme et ne s'appuie sur aucune recherche physiologique. A priori, on conçoit difficilement l'influence que pourrait exercer sur la circulation céphalique, cette diminution dans l'étendue de l'arbre circulatoire, à un moment où l'impulsion manque au centre.

Quelques opérateurs, préoccupés sans doute de la crainte d'une asphyxie, ont eu recours aux émissions sanguines. La saignée de la jugulaire, tantôt employée seule, tantôt associée à d'autres moyens de traitement, est mentionnée dans huit de nos observations, et toujours sans résultat temporaire ou définitif. Sans tenir compte de ces insuccès, la nature des accidents indique assez que la saignée est toujours formellement contre-indiquée.

ARTICLE III.

ACTION SUR LA RESPIRATION.

Les moyens multipliés, qui ont pour but le rétablissement de la fonction respiratoire, sont les plus importants, on peut même dire les seuls importants.

§ I. — Traction de la langue en avant.

Une précaution qui est plutôt préventive que curative, a été utilisée dans plusieurs circonstances, et particulièrement recommandée par M. Bickersteth. Elle consiste à saisir tout de suite la langue, à l'attirer hors de la bouche et à l'y maintenir avec la main ou un tenaculum. Desprès, dans un mémoire que nous avons déjà eu l'occasion de citer, revint avec beaucoup d'insistance sur cette pratique. Dans sa pensée, l'arrêt des mouvements respiratoires, à quelque moment de la chloroformisation qu'il survienne, provient toujours de l'occlusion de la glotte par le renversement actif ou passif de la langue. Dès lors la traction de cet organe en avant doit suffire au rétablissement de la fonction respiratoire. Quel que soit le rôle attribué à l'occlusion spasmodique ou mécanique des voies respiratoires dans la production des accidents, il faudrait se garder d'attacher une aussi grande importance à la pratique recommandée par Desprès d'une façon exclusive. L'élévation de la langue est une mesure de précaution qui peut être fort utile pour faire cesser un état menaçant de suffocation, mais superflu du moment où la syncope avec la résolution musculaire qui l'accompagne est déclarée.

§ II. — Respiration artificielle.

Nous avons démontré (1) que chez les animaux privés de respiration et de circulation apparentes par l'action progressive de l'éther ou du chloroforme, et rappelés à la vie par la respiration artificielle, le courant gazeux que l'on établit artificiellement à travers le réseau bronchique n'agit que par ses propriétés physiques en rétablissant les actes mécaniques de la respiration. C'est à ce point que nous avons pu atteindre le même but, indistinctement avec tous les fluides aériformes employés à propos, pourvu qu'ils ne soient ni corrosifs, ni toxiques. M. Cl. Bernard, dans le cours de ses recherches, a constaté depuis, qu'avec ces mêmes gaz inertes, il était possible de réveiller la circulation et la respiration chez des animaux, amenés, par divers moyens, à l'état de mort apparente (2).

(1) Lallemand, Perrin et Duroy, *ouvr. cité*, p. 545 et *rapport cité de la Société médicale d'émulation.*

(2) Claude Bernard, *Leçons sur les effets des substances toxiques et médicamenteuses.* Paris, 1857, p. 232.

Quelle que soit l'opinion que l'on se forme sur la nature du danger qu'il faut conjurer, qu'il s'agisse d'obvier à un empoisonnement, à un état d'asphyxie ou de syncope, on conçoit dès lors que l'efficacité de la respiration artificielle puisse rester la même, pourvu que la mort ne soit pas définitive. Ce courant gazeux, qui se répand dans tout l'arbre aérien, exerce sur la muqueuse pulmonaire une stimulation puissante dont le résultat est de ranimer par action réflexe les battements du cœur et l'acte de la respiration. Le gonflement brusque et réitéré du parenchyme pulmonaire, en changeant les conditions hydrostatiques de l'organe et modifiant physiquement l'état de la circulation, contribue sans doute, pour sa part, au réveil de l'organisme. Quoi qu'il en soit, le fait subsiste avec toute son importance et mérite la plus sérieuse attention.

A l'égard de la chloroformisation chez l'homme, il existe autre chose que de simples prévisions. Il serait facile de rapporter de nombreux exemples de syncope chloroformique, dissipés sous l'influence de la respiration artificielle; mais comme ces accidents disparaissent souvent d'eux-mêmes, ou sans l'intervention d'aucune médication active, ce n'est que dans les observations d'insuccès définitif que nous voulons puiser les motifs de notre préférence pour ce moyen de traitement à l'exclusion de tout autre. Les renseignements fournis par les auteurs se réduisent bien souvent à une simple mention, sans indication sur leur manière de faire, sur la durée de leurs efforts, sur le moment précis où la respiration artificielle a été tentée; mais tels qu'ils se présentent, ils nous paraissent encore précieux en raison même de l'importance que nous attachons à faire cesser une incertitude qui ne se révèle que trop dans la prolixité stérile des moyens usités jusqu'alors.

Dans nos observations la respiration artificielle a été appliquée 32 fois au traitement de la syncope. La plupart du temps elle l'a été tardivement, au moment où déjà d'autres moyens avaient échoué. Néanmoins 12 fois, elle fut suivie de mouvements respiratoires spontanés, et quelquefois elle ranima momentanément la circulation en même temps que la respiration. Chez Walter Hollis (1) la respiration artificielle aidée de percussions thoraciques, après avoir été pratiquée pendant trois ou quatre minutes sans qu'il survînt aucun signe de vie, finit par ranimer l'action du cœur; le pouls fut senti de nouveau, on put en compter les pulsations ; la respiration spontanée se rétablit. Malheureusement on crut devoir cesser alors tout traitement ; dix minutes plus tard les signes de la mort apparurent de nouveau, et cette fois d'une façon définitive.

Chez un marin chloroformisé à l'hôpital Saint-Thomas de Londres (2), la respiration artificielle, exécutée à l'aide de la compression et du relâchement alternatif des parois thoraciques, la langue étant tenue hors de la bouche avec des pinces, ramena après une minute, des mouvements respiratoires spontanés, mais qui cessèrent au bout de quelques instants.

Un enfant de neuf ans, chloroformisé par M. Paget (3), ayant été pris de syncope grave, caractérisée par la suspension complète et persistante de la respiration et de la circulation, malgré des frictions, des aspersions d'eau froide, etc., la respiration artificielle, pratiquée suivant le procédé de Marshall-Hall, provoqua des mouvements respiratoires spontanés durant cinq minutes à la suite desquelles la mort fut définitive.

Chez un laboureur à qui M. Allan (4) voulait amputer la cuisse, le chloroforme amena également la disparition brusque du pouls et de la respiration; la respiration artificielle, fut suivie de quelques respirations naturelles.

Dans l'observation suivante les faits sont encore plus significatifs : chez un jeune homme auquel M. Lloyd était sur le point de faire la ligature d'une petite artère, on s'aperçut, pendant la chloroformisation, que le malade avait cessé de respi-

(1) Voyez p. 281.
(2) *Ibid.*, p. 310.
(3) *Ibid.*, p. 311.
(4) *Ibid.*, p. 313.

rer, et qu'il n'y avait plus ni pouls, ni battements du cœur. « La respiration artificielle, de même que la percussion et la compression de différentes parties du corps, fut employée immédiatement. Après avoir continué pendant quelque temps ces moyens, on reconnut que la circulation revenait, et l'acte de la respiration s'effectua plusieurs fois ; néanmoins l'état de mort reprit promptement, mais on revint aux premiers moyens auxquels, il est vrai, on ajouta le galvanisme ; la circulation et la respiration furent encore rétablies. Le malade retomba dans le même état que la première fois ; mais il fut encore ranimé par les mêmes moyens (1). »

Dans un autre cas, où plusieurs moyens avaient échoué déjà, la respiration artificielle exécutée par la galvanisation du diaphragme, fut suivie à trois reprises d'efforts respiratoires spontanés.

Une circonstance, qu'il est utile de ne pas omettre, empêche d'accorder à ces faits une signification trop absolue. Pendant ou immédiatement après l'éthérisation, il survient quelquefois des syncopes entrecoupées de retours à la vie, des espèces de syncopes à répétition, qui disparaissent spontanément. Pourtant il serait difficile de ne voir dans tous ces exemples que des coïncidences, si l'on considère surtout qu'elles ne se sont point rencontrées pendant l'application des autres moyens de traitement. En acceptant comme démontrée cette influence vivifiante, on peut objecter qu'elle n'a été que temporaire, et qu'en définitive elle n'a pas été une seule fois suivie de succès. Le fait est vrai ; seulement dépend-il de la méthode ou de la manière dont elle a été employée ? Ainsi qu'on a pu le voir, la respiration artificielle était suspendue dès qu'on apercevait le moindre mouvement spontané, au risque de la reprendre une deuxième, une troisième fois après de nouvelles rechutes. Or, si l'on s'en rapporte à ce que la physiologie expérimentale et le traitement de l'asphyxie ont mis hors de doute, il faut pour tirer parti de

(1) Voyez p. 280.

la respiration artificielle, la continuer jusqu'à ce que les grandes fonctions soient en pleine activité. Il est donc permis de se demander si cette ressource appliquée au traitement de la syncope chloroformique a été aussi utile qu'elle eût pu le devenir avec un peu plus de confiance, et la persévérance que réclame son emploi. Dans tous les cas, l'expérience s'est déjà suffisamment prononcée. Bien qu'il soit impossible de mesurer à l'avance l'étendue des services que cette méthode, mieux entendue, pourra rendre un jour à l'anesthésie, sa supériorité sur toutes les autres nous paraît dès aujourd'hui bien établie. A ce titre, elle seule, en face de dangers, où pour faire bien, il faut d'abord faire vite, mérite d'être conservée dans la pratique.

On l'exécute par divers procédés.

A. *Mouvements rhythmés du thorax et de l'abdomen.* — Le plus simple consiste à produire artificiellement l'expiration en exerçant une pression suffisante sur la base de la poitrine et sur le ventre, et l'inspiration en cessant toute pression et élevant les bras de façon à entraîner par ce mouvement l'élévation des côtes. On peut, en procédant de la sorte, sur un cadavre dont les muscles sont souples, établir un courant suffisant pour déterminer le bruit caractéristique. Nous l'avons employé avec succès chez les animaux en état de mort apparente par le chloroforme. C'est donc un moyen rationnel auquel on ne peut reprocher que certaines difficultés d'exécution et le peu d'étendue que l'élévation des côtes donne au mouvement d'inspiration. On s'en est servi chez l'homme 15 à 20 fois environ et toujours sans succès.

B. *Faradisation des nerfs phréniques.* — Ce procédé a un avantage marqué sur le précédent. Il substitue l'action du diaphragme à celle des muscles élévateurs des côtes; il fournit de la sorte une respiration artificielle beaucoup plus puissante et aussi complète que possible. Autant qu'on peut en juger d'après de courtes indications, la faradisation a été employée 4 fois chez l'homme. Mais on l'a fait tardivement sans persistance, ni beaucoup de méthode : de pareilles tentatives ne prouvent rien. Il est démontré que l'électrisation localisée aux nerfs diaphragmatiques entretient facilement la respiration artificielle ; à ce titre, elle mérite de rester dans la pratique. Toutefois, ce mode de traitement offre pour la pratique une légère difficulté et peut être un danger : il nécessite un appareil assez puissant, qui doit être toujours prêt à l'avance et qu'il faut savoir faire fonctionner ; le danger présumé pourrait résulter de l'application, quelque temps prolongée sur les mêmes points, du courant intense auquel on est obligé d'avoir recours, n'y aurait-il pas à craindre quelque trouble ou un épuisement consécutif de l'innervation ? C'est plutôt par induction que par expérience que nous manifestons cette crainte, car chez les animaux, bien qu'en faisant usage d'un courant d'induction au maximum d'intensité, nous n'avons observé rien de semblable.

C. *Procédé de Marshall-Hall* (1). — Ce physiologiste attribuant au décubitus dorsal dans lequel on a l'habitude de placer les sujets lorsqu'on pratique la respiration artificielle, l'inconvénient de favoriser l'obstruction de la glotte par les liquides qui peuvent se trouver dans la bouche ou qui remontent de l'estomac, et son occlusion par l'épiglotte que la langue maintiendrait abaissée, conseille de placer le patient sur la face. De cette façon, la langue prend position en avant, et entraine l'épiglotte. Les liquides qui se trouvent dans l'arrière-bouche s'écoulent aussi plus facilement. Voici de quelle manière l'auteur prescrit l'exécution de son procédé :

« Poser le malade sur la face, afin de débarrasser l'entrée des voies aériennes ;

Instituer la pronation avec compression de la poitrine et l'enlèvement de cette compression avec rotation, alternativement 15 ou 16 fois par minute ;

(1) *De la position la plus favorable à donner aux individus asphyxiés sur lesquels on tente la respiration artificielle*, lettre de Marshall-Hall à M. Flourens (*Comptes rendus de l'Académie des sciences*, t. XLI, p. 949).

Comprimer et frotter les membres par un mouvement porté vers le cœur (1). »

Tout cela n'est pas bien clair : selon toute probabilité, en procédant de la sorte, le mouvement d'expiration s'exécute au moment où le sujet est couché sur le ventre, surtout si on aide à la compression abdominale qui en résulte par des pressions thoraciques, et le mouvement d'inspiration, au moment où l'on opère la rotation, de façon sans doute à placer le patient dans le décubitus latéral. A moins que notre interprétation ne soit pas exacte, nous ne voyons pas trop comment Marshall-Hall évite les inconvénients qu'il signale. A la rigueur, il est possible que la langue soit entraînée en avant par son propre poids, quand on couche le malade sur la face, c'est-à-dire pendant l'expiration. Mais pour quel motif ne retomberait-elle pas en arrière au moment où, grâce à la rotation, s'exécute l'inspiration, c'est-à-dire au seul moment où elle puisse être gênante? Si nous restons dans le doute au sujet du premier point, nous ne comprenons plus du tout comment, par cette manœuvre, on se débarrasse des liquides contenus dans l'estomac ou les bronches.

Bien que Marshall-Hall n'ait eu en vue que le traitement de l'asphyxie, son procédé serait applicable aux divers états morbides dans lesquels se trouve indiquée la respiration artificielle dont il n'est qu'un mode particulier. On l'a essayé plusieurs fois en Angleterre, pour combattre les accidents de la chloroformisation sans obtenir ces retours momentanés à la vie qui se sont manifestés avec d'autres moyens d'exécution plus simples.

D. *Procédé par aspiration.* — Ce procédé consiste à faire le vide dans la poitrine à l'aide d'un aspirateur mécanique. Cette expiration artificielle est spontanément suivie, en raison de la tonicité organique, de la rentrée d'une certaine quantité d'air dans les bronches, ce qui représente le mouvement d'inspira-

(1) Marshall-Hall, *Comptes rendus de l'Académie des sciences*, t. XLIV, p. 595.

tion. L'aspiration s'exécute par le jeu d'une pompe aspirante dont l'extrémité a été préalablement introduite, soit dans la bouche, soit dans l'une des narines, avec la précaution de maintenir hermétiquement fermés les orifices des voies aériennes. Ce procédé, emprunté à la pratique traditionnelle du traitement de l'asphyxie, a été considéré par plusieurs auteurs, comme le plus sûr moyen d'exciter les poumons sans aucun danger. Il est remarquable de voir avec quelle promptitude les animaux dont la respiration n'a pas été suspendue pendant plus de cinq ou six minutes, se réveillent comme en sursaut dès la première aspiration et avec quelle avidité ils happent l'air. Malgré cela, le procédé de respiration artificielle par aspiration est peu usité. Jamais en particulier on en a fait usage pendant l'éthérisation. Peut-être y aurait-il avantage à s'en servir, non pas d'une façon exclusive, mais en l'associant à celui dont il nous reste à parler.

E. *Insufflation pulmonaire.*—L'insufflation pulmonaire est la ressource la plus puissante que nous possédions pour simuler les actes mécaniques de la respiration. En accordant toute notre confiance à la respiration artificielle dans le traitement des accidents de la chloroformisation, nous sommes naturellement conduits à étudier avec plus de développements tout ce qui s'y rapporte, d'autant plus que cette méthode, autrefois florissante, a été depuis, en raison même de l'énergie de ses effets, l'objet de reproches assez influents pour en avoir fait abandonner momentanément l'usage. Ce n'est pas dans ses applications à l'anesthésie chirurgicale que nous pouvons l'étudier, car jusqu'alors elle n'a été l'objet d'aucune tentative sérieuse. Mais les travaux de la physiologie expérimentale et l'histoire des services qu'elle a rendus au traitement de l'asphyxie, nous fourniront, bien qu'il s'agisse d'accidents d'un autre ordre, tous les éléments de discussion dont nous pourrons avoir besoin.

L'un des principaux reproches adressés à l'insufflation pulmonaire est d'avoir occasionné parfois des accidents sérieux chez l'homme en bonne santé. Leroy (d'Étiolles) raconte un fait de ce genre, qu'il n'a pas vu, mais qu'il a tout lieu de croire exact. « Un jeune homme en jouant avec sa maîtresse, s'avise de lui souffler brusquement dans la bouche après lui avoir pincé le nez. Il s'en suivit un sentiment de suffocation douloureuse qui dura plusieurs jours et qui effraya singulièrement les acteurs d'une scène qui ne devait être que gaie (1). » Albert a fait jouer aussi un grand rôle à l'anxiété que l'on éprouve quand on s'expose à l'insufflation buccale ou simplement à l'action d'un courant d'air. Il cite, à ce propos, l'exemple de l'un des jeunes gens avec lesquels il avait fait des expériences et qui, ayant voulu les répéter sur sa sœur, âgée de dix-huit ans, mais faiblement constituée, s'y prit avec si peu de ménagement qu'elle faillit y succomber. Tombée par terre sans respiration, on eut beaucoup de peine à la ramener à la vie, et, pendant plusieurs jours, elle éprouva de la difficulté de respirer (2). Marc, enchérissant encore sur ses devanciers, juge, en dernier ressort, l'insufflation pulmonaire en ces termes: « Il est facile de se convaincre à quel point ce procédé est nuisible, en se faisant insuffler fortement et à plusieurs reprises par une autre personne, avec ou sans soufflet, de l'air dans la bouche, ou seulement en se plaçant en face d'un violent courant d'air ; on ressent alors à l'instant même la plus grande difficulté de respirer, et l'on est obligé de tourner le dos au courant d'air si l'on ne veut pas suffoquer (3). »

Nous avons répété, sur nous-mêmes ces menaçantes expériences, en les variant sous toutes les formes, et sans aucune espèce de ménagement, jamais nous n'avons éprouvé la moindre gêne respiratoire. Voici ce qui arrive dans quelques cas, surtout quand on agit par surprise : lorsque la colonne d'air est projetée dans la bouche au moment de l'expiration, elle vient contrarier, en raison de sa force d'impulsion, l'exer-

(1) Leroy (d'Étiolles), *Recherches expérimentales sur l'asphyxie*. Paris, 1829.

(2) Marc, *Secours aux noyés et asphyxiés*, Paris, 1835, p. 188.

(3) *Ibid.*, p. 187.

cice de la fonction; de ce conflit peut naître un léger sentiment de suffocation, comme il arrive si souvent à l'occasion du moindre obstacle imprévu, apporté à la respiration. Mais ces suggestions instinctives, troubles purement dynamiques, essentiellement transitoires, sont un des modes de l'exercice de la sensibilité : elles n'ont plus de raison d'être, et ne peuvent se manifester dans les cas particuliers où doit intervenir l'insufflation pulmonaire pour faire cesser l'état de mort apparente. Pas de danger de ce côté; d'ailleurs l'expérience l'a démontré depuis longtemps, soit chez les animaux, soit chez l'homme, soit chez l'enfant, soit chez l'adulte.

D'autres reproches, adressés à la méthode, surtout en ce qui concerne les déchirures organiques, s'appliquent plus spécialement à l'un de ses procédés. Nous nous réservons d'en parler à son occasion.

L'insufflation pulmonaire se pratique de trois façons différentes : la première consiste à souffler directement dans la bouche du patient plus ou moins bien close : c'est l'insufflation de bouche à bouche ; la deuxième, à diriger dans la cavité du pharynx par l'intermédiaire d'un tube introduit, soit dans la bouche, soit dans une des narines, un courant d'air alimenté tantôt par un soufflet, tantôt par la bouche : c'est l'insufflation pharyngienne; la troisième, à pousser directement dans l'arbre aérien, par l'intermédiaire d'une canule préalablement introduite dans la trachée, un courant d'air également entretenu par la bouche ou un soufflet : c'est l'insufflation trachéale.

1° *Insufflation de bouche à bouche.* — L'idée d'appliquer hermétiquement la bouche sur les lèvres du patient, de façon à pousser dans sa poitrine les produits de l'expiration est venue à l'esprit de quelques opérateurs pris au dépourvu. Cet expédient, emprunté à une pratique tombée en désuétude dans le traitement de l'asphyxie, ayant paru réussir dans quelques cas de syncope confirmée, quelques chirurgiens sont venus sérieusement proposer l'insufflation de bouche à bouche comme moyen de traitement dans les accidents de l'éthérisation. Si l'oubli d'un tel précepte n'avait été signalé dans la presse, à propos d'un cas de mort par le chloroforme, comme une omission regrettable, nous nous serions contentés de mentionner ce procédé pour en faire sentir l'insuffisance. En résumé, il équivaut à un mode d'insufflation pharyngienne, et doit partager à ce titre tous les inconvénients de cette dernière : nous verrons bientôt en quoi ils consistent. Bien plus, l'insufflation de bouche à bouche est de tous les moyens le plus mauvais pour pousser de l'air dans la cavité du pharynx; les lèvres s'adaptent fort mal à des lèvres incapables de mouvements volontaires, le volume d'air dont on dispose est peu considérable, et si l'on n'y met un soin minutieux, le courant d'expiration s'échappera en grande partie par les commissures labiales. Expédient pour expédient, nous préférerions encore la pratique de ce chirurgien anglais qui, en un jour de détresse, eut l'idée de souffler dans la narine après avoir fermé la bouche (1). A tous égards, l'insufflation de bouche à bouche ne peut donner que des résultats illusoires, et son application répugnante équivaut à une abstention complète. L'abstention, quel que soit son déguisement, étant ici la chose la plus préjudiciable, nous repoussons de toutes nos forces cette manœuvre suspecte qui, à la faveur de quelques chances heureuses qu'elle n'a point détruites, s'est glissée dans le domaine de l'observation scientifique. Marc avait déjà porté un jugement analogue, quoiqu'en termes moins explicites, sur la valeur de ce procédé, bien avant la découverte du chloroforme. « Ce moyen (l'insufflation de bouche à bouche), dit-il, a quelquefois réussi; du moins, la vie est-elle revenue après qu'on l'a employé ou peut-être malgré son emploi (2). »

2° *Insufflation pharyngienne.* — Elle consiste, avons-nous dit, à diriger dans la bouche, et, par conséquent, dans le pharynx, à l'aide d'une canule, une colonne d'air fournie par un soufflet ou la poitrine. En poussant ainsi de l'air dans la cavité

(1) Voyez p. 303.
(2) Marc, *ouvr. cité*, p. 108.

buccale avec autant d'énergie qu'il sera nécessaire, et en ayant soin de fermer toute issue, on parviendra toujours à gonfler les joues et à remplir l'arrière-gorge, mais au delà, deux issues se présentent : le fluide ira-t-il épuiser sa force de projection en traversant l'œsophage pour remplir l'estomac, ou bien en traversant le larynx et la trachée pour remplir les poumons ? On conçoit que toute la valeur du procédé se rattache à la solution de cette question. Car si l'air, par exemple, passe en totalité ou en grande partie dans le tube digestif, l'insufflation pratiquée de la sorte est très incomplète ; bien plus, elle aboutit, en gonflant l'estomac, à créer un obstacle de plus au rétablissement de la respiration. Les recherches tentées à cet égard n'ont pas conduit tous les expérimentateurs à un résultat également affirmatif. Albert, dans un grand nombre d'expériences, a insufflé avec la plus grande violence, tant avec la bouche qu'avec un soufflet, de l'air après la mort à des chiens, des rats, des porcs, des bœufs et des moutons, et il a constaté, par différents moyens, qu'il ne pénétrait pas dans l'appareil pulmonaire, mais passait constamment dans l'œsophage qui, par son gonflement alternatif, simulait à s'y méprendre la respiration. Il n'y avait d'exceptions à cette règle que dans les cas où la langue était attirée au dehors de façon à relever l'épiglotte, ou bien dans les cas où l'extrémité de la canule pénétrait dans le larynx.

En pratiquant l'insufflation pharyngienne sur de jeunes chats auxquels il avait enlevé l'épiglotte, Cullen reconnut que cet opercule était l'obstacle qui s'opposait à l'entrée de l'air dans la trachée. Et pourtant dans ces conditions beaucoup plus favorables, une portion de l'air pénétrait encore dans l'œsophage.

Dans les conclusions qui suivent les expériences qu'il fit sur ce sujet, Marc (1) n'est point aussi exclusif ; il admet bien qu'avec l'insufflation par la bouche ou l'une des narines, pour peu qu'il y ait de la résistance du côté de la trachée

(1) Marc, *ouvr. cité*, p. 221.

ou des poumons, l'air pénètre avec une grande facilité dans l'estomac, mais il ajoute qu'on peut aisément remédier à cet inconvénient en déprimant le cartilage thyroïde d'avant en arrière, selon le précepte de Monro, de façon à effacer le calibre du pharynx.

Nous avons aussi institué, après tant d'autres, quelques expériences qui nous paraissent dans de bonnes conditions pour juger la question en dernier ressort au point particulier qui nous occupe. Un chien, entre autres, fut chloroformisé jusqu'à perte de respiration. Nous lui introduisîmes alors dans l'arrière-gorge une grande sonde adaptée à la buse d'un soufflet. L'insufflation pratiquée, soit d'une façon modérée et intermittente, soit d'une façon continue et violente, n'eut d'autre résultat que de gonfler plus ou moins rapidement le ventre de l'animal qui ne tarda pas à succomber. Or, l'insufflation pulmonaire bien faite, nous l'avons établi (1), rappelle toujours à la vie les animaux placés dans ces conditions. L'insuccès de la médication, comme le ballonnement abdominal, montre bien quel est le mode d'action de l'insufflation pharyngienne.

Il n'en a pas été autrement chez l'homme. Quelques opérateurs ont eu recours à l'insufflation de bouche à bouche, c'est-à-dire à un des modes de l'insufflation pharyngienne ; à bout d'efforts, ils ne sont parvenus qu'à gonfler l'estomac (2). A la rigueur, lorsque la projection d'air est activée par un moteur énergique, tel qu'un soufflet, et si l'on prend surtout la précaution recommandée par Marc, d'exécuter une pression d'avant en arrière sur le cartilage thyroïde, une certaine quantité de gaz peut pénétrer dans la trachée, mais la majeure partie passera dans le tube digestif. Par conséquent, l'insufflation pharyngienne, quel que soit le moyen employé pour la pratiquer, manque en grande partie son but, et n'entretient que d'une façon très incomplète la respiration artificielle.

(1) *Ouvr. cité.*
(2) Voyez p. 323, etc.

3° *Insufflation trachéale.* — Ce procédé permettant d'agir directement sur les voies aériennes, n'a plus le même caractère d'incertitude. Tous les auteurs lui reconnaissent l'avantage de faire pénétrer autant d'air qu'on le veut dans les poumons, mais quelques-uns d'entre eux lui ont reproché, en raison même de son énergie, d'autres inconvénients assez graves pour le rendre dangereux et le faire proscrire, à moins qu'il ne soit employé avec une extrême réserve. Cette réaction est en grande partie l'œuvre de Leroy (d'Etiolles). Cet expérimentateur, ayant remarqué que l'insufflation pratiquée sur des chiens, des lapins, des moutons, peut subitement donner la mort, en tira cette conclusion, qu'elle est aussi dangereuse pour la vie chez l'homme, si elle n'est appliquée avec des précautions extrêmes. Il alla même jusqu'à la rendre responsable de la proportion plus considérable d'insuccès dans le traitement de l'asphyxie, au moment où parut son mémoire (1829), qu'à l'époque de l'échevin Pia (1774). Duméril et Magendie, chargés de contrôler les expériences de Leroy (d'Etiolles), obtinrent des résultats analogues. Ils reconnurent que de l'air atmosphérique poussé brusquement dans la trachée-artère de certains animaux, tels que les lapins, les renards, les chèvres, les moutons, etc., détermine une mort soudaine. D'autres animaux, au contraire, tels que les chiens, résistent à cette insufflation brusque des poumons : ils en ressentent toutefois une dyspnée très forte. Ils sont plus ou moins souffrants pendant plusieurs jours, mais ils finissent par se rétablir (1). Ils constatèrent à l'autopsie que le tissu du poumon était déchiré; l'air, épanché sous la plèvre en grande quantité, pressait le poumon vers la partie supérieure de la poitrine, et s'opposait ainsi à l'accomplissement de la respiration ; ailleurs il fut trouvé sous forme de bulles dans tout le système sanguin. Enfin l'insufflation entre leurs mains détermina plusieurs fois, sur des cadavres d'adultes et de vieillards, la rupture du tissu du pou-

(1) *Rapport fait à l'Académie des sciences sur le mémoire de Leroy (d'Étiolles)* par MM. Duméril et Magendie, 1829.

mon, et un épanchement gazeux considérable dans la cavité pleurale. Ce serait nous écarter de notre sujet que de rechercher à quelles causes il faut attribuer d'aussi funestes effets et d'aussi graves désordres. Il importe seulement d'être bien pénétré que de tels effets ne sont pas le résultat inévitable de l'insufflation pulmonaire. Pratiquée à l'aide d'une canule d'un calibre inférieur à la trachée et maintenue librement dans ce conduit, elle n'occasionne aucun dommage, ni du côté de l'organe, ni du côté de ses fonctions. La commission de la Société médicale d'émulation (1), après beaucoup d'autres observateurs, a mis ce fait hors de doute. Elle a expérimenté l'insufflation pulmonaire sur divers animaux tels que des chiens, des lapins, en se plaçant volontairement dans les conditions considérées comme les moins favorables et en n'usant d'aucune des précautions recommandées. Une sonde dans la trachée, un soufflet de cuisine ou une vessie remplie de gaz, employés de la façon la moins mesurée, ont suffi pour atteindre le but sans accident, sans provoquer de lésions organiques appréciables soit à l'œil, soit à la loupe. En usant des mêmes moyens chez l'homme, nous avons pratiqué l'insufflation, après la mort, sur divers sujets adultes qui avaient succombé à des affections étrangères aux organes thoraciques. Celle-ci, exécutée avec force, prolongée pendant quinze minutes, ne détermina aucune trace d'emphysème. Tout permet de croire qu'il en serait de même pendant la vie, car nous avons constaté, chez les animaux, la justesse de cette remarque faite par Marc, qu'à l'égard des effets physiques de l'insufflation, les conditions de vitalité ne changeaient rien aux phénomènes qu'on observe sur le cadavre. Déjà l'expérience s'est prononcée suffisamment à cet égard, soit chez l'adulte, soit surtout chez les enfants depuis que M. Depaul a vulgarisé cette méthode de traitement dans les cas de mort apparente chez les nouveau-nés.

(1) *Rapport cité.*

On peut donc établir sans hésitation que l'insufflation trachéale est non-seulement le procédé le plus énergique de respiration artificielle, mais aussi qu'il ne présente aucun danger qui lui soit propre. Bien que les objections soulevées à une autre époque contre cette médication puissante, aient perdu beaucoup de leur actualité, nous avons cru devoir les reproduire parce que beaucoup de médecins s'en autorisent encore pour recommander une prudence éminemment préjudiciable quand il s'agit de lutter contre les accidents graves de la chloroformisation.

Outre ces qualités fondamentales, l'insufflation trachéale permet encore d'utiliser les ressources accessoires auxquelles nous avons reconnu quelque utilité : ainsi la canule maintenue dans l'arrière-gorge et le larynx provoquera incessamment cette stimulation locale sur laquelle plusieurs auteurs ont insisté à bon droit ; elle maintiendra l'épiglotte constamment élevée ; elle permettra d'employer concurremment l'aspiration artificielle, seule ou aidée de pressions sur le thorax, de frictions stimulantes sur la poitrine et sur les membres.

Pour utiliser cette méthode de traitement comme elle le mérite, il faut pouvoir placer la canule sans grande difficulté. Cinq ou six fois l'insufflation trachéale a été tentée, avec des succès plus ou moins durables, dans des cas de syncope chloroformique, presque toujours on fit préalablement la trachéotomie. Il fallait que l'introduction de la canule par le larynx fût jugée bien difficile ou plutôt que l'état du patient parût bien précaire, pour que l'on ait eu recours à une pareille extrémité. La trachéotomie est toujours une opération grave qui ne doit être tentée, surtout comme mesure préliminaire, qu'en dernière ressource ; elle expose à verser du sang dans la trachée, elle prive des secours que l'on peut espérer dans l'excitation de l'arrière-gorge, elle peut être suivie d'une fistule, etc. Comme elle n'est pas indispensable, à moins de circonstances exceptionnelles, elle doit être rejetée.

A une certaine époque, l'introduction des sondes trachéales fut l'objet des préoccupations de plusieurs médecins. L'un des premiers, Fine (de Genève), indiqua deux routes pour pénétrer dans le larynx : l'une, déjà décrite par Monro, consistait à faire glisser sur l'index gauche, introduit, du côté droit, dans la bouche jusque derrière l'épiglotte, un instrument analogue pour la forme et la courbure au cathéter uréthral ; l'autre, à faire glisser jusque dans le larynx, en passant par les narines, une canule souple, élastique. Ce dernier procédé « est assez facile, ajoute Fine, pour ceux qui ont la connaissance anatomique de ces parties ; il est excessivement rare que ces sondes, seules ou armées d'un stylet solide, recourbé comme une algalie pour homme, passent dans l'œsophage : elles entrent dans les voies aériennes avec une extrême facilité. Lorsqu'on se sert de la sonde armée du stylet (mandrin), on en tourne la courbure en bas, et on l'introduit avec douceur dans l'une ou l'autre narine le long du plancher inférieur des fosses nasales ; lorsqu'elle est parvenue au delà des os palatins à la partie supérieure du pharynx, l'on élève un peu la partie externe de la sonde, ce qui en conduit l'extrémité interne dans le larynx (1). » A la façon dont l'auteur parle de cette exploration, il semble que rien n'est plus facile que de faire pénétrer une sonde dans la trachée en suivant ses indications. Nous avons fait un grand nombre de tentatives sur le cadavre ; il ne nous a pas été donné une seule fois d'y arriver. Sans doute nous avons été malheureux, car, après tout, il n'est pas impossible de tomber juste, mais à coup sûr le procédé est beaucoup moins commode que Fine ne le fait supposer. Voici ce qui arrive : tantôt la sonde pénètre immédiatement et directement dans l'œsophage ; tantôt et le plus souvent, au moment où l'on en relève le pavillon, l'autre extrémité vient arc-bouter contre un point quelconque de l'arrière-cavité pharyngienne ; à mesure qu'on retire le mandrin, l'instrument se pelotonne, ce qui permet facilement de

(1) *De la submersion*. Paris, 1800.

croire qu'il est engagé dans la bonne voie. Le procédé nasal est un mauvais procédé, basé sur des tâtonnements, incertain dans ses résultats. A moins de nécessité, comme dans les cas de contracture des mâchoires, il doit être abandonné. C'est donc par la bouche qu'il faut tenter l'introduction de la canule. En raison du peu de profondeur de cette cavité, la chose ne présente pas grande difficulté chez les enfants, et malgré les critiques dont le tube laryngien de Chaussier a été l'objet de la part des professeurs Meunier et Noël (de Strasbourg) (1), le cathétérisme laryngien chez ces derniers est facile à pratiquer. Il en est de même chez l'adulte dans la grande majorité des cas. D'après notre expérience, nous évaluons à 8 sur 10 la proportion des malades chez lesquels on peut directement engager par la bouche une sonde dans le larynx. Voici comment on procède : La bouche est maintenue largement ouverte; l'indicateur gauche glisse rapidement le long de la face supérieure de la langue, déprime la base de cet organe, et vient aboutir au bord droit de l'épiglotte, que l'on relève sans grande difficulté en recourbant légèrement le doigt en crochet; la sonde, sans mandrin, est alors dirigée le long du doigt et d'avant en arrière, jusqu'au voisinage de la glotte, du côté droit. Quelques mouvements imprimés à l'instrument le conduisent entre la pulpe de l'indicateur et le bord correspondant de l'épiglotte; il suffit alors de pousser graduellement pour l'engager. Il n'en est plus de même sur le cadavre. A cause du peu d'écartement des mâchoires, de la saillie formée par la base de la langue, le larynx paraît abaissé, le doigt n'a plus assez de longeur pour l'atteindre; d'un autre côté, l'épiglotte est plus exactement appliquée sur l'orifice supérieur de la glotte. Il en résulte que les voies aériennes, même en prenant la précaution d'attirer la langue en avant à l'aide d'un tenaculum, sont plus rarement accessibles directement. Nous ne savons

(1) *Rapport sur les moyens de rappeler à la vie les noyés et les personnes suffoquées par les vapeurs du charbon allumé, etc.*, fait à l'École spéciale de Strasbourg, par les professeurs Meunier et Noël. Strasbourg, 1807.

s'il en est de même chez les sujets affectés de syncope, car le fait ne nous paraît pas avoir été vérifié jusqu'alors ; pourtant, en raison de l'écartement plus facile des mâchoires, de la souplesse plus grande des tissus, tout porte à croire que le manuel opératoire serait ici moins laborieux. Bien qu'adversaire déclaré de l'insufflation trachéale, Leroy (d'Etiolles) a néanmoins laissé dans la science un petit instrument destiné à faciliter l'introduction de la canule. On peut en avoir une idée par les figures 24 et 25 de la planche IX de l'ouvrage de Marc (1) : il se compose de deux valves articulées entre elles vers le tiers de leur longueur, et destinées par leur réunion à contenir une canule flexible. En élevant l'extrémité externe de la valve mobile, l'autre extrémité doit s'engager d'elle-même dans le larynx, et y conduire le bout de la canule qu'elle contient. Cet instrument rend peu de services à l'opérateur, il n'atteint son but qu'à l'aide de laborieux tâtonnements; aussi n'a-t-il guère eu la confiance des praticiens. On pourrait, avec avantage, lui substituer un cathéter creux, ouvert à ses deux extrémités, ayant une courbure appropriée aux parties, et terminé par une sorte de crochet pointu. Ce cathéter, d'un calibre suffisant pour loger la sonde laryngienne, serait introduit par la cavité buccale jusque dans le pharynx et de façon que la concavité de sa courbure fût dirigée en bas et en avant, et la convexité en arrière et en haut. En ramenant l'instrument d'arrière en avant, le crochet viendrait de lui-même se mettre en rapport avec la pointe de l'épiglotte. Il suffirait alors de relever progressivement le pavillon du cathéter et de l'attirer à soi pour soulever cet organe, et, par cette sorte de mouvement de bascule, mettre en rapport l'orifice interne du cathéter avec l'ouverture de la glotte. Ce conducteur, dont nous nous contentons d'indiquer ici le principe, serait exclusivement réservé aux cas dans lesquels l'introduction directe de la canule offrirait des difficultés.

(1) Marc, *ouvr. cité*.

La canule toujours flexible doit être assez longue pour pénétrer jusqu'au voisinage de la bifurcation des bronches. Trop courte, elle ferait perdre une partie de la force d'impulsion indispensable pour pénétrer le parenchyme de l'organe. Dans une circonstance assez récente, M. Langenbeck put se convaincre qu'une canule trachéale, pénétrant seulement à un pouce, ne suffisait pas pour assurer la respiration artificielle. Une sonde, introduite jusqu'à la bifurcation des bronches, leva toute difficulté (1). Trop longue, elle s'engagerait dans l'une des bronches, ferait courir le risque de causer des accidents et n'entretiendrait la respiration artificielle que dans l'un des poumons.

Le volume de la canule n'est point non plus chose indifférente : d'un diamètre trop petit, elle ne permettrait pas la projection d'une quantité suffisante d'air, et surtout elle faciliterait outre mesure l'établissement du courant rétrograde; trop grosse, elle entrerait à frottement dans le larynx, et placerait l'opérateur dans des conditions dangereuses. L'opinion de la plupart des auteurs est qu'elle doit avoir 6 à 8 millimètres de diamètre. Son extrémité externe peut être terminée par un pavillon comme dans l'insufflateur ordinaire ou mieux par un pas de vis sur lequel pourra facilement s'ajuster un soufflet qui offre l'avantage de fournir un courant d'air à la fois plus régulier et mieux proportionné aux besoins du moment. Afin de combiner, comme on l'a déjà fait pour l'asphyxie, les deux méthodes de l'aspiration et de l'insufflation, on pourrait employer un soufflet à double courant, imité de celui de Gorcy.

MM. Blanchet (2), Plouviez (de Lille) (3) et notre collaborateur, M. Duroy (4), à la suite d'expériences nombreuses sur les animaux, avaient donné la préférence aux insufflations d'oxy-

(1) *Deutsche Klinick*, 1859, n° 4.

(2) *Revue scientifique de Quesneville*, février, 1848.

(3) *Quelques mots sur l'éthérisation en médecine, sur les moyens de remédier aux accidents dont elle est susceptible*, etc.

(4) Duroy, *De l'emploi de l'oxygène contre les accidents du chloroforme*, *Union médicale*, 1860, p. 221.

gène. La théorie ne manquait pas d'excellentes raisons au point de vue des phénomènes chimiques de la respiration, pour justifier cette préférence, et cependant nous avons démontré, avec la commission de la Société médicale d'émulation, que l'oxygène pouvait être sans inconvénient remplacé par l'air atmosphérique. Il n'y a donc pas de motif, quelle que soit d'ailleurs la cause à laquelle on attribue la mort apparente, pour accorder la préférence sur l'air atmosphérique, à un gaz difficile à préparer, plus encore à conserver, et dont le concours, rendu obligatoire, conduirait à se priver le plus souvent des ressources de l'insufflation.

Le traitement par l'insufflation trachéale, pour donner les résultats que l'on est en droit d'en attendre, doit être employé aussi promptement que possible. Il est donc urgent d'avoir toujours sous la main ce qu'il faut pour l'exécuter, soit une canule trachéale, soit, à son défaut, une sonde ordinaire ouverte à ses deux extrémités. Le mieux serait encore d'être muni d'un appareil insufflateur construit d'après les principes que nous venons d'établir. Ces précautions ont été trop fréquemment négligées. Quand on parcourt le nécrologe de l'éthérisation, on est tout étonné de voir, presque à chaque accident, le praticien pris au dépourvu, n'ayant à la disposition du malade que de l'air frais et de l'eau claire; et c'est dans ces conditions que se pratique encore tous les jours la chloroformisation ! On peut le dire sans amertume comme sans faiblesse, l'organisation des secours à porter aux malades atteints de syncope chloroformique a manqué jusqu'alors : tant qu'elle n'existera pas, et qu'elle n'aura pas ses lois; tant qu'elle n'aura pas fonctionné régulièrement, personne n'est en droit d'en préjuger les résultats.

Les bases peuvent en être déterminées de la façon suivante : dans toute syncope, et immédiatement après la disparition du pouls, il faut placer la tête du sujet dans une position déclive, puis pratiquer immédiatement la respiration artificielle, d'abord à l'aide de pressions rhythmiques sur la poitrine et l'abdomen pendant que l'on introduit la canule, et ensuite à l'aide de l'insufflation trachéale poursuivie avec opiniâtreté, soit avec la bouche, soit avec un soufflet, jusqu'à ce que toute chance de succès ait disparu, sans chercher à lui substituer, en désespoir de cause, d'autre méthode de traitement. L'introduction de la canule sera faite par le larynx, à l'aide du doigt ou d'un conducteur ; ce n'est que dans les cas où ce procédé offrirait des difficultés insurmontables ou trop de lenteur que l'on serait autorisé à pratiquer la trachéotomie.

CHAPITRE III.

DE L'INFLUENCE DE L'ANESTHÉSIE SUR L'ÉTAT DES OPÉRÉS ET LES SUITES DES OPÉRATIONS.

ARTICLE PREMIER.

INFLUENCE DE L'ANESTHÉSIE SUR L'ÉTAT IMMÉDIAT DES OPÉRÉS.

Nous avons relaté au chapitre des accidents un certain nombre de cas de mort survenus quelques heures ou quelques jours après l'administration de l'éther ou du chloroforme. Les circonstances spéciales dans lesquelles ils se sont présentés, soit à cause de la gravité de l'opération, soit à cause de l'épuisement du malade, nous ont fait penser qu'ils étaient moins imputables à la méthode qu'à certaines conditions défavorables de son application. Les mêmes réserves sont applicables à d'autres effets consécutifs, moins graves que ceux qui précèdent, puisque la mort n'en est pas toujours la conséquence immédiate, mais de même ordre et observés dans des conditions semblables. M. Bouisson a parlé d'une véritable asthénie nerveuse survenue chez certains opérés après l'éthérisation. Cet état, caractérisé par la petitesse du pouls, la pâleur de la face, lui paraît être une continuation insolite de la torpeur anesthésique ; tantôt il s'améliore à mesure que l'on s'éloigne de l'époque des inhalations, d'autres fois il persiste et même il s'aggrave au point de devenir un signe avant-coureur de la mort. « L'asthénie nerveuse, ajoute-il, est surtout grave à la suite des grandes opérations de chirurgie qui, par elles-mêmes, peuvent produire un état analogue (1). »

D'autres auteurs ont signalé, comme un effet consécutif, un état nerveux que M. Chassaignac désigne sous le nom de stupeur anesthésique et qui offre beaucoup de ressemblance avec le précédent. Les cas dans lesquels on l'a observé sont aussi relatifs à des vieillards, à des sujets profondément débilités, ou bien à des opérations que le même auteur qualifie de sidérantes pour indiquer à quel degré elles agissent sur les forces et sur l'économie tout entière. M. Gonzalès Olivarès (de Santiago) a rapporté l'observation d'une femme amputée du sein, chez laquelle il survint des phénomènes d'atonie et d'asthénie, qu'il est disposé à attribuer également à l'usage du chloroforme (2).

Le frisson anesthésique, signalé par M. Chassaignac (3), paraît être le prélude des états nerveux dont nous venons de parler : aussi a-t-il été observé dans les mêmes circonstances. Si, malgré la crainte de pareilles complications, on n'a pu s'abstenir, le meilleur moyen d'y remédier consiste à favoriser, autant que possible, la réaction par les cordiaux, les stimulants diffusibles à l'intérieur ; par les frictions aromatiques, les bains d'air chaud à l'extérieur : soins auxquels il serait avantageux peut-être d'ajouter la respiration artificielle.

Il arrive quelquefois que les opérés sont tourmentés par une céphalalgie sus-orbitaire, un peu d'embarras des voies digestives, pendant les moments ou même les premiers jours qui suivent l'éthérisation, mais cette fatigue organique, observée surtout à la suite de l'action de l'éther, se dissipe d'elle-même, et réclame tout au plus quelques soins d'hygiène.

(1) Bouisson, *ouvr. cité*, p. 422.
(2) *El siglo medico*, 22 juin 1856.
(3) Chassaignac, *mém. cité*, p. 22.

M. Bouisson (1) estime que, dans quelques circonstances, l'anesthésie pourrait bien favoriser le développement de certaines affections inflammatoires, telles que l'arachnitis, la pneumonie, etc. Un fait observé dans la pratique de M. Sédillot serait de nature à justifier une pareille crainte. Douze fois, dans trente-trois observations relatées dans l'un de ses mémoires (2), il est question de réactions fort intenses survenues du côté de l'appareil circulatoire. Le pouls resta dur, tendu pendant quelques jours; plusieurs saignées ayant été pratiquées, on constata que le sang de la veine était plastique, sans couenne, et se prenait en totalité en un caillot dur et résistant. Chez quelques malades atteints de bronchite ou de phthisie, l'état de la poitrine parut s'aggraver, au moins momentanément. Mais une expérience plus longue de la méthode anesthésique a, depuis longtemps, rassuré l'opinion à cet égard : elle a permis de ne voir dans ces réactions du côté des viscères que de simples et rares coïncidences.

ARTICLE II.

INFLUENCE DE L'ANESTHÉSIE SUR LA MARCHE DES OPÉRATIONS.

§ I. — **Action sur la marche de la cicatrisation.**

D'après l'expérience de M. Sédillot (3), l'éthérisation aurait le privilége de diminuer l'inflammation traumatique, d'augmenter le calme et la confiance des malades, et de concourir ainsi à la rapidité de la guérison. Le chloroforme procurerait à peu près les mêmes avantages. Pour M. Bouisson (4), il n'est pas douteux que la guérison des plaies ou des lésions produites par les opérations ne se fasse moins longtemps attendre chez les malades soumis à l'éthérisation. En jetant

(1) Bouisson, *ouvr. cité*, p. 422.

(2) Sédillot, *De l'insensibilité produite par le chloroforme et par l'éther*. Paris, 1848, p. 99.

(3) *Ibid.*, p. 98.

(4) Bouisson, *ouvr. cité*, p. 416.

un coup d'œil sur les observations qu'il rapporte, on est frappé, en effet, de la rapidité de certaines guérisons ; on y constate des réunions immédiates complètes après des amputations, des ablations de tumeurs, etc.

M. de Lavacherie (1), sans être aussi explicite que M. Bouisson, conclut, d'après les quinze observations contenues dans son mémoire, que, s'il y a une influence exercée par les anesthésiques sur l'état des opérés, elle existe en faveur de ceux qui ont été anesthésiés.

Cette action salutaire, bien digne d'attention, surtout si elle avait été constatée un plus grand nombre de fois, et sous des influences climatériques moins heureuses, paraît tenir à ce que les phénomènes locaux et généraux du traumatisme chirurgical, sont amoindris par les inhalations anesthésiques. Les spasmes du moignon sont moins énergiques, moins fréquents, le frisson initial manque souvent ou se produit avec moins d'intensité, et la fièvre de réaction qui survient quelques temps après l'opération, est aussi moins forte. Il y a généralement un sentiment plus profond de bien-être, et une tendance plus prononcée vers un sommeil réparateur. D'après M. Bouisson, cette modération dans l'expression des phénomènes nerveux et phlegmasiques consécutifs, serait le résultat de la suppression de l'élément douleur, pendant toute la durée de l'acte chirurgical. « Il est évident, ajoute-t-il, que les phénomènes subordonnés à la douleur et à l'action traumatique perdent en expression, ce qui leur a manqué en cause occasionnelle (2). » Sans doute, mais qui peut affirmer que le frisson et la fièvre soient sous la dépendance de la douleur ressentie pendant l'opération ? Le nombre des opérations peu douloureuses en elles-mêmes, et prédisposant néanmoins tout spécialement aux troubles généraux attribués au traumatisme, est assez considérable pour imposer à ce sujet une grande réserve.

La présence matérielle de l'éther ou du chloroforme dans

(1) De Lavacherie, *mém. cité*.
(2) Bouisson, *ouvr. cité*, p. 418.

l'organisme ne paraît exercer aucune influence sur la marche de la cicatrisation. L'action problématique des vapeurs sur le sang, la fluidité exceptionnelle de ce liquide, constatée à l'autopsie des animaux sacrifiés pendant l'état anesthésique, avaient fait craindre que les éléments de la réparation organique ne fussent amoindris et insuffisants pour subvenir aux frais de la cicatrisation. Rien n'est venu justifier une semblable appréhension.

§ II. — Action sur les accidents des opérations.

A. L'*écoulement du sang* pendant l'opération a paru à quelques opérateurs moins abondant que de coutume, quand le sujet est endormi. M. Chassaignac (1), frappé de la petite quantité de sang que perdaient, pendant des opérations graves, quelques-uns de ses malades, voulut s'éclairer sur la cause et l'importance de cette particularité. Chez onze sujets soumis à de grandes opérations, il constata que, soit pendant la période de collapsus, soit pendant la période de tolérance anesthésique, les pertes de sang étaient énormément amoindries, et que notamment chez deux malades, une femme amputée du sein et un adulte amputé de la cuisse, l'opération s'était faite, pour ainsi dire, à sec. Il trouve la raison de ce changement dans les conditions nouvelles faites aux opérés : la diminution de l'hémorrhagie artérielle aurait sa raison d'être dans la diminution même de l'énergie et du nombre des battements du cœur pendant l'anesthésie confirmée ; la diminution de l'hémorrhagie veineuse, dans l'absence de contractions musculaires et de gêne respiratoire. D'après notre observation personnelle, l'action anti-hémorrhagique des agents anesthésiques ne nous a paru ni aussi commune, ni aussi saisissante qu'à M. Chassaignac. Nous pourrions ajouter même que les motifs allégués pour l'expliquer ne sont pas à l'abri de toute objection. Dans l'immense majorité des cas, la circulation artérielle est interrompue par la compression, pendant le

(1) Chassaignac, *mém. cité*, p. 7.

temps très court de l'opération. Qu'importe alors que l'ondée sanguine soit plus ou moins rapide ? Sans doute, l'interruption n'est pas complète, mais que devient cette influence déprimante, si elle ne peut s'exercer que sur des vaisseaux innominés et du plus petit calibre ? Il y aurait aussi quelques restrictions à faire à l'égard de la circulation veineuse ; si la respiration est calme, régulière pendant la période de tolérance, que de fois, dans la pratique habituelle toujours un peu prématurée, est-elle contrariée, gênée, irrégulière ! Entre ces deux états, il serait difficile de dire où est la règle, où est l'exception. Néanmoins, il est bon d'avoir présents à l'esprit les faits mentionnés par M. Chassaignac. Ils rappellent que, si l'état anesthésique, dans certaines circonstances, diminue la perte de sang, il peut devenir, par cela même, la cause d'une hémorrhagie successive, fournie par quelque artère méconnue au moment d'un pansement précipité. La sédation exercée sur le système circulatoire artériel cessant avec l'éthérisme, les artérioles, exsangues au moment de la torpeur organique, ne tardent pas à reprendre leur activité et deviennent autant de sources possibles d'hémorrhagie. M. Landouzy, le premier, souleva quelques craintes à cet égard, en rappelant un fait de sa pratique dans lequel l'extirpation d'une tumeur, qui n'avait amené aucune perte de sang, fut suivie d'une hémorrhagie fournie par quatre artérioles (1). M. Chassaignac a mentionné un cas analogue. Une jeune fille à laquelle il venait d'enlever une tumeur adénoïde du sein, perdit à peine pendant l'opération une cuillerée à café de sang. Le pansement fut fait avant le réveil de la malade, mais il survint une hémorrhagie qui ne se déclara qu'un certain temps après l'application du pansement, et alors que la malade avait été reportée dans son lit depuis quelques heures. Ces faits, quelle que soit l'interprétation qu'on leur donne, suffisent pour justifier cette recommandation, conforme d'ailleurs à la pratique générale, de ne procéder au pansement qu'au moment où les effets de l'anesthésie sont en grande partie dissipés.

(1) *Bulletin de l'Académie de médecine*, t. XII, p. 299.

B. *Les hémorrhagies* consécutives, sauf la restriction précédente, ne sont après l'éthérisation, ni plus fréquentes, ni plus graves ; si quelques auteurs ont émis des doutes à cet égard, ils ont moins consulté l'observation que certaines déductions basées sur la fluidification du sang par les vapeurs d'éther ou de chloroforme. Même en acceptant ce changement d'état comme démontré, il serait, sans aucun doute, transitoire comme le séjour de l'agent lui-même au sein de l'organisme. A ce titre, il ne pourrait constituer une prédisposition permanente aux hémorrhagies.

C. Les *accidents nerveux*, tels que les spasmes, les convulsions, le tétanos, etc., sont-ils moins à craindre après l'administration des anesthésiques? M. Bouisson (1) le pense en donnant pour raison que l'agent anesthésique les attaque dans leur source en abolissant la douleur. La chose est fort vraisemblable au moment même de l'opération et tant que dure l'éthérisme ; mais après ? On saisit moins facilement la relation qui peut exister entre le souvenir, ou si l'on veut la trace dans les centres nerveux d'une douleur passée, avec l'apparition de spasmes dans un moignon, d'une attaque de tétanos au deuxième, au huitième jour et même plus tard.

D. On a admis au même titre que l'*inflammation traumatique* devait être tempérée dans son développement, parce qu'elle était affaiblie dans sa cause, la douleur. Est-ce bien sur l'intensité de la douleur, pendant le traumatisme chirurgical, que se règle la violence de l'inflammation consécutive? Beaucoup de faits déposent contre une telle opinion. Souvent les procédés qui occasionnent les souffrances les plus cruelles, les plus prolongées, sont ceux qui entraînent le moins de réaction. Depuis longtemps, on connaît la bénignité relative des plaies par arrachement, des amputations par ligature, par écrasement : c'est à peine si elles s'enflamment ; c'est à peine si elles suppurent. Ce fait important démontre que l'inflammation chirurgicale est sous la dépen-

(1) Bouisson, *ouvr. cité*, p. 419.

dance d'autres causes, et que si la douleur est pour quelque chose dans sa production, *elle n'en est pas la mère*, selon l'expression bien connue de Sarcone.

E. La *gangrène* a été quelquefois observée à la suite de l'éthérisation. Roux en a cité quelques exemples observés dans son service, mais il s'est gardé d'en rendre responsable l'agent anesthésique. M. Bouisson (1) a vu également cette complication se déclarer chez deux de ses opérés, chez l'un à la suite de l'ablation d'un sarcocèle, et chez l'autre à la suite d'une amputation sus-malléolaire. Il s'est présenté, sans doute, beaucoup d'autres accidents du même genre, mais comme ils n'ont été jusqu'alors, après quinze ans d'observation, l'objet d'aucune remarque, il est permis de croire que la méthode anesthésique n'a apporté aucune modification appréciable, soit à leur nombre, soit à leur gravité.

F. La *résorption purulente* soulève les mêmes incertitudes. Aujourd'hui, comme il y a vingt ans, cette redoutable complication se déjoue de toute prévision, relève d'influences générales fort ignorées, parmi lesquelles il serait bien difficile de placer à un rang quelconque l'action fugitive des substances anesthésiques. Un seul chirurgien, M. Arnott (2), à l'occasion de résultats statistiques dont nous parlerons bientôt, a accusé le chloroforme de prédisposer à la pyohémie, et il invoque, pour toute preuve au procès, l'influence débilitante exercée par cet agent sur les centres nerveux.

ARTICLE III.

INFLUENCE DE L'ANESTHÉSIE SUR L'ISSUE DES OPÉRATIONS.

L'influence favorable des anesthésiques sur les suites des opérations, acceptée d'un commun accord, a été, comme on le voit dans ce qui précède, plutôt pressentie que constatée, entrevue que démontrée. Les travaux statistiques entrepris dans le

(1) Bouisson, *ouvr. cité*, p. 420.
(2) *Medical Times and Gazette*, 1857, 2e semestre.

même but, en prenant pour base les résultats définitifs des opérations, sont empreints du même caractère d'incertitude; cela se conçoit, car la question est toujours très complexe. Les termes de comparaison sont empruntés à des époques assez éloignées pour que les différences qu'ils font connaître puissent être attribuées aussi bien à des influences générales ou aux progrès de l'hygiène qu'à l'action anesthésique elle-même. Il faudrait, pour bien faire, partager, durant une certaine période, toutes les opérations en deux séries, pour l'une desquelles seulement on ferait usage du chloroforme; épreuve désormais impossible, puisque l'usage des anesthésiques est définitivement entré dans la pratique de tous les chirurgiens. Néanmoins il nous paraît intéressant de consigner ici les tentatives qui ont été faites jusqu'alors. Si elles n'offrent pas les éléments d'une démonstration, leur concordance suffit pour légitimer une présomption très acceptable.

Le plus ancien et le plus important travail sur ce sujet appartient à M. Simpson (d'Édimbourg) (1). Il s'efforça de comprendre dans ses relevés le plus grand nombre de faits qu'il lui fût possible à cette époque. Pourtant, afin de n'avoir que des opérations de même nature, exposant aux mêmes dangers, et pratiquées sur des sujets placés dans des conditions identiques, il limita son choix aux grandes amputations faites dans les hôpitaux.

Les tableaux statistiques de MM. Benjamin Phillips, Lawrie et Malgaigne, publiés avant la découverte de l'éther, lui servirent de point de comparaison : il est indispensable, pour plus de clarté, de les placer d'abord sous les yeux du lecteur.

M. Phillips (2), en réunissant tous les cas d'amputation relatés dans les publications périodiques de l'Angleterre et des autres pays, depuis le commencement de ce siècle jusqu'en

(1) Simpson, *Recherches statistiques sur les résultats de l'éthérisation dans les amputations* (*The Monthly Journal of medical science*, April 1848, traduit dans la *Revue médico-chirurgicale de Paris*, t. III, p. 284).

(2) *Observations on the results of amputations in different countries* (*London medical Gazette*, t. XXXIII, p. 804).

1844, obtint un chiffre de 1369 grandes amputations réparties de la manière suivante :

N° 1. — *Tableau de la mortalité dans 1369 cas d'amputation de cuisse, de jambe et de bras.*

AMPUTATIONS.	PRIMITIVES.			SECONDAIRES.		
	OPÉRÉS.	MORTS.	PROPORTION sur 100.	OPÉRÉS.	MORTS.	PROPORTION sur 100.
Cuisse . . .	245	176	72	415	87	21
Jambe . . .	204	88	43	231	61	27
Bras. . . .	164	49	29	110	26	24
Totaux. .	613	313	51	756	174	23

M. le docteur Lawrie (de Glascow) a publié les résultats des amputations pratiquées à l'hôpital de Glascow, depuis sa fondation (année 1794) jusqu'en 1839 (1). C'est d'après ces données que Simpson a dressé le tableau suivant :

N° 2. — *Tableau de la mortalité dans 242 amputations de cuisse, de jambe et de bras, faites à l'hôpital de Glascow de 1794 à 1839.*

AMPUTATIONS.	PRIMITIVES.			SECONDAIRES.		
	OPÉRÉS.	MORTS.	PROPORTION sur 100.	OPÉRÉS.	MORTS.	PROPORTION sur 100.
Cuisse . . .	35	27	77	92	19	20
Jambe . . .	27	18	66	35	12	34
Bras. . . .	36	18	50	17	3	17
Totaux. .	98	63	64	144	34	23

Un troisième tableau a été établi par le même auteur, d'après les résultats statistiques de M. Malgaigne.

(1) *On the Results of amputations* (*London medical Gazette*, t. XXVII, p. 394).

N° 3. — *Tableau de la mortalité dans 484 amputations de cuisse, de jambe et de bras, pratiquées dans les hôpitaux de Paris de 1836 à 1841.*

AMPUTATIONS.	PRIMITIVES.			SECONDAIRES.		
	OPÉRÉS.	MORTS.	PROPORTION sur 100.	OPÉRÉS.	MORTS.	PROPORTION sur 100.
Cuisse. . .	48	34	70	153	92	60
Jambe. . .	80	51	63	112	55	49
Bras. . . .	30	17	56	61	24	39
Totaux. .	158	102	64	326	171	52

Afin de prévenir une objection fondée sur ce que les résultats des amputations compris dans les tableaux précédents étaient empruntés à des époques si différentes, qu'il devenait nécessaire de tenir compte des progrès introduits, soit dans les méthodes opératoires, soit dans les moyens de traitement, M. Simpson dressa, en outre, la statistique de toutes les amputations pratiquées dans trente hôpitaux anglais pendant les dernières années qui précédèrent l'éthérisation. Celles qui figurent dans le tableau suivant représentent une période de huit ans, de 1839 à 1846 inclusivement.

N° 4. — *Tableau de la mortalité dans 618 amputations de cuisse, de jambe et de bras, pratiquées de 1839 à 1846 dans 30 hôpitaux anglais.*

AMPUTATIONS.	PRIMITIVES.			SECONDAIRES.		
	OPÉRÉS.	MORTS.	PROPORTION sur 100.	OPÉRÉS.	MORTS.	PROPORTION sur 100.
Cuisse. . .	73	45	63	211	62	29
Jambe. . .	80	26	32	135	23	17
Bras. . . .	77	17	22	42	10	24
Totaux. .	230	88	38	388	95	24

Pour obtenir l'autre terme de comparaison, identique autant que possible, M. Simpson rassembla les résultats de 302 amputations pratiquées dans 49 hôpitaux anglais sous l'influence de l'anesthésie ; ils se trouvent répartis de la façon suivante.

N° 5. — *Tableau de la mortalité dans* 320 *amputations de cuisse, de jambe et de bras, pratiquées pendant l'éthérisation dans* 49 *hôpitaux anglais.*

AMPUTATIONS.	PRIMITIVES.			SECONDAIRES.		
	OPÉRÉS.	MORTS.	PROPORTION sur 100.	OPÉRÉS.	MORTS.	PROPORTION sur 100.
Cuisse . . .	24	12	50	121	25	20
Jambe . . .	32	9	28	81	13	16
Bras	17	4	23	27	8	29
Totaux . .	73	25	34	229	46	20

En comparant les chiffres de ce tableau avec ceux du n° 4, avec lequel il est le plus exactement comparable, puisqu'ils représentent tous les deux des opérations identiques, pratiquées dans les mêmes hôpitaux et sur la même classe de sujets, on trouve une moyenne de mortalité moins élevée à la suite des amputations pratiquées sous l'influence de l'éther. Dans le tableau n° 4, en effet, elle est, en chiffre exact, de 1 sur 3,22, tandis que dans le tableau n° 5, elle est de 1 sur 3,84.

Le tableau suivant, dressé également par les soins de M. Simpson, donne les différentes moyennes de mortalité, telles qu'elles se trouvent déduites de tous ceux qui précèdent.

N° 6. — *Tableau de la mortalité après les amputations de cuisse, de jambe et de bras.*

	OPÉRÉS.	MORTS.	PROPORTION DES MORTS.
Hôpitaux de Paris. — Malgaigne. . .	484	273	57 p. 100
Hôpitaux de Glascow. — Lawrie. . .	242	97	40 p. 100
Collection générale. — Phillips. . . .	1369	487	35 p. 100
Hôpitaux anglais. — Simpson. . . .	618	183	29 p. 100
Opérés sous l'influence de l'éther. .	302	71	23 p. 100

La comparaison, conclut M. Simpson, est toute en faveur de l'éthérisation, et la démonstration est assez frappante : sur 100 amputés, dans les hôpitaux anglais, il y en a 6 qui ont été sauvés avec l'éther et qui auraient succombé sans lui; si l'on prend, pour terme de comparaison, l'hôpital de Glascow, l'éther en aurait sauvé 17 sur 100, et jusqu'à 34, à s'en rapporter à la mortalité des hôpitaux de Paris.

Malgré tous les soins apportés par l'auteur à la construction de ses tableaux statistiques, il est impossible d'accepter, sans faire de réserves, les conséquences qui en découlent.

La collection de M. Phillips y figure à deux titres différents, d'abord en totalité, puis dans la plupart des éléments qui la composent; elle constitue donc un double emploi. Le tableau de M. Lawrie, représentant pour un seul hôpital une période de près d'un demi-siècle, ne peut être comparé avec les amputations pratiquées pendant une année dans 49 hôpitaux différents; d'autre part, les moyennes de mortalité antérieures à l'éthérisation sont trop différentes entre les hôpitaux anglais et les hôpitaux français, pour que l'on puisse indifféremment se servir des unes ou des autres, comme terme de comparaison. Il n'y a donc que le tableau des amputations faites dans les hôpitaux anglais et relevé par Simpson qui puisse être rigoureusement opposé à celui des opérations pratiquées avec le concours de l'anesthésie. Et encore les données qu'ils fournissent sont-elles absolument vraies? Les 618 opérations qui figurent dans la statistique de M. Simpson (tableau n° 4) comprennent une période de 7 années; les 302 amputations qui leur sont opposées appartiennent à une seule, puisque l'usage de l'éther n'a commencé à se répandre en Angleterre que dans les premiers mois de l'année 1847, et que le travail qui nous occupe a été publié dans le *Monthly Journal* au mois d'avril 1848. La moyenne fournie par une période de sept années est-elle comparable, sans crainte d'erreur, à celle qui résulte d'une seule pendant laquelle aura pu se présenter une de ces séries heureuses aussi fréquentes qu'inexpliquées dans l'exercice de la chirurgie? Ajoutons enfin qu'il n'est pas indifférent de comparer entre elles des moyennes mortuaires fournies par un nombre d'opérations égal de part et d'autre, ou bien par des nombres aussi différents que le sont 618 (total des opérations pratiquées avant l'éthérisation) et 302 (total des opérations pratiquées avec l'éthérisation).

Après avoir réuni les résultats de trois amputations différentes, M. Simpson a fait, en outre, un travail spécial, relatif à l'amputation de la cuisse pour laquelle existent les séries de faits les plus nombreuses. Il démontre que la moyenne générale de la mortalité n'était guère inférieure à 50 pour 100, en d'autres termes qu'il mourait environ 1 opéré sur 2. En effet, dans les hôpitaux de Paris, sur 201 amputations de cuisse, M. Malgaigne (tableau n° 3) a trouvé 126 morts; à Glascow, sur 127, M. Lawrie (tableau n° 2), 46 morts, et dans les hôpitaux anglais, sur 284, M. Simpson (tableau n° 4), 107 morts. Ajoutons encore qu'à l'infirmerie d'Édimbourg, sur 43 opérations, il y a eu, d'après M. Peacock, 21 morts. Les 145 amputés, sous l'influence de l'éther, au contraire (tableau n° 5), n'ont donné que 37 décès. Ce qui revient à dire que l'amputation de cuisse sans l'anesthésie est mortelle chez la moitié, ou, si l'on veut, pour forcer les termes, chez le tiers des opérés, tandis qu'avec l'éther, la mortalité est réduite au quart. Le tableau suivant met en opposition ces résultats d'une façon plus saisissante.

Tableau comparatif de la mortalité des amputations de la cuisse sans éthérisation et avec éthérisation.

	OPÉRÉS.	MORTS.	PROPORTION sur 100.
Hôpitaux de Paris. — Malgaigne. . .	201	126	62 sur 100
Hôpital d'Édimbourg. — Peacock. .	43	21	49 sur 100
Collection générale. — Phillips. . . .	988	435	44 sur 100
Hôpital de Glascow. — Lawrie. . .	127	46	36 sur 100
Hôpital anglais. — Simpson.	284	107	38 sur 100
Amputés sous l'influence de l'éther.	145	37	25 sur 100

Nous tenions beaucoup à reproduire ce dernier document, pour montrer combien il faut se défier des résultats fournis par une statistique établie sur une base insuffisante. La mortalité à la suite des amputations de cuisse faites sous l'influence de l'éther n'a été en Angleterre, pendant environ une année, que de 25 pour 100, tandis qu'elle avait été auparavant, et dans les mêmes hôpitaux, de 38 pour 100. Il existerait donc, pour l'amputation de cuisse en particulier, une différence de 13 pour 100 en faveur de l'éthérisation, tandis qu'elle n'est que de 6, si l'on prend pour base les résultats réunis des amputations de cuisse, de jambe et de bras. Comment expliquer cette différence considérable ? Il ne viendra à l'esprit de personne d'admettre une sorte d'immunité en faveur des amputations de cuisse : il faut donc qu'il existe une cause d'erreur dans le point de départ, et cette cause, nous n'en doutons pas, provient de ce que la statistique des opérés sous l'influence de l'anesthésie ne comprend qu'une seule année. Quoi qu'il en soit, et malgré ces imperfections, qui n'avaient point échappé à l'esprit sagace et rigoureux de l'auteur, le travail de M. Simpson permet de croire à l'influence favorable exercée par l'éther sur l'issue définitive des opérations.

Roux (1) a relevé les résultats des grandes opérations pra-

(1) *Bulletin de l'Académie de médecine*, t. XIV, p. 428.

tiquées dans son service à l'Hôtel-Dieu pendant les deux dernières années qui ont précédé l'inauguration de la méthode anesthésique et les deux premières qui l'ont suivie; voici quels sont les chiffres auxquels il est arrivé, sans distinction par espèces d'opérations :

Années.	Opérés.	Morts.	Proportion sur 100.
1845.	»	31	Presque 33 sur 100
1846.	72	22	30 sur 100
1847.	105	27	25 sur 100
1848.	101	27	26 sur 100

Comme Roux le fait remarquer, le chiffre de la mortalité, qui était environ d'un tiers avant que l'on employât l'éther, est descendu au quart, quand on a fait usage des inhalations; par conséquent, l'influence heureuse de l'anesthésie chirurgicale se traduirait par une augmentation approximative de 7 pour 100 dans le chiffre des guérisons.

M. Bouisson (1) a fait aussi connaître les résultats des premières opérations qu'il avait exécutées avec l'aide des agents anesthésiques ; il serait difficile de ne pas en être frappé, tant ils sont remarquables. Pour ne point sortir du cadre des grandes opérations, nous nous contenterons de mentionner que 13 amputations de bras, d'avant-bras, de cuisse, de jambe ou de pied, ont donné 12 guérisons.

Si l'on s'en rapporte à une statistique de M. Burguière, citée par M. Debout, la mortalité consécutive aux amputations est de 2 sur 5 depuis que l'on fait usage des inhalations, tandis qu'elle était auparavant de 3 sur 5 (2).

La plupart des documents qui précèdent, proviennent d'opérations pratiquées avec l'éther. Quelques essais moins importants ont été tentés depuis en Amérique et en Angleterre pour ce qui concerne le chloroforme ; chose surprenante, mais qui aurait besoin de confirmation, ils conduisent à attribuer au chloroforme une influence plutôt défavorable que favorable sur la marche et l'issue des opérations.

(1) Bouisson, *ouvr. cité*, p. 427.

(2) *Bulletin de la Société de chirurgie*, t. IV, p. 102.

On trouve, dans un journal de médecine américain (1), les résultats suivants des amputations pratiquées avec et sans chloroforme dans les hôpitaux de Boston, de New-York et de Philadelphie.

AMPUTATIONS PRATIQUÉES SOUS L'INFLUENCE ANESTHÉSIQUE.

Amputations pour lésions traumatiques.

	Boston.	New-York.	Philadelphie.	Total.
Guérisons. .	16	12	00	28
Morts . . .	10	11	00	21
Total. . .	26	23	00	49

Moyenne de la mortalité, 42 pour 100, ou 1 sur 2,38.

Amputations pour affections chroniques.

	Boston.	New-York.	Philadelphie.	Total.
Guérisons. .	23	12	00	35
Morts. . . .	3	6	00	9
Total. . .	26	18.	00	44

Moyenne de la mortalité, 20 pour 100, ou 1 sur 5.

AMPUTATIONS PRATIQUÉES SANS LE CONCOURS DES ANESTHÉSIQUES.

Amputations pour lésions traumatiques.

	Boston.	New-York.	Philadelphie.	Total.
Guérisons. .	18	53	138	209
Morts. . . .	12	30	46	88
Total. . .	30	83	184	297

Moyenne de la mortalité, 29 pour 100, ou 1 sur 3,44.

Amputations pour affections chroniques.

	Boston.	New-York.	Philadelphie.	Total.
Guérisons. .	52	24	39	115
Morts. . . .	7	7	6	20
Total. . .	59	31	45	135

Moyenne de la mortalité, 14 pour 100, ou 1 sur 6,75.

(1) *American Journal of the medical science*, 1852, p. 448, traduit dans les *Archives générales de médecine*, 4e série, t. XXIX, p. 351.

Cette statistique ne nous inspire aucune confiance ; elle embrasse un trop petit nombre de faits. On ne comprend pas pourquoi surtout la pratique de Philadelphie figure dans le deuxième tableau avec le chiffre le plus imposant, quand elle n'est représentée dans le premier que par une série de zéros. Évidemment, dans ces conditions, il serait mieux de n'en pas tenir compte. La suppression de cette cause d'erreur suffit pour élever de 29 à 37 pour 100 la proportion des insuccès à la suite des amputations pour lésions traumatiques, pratiquées sans chloroforme. D'ailleurs, quelles conclusions tirer d'un travail dans lequel sont additionnées, comme des unités de même ordre, des opérations assez dissemblables pour que la moyenne de la mortalité qu'elles entraînent soit représentée par 21 pour 100 à Boston, tandis qu'elle s'élève à 32 pour 100 à New-York ?

M. le docteur Porter (1), d'après les faits qu'il a observés pendant la guerre du Mexique, est aussi disposé à attribuer aux anesthésiques une influence fâcheuse sur les plaies et l'état des amputés. Enfin, la même opinion paraît ressortir d'un certain nombre de faits rassemblés par M. Arnott (2). En relevant un nombre de 530 opérations pratiquées sans le secours de l'anesthésie, il a trouvé 135 morts, c'est-à-dire une mortalité de 25 pour 100 ; au contraire 389 amputations, faites pendant le sommeil du chloroforme, ont donné 117 morts, c'est-à-dire une mortalité de 30 pour 100, et conséquemment une différence de 5 pour 100 en faveur de l'abstention. On sait déjà que cet auteur, inspiré sans doute par ce résultat inattendu, accuse le chloroforme de favoriser la pyohémie. Vers la même époque une discussion assez vive, qui s'éleva sur le même sujet entre MM. Arnott, Sharp et Holmes (3), provoqua quelques éclaircissements qui sont au contraire favorables à la cause du chloroforme. La même pré-

(1) *American Journal of the medical science*, 1852.
(2) *Medical Times and Gazette*, 1857, 2e trimestre.
(3) *Ibid.*, 1857, 1er trimestre.

somption découle d'une note statistique publiée récemment par M. U. Trélat. En comparant les résultats fournis par les hôpitaux de Paris pendant ces dix dernières années environ, avec les résultats relevés par M. Malgaigne, pour la période de 1836 à 1841, et que nous avons publiés plus haut, il a trouvé que la moyenne de mortalité s'était abaissée de près d'un cinquième pour les amputations réunies de cuisse, de jambe, et de bras (1). Sans que la chose soit incontestable, tout conduit à accorder à l'anesthésie une part dans cette amélioration. Enfin, M. Samuel Fenwick (de New-Castle) a dressé aussi quelques tableaux statistiques pour élucider cette question controversée. Leur dernier mot fut que la mortalité n'avait pas été modifiée par l'usage du chloroforme (2). Que conclure d'opinions si divergentes ! Ces travaux, contradictoires dans leurs résultats, bien que s'appliquant au même objet et basés sur le même procédé scientifique, témoignent une fois de plus du peu de confiance que doivent inspirer les statistiques partielles, incomplètes et gouvernées par quelques influences passagères. Une seule échappe autant que possible à ces causes d'erreur, c'est celle de M. Simpson; aussi nous paraît-elle mériter une sérieuse attention : si elle ne permet pas de juger définitivement l'influence des anesthésiques sur l'état des opérés et les résultats des opérations, elle autorise à croire qu'elle est favorable, et que le seul bienfait de l'éthérisation n'est pas d'avoir aboli la douleur et ajouté de la sécurité à l'acte chirurgical.

(1) U. Trélat, *Note sur les résultats statistiques des grandes amputations dans les hôpitaux de Paris* (*Bulletin de l'Académie de médecine*, t. XXVII, p. 591).

(2) *Medical Times*, 1857, 2e trimestre.

CHAPITRE IV.

APPLICATIONS DE LA MÉTHODE ANESTHÉSIQUE AUX OPÉRATIONS SPÉCIALES.

Il serait hors de propos de passer en revue toutes les applications de la méthode anesthésique à l'exercice de la chirurgie. La plupart des opérations, et en particulier celles que l'on désigne sous le nom d'opérations générales, telles que les ligatures d'artères, les amputations dans la continuité et la contiguïté, les résections, appartiennent, d'un commun accord, au domaine de cette méthode. Tout ce qui règle l'emploi du chloroforme dans ces cas les plus nombreux a été longuement étudié dans le cours de cet ouvrage, nous n'avons pas à y revenir ici. Il n'en est plus de même d'un certain nombre d'opérations spéciales, pour lesquelles son usage a été diversement apprécié, conseillé par les uns, rejeté par les autres, parce qu'il existe des motifs particuliers pour s'écarter des règles générales, soit en le donnant pour des affections peu douloureuses ou très promptes, soit en s'abstenant dans des conditions opposées. Tel est le point litigieux de pratique qu'il est indispensable d'examiner afin de compléter ce que nous avons à dire sur la nature et l'étendue des ressources que peuvent offrir les anesthésiques.

ARTICLE PREMIER.

APPLICATIONS DE L'ANESTHÉSIE AUX OPÉRATIONS QUI SE PRATIQUENT SUR L'APPAREIL DE LA VISION.

Dès le principe, on fit usage de l'anesthésie en oculistique. M. F. Cunier (1), d'après les résultats obtenus dans sa pratique, se montra peu favorable aux inhalations d'éther, auxquelles il

(1) Cunier, *De l'emploi des inhalations éthérées pendant les opérations qui se pratiquent sur l'œil et ses annexes* (*Annales d'oculistique*, t. XXII, p. 215).

reprocha surtout d'entretenir, dans l'appareil moteur de l'œil, une agitation persistante qui gênait singulièrement l'opérateur. L'opinion de M. Sichel (1) ne fut guère plus encourageante. Repoussant l'éthérisation comme inutile dans le traitement de la tumeur lacrymale, du staphylôme, de l'extraction des corps étrangers ; comme dangereuse dans l'opération de la cataracte, de la pupille artificielle, du strabisme, à cause des mouvements fréquemment incoercibles de l'organe, il réserva à peu près exclusivement son emploi, à moins qu'il ne s'agît de sujets très jeunes ou indociles, pour l'extraction, par la sclérotique, des cataractes capsulaires, secondaires ou traumatiques, parce qu'elles sont épaisses, adhérentes, et nécessitent des manœuvres longues et délicates. M. Guthrie fils, après avoir fait usage de l'éther dans la plupart des opérations qui se pratiquent sur les yeux, rejeta également cet auxiliaire comme dangereux, surtout dans l'opération de la cataracte.

Il n'en fut pas ainsi, et cela se conçoit, pour toutes les opérations de la chirurgie oculaire. M. Guersant appela l'attention sur les grands avantages de l'éther dans le traitement des ophthalmies et des blépharites chroniques, surtout chez les enfants; avec son concours, l'examen de l'œil et l'application à sa surface des topiques médicamenteux sont toujours praticables et même faciles. Des observations spéciales firent connaître les heureux résultats obtenus par Seutin, à l'hôpital Saint-Pierre, et M. Lawrence, à l'hôpital Saint-Barthélemy, dans des cas de cancer de l'œil; par M. Velpeau, à la Charité, dans des cas de fistule lacrymale et de blépharoplastie; par MM. Sédillot et Rigaud, dans des opérations analogues, etc.

La substitution du chloroforme à l'éther fut favorable aux applications de la méthode anesthésique ; avec lui disparaissaient les deux principaux reproches adressés à ce dernier, d'abord de provoquer de la congestion, mais surtout d'être

(1) Sichel, *Considérations sur l'emploi des inhalations d'éther en chirurgie oculaire et sur l'extirpation du globe de l'œil* (*Journal des connaissances médico-chirurgicales*, 1847, 2e semestre, p. 205).

la cause de mouvements du globe oculaire extrêmement gênants. Dès l'année 1849, M. Jüngken, de Berlin (1), fit paraître un mémoire dans lequel il chercha à démontrer, par des faits de sa pratique, que la chloroformisation était utile, et pouvait être employée sans crainte dans toutes les opérations pratiquées sur les yeux, et spécialement dans la cataracte, la pupille artificielle, le ptérygion, l'ectropion, l'entropion, l'extirpation des chalazes, etc. M. Jobert fut un des premiers en France à y recourir chez les sujets indociles qu'il devait opérer de la cataracte ou de la pupille artificielle. Dans des cas d'extirpation de la glande lacrymale et d'extraction d'un corps étranger logé dans la chambre antérieure, M. Cunier (2) se servit avantageusement du chloroforme. M. White Cooper, chirurgien oculiste, à Saint-Mary's hospital, a fait aussi connaître les heureux résultats qu'il avait obtenus en s'aidant du même moyen. Dans seize opérations de cataracte, et neuf de pupille artificielle, il n'eut à regretter ni insuccès, ni accident. Le principal avantage qu'il lui reconnaît, c'est d'assurer l'immobilité de l'organe et d'empêcher la projection de l'iris en avant, comme cela arrive si souvent sous l'influence de la contraction musculaire. M. Stœber, après avoir été pendant plusieurs années très réservé, à l'égard du chloroforme, dans sa clinique ophthalmologique, se décida à l'employer pour certaines opérations, et en particulier pour la cataracte; le succès justifia ses prévisions : aussi le compte rendu de sa nouvelle pratique fut-il, sauf quelques restrictions, entièrement favorable à l'emploi des anesthésiques en oculistique (3).

Malgré ces exemples encourageants, dont il serait possible de grossir le nombre, l'usage de l'anesthésie n'a pas prévalu, et

(1) Jungken, *Ueber die Anwendung des Chloroformes bei Augenoperationen*. Berlin, 1850.

(2) *Annales d'oculistique*, t. XVIII, p. 282.

(3) Stœber, *Moniteur des sciences*, 1860, p. 1115.

la plupart n'y ont eu recours que d'une façon exceptionnelle. Cette sorte d'opposition entre des essais généralement heureux, et la prudente réserve des opérateurs, ajoute un nouvel intérêt à l'étude des applications qu'elle comporte. Mais pour placer la question à son véritable point de vue, nous croyons utile de rappeler ici que son emploi est toujours une chose sérieuse, puisqu'il peut occasionner la mort. En oculistique pas plus qu'en chirurgie, il ne suffit pas, comme on l'a fait souvent dans le principe, de mettre en parallèle les avantages et les inconvénients de l'état anesthésique dans un cas donné, pour justifier une détermination. L'éthérisation est indiquée seulement quand elle est appelée à rendre des services importants. Ceux-ci sont de deux ordres :

§ I. — Des indications de l'anesthésie employée pour calmer la douleur.

Dans certains cas, on n'a d'autre but que d'abolir la douleur ; c'est ce qui arrive pour la plupart des opérations qui se pratiquent sur les dépendances du globe de l'œil. Le praticien devra s'inspirer alors des règles générales que nous avons posées. Si l'opération est légère ou de courte durée, comme dans le traitement de l'ectropion, de l'entropion, de la tumeur lacrymale, dans l'extirpation des kystes de la paupière, des chalazions, les scarifications de la conjonctive, l'excision du ptérygion, etc., il faut s'abstenir. L'éthérisation, au contraire, trouve de nombreuses applications dans ce que quelques auteurs désignent sous le nom de grandes opérations de la chirurgie oculaire, telles que l'extirpation de l'œil, l'ablation de la glande lacrymale, des tumeurs de l'orbite, etc. Pourtant M. Sichel, retenu par la crainte de favoriser les hémorrhagies consécutives, fait une exception à l'égard de l'amputation de l'œil, qu'il considère comme une opération courte, facile et peu douloureuse. Rien n'est moins démontré, nous le savons, que l'influence des anesthésiques sur la production des hémorrhagies consécutives. Pour ce qui concerne le peu de durée et d'intensité des douleurs, ce serait peut-être exagérer un bon principe que de partager les répugnances de M. Sichel.

§ II. — Des indications de l'anesthésie employée contre l'excitabilité musculaire.

Le plus souvent on demande à l'anesthésie le moyen, soit de triompher d'une résistance invincible, comme il arrive souvent chez les enfants, soit d'obtenir une passivité de l'organe qui donne à l'opération plus de sécurité ou de chances de succès. Pour apprécier à leur juste valeur les services de ce dernier ordre, il importe de rappeler les effets des anesthésiques sur l'organe de la vision.

Le premier de tous est une action locale sur la muqueuse oculaire ; c'est pourquoi les malades ferment instinctivement les paupières dès les premières inhalations. Mais cette impression est de très courte durée.

1° *Action sur l'appareil moteur de l'œil.* — On est d'accord pour reconnaître que l'effet habituel du chloroforme, quand les inhalations sont poussées assez loin, est d'immobiliser complétement le globe oculaire. Mais cette immobilité n'est pas interprétée de la même façon. Pour M. Chassaignac (1), elle tient à ce que les quatre muscles droits et les deux muscles obliques entrent simultanément en contraction et se font équilibre en maintenant l'œil dans la situation où ce dernier a été en quelque sorte saisi par l'état anesthésique. Il résulterait de cet état de contraction une conséquence fort importante pour la pratique. Par cet excès de tension externe, le globe de l'œil se trouve comprimé dans tous les sens, et les liquides qu'il renferme doivent tendre à s'échapper aussitôt qu'une solution de continuité intéresse ses enveloppes. M. Chassaignac explique de cette façon la production d'un double

(1) Chassaignac, *Mém. cité*, p. 38.

chémosis séreux observé chez un malade auquel il venait de pratiquer l'opération de la cataracte par abaissement pendant l'état anesthésique. Il arrive fréquemment, en effet, que l'œil, au moment où le système musculaire est déjà paralysé, reste convulsivement immobile et le plus souvent dévié en haut et en dedans, de telle sorte que la pupille se trouve en grande partie cachée sous la paupière supérieure. Mais cet état n'est que transitoire, il cède aux progrès d'une anesthésie plus complète. L'immobilité devient alors passive à tel point que l'on est obligé de fixer solidement le globe pour l'empêcher de suivre l'impulsion que lui donne l'instrument. Tel est l'enseignement qui résulte de l'observation de MM. Stœber et Jüngken. L'absence totale de contraction et même de tonicité, dit M. Stœber, se manifeste quelquefois d'une façon très sensible à la suite de l'extraction du cristallin; la cornée s'affaisse alors pour s'appliquer sur l'iris et le corps vitré, au point de former une dépression considérable à la surface antérieure del'œil (1).

L'immobilité active et l'immobilité passive sont deux états successifs qu'il importe de savoir distinguer, car la contraction tonique présente un sérieux inconvénient pendant l'extraction de la cataracte, tandis que l'atonie devient un auxiliaire précieux qui s'oppose aux blessures de l'iris et à la projection du corps vitré.

2° *Action sur les muscles palpébraux.* — Les paupières sont aussi tardivement affectées par les agents anesthésiques que le reste de l'appareil. Il est vrai que, dès le début du sommeil, on serait tenté de les supposer inertes; elles sont en général abaissées sans effort ou agitées par quelques mouvements lents et indécis d'élévation et d'abaissement : mais que l'on cherche à les ouvrir, on sera bientôt arrêté par la résistance énergique des muscles orbiculaires. Celle-ci croît avec l'effort employé

(1) Stœber, *Mém. cité* (*ibid.*, p. 1117).

pour la vaincre. Elle peut être poussée au point de déterminer le renversement de la paupière supérieure, et dans tous les cas elle rétrécit beaucoup l'ouverture inter-palpébrale. Ce n'est qu'à une période plus avancée que l'on obtient la paralysie du muscle orbiculaire; alors les paupières deviennent souples et gardent la position qu'il plaît à l'observateur de leur donner.

3° *Action sur l'iris.* — Pendant la période d'excitation, l'état de la pupille ne présente rien de régulier. Assez souvent elle se dilate dès le début des inhalations, puis l'excitation convulsive la resserre brusquement. Le même changement s'opère aussi chaque fois qu'une nouvelle dose de liquide est versée dans l'appareil. Pendant la période chirurgicale, ces variations disparaissent et l'iris reste plutôt contracté que dilaté. Cet effet est surtout sensible au moment où l'on touche aux yeux, soit pour écarter les paupières, soit pour commencer une opération sur le bulbe. Que l'opérateur en soit bien averti : « Le chloroforme, comme l'a dit M. Chassaignac, est un mauvais dilatateur de la pupille. » Ce n'est que bien tard que l'iris, comme les autres parties contractiles de l'appareil, est frappé d'inertie. Si l'œil est tardivement atteint, le réveil de ses fonctions est très prompt ; au moment où l'on s'y attend le moins, il devient, sous l'influence des moindres excitations, le siége de mouvements involontaires incoercibles.

On voit que les remarques relatives à l'anesthésie oculaire ont toutes pour but de prémunir contre l'apparition tardive des phénomènes de paralysie dans l'appareil de la vision : ce n'est donc qu'à l'aide d'une anesthésie profonde que l'on triomphera de cette résistance. Faute de ce soin, on courrait grand risque d'obtenir, au lieu de l'état de résolution que l'on recherche, une excitabilité désespérante. C'est pour cela que M. Jüngken donne le conseil, non-seulement de provoquer, mais d'entretenir pendant toute la durée de l'opération, la torpeur la plus profonde, en maintenant une compresse imprégnée de chloroforme sur la bouche et le nez du malade, pendant tout le temps nécessaire. « Pratique efficace, sans » doute, objecte M. Stœber, mais qu'on n'ose imiter à cause de ses dangers (1). »

A. *Examen des yeux.* — Il est fréquemment indispensable d'être éclairé sur la nature et le siége d'altérations profondément cachées derrière des paupières tuméfiées, violemment resserrées et d'y porter le caustique. La conservation de l'organe peut être à ce prix. Chacun sait combien cette manœuvre est difficile chez certains sujets atteints de blépharospasme, et surtout chez les enfants qui se refusent obstinément à toute investigation. Les anesthésiques présentent là un avantage spécial, inappréciable, qui a été habilement saisi par les chirurgiens des hôpitaux de l'enfance, et en particulier par MM. Guersant, Giraldès, Stœber, etc., etc. M. Morel-Lavallée en a surtout recommandé l'usage chez les nouveau-nés, dans les cas d'ophthalmie purulente, afin de pouvoir examiner sans danger l'état de la cornée (2). On sait qu'en procédant avec violence à cet examen très douloureux, on court le risque, par la pression qu'on exerce et les contractions convulsives qui surviennent, de causer une déchirure et de vider l'œil, pour peu, comme cela arrive si souvent, que la cornée soit ulcérée ou ramollie. De tels préceptes sont d'autant plus dignes d'encouragement, que le chloroforme agit très vite chez ces petits malades, et qu'il s'est jusqu'alors montré constamment inoffensif.

Le même moyen ne doit être que très rarement employé chez l'adulte ; pourtant M. Mackenzie (3), ayant accidentellement constaté les bons effets de l'anesthésie contre la photophobie, s'en est servi avec avantage, et la recommande comme

(1) Stœber, *Mém. cité* (*ibid.*, p. 1126).

(2) *Bulletin de la Société de chirurgie*, t. IV, p. 121.

(3) Mackenzie, *De l'emploi des inhalations éthérées comme moyen curatif dans quelques ophthalmies* (*Medical Times*, 18 juin 1847; *Annales d'oculistique*, octobre 1847).

moyen curatif contre les affections oculaires rebelles, dans lesquelles la photophobie et le blépharospasme résistent avec une ténacité désespérante, et s'opposent, soit d'une façon continue, soit d'une façon intermittente, à l'exercice de la vision. Ces cas, dans lesquels le mal paraît être entretenu par une hypérémie rétinienne qui provoque des mouvements réflexes du côté de la paupière et de l'appareil moteur de l'œil, résistent le plus souvent à toute médication. Les inhalations de chloroforme, au contraire, produisent une amélioration non-seulement temporaire, mais permanente, sans doute en modifiant l'excitabilité de la rétine et en combattant la tendance aux congestions oculaires.

B. *Extraction des corps étrangers de l'œil.* — L'extraction des corps étrangers implantés dans la cornée ou la conjonctive, ou qui ont pénétré dans la chambre antérieure, est une opération délicate, qui demande de la précision dans le manuel opératoire et une grande immobilité de l'organe ; mais elle n'est ni assez longue ni assez douloureuse pour que l'emploi des anesthésiques soit la règle, à moins que l'on n'ait affaire à des enfants. Il n'en est plus de même lorsque l'accident provoque un état spasmodique des paupières capable de rendre l'exploration fort laborieuse et même impossible. Dans un cas de ce genre, M. Munro ne parvint à son but qu'en recourant au chloroforme : aussi en recommande-t-il l'usage (1).

C. *Opération du strabisme.* — Chez les enfants et chez certaines personnes pusillanimes dont les mouvements du globe de l'œil ne peuvent être volontairement réprimés, la ténotomie oculaire présentait des difficultés tellement grandes, que plusieurs opérateurs avaient donné le conseil d'y renoncer. Le chloroforme, en faisant disparaître cet écueil, a rendu un incontestable service, puisque l'expérience a démontré que plus le strabisme persiste, plus la vue s'affaiblit sous l'influence permanente d'un défaut d'harmonie entre les deux axes visuels.

(1) Munro, *De l'emploi du chloroforme pour les corps étrangers de l'œil* (*Medical Times*, 1851, 1er semestre).

Mais en dehors de ces conditions particulières, l'usage des anesthésiques doit être condamné dans une opération peu douloureuse, et pour l'exécution de laquelle, d'ailleurs, l'opérateur trouve un excellent auxiliaire dans la conservation des mouvements volontaires. Avec leur concours, la manœuvre opératoire devient plus facile, l'œil est facilement dirigé dans le sens le plus favorable, et l'on peut s'assurer, immédiatement après la section musculaire, du degré de redressement obtenu dans l'organe dévié.

D. *Opération du staphylôme.* — L'ablation du staphylôme de la cornée n'a d'autre but que de remédier à une difformité et de favoriser l'application d'un œil artificiel. Bien que ce soit une opération peu douloureuse, on a néanmoins recommandé l'emploi du chloroforme afin d'empêcher l'expulsion brusque du cristallin et du corps vitré, dont la sortie réduit l'œil à un petit moignon caché dans le fond de l'orbite, incapable de soutenir les paupières et d'imprimer des mouvements à l'appareil prothétique. Sans doute il est bon d'éviter un pareil accident, mais comme son inconvénient le plus grave se réduit à priver le blessé du moyen de remédier à une difformité, il ne nous paraît pas suffisant pour justifier l'emploi des anesthésiques.

E. *Opération de la pupille artificielle.* — L'immobilité de l'organe est la première condition de succès dans cette délicate opération. Il arrive assez souvent, surtout dans les procédés par excision, que la douleur causée par l'attraction de l'iris à travers la plaie de la cornée fait faire au malade des mouvements involontaires qui dégagent l'iris du crochet ou des pinces, et rendent l'opération inutile ou forcent à faire de nouvelles tentatives. Quelquefois même l'iris se détache en totalité de son attache ciliaire, à la suite de quelque mouvement brusque. S'assurer de l'immobilité de l'œil par un emploi bien-entendu du chloroforme serait donc une excellente mesure. Aussi MM. Jüngken, White Cooper et Stœber en ont-ils fait usage et recommandé l'emploi.

Pourtant il ne faudrait pas s'exagérer les avantages qui résultent de cette pratique, et surtout compter sur une passivité constante et durable. Nous l'avons dit, à moins que l'on n'entretienne l'anesthésie à un degré très avancé, l'œil devient, au moment où l'on s'y attend le moins, le siége de mouvements d'autant plus dangereux qu'ils sont moins prévus et entièrement soustraits à l'empire de la volonté. Un autre inconvénient mentionné par M. Jüngken (1), c'est la difficulté de pratiquer une incision assez grande à la cornée, à cause du peu de résistance que l'œil offre au couteau. On peut, il est vrai, y remédier, comme l'a fait M. Stœber, en le fixant au moyen de pinces qui saisissent la conjonctive sur un point opposé à celui par lequel on fait pénétrer l'instrument. Nous pensons qu'à moins de circonstances particulières, on doit pratiquer l'iridectomie sans avoir recours au chloroforme.

F. *Opération de la cataracte.* — De toutes les opérations qui se pratiquent sur les yeux, celle de la cataracte, est la plus fréquente et peut-être la plus intéressante au point de vue de l'importance que peuvent avoir les détails du manuel opératoire sur le résultat de l'opération. A ce titre, il n'en est aucune qui exige des connaissances plus précises sur l'opportunité des inhalations de chloroforme. On sait que les mouvements involontaires sont un des principaux écueils que l'on a à redouter. Si les contractions siégent dans l'orbiculaire, l'écartement des paupières devient difficile ; l'aide chargé de maintenir relevée la paupière supérieure contient mal des mouvements spasmodiques qui grandissent comme la résistance qu'on leur oppose, la paupière se renverse, et l'opérateur est arrêté au milieu de manœuvres délicates. Si ces convulsions attaquent les muscles moteurs de l'œil, celui-ci s'enfonce dans l'orbite, se cache sous la paupière supérieure, et rend bien difficile, quelquefois impossible, le maniement de l'aiguille ou du couteau. Non-seulement l'état de contraction crée des diffi-

(1) Jüngken, *Mém. cité.*

cultés à l'opérateur, il peut devenir la source de plus d'un danger. D'abord les efforts que l'on fait pour en triompher, ainsi que le défaut de précision dans les mouvements de l'instrument, qui en résulte, peuvent ne pas être sans influence sur le développement des accidents inflammatoires ; mais c'est bien le moindre. Les muscles moteurs de l'œil exercent sur lui par leur action synergique une certaine compression, dont les effets sont si bien établis par l'issue spontanée et quelquefois par la projection du cristallin dans le procédé par extraction. Cette compression, qui vient en aide à ce moment de l'opération, est une menace de complication sérieuse. Elle favorise, si l'on n'y prend garde, l'issue de l'humeur aqueuse, au moment où l'on commence la section de la cornée. L'iris vient alors se projeter au devant du couteau, de telle sorte que l'on ne peut achever ce premier temps qu'en donnant à son lambeau moins de longueur et de régularité, ou en emportant une partie de l'iris. Enfin, si la contraction persiste, il n'est pas rare de voir la sortie du cristallin être suivie d'un flot d'humeur vitrée, et l'iris, plus ou moins contusionné, faire hernie entre les lèvres de la plaie. D'autres fois l'iris, excité par le contact de l'instrument, se contracte, malgré l'usage préalable des préparations belladonées, à ce point que l'expulsion spontanée ou l'extraction de la lentille devient impossible. En pareille occurrence, on a conseillé l'incision ou l'excision de l'iris. A ces mesures assez graves par elles-mêmes on pourrait substituer l'éthérisation conduite à un degré suffisant, après avoir, au préalable, fermé les paupières et protégé l'œil par un bandeau contentif. Ces accidents, auxquels peut obvier l'anesthésie, sont particuliers à l'extraction. D'après M. Jüngken, la tension musculaire rend aussi l'abaissement et le broiement beaucoup moins faciles qu'après la chloroformisation. Elle provoque la rotation du cristallin autour de l'aiguille, et gêne beaucoup les mouvements de cette dernière.

Nul doute que l'anesthésie ne procure de grandes commodités à l'opérateur, mais les services qu'elle rend sont de ceux dont on apprend à se passer. Il est prudent d'en restreindre l'usage aux cas exceptionnels, dans lesquels on considère, comme une mesure préventive indispensable, l'abolition des mouvements involontaires; ce qui arrivera, par exemple, chez les sujets dont le globe oculaire est agité de mouvements incoercibles à la moindre appréhension, et à plus forte raison chez ceux qui sont atteints de nystagmus. D'ailleurs, les avantages de l'anesthésie sont contre-balancés par quelques inconvénients. On a fait valoir contre elle l'attitude que l'on serait obligé de donner aux malades. Celle-ci réclame la position horizontale, tandis qu'il est dans l'habitude de faire asseoir les sujets que l'on veut opérer de la cataracte. Cette considération a peu d'importance, attendu que la cataracte, de même que toutes les opérations qui se pratiquent sur les yeux, peut être facilement exécutée sur des malades gardant la position horizontale; telle est la pratique adoptée par MM. Desmarres, Mackenzie et tant d'autres. Il en est de même de la crainte des efforts de vomissement survenant pendant l'opération. Ce serait là, sans doute, une complication regrettable, mais les vomissements se présentent trop rarement avec le chloroforme pur et donné à jeun, pour qu'il faille en tenir compte.

Les anesthésiques ne sont pas non plus sans quelques inconvénients à l'égard des suites immédiates de l'opération. L'excitation de retour a ses mouvements involontaires, comme l'excitation initiale. Quel que soit le procédé opératoire auquel on ait eu recours, ces mouvements irréguliers auxquels l'œil participe deviennent compromettants : si l'on a choisi l'abaissement, le cristallin peut remonter; si l'on a pratiqué l'extraction, l'humeur vitrée peut s'échapper par l'ouverture de la cornée. Dans les deux cas, le succès de l'opération est immédiatement compromis, et la vue, par ce contre-temps, peut être irrévocablement perdue. Pour éviter l'expulsion tardive du corps vitré, M. Quadri (1) a même con-

(1) *Gazzetta medica delle Due Sicilie*, n° 21, anno 1.

seillé de faire seulement l'incision de la cornée pendant l'anesthésie, et d'attendre, pour pratiquer l'extraction, que le malade soit complétement éveillé. De cette façon, s'il survient des mouvements convulsifs, le cristallin, étant maintenu en place par sa capsule, empêche la propulsion du corps vitré en avant. Le même but pourrait être plus facilement atteint, en exerçant, ainsi que l'a proposé un de nos confrères de l'armée (1), une légère compression pendant quelques heures sur le globe oculaire.

En proscrivant l'usage du chloroforme, comme méthode générale dans l'opération de la cataracte, on a fait une réserve expresse pour ce qui concerne les enfants. Chez eux le chloroforme est non-seulement utile, mais indispensable.

Les conditions créées par l'anesthésie apportent au procédé opératoire deux légères modifications qui, toutes deux, sont la conséquence du défaut de tonicité de l'organe. Il devient inutile de laisser un temps de repos entre la section de la cornée et l'incision de la capsule hyaloïde. En outre, le cristallin ne sortant pas spontanément, il est indispensable d'exercer une légère pression sur le globe oculaire pour le dégager.

ARTICLE II.

DES OPÉRATIONS QUI SE PRATIQUENT SUR LA FACE ET AUX ORIFICES DES VOIES AÉRIENNES.

Les indications générales de l'anesthésie peuvent servir de règle pour les opérations qui se pratiquent sur la face. Il y aurait pourtant quelques exceptions à faire à l'égard des enfants. A la faveur de l'anesthésie, M. Heyfelder a opéré avec succès un bec-de-lièvre compliqué qui avait été sans elle l'objet d'une tentative infructueuse. On conçoit que l'absence de contractions musculaires pendant l'opération soit

(1) Normand Dufié, *Essai sur l'anesthésie provoquée*. Montpellier, 1858, p. 125.

très favorable au rapprochement des lambeaux et contribue à donner un bon résultat.

Il n'en est plus de même pour les opérations sanglantes qui se pratiquent dans les fosses nasales, la bouche, la cavité pharyngienne et la trachée ; toutes, à des degrés variables, exposent à la pénétration d'une certaine quantité de sang dans les voies aériennes. En temps ordinaire, le malade échappe à ce danger, soit en avalant, soit en rejetant au dehors le sang qui gêne la respiration. Mais le chloroforme, en abolissant la sensibilité et le pouvoir excito-moteur, menace l'organisme dans ses moyens de protection. Aussi s'empressa-t-on à priori d'en condamner l'usage pour toutes les opérations qui se pratiquent dans le voisinage de la glotte. Le précepte était trop absolu ; de nombreuses infractions à cette règle ne tardèrent pas à le faire reconnaître. Les opérateurs, enhardis par des succès non démentis, furent de moins en moins réservés, de telle sorte qu'au bout d'un certain temps la chloroformisation devint la règle, et l'abstention, l'exception.

La physiologie, mieux interprétée, justifie cette pratique en même temps qu'elle trace les limites dans lesquelles il faut se renfermer. Les mouvements de déglutition et d'occlusion de la glotte sont, par action réflexe, sous la dépendance de la moelle allongée. C'est à la période ultime de l'éthérisme organique seulement, période que n'atteint jamais l'anesthésie chirurgicale, que la moelle allongée perd son pouvoir excito-moteur. Au moment où la moelle épinière est privée de ses fonctions, et où par conséquent les mouvements sont abolis, elle reste encore impressionnable, et les excitations dirigées sur les nerfs sensibles du pharynx et du larynx, ainsi que des poumons, peuvent encore réagir sur les nerfs moteurs de ces organes. M. Michel (de Strasbourg) (1) a rendu saisissante cette particularité à l'aide de deux expériences bien simples :

(1) Michel, *De l'emploi du chloroforme dans les opérations qui se pratiquent sur la face* (*Union médicale*, 1850, p. 244).

Deux lapins furent plongés à l'aide du chloroforme dans une anesthésie complète ; on put alors leur injecter avec force de l'eau dans l'arrière-gorge, sans provoquer aucun symptôme qui indiquât le passage du liquide dans les voies aériennes. Chez un troisième lapin, au contraire, conduit aux dernières limites de l'éthérisme organique, l'injection d'eau tentée au moment des dernières inspirations passa abondamment dans la trachée. Dans ces conditions, sans lesquelles on comprendrait difficilement la persistance des battements du cœur et des mouvements respiratoires, le sujet privé de toute spontanéité peut encore réagir dans une certaine mesure, et rejeter au dehors le sang qui s'accumule dans la cavité pharyngienne. Le fait, d'ailleurs, a été fréquemment observé par M. Michel (1) à la clinique chirurgicale de Strasbourg. Quelques chirurgiens, et en particulier M. Chassaignac, dans le but de mieux assurer l'intégrité fonctionnelle de ces parties, ont donné le conseil d'attendre le moment du réveil ou les quelques instants qui le précèdent, pour faire agir l'instrument tranchant. Cette recommandation ne pourrait être utilisée que pour les opérations de très courte durée, comme l'ouverture d'un abcès, l'excision des amygdales, de la luette chez les enfants, etc. Comment entreprendre une opération un peu longue, un peu laborieuse, telle que l'éradication d'un polype, une résection, pendant la courte durée de l'excitation de retour? Mieux vaudrait l'abstention absolue. D'ailleurs, même dans les conditions les plus favorables, une telle précaution remplirait-elle le but qu'elle semble promettre? Il est au moins permis d'en douter. Au moment du demi-réveil, pour nous servir de l'expression de M. Chassaignac, la moindre excitation fait naître, comme au début des inhalations, des mouvements irréguliers, excessifs, qui portent le trouble dans les fonctions, qui sont le point de départ des plus graves perturbations du côté de la respiration et de la

(1) Michel, *ibid.*

circulation. N'y a-t-il pas lieu de craindre que le même désordre ne se produise dans les mouvements de déglutition ou d'expuition que l'on attend de la spontanéité du malade ? Un inconvénient d'un autre genre, c'est le resserrement des mâchoires, qui est assez fréquent à cette période. Il est facile de juger quel grave embarras créerait à l'opérateur, même avec la ressource des dilatateurs mécaniques, une semblable complication. Par conséquent, le plus prudent est encore d'entretenir le sujet dans un état d'anesthésie profonde.

Mais de ce que l'organisme n'est pas privé de toute ressource contre le danger d'asphyxie, celui-ci n'en subsiste pas moins. Gerdy, Amussat et M. Sédillot, qui les premiers ont eu recours à l'anesthésie dans ces circonstances, recommandent, pour plus de sécurité, d'incliner de côté la tête des malades. Cette précaution peut être avantageuse pendant les opérations qui se pratiquent dans la bouche ; rarement elle sera suivie de bons effets, quand on opère au fond de la gorge. La cavité pharyngienne restera toujours, quoi qu'on fasse, le point le plus déclive dans lequel tendront à s'accumuler des liquides n'obéissant qu'à l'action de la pesanteur. A l'exemple de quelques opérateurs, il serait préférable de pratiquer l'opération pendant l'anesthésie complète, et de s'arrêter de temps en temps pour se débarrasser du sang, en inclinant la tête et la renversant, la bouche en bas. Mieux vaut encore être sobre de chloroformisations ; examiner scrupuleusement si le désir d'épargner au malade une souffrance redoutée, ou le besoin de vaincre quelque répulsion irrésistible, l'emporte sur la crainte même éloignée d'une complication.

Plus on est éloigné de l'ouverture de la glotte, moins on court de risques : telle est la maxime qui a servi de règle aux chirurgiens. Aussi l'usage du chloroforme a-t-il prévalu dans toutes les opérations qui se pratiquent sur la face et dans la bouche : la chiloplastie, l'ablation des tumeurs cancéreuses des lèvres, l'amputation de la langue, la résection du maxillaire inférieur, etc. Il n'en est plus de même déjà de la résection partielle ou totale du maxillaire supérieur. Il est possible cependant de s'en servir en prenant, à l'exemple de MM. Sédillot et Chassaignac, les précautions suivantes : on donne du chloroforme jusqu'à ce que l'anesthésie soit complète, puis on exécute les temps les plus douloureux de l'opération et pendant lesquels le sang ne pénètre que difficilement dans la bouche, c'est-à-dire l'incision des téguments, la dissection du lambeau et les diverses sections osseuses. Chemin faisant, on applique des ligatures sur toutes les artérioles qui donnent du sang. L'opération, alors suspendue, n'est terminée par la division du voile du palais, l'abaissement du maxillaire dans la bouche et son avulsion définitive, qu'au moment où le malade est complétement éveillé. Tout en éloignant de la sorte les causes principales de suffocation, on fait perdre au malade très peu des bénéfices de l'anesthésie, parce que ces derniers temps de l'opération sont relativement peu dangereux et facilement supportés.

L'extirpation des polypes naso-pharyngiens oppose des difficultés bien autrement sérieuses. Aussi la plupart des chirurgiens sont-ils partisans de l'abstention. L'opération est généralement très longue et très laborieuse. A moins de n'obtenir qu'un résultat bien peu satisfaisant, il faut de toute nécessité, ou continuer les inhalations pendant les manœuvres opératoires, ce qui est à peu près impossible, ou interrompre plusieurs fois l'opération pour donner de nouveau du chloroforme, ce qui la rendrait interminable. D'un autre côté, ces extirpations s'accompagnent toujours d'hémorrhagies très abondantes, qui, pendant l'état anesthésique, peuvent passer inaperçues, d'autant plus facilement que leur siége est dans les points les plus reculés de l'arrière-gorge. Fort heureusement elles sont beaucoup moins douloureuses, beaucoup mieux supportées qu'on ne le pourrait supposer, soit à cause du peu de sensibilité des parties intéressées, soit à cause de la gêne habituelle de la respiration, qui entretient chez le patient un état permanent d'asphyxie. Dans les cas où, par pusillanimité, le malade imposerait la chloroformisation, il faudrait en limiter la durée au temps nécessaire à l'achèvement de l'opération préliminaire, destinée à rendre accessible aux instruments le siége de la production fibreuse.

Il est recommandé aussi par tous les chirurgiens de s'abstenir de chloroforme pour pratiquer l'ablation des amygdales. C'est une opération de très courte durée, peu douloureuse, suivie d'un écoulement de sang abondant, capable de donner naissance, surtout chez les jeunes sujets, à une hémorrhagie d'autant plus grave qu'elle serait le plus souvent méconnue. Avec les enfants en bas âge ou qui n'ont pas encore atteint l'âge de raison, l'opérateur, n'ayant aucune résistance volontaire à ménager, triomphera facilement de toute répulsion instinctive. Il n'en est plus de même avec certains adultes pusillanimes, qui préfèrent encourir toutes les conséquences fâcheuses de l'abstention plutôt que de supporter l'idée d'une opération sanglante, même très légère. Pour peu qu'il paraisse urgent d'agir, il faut bien alors recourir à l'anesthésie. C'est pour les cas de ce genre que M. Chassaignac a donné le conseil de pratiquer l'excision au moment du réveil du malade. Voici comment il procède. Pendant l'état anesthésique confirmé, il place son amygdalotome sur chacune des glandes à enlever, traverse tout d'abord celles-ci avec la petite fourche de l'instrument, ce qui produit à peine quelques gouttes de sang ; puis les choses étant ainsi disposées, il attend le moment où quelques manifestations spontanées indiquent un réveil très prochain, et fait alors rapidement la section avant le retour des perceptions douloureuses, et cependant à un moment où le malade est manifestement en état d'expulser le sang qui tombe dans sa gorge. On peut même faciliter cette expulsion en inclinant, immédiatement après la section, la tête sur le côté droit, dans la position conseillée pendant le traitement appliqué aux asphyxiés par submersion. En principe, nous ne sommes pas, comme nous l'avons déjà dit, partisans de la méthode qui consisterait à pratiquer les opérations au moment de la période d'excitation de retour, mais nous reconnaissons volontiers que l'idée ingénieuse de M. Chassaignac peut recevoir d'utiles applications pour l'excision des amygdales avec l'instrument de Fahnestock.

Pour les autres opérations qui se pratiquent dans cette région, telles que la staphyloraphie, l'excision de la luette, les scarifications, les cautérisations du larynx, la trachéotomie, l'emploi des anesthésiques a été universellement rejeté. La staphyloraphie est une opération longue, minutieuse, peu douloureuse, pendant laquelle l'activité volontaire du malade est du plus grand secours, tandis que les mouvements de déglutition, les efforts de vomissement, sollicités par l'action des instruments, ne pourraient que devenir plus irrésistibles et plus fréquents pendant l'état anesthésique.

Les opérations exécutées dans le voisinage de la glotte, étant pratiquées dans le but de remédier à un état plus ou moins prononcé d'asphyxie, réclament à plus forte raison l'abstention; d'abord parce qu'elles sont, par ce fait, moins douloureuses, mais surtout parce que l'obstacle à la respiration auquel elles cherchent à porter remède est la première des contre-indications à l'emploi des anesthésiques. Néanmoins M. Snow, si compétent dans la question, n'exclut pas le chloroforme dans la trachéotomie (1). Il se base sur ce que, employé avec prudence et à dose modérée, il ne diminue pas la force des mouvements respiratoires, et sur ce qu'il ne faut pas aux personnes anesthésiées une plus grande quantité d'air qu'aux personnes en pleine santé; au contraire. Cette proposition est bien en harmonie avec les résultats fournis par la physiologie; elle n'est point, nous le savons, applicable à l'homme. Le chloroforme n'aggrave pas l'état asphyxique, c'est vrai; mais il rencontre dans l'état de la respiration les conditions les plus favorables au développement de la syncope. Pour ce motif, nous n'hésitons pas à le proscrire, d'une manière absolue, en pareille circonstance.

(1) Snow, *London medical Journal*, 1852.

ARTICLE III.

OPÉRATIONS QUI SE PRATIQUENT SUR LES HERNIES.

Les indications générales suffisent toutes les fois qu'il s'agit d'opérations pratiquées dans le but d'obtenir la cure radicale des hernies. Il n'en est plus de même à l'égard du traitement des hernies étranglées. S'agit-il du taxis, le chloroforme, par son action sur le système musculaire, contribue puissamment au succès; son usage ne saurait être trop recommandé. S'agit-il, au contraire, de la kélotomie, il rencontre dans l'état du sujet des conditions qui commandent beaucoup de réserve et souvent l'abstention.

A. *De l'emploi des anesthésiques dans le traitement par le taxis des hernies étranglées.* — L'idée de neutraliser l'action musculaire pour affaiblir les obstacles qui s'opposent à la rentrée de l'intestin est vieille comme la chirurgie. C'est sur elle que repose l'usage recommandé des émollients, des bains chauds prolongés, de la position demi-fléchie, de la suspension par les pieds, des saignées abondantes, des préparations belladonées, et enfin de l'éther donné en potion ou appliqué topiquement sur la tumeur, et dont les bons effets ont été particulièrement vantés dans les observations de Valentin. La pensée d'appliquer l'éthérisation à la réduction des tumeurs herniaires dut naturellement se présenter à l'esprit, dès qu'on en connut les effets hyposthénisants. Mayor (de Lausanne) (1), l'un des premiers, fit connaître un exemple de succès d'autant plus saisissant, qu'il était moins prévu. Chez un malade, on avait épuisé en vain toutes les ressources de l'art pour obtenir la réduction d'une hernie. L'opération était résolue. Mayor, pour supprimer la douleur, fit usage de l'éther. La résolution musculaire ne fut pas plutôt obtenue, que l'intestin rentra sans effort ! La pratique de Mayor se vulgarisa comme la méthode

(1) *Gazette médicale*, 1847, p. 148.

anesthésique elle-même. MM. Morgan, Th. Wright, en Angleterre, Rothmund, à Munich, Warren, à Boston, et un grand nombre de chirurgiens français, ne tardèrent pas à constater l'utilité des inhalations d'éther pendant le taxis. La substitution du chloroforme à l'éther ne pouvait être que favorable à cette pratique. Avec ses vertus stupéfiantes plus énergiques, le nouvel agent devait seconder plus activement les vues du chirurgien. Beaucoup de faits heureux l'ont démontré depuis, et cependant la chloroformisation ne nous paraît pas avoir été utilisée comme elle aurait pu l'être, peut-être à cause du peu de crédit que l'on accordait au taxis, comme méthode générale, avant l'éthérisation.

Dans le but de faire apprécier à leur valeur la nature et l'étendue des services que l'on est en droit d'en attendre, nous croyons utile de rappeler brièvement la manière dont se produisent et se succèdent les effets de l'étranglement herniaire, en prenant pour type le cas qui est le plus fréquent, c'est-à-dire l'entérocèle à l'état simple.

Le sac herniaire n'est autre chose qu'un diverticulum de la cavité abdominale, avec laquelle il reste en communication par l'intermédiaire d'un canal plus ou moins étroit que limite un anneau fibreux, ou plus habituellement le collet du sac. Les viscères renfermés dans la cavité abdominale sont soumis à une certaine pression qui résulte de la tonicité des muscles larges du ventre, de même que les viscères renfermés dans la tumeur herniaire sont soutenus par la résistance du sac lui-même et des parties molles qui le recouvrent. Entre ces deux actions opposées, dont la première est active et l'autre passive, il règne au repos une sorte d'équilibre en vertu duquel les viscères ne sont sollicités par aucune force ni pour sortir du ventre ni pour y rentrer. Mais la moindre influence exercée, soit d'un côté, soit de l'autre, suffit pour rompre cet équilibre, et les troubles qui en résultent sont, toutes conditions égales d'ailleurs, en rapport avec l'énergie de la puissance perturbatrice ou sa brusquerie. Pourvu que le canal de communication demeure suffisamment perméable, la plus légère contraction des muscles abdominaux suffira pour produire la hernie, de même que la moindre compression suffira pour la faire rentrer. En augmentant artificiellement la force de résistance des parois de la hernie et de son collet, on rend plus difficile la sortie de l'intestin ; on peut même lui opposer une barrière infranchissable : c'est là l'office des bandages herniaires. En augmentant, au contraire, l'action des muscles de l'abdomen, comme il arrive dans tout effort, volontaire ou involontaire, de nouvelles parties ou simplement des gaz s'engagent dans le sac herniaire, et modifient brusquement les conditions de la réduction. La tumeur, ainsi augmentée de volume, devient tendue, résistante ; ce n'est plus qu'à l'aide de manœuvres appropriées que l'on parvient à rétablir l'état normal. Elles réussiront le plus souvent, mais il arrivera bien un jour, surtout si le collet de la hernie est étroit, qu'elles échoueront, que l'intestin expulsé ne pourra plus rentrer de lui-même ni par le taxis. Si l'on interroge avec quelque soin les malades atteints d'étranglement, on retrouvera presque toujours cette étiologie au début de l'accident. La plupart d'entre eux s'accorderont à dire qu'à l'occasion d'une chute, d'un effort quelconque, leur hernie, habituellement bien contenue par un bandage, est sortie brusquement plus dure, plus tendue, et qu'ils n'ont pu la faire rentrer. Tel est le premier stade de l'étranglement herniaire, sur lequel M. Guyton, ancien interne des hôpitaux de Paris, a insisté avec tant de raison, dans l'intéressant mémoire qu'il a publié sur le sujet qui nous occupe (1). Jusqu'alors l'accident n'est représenté que par un obstacle purement mécanique, obstacle de tous points comparable à celui que créait artificiellement O. Beirn dans ses expériences. Il n'y a encore aucune réaction, soit locale, soit générale. Mais les parties déplacées ne tardent pas à se gonfler, à se congestionner, et cette distension vient

(1) Guyton, *Mém. sur l'étranglement et l'emploi du chloroforme pour la réduction des hernies étranglées* (*Arch. gén. de méd.*, 1848, 4e série, t. XVIII, p. 70 et 282).

ajouter un nouvel obstacle à leur réduction. D'un autre côté, l'excitation douloureuse causée par le nouvel état de la tumeur s'irradie vers la cavité abdominale, y provoque du ballonnement, et la contraction des parois musculaires. Celle-ci, en diminuant la capacité du ventre, tend incessamment à accumuler des gaz dans la hernie, et oppose à sa rentrée une barrière de plus en plus difficile à franchir. C'est ainsi que s'enchaînent, dans une filiation très étroite, les phénomènes qui rendent de moment en moment plus précaires les efforts du taxis, dont les manœuvres, toujours douloureuses, ont pour résultat de produire encore de nouvelles excitations réflexes. Que peuvent, dans de telles conditions, les pressions, les efforts les plus méthodiques, exercés sur une surface aussi restreinte que celle d'une tumeur herniaire, lorsque l'on a à lutter contre la contraction synergique de toute l'enceinte abdominale ! Chez tous les malades, les réactions ne sont pas aussi nettement accusées; le ventre peut être moins tendu, moins ballonné, le taxis moins douloureux; mais ces obstacles ont une telle énergie, que leur intervention, même sous cette forme adoucie, est bien suffisante pour rendre tous les efforts infructueux. C'est alors que peut se révéler toute la puissance des anesthésiques. En atténuant l'irritabilité musculaire; les calmants, les bains, les saignées, ont rendu des services, mais en la faisant entièrement disparaître, au gré de l'opérateur, l'éther et le chloroforme ont levé le principal obstacle au succès. A côté de cet avantage du premier ordre, il en est d'autres qui ne manquent pas d'importance. Les agents anesthésiques, par la sédation puissante qu'ils exercent sur la circulation et les autres fonctions, tempèrent la réaction, ralentissent l'activité fonctionnelle de l'intestin, modèrent la production des gaz, portent atteinte à la tonicité organique, etc. Pour tout dire en un mot, l'anesthésie, sagement conduite à un degré suffisant, fait de l'homme un véritable cadavre. On sait avec quelle facilité se réduisent, après la mort, pourvu qu'il n'y ait pas de rigidité, des hernies qui avaient résisté pendant la vie à toutes les tentatives de taxis. Malgré les principes de sage réserve qui doivent servir de guide dans l'emploi des anesthésiques, en présence de l'importance du but à atteindre, et d'une influence aussi bien démontrée par la physiologie pathologique et déjà par la pratique de quelques chirurgiens, il est à désirer que leur usage soit plus répandu et plus généralisé. Qu'arrive-t-il le plus souvent encore aujourd'hui dans la pratique de la ville? Ce n'est qu'au moment où le malade, par insouciance, par ignorance, ou par habitude de son infirmité, s'est déjà fatigué dans des tentatives inutiles, que le médecin est consulté. Celui-ci essaye d'abord le taxis; s'il échoue, il ajourne de nouvelles tentatives à quelques heures plus tard, fait prendre un bain ou prescrit quelque autre palliatif, et laisse ainsi perdre en tâtonnements infructueux les moments les plus décisifs. La pratique que nous désirons faire prévaloir consiste à recourir aux anesthésiques immédiatement après un premier taxis négatif, sans être arrêté ni par les chances de réduction spontanée ultérieure, ni par l'insidieuse bénignité des accidents. Il y aura de la sorte un certain abus de chloroformisations. Mais le danger qu'il fera courir nous paraît moins grand et beaucoup moins pressant, que celui qui résulte de la temporisation. Par conséquent, toutes les fois qu'une hernie ancienne ou récente devient brusquement irréductible, comme, par ce fait même, le malade est sous le coup d'un étranglement, le taxis doit être pratiqué le plus tôt possible, et s'il est infructueux, il doit être immédiatement renouvelé, en faisant usage du chloroforme.

Si pendant cette première période, la hernie est restée sans secours opportun, des phénomènes d'un autre ordre ne tardent pas à suivre. Au bout d'un nombre d'heures, variable suivant les sujets, l'espèce de hernie, l'étroitesse du point resserré, suivant qu'une anse complète d'intestin ou bien une partie seulement de son calibre se trouvent comprimés, etc., des accidents inflammatoires éclatent, les troubles généraux s'aggravent et la période des altérations organiques commence.

Il serait hors de propos de décrire ici les divers changements qui s'opèrent alors dans les parties qui sont le siége de l'étranglement : les uns, tels que la congestion, l'infiltration plastique des parois intestinales et du tissu cellulaire qui recouvre le sac, leur défaut de souplesse, la sécheresse des surfaces sous l'influence de la péritonite herniaire, représentent autant d'obstacles nouveaux au succès du taxis ; les autres, tels que les adhérences étendues, la suppuration du sac, l'imminence de la gangrène ou d'une perforation intestinale, représentent autant de contre-indications formelles. On conçoit que dans ces conditions nouvelles, l'influence favorable des anesthésiques sur la réduction devienne moins saisissante, et qu'elle reste subordonnée aux circonstances de chaque fait particulier. Toutefois leur application ne crée, dans ces conjonctures souvent si délicates, aucune difficulté nouvelle ; l'opportunité de la chloroformisation se trouve gouvernée par l'opportunité du taxis : toutes les fois que l'on croit ce dernier praticable, il faut y recourir en s'aidant du chloroforme, mais le faire le plus promptement possible, car l'influence de l'étranglement intestinal sur l'état des forces rend l'usage des anesthésiques de moment en moment plus périlleux.

L'emploi du chloroforme, même dans ces circonstances moins avantageuses, a été fort apprécié par quelques chirurgiens, et en particulier par M. Gosselin, et l'on peut dire qu'une part des beaux résultats qu'il a obtenus dans le traitement des hernies étranglées par le taxis érigé en méthode générale, revient à la chloroformisation.

La pratique de M. Gosselin a démontré, conformément à la croyance générale, qu'il y avait d'autant plus de chances de succès que les accidents d'étranglement étaient de date plus récente. La plupart des guérisons relatées dans son travail (1) se rapportent à des étranglements dont la durée variait entre

(1) Gosselin, *Études cliniques sur le traitement de l'étranglement herniaire par le taxis forcé* (*Bulletin de l'Académie de médecine*, t. XXV, p. 75).

douze et soixante-dix heures pour les hernies inguinales, entre douze et trente-six heures seulement pour les hernies crurales, parce que dans ces dernières, la perforation de l'intestin survient plus vite, surtout si l'anse intestinale, incomplétement déplacée, se trouve pincée par l'agent constricteur.

Les résultats obtenus par M. Gosselin nous paraissent trop importants pour ne pas trouver place ici :

19 hernies inguinales, 13 hernies crurales et 3 hernies ombilicales avaient été traitées par le taxis aidé de la chloroformisation. Les suites de ce traitement sont réparties de la façon suivante :

Pour les hernies inguinales,

19 opérations : { 17 guérisons,
2 insuccès.

Pour les hernies crurales,

13 opérations : { 7 guérisons,
6 insuccès.

Pour les hernies ombilicales,

3 opérations. . 3 guérisons.

Les succès fournis par la même méthode dans le courant de l'année 1860 (1) sont un nouvel exemple des avantages qui se rattachent à ce mode de traitement, et qui le recommandent encore à l'attention des praticiens.

B. *De l'emploi des anesthésiques pendant l'opération de la hernie étranglée.* — La généralisation de la méthode du taxis fécondée par l'usage du chloroforme aurait pour conséquence de réduire beaucoup le nombre des débridements ; pourtant entre les mains les plus expérimentées, soit à cause de l'ancienneté des accidents, de leur violence, soit parce que les résistances organiques sont trop considérables, l'opération peut devenir nécessaire. L'éthérisation peut être utile encore pour soustraire le malade à la douleur ; mais autant nous

(1) *Gazette médicale*, 1861, p. 205 et 251.

attachons d'importance à l'anesthésie pour aider aux tentatives de réduction, autant nous recommandons d'agir avec une extrême réserve, quand on n'a d'autre but que de rendre insensible pendant la herniotomie. Quand l'étranglement herniaire dure depuis un certain temps, les forces du malade subissent une rude atteinte, la résistance vitale est bien amoindrie : double motif pour s'abstenir, d'abord parce qu'un pareil état diminue beaucoup la sensibilité et atténue conséquemment la douleur, mais surtout parce qu'il représente une prédisposition très fâcheuse à la syncope. Bien que la kélotomie soit une opération assez rare, plusieurs syncopes graves sont survenues entre les mains de chirurgiens expérimentés (1). L'état général du sujet, et spécialement les caractères du pouls, devront être toujours consultés avec le plus grand soin, pour savoir s'il est permis de croire que la chloroformisation sera impunément supportée.

Quelques opérateurs ont aussi conseillé l'abstention à cause de la fréquence et de la violence irréfléchie des mouvements exercés par l'opéré pendant le sommeil anesthésique. Le débridement serait en effet très difficile si la chloroformisation était incomplète. Mais rien n'est plus facile, surtout avec le chloroforme, que d'écarter cet écueil en prenant le soin de pousser l'anesthésie à un degré convenable, et de ne commencer l'opération qu'au moment où se trouvent abolis la sensibilité et les mouvements.

ARTICLE IV.

OPÉRATIONS QUI SE PRATIQUENT SUR LE PÉRITOINE.

Depuis l'avénement de la méthode anesthésique, les plaies chirurgicales faites à cette séreuse ont perdu un peu de leur redoutable réputation. A la faveur d'une anesthésie profonde,

(1) Voyez les observations de M. Robert, note citée, *Sur les dangers de la chloroformisation*; de M. Debout, *Bulletin de la Société de chirurgie*, 1851 ; de M. Fano, *Archives générales de médecine*; de M. Escalier, *Union médicale*, 1849, etc.

on ose plus souvent, et les efforts des opérateurs paraissent couronnés plus souvent de succès.

M. Spiegelberg, dans un mémoire spécial (1), s'est attaché à en faire ressortir les avantages dans l'opération césarienne. Outre le bénéfice de la suppression de la douleur, l'anesthésie lui paraît de nature à atténuer ou à prévenir deux accidents très sérieux : d'abord les accidents nerveux, en soustrayant la malade à l'horrible anxiété dans laquelle elle doit se trouver pendant l'opération ; ensuite la péritonite, en paralysant l'intestin qui, sans cela, fait irruption à travers la plaie, exige des manœuvres qui contusionnent l'organe et favorisent le développement de l'inflammation. Il lui paraît démontré qu'une simple ouverture du péritoine, si elle n'est compliquée de hernie intestinale, ne détermine pas habituellement d'accidents. Les succès récents et déjà nombreux de l'ovariotomie viennent donner une grande autorité à l'opinion du professeur de Gœttingue. A coup sûr, on redoute moins le péritoine aujourd'hui qu'il y a quelques années. Dans cette voie de progrès, n'a-t-on fait que renoncer à des craintes excessives, ou bien a-t-on rencontré dans le chloroforme un auxiliaire qui rend positivement moins dangereuses les éventrations imposées par un péril imminent? Cette conquête chirurgicale est trop nouvelle, les faits sont encore trop peu nombreux pour imposer une conviction ; mais les avantages que M. Spiegelberg attribue à la paralysie des muscles du ventre et de l'intestin lui-même sont trop vraisemblables pour que les opérateurs ne soient pas empressés, dès le principe, de conseiller comme une des principales conditions de succès dans l'ovariotomie, d'entretenir chez la patiente, pendant tout le temps nécessaire, une anesthésie profonde avec résolution musculaire. Cette présomption favorable au sujet du rôle important joué par les agents anesthésiques se trouve d'ailleurs confirmée par la physiologie expérimentale.

(1) *Deutsche Klinik*, 1856, n° 15.

M. le professeur Schliff s'est assuré que des animaux auxquels on ouvre le ventre dans les conditions ordinaires succombent à l'inflammation du péritoine, tandis que chez ceux auxquels on ne pratique l'opération qu'après les avoir profondément anesthésiés, l'intestin reste en repos, et il ne survient pas de complication du côté de la séreuse.

ARTICLE V.

OPÉRATIONS QUI SE PRATIQUENT SUR LE RECTUM ET LES VOIES GÉNITO-URINAIRES.

§ I. — Opérations sur l'anus et le rectum.

L'emploi des anesthésiques, dans les opérations qui se pratiquent sur l'anus et le rectum, a pour but principal de combattre le spasme, qui vient compliquer la plupart des affections aiguës ou chroniques de cette région, et rendre très laborieux, quelquefois impossible, le traitement qu'elles réclament. La simple exploration du rectum, par le doigt ou le spéculum, occasionne chez certains sujets des douleurs horribles qui la rendent impraticable et qu'aucun topique anodin ne parvient à calmer. On sait aussi combien les divers traitements dirigés contre la fissure anale étaient longs, difficiles, douloureux. L'anesthésie a fait disparaître la plupart de ces difficultés; avec elle, l'exploration la moins supportée, l'application des topiques, l'incision des trajets fistuleux, sont devenues très faciles; elle rend désormais aussi simple qu'elle est efficace la méthode de la dilatation forcée, peu répandue jusqu'alors, parce qu'elle était trop douloureuse.

Les moyens de traitement appliqués à la cure radicale des hémorrhoïdes ne comptent autant de beaux succès que depuis l'emploi du chloroforme. Avant lui, pour peu que les tumeurs hémorrhoïdales fussent placées au-dessus du sphincter, celui-ci, contracté violemment par la douleur, masquait leur point d'implantation; ce n'était qu'au prix des plus grands efforts et de beaucoup d'habileté, que l'on parvenait à terminer une opération fréquemment insuffisante. L'écrasement linéaire en particulier, considéré, à juste titre, comme le meilleur moyen de traitement, ne doit sa popularité qu'aux agents anesthésiques. Malgré tout son mérite, la science eût-elle accepté sans leur concours, comme un procédé praticable, cette lente torture, dont les temps de repos, indispensables au succès, semblent n'être échelonnés que pour empêcher la sensibilité de s'émousser par l'excès même de la douleur!

Il en est de même de l'extirpation du rectum. Les anesthésiques sont aussi appelés à rendre des services dans les cas de rétrécissements, quand se trouve posée l'indication de l'anus artificiel. On ne saurait trop, dans ces cas difficiles, périlleux, insister sur les tentatives de cathétérisme. Bien que, la plupart du temps, ces atrésies soient symptomatiques de lésions organiques profondes, étendues, il n'est pas moins démontré que l'élément spasmodique augmente beaucoup les difficultés que l'on éprouve pour les traverser : l'anesthésie ne peut être que très favorable à l'introduction d'une première sonde, dont la pénétration pourra devenir le point de départ d'un traitement palliatif par la dilatation. A moins de contre-indication puisée dans l'état général du sujet, nous pensons que tout rétrécissement infranchissable à l'aide des moyens ordinaires doit être exploré de nouveau, le malade étant anesthésié, avant de s'arrêter à la triste ressource d'un anus artificiel.

On avait conseillé de ne pas endormir les malades dans les opérations qui se pratiquent dans cette région, parce que les efforts volontaires d'expulsion, ayant pour effet d'abaisser et de pousser au dehors les parties sur lesquelles doit porter l'instrument, facilitent beaucoup l'intervention chirurgicale. C'est une ressource bien précaire que le concours de la volonté, dans des circonstances où elle est combattue, et la plupart du temps dominée par l'action convulsive! D'ailleurs rien n'est plus facile, une fois la résolution musculaire obtenue, que d'aller à la recherche des parties situées aussi profondément que possible, pourvu qu'elles soient accessibles au doigt, et de les attirer au dehors à l'aide d'érignes ou de pinces de Museux.

La résolution anesthésique est encore utile dans plusieurs autres circonstances, soit pour aller à la recherche d'un polype, soit pour la réduction d'une chute du rectum, d'hémorrhoïdes internes volumineuses et turgescentes, soit enfin pour l'extraction des corps étrangers de l'intestin.

§ II. — Opérations sur le vagin et l'utérus.

La plupart des opérations qui se pratiquent sur le vagin et le col de l'utérus ne réclament point l'usage du chloroforme. En général, elles sont peu douloureuses, et la plupart sont très longues. Ce n'est guère que pour l'ablation du col utérin dans les cas de dégénérescence cancéreuse ou d'allongement hypertrophique qu'il y aurait lieu de discuter l'indication de son emploi : il n'en est plus de même pour tout ce qui intéresse directement ou indirectement l'anneau valvulaire, doué, comme on le sait, d'une excessive sensibilité. Une simple inspection au spéculum cause à certaines femmes nerveuses des douleurs excessives, provoque des convulsions ou même un accès hystérique. MM. Bennett (d'Édimbourg), Chailly et plusieurs autres accoucheurs, ont été obligés, dans des cas de ce genre, d'avoir recours à l'anesthésie; leur conduite au besoin pourrait être imitée.

§ III. — Cathétérisme du canal de l'urèthre.

A l'état normal, le cathétérisme ne réclame jamais l'emploi de l'anesthésie. A l'état pathologique, au contraire, le chloroforme devient un auxiliaire précieux pour triompher de l'action spasmodique qui joue un si grand rôle dans les affections du canal de l'urèthre. C'est à ce titre que MM. Rigal (de Gaillac), Sédillot et Bouisson en ont depuis longtemps recommandé l'usage dans certains cas de cathétérisme exploratif très pénible ; mais on doit surtout à M. Courty (de Montpellier) (1) d'en avoir nettement posé les indications.

La plus pressante de toutes est relative à la rétention d'urine, surtout lorsqu'elle date de plusieurs jours et qu'elle compromet prochainement l'existence. En pareille circonstance, après que les tentatives de cathétérisme, pratiquées avec les ménagements et l'habileté nécessaires, ont échoué, on a l'habitude de recourir aux antiphlogistiques locaux et aux bains prolongés, parce qu'on sait qu'ils amènent un peu de soulagement et favorisent la sortie par régorgement d'une certaine quantité de liquide. Ce fait acquis depuis longtemps à la pratique montre combien il est rare, ainsi que le fait observer M. Courty, que des obstacles matériels, dégagés de toute influence spasmodique, s'opposent absolument à l'introduction de la sonde dans la vessie. Par conséquent, avant de recourir à une opération sanglante, il est indispensable de renouveler le cathétérisme en s'aidant du chloroforme ; de la sorte, les difficultés seront aplanies, et les tristes opérations du cathétérisme forcé, de l'uréthrotomie externe, et de la ponction vésicale deviendront rarement indispensables.

Dans un cas de rétrécissement uréthral compliqué d'un spasme tel qu'il en était résulté une rétention complète d'urine, Mackenzie, après avoir tenté en vain le cathétérisme, soumit le jeune malade aux inhalations du chloroforme. L'opération devint très facile, et l'urine s'écoula à plein jet et d'une façon continue (2).

Chez un malade atteint d'une rétention complète d'urine pour laquelle plusieurs chirurgiens habiles avaient tenté en vain le cathétérisme, même en employant les narcotiques, M. Cooper Forster pénétra dans la vessie le plus facilement du monde, après avoir eu recours au chloroforme (3).

(1) *Mémoire sur l'application de l'anesthésie au cathétérisme et à la dilatation des rétrécissements de l'urèthre* (*Gazette médicale de Paris*, 1851, pp. 96, 116, 188 et 202).

(2) Mackenzie, *Monthly Journal*, 1852.

(3) *Medical Times and Gazette*, 1857, 1er semestre.

Il est vrai que rien n'est capricieux comme le canal de l'urèthre, précisément parce que rien n'est changeant comme le spasme. Dans telle circonstance, il se laissera traverser du premier coup par un élève malhabile, quand il aura opiniâtrément résisté aux investigations du praticien le plus consommé. Mais trop de faits du même genre viennent déposer en faveur des anesthésiques, et leur influence est trop rationnelle pour croire à de simples coïncidences. Il importe beaucoup d'agir à temps, avant que la distension de la vessie soit excessive, que les effets de la rétention d'urine se soient compliqués d'accidents généraux, de troubles nerveux, de délire, de fièvre, de prostration, car il serait à craindre alors que l'influence anesthésique ne vînt aggraver d'une façon inquiétante l'état du système nerveux. Ce sont là des situations extrêmes qu'il faut, autant que possible, savoir éviter par une prompte décision, mais au sujet desquelles l'expérience ne s'est pas encore suffisamment prononcée.

M. Courty recommande aussi l'emploi des anesthésiques dans le traitement régulier des rétrécissements par la méthode de la dilatation. Il y trouve un double avantage : en abolissant la sensibilité du conduit, on évite l'écoulement du sang provoqué par le frottement de la sonde contre les points du canal spasmodiquement resserrés, et l'on peut, dans la même séance, traverser le rétrécissement avec des bougies correspondant à trois, quatre et même six numéros successifs de la filière ; ce qui abrége considérablement la durée totale du traitement. Il a remarqué que, non-seulement le passage des bougies ou des sondes était favorisé par le sommeil du chloroforme, mais aussi que les accidents résultant du cathétérisme étaient beaucoup moins à redouter. Les sondes à demeure lui ont paru produire beaucoup moins de réactions que n'en avaient déterminé sans son concours de simples tentatives de cathétérisme. Enfin, l'insensibilité du canal serait aussi une condition précieuse, sinon indispensable, pour bien reconnaître la nature et l'état du rétrécissement. On a fait aux anesthésiques le reproche de favoriser la formation des fausses routes, en privant le malade de sensibilité. Cette objection n'est pas aussi sérieuse qu'on pourrait le supposer. La pratique apprend vite à reconnaître avec quelle insidieuse indolence se produit parfois cette redoutable complication, et combien sont fallacieux les renseignements fournis par les malades sur la cause et le siége de la douleur qu'ils ressentent. Une sage lenteur et les délicates analyses d'un tact exercé seront un bien meilleur guide en pareille circonstance.

C'est moins pour la dilatation que pour l'uréthrotomie interne que l'anesthésie nous paraît appelée à rendre des services. On se laisse encore aller à donner du chloroforme quand il s'agit d'une opération définitive, isolée ; mais qui donc consentira à y recourir, toutes les fois qu'il faudra passer une bougie pendant le traitement par la dilatation progressive? Il est vrai que, chez certains sujets, la sensibilité et l'état spasmodique diminuent très rapidement à la suite de quelques explorations, de telle sorte que les premiers cathétérismes réclameraient seuls l'usage du chloroforme. Mais cette tolérance est bien rare, et il est fort à craindre que les malades chez lesquels on est obligé de l'employer une première fois ne le réclament pendant toute la durée du traitement. Alors l'importance des moyens, malgré la pratique contraire de quelques chirurgiens, nous paraît dépasser beaucoup l'importance du but. Au contraire, les facilités que le chloroforme prépare pour l'introduction d'un conducteur augmentent beaucoup le nombre des cas dans lesquels l'uréthrotomie devient applicable. Avec les perfectionnements apportés au procédé opératoire et à l'appareil instrumental, elle pourra être avantageusement substituée à la dilatation dans tous les cas où celle-ci rencontre des obstacles qui sont de nature à légitimer l'emploi des anesthésiques. Opération simple, peu douloureuse, suivie de résultats aussi certains que toute autre méthode, ne présentant pas grand danger, elle dispense de l'emploi réitéré d'un adjuvant dangereux, et à ce titre simplifie encore le traitement des strictures uréthrales. De la sorte les indications de l'éthérisation se trouvent nettement définies. Il est avantageux d'y avoir recours toutes les fois que le rétrécissement ne peut être traversé par un conducteur, qu'il y ait ou qu'il n'y ait pas, dans le moment, complication d'une rétention d'urine.

§ IV. — **Taille.**

La cystotomie est une des opérations qui réclament le plus impérieusement les services de la méthode anesthésique. La gravité de l'opération, la douleur causée par l'incision lente de tissus doués d'une sensibilité exquise, le sentiment de terreur qu'elle inspire traditionnellement à ceux qui doivent la subir, justifient amplement une pareille détermination. Il ne faudrait s'en départir que si l'on avait à se préoccuper de la gravité de l'état général, d'un épuisement inquiétant du système nerveux : mais ces conditions défavorables, pour peu qu'elles s'accompagnent d'un certain mouvement fébrile, sont elles-mêmes une contre-indication à l'opération. Les partisans, aujourd'hui très rares, de l'abstention, ont fait valoir quelques objections contre l'emploi du chloroforme. Ils ont considéré comme très défavorable son action sur les parois vésicales. En les paralysant, il peut devenir un obstacle au retrait du viscère sur lui-même après l'incision de son col; ce qui exposerait le chirurgien à s'égarer dans la recherche du corps étranger, retenu passivement dans le bas-fond de la vessie. Cet inconvénient, signalé par M. R. Nunn, qui dit l'avoir observé dans sa pratique, nous paraît être l'interprétation d'un fait anormal particulier. Nous ne voyons pas trop en quoi ce prétendu relâchement pourrait entraver les manœuvres de l'opérateur. C'est beaucoup moins le degré de profondeur auquel se trouve placé le calcul que la position qu'il occupe qui peut causer de l'embarras, et, s'il était possible de faire un choix, ne vaudrait-il pas mieux rencontrer un organe dilaté, dont les parois sont lisses, étalées, que des contractions exaspérées par le contact des instruments, dont l'effet est de vider brusquement la vessie, et d'appliquer les parois revenues sur elles-mêmes contre le corps étranger, de façon à produire une sorte d'encastrement? S'il en est ainsi dans une vessie ayant sa structure normale, à plus forte raison dans la vessie dite à colonnes, disposition qui, on le sait, est loin d'être rare à l'âge où se pratiquent le plus souvent les opérations de la taille. Le calcul peut être engagé entre ces espèces de colonnes charnues hypertrophiées ; il peut y être maintenu par des prolongements rameux. Que sera-ce si, au lieu d'une résistance passive, ces cordes opposent un état de contraction tonique entretenu par la douleur ?

On a dit encore que les parois de la vessie paralysée pourraient être pincées par les tenettes. Nous verrons mieux tout à l'heure, en parlant de la lithotritie, quelle est la valeur de cette appréhension. La crainte d'une trop grande agitation, de mouvements désordonnés pendant l'exécution d'une opération qui nécessite une certaine sûreté dans la main, ne nous paraît pas plus fondée que les précédentes. Si le malade endormi est moins calme que pendant l'état de veille, cela tient à une administration non entendue du chloroforme, mais ne prouve rien contre les avantages de la méthode. Avec les anesthésiques on peut obtenir, sans plus de danger pour le patient, le degré d'immobilité que l'on veut, et dans la taille en particulier il convient de ne procéder à l'opération que lorsque l'agitation a cessé complétement. Les objections précédentes ont aujourd'hui, comme beaucoup d'autres, perdu tout crédit, depuis que l'on connaît mieux l'éthérisation.

Quel que soit le procédé auquel on ait recours dans la taille hypogastrique, l'indication reste la même que pour la taille périnéale. L'emploi des anesthésiques doit être la règle. L'expérience a depuis longtemps prouvé aussi qu'il fallait peu tenir compte des conditions d'âge, de sexe. Un grand nombre de vieillards, taillés au delà de soixante-dix ans, ont été sans inconvénient endormis par le chloroforme. Chez les enfants, le bénéfice des inhalations est plus-marqué encore. M. Guersant a remarqué que depuis la découverte de l'anesthésie, on courait beaucoup moins de risques de blesser le rectum, parce que les cris, les efforts ne venaient plus, comme auparavant, rapprocher cet intestin de la vessie pendant l'opération.

S'il fallait en croire quelques résultats statistiques, que nous mentionnons sous toutes réserves, l'introduction de la méthode anesthésique aurait diminué la mortalité après la taille, dans la même proportion qu'après les amputations. D'après M. Fenwick, la moyenne des cas de mort, qui s'élevait avant l'éthérisation au chiffre de 28 pour 100, ne serait plus actuellement que de 18.

§ V — Lithotritie.

L'utilité de l'anesthésie a été très diversement appréciée dans cette opération. En général, les chirurgiens se montrent peu empressés d'en faire usage, et à moins d'indications spéciales, ils préfèrent s'abstenir. Il en résulte que l'on est assez pauvre de faits pour résoudre cette intéressante question. La grande diversité des cas qui se rencontrent dans la pratique se prête peu, d'ailleurs, à des considérations générales. Tel malade s'agite, s'inquiète outre mesure, rien qu'à la pensée de l'opération ; ses organes génito-urinaires, depuis longtemps fatigués par la présence de corps étrangers, sont doués d'une impressionnabilité excessive ; le simple passage d'une sonde excite au plus haut point, donne des accès de fièvre et rend interminable cette période préparatoire tant recommandée par M. Civiale. Tel autre, au contraire, n'a aucune appréhension et supporte à merveille le contact des instruments. Chez un premier sujet, la vessie est spacieuse, facile à distendre par les injections ; chez un second, au contraire, elle est irritée, enflammée et ne supporte qu'au prix des plus vives souffrances la plus petite quantité de liquide. De telles différences dans la susceptibilité individuelle ne comportent guère de règle générale et encore bien moins de règle absolue. Le mieux est de bien étudier chaque malade avant de prendre un parti, afin de savoir s'il existe quelque raison personnelle de recourir au chloroforme; pour faciliter cette appréciation, nous rappellerons les quelques remarques dont cette application de la méthode anesthésique a été l'objet.

On a reproché au sommeil anesthésique son peu de durée, et l'intensité des mouvements qui le précèdent et qui le suivent. Du moment que cette durée peut être impunément prolongée, l'objection perd toute valeur. On a pensé qu'en soustrayant le malade à la douleur, on se privait d'un auxiliaire indispensable, quand il s'agit d'éviter de pincer la vessie, et surtout de l'écraser entre les mors de l'instrument. C'est en vain, dit-on, que l'on cherchera à s'assurer de la liberté du lithotriteur en lui imprimant des mouvements de va-et-vient, ainsi qu'on a l'habitude de le faire, la vessie, une fois saisie, suivra l'instrument dans ses déplacements, qui, de la sorte, ne pourront s'opposer à la contusion, à la déchirure de l'organe. Amussat, depuis longtemps déjà (1), a cherché à démontrer ce qu'il y avait de spécieux dans cette manière de voir. Pour que le concours du malade fût de quelque utilité, il faudrait qu'il pût signaler la cause de la douleur qu'il ressent. Est-ce le pincement de la muqueuse? est-ce le frottement du lithotriteur contre les parois vésicales? est-ce l'irritation de quelque fragment pointu du calcul? Il n'en sait rien, et dès lors il ne peut que très imparfaitement éclairer l'opérateur. Après, comme avant l'usage de l'anesthésie, la meilleure, la seule garantie contre cet accident, est encore l'habileté dans les manœuvres et le choix d'instruments appropriés.

(1) *Bulletin de thérapeutique*, t. XXXIII, p. 450.

Le plus solide argument que l'on ait fait valoir contre l'emploi des anesthésiques, c'est leur inutilité. Dans les cas, en effet, où la vessie est peu impressionnable, l'introduction des instruments facile, leur jeu à peine ressenti, le peu de profit qu'en obtiendra le malade ne vaut pas la peine qu'on l'expose à des chances fâcheuses, alors même qu'elles sont très éloignées. Il n'en est plus ainsi dans beaucoup d'autres circonstances où l'excitabilité morbide des voies urinaires fait des séances de la lithotritie autant d'opérations très laborieuses, parfois horriblement douloureuses et même impossibles. Au premier contact de l'instrument, la vessie se contracte, chasse avec force, et contraint l'opérateur de manœuvrer à sec, ou peu s'en faut. La chloroformisation devient alors indispensable. En rendant insensible la muqueuse vésicale, elle change de tous points les conditions de l'opération. Dans un cas de ce genre, ce ne fut qu'à la faveur de l'éthérisation que Leroy (d'Etiolles) put pratiquer le broiement à l'un de ses malades, chez lequel la lithotritie, parfaitement indiquée, du reste, ne pouvait être tentée à cause de la contraction excessive des fibres musculaires. L'obstacle fut levé facilement à l'aide des inhalations éthérées (1). L'anesthésie, par la même raison, diminue le nombre et la gravité des accidents consécutifs. Dans la pratique d'Amussat, quatre malades subirent une partie de leurs séances sans le secours de l'éther, il survint des réactions inflammatoires intenses; le traitement fut terminé à l'aide de l'anesthésie, on n'observa plus aucun accident. L'auteur attribue ces remarquables résultats à la suppression de la douleur qu'il considère comme la cause habituelle des réactions fébriles et des accidents inflammatoires. Nous ne pensons pas que l'influence exercée par la douleur soit aussi immédiate, ni aussi directe. C'est surtout en faisant disparaître la source de toute complication, que l'abolition de la sensibilité

(1) *Comptes rendus de l'Académie des sciences*, t. XXIV, p. 19.

nous paraît jouer un grand rôle. A l'aide du chloroforme, il devient immédiatement possible d'injecter une suffisante quantité de liquide dans la vessie, de l'y conserver pendant toute la durée de l'opération. On assouplit, instantanément en quelque sorte, les parois de l'organe, et on le soustrait au traumatisme, qu'il est bien difficile pour ne pas dire impossible d'éviter quand on manœuvre dans un réservoir de plus en plus rétracté. Or, il est hors de doute que la violence du traumatisme chirurgical tient sous sa dépendance les suites de l'opération. Prévenu radicalement, ou contenu dans de justes limites, il ne laisse aucune trace; plus étendu, plus intense, il favorise la résorption urineuse, devient le point de départ de foyers inflammatoires qui envahissent l'organe, ou même s'étendent jusqu'aux reins. Des accès de fièvre surviennent, les séances sont forcément ajournées; des fragments plus ou moins acérés séjournent dans la vessie, et sont une cause nouvelle d'irritation et d'insuccès. Quelquefois l'orage finit par se calmer, le traitement peut être continué; mais au prix de quelles lenteurs, de quels soins, la guérison sera-t-elle obtenue! La plupart du temps, le mal ne fait qu'empirer, les accidents généraux se succèdent avec rapidité et finissent par entraîner la mort. Faire disparaître les difficultés initiales à l'aide du chloroforme, nous paraît être le plus sûr moyen d'éviter de pareils mécomptes. Avec lui on n'est plus tenu à autant de réserve, les séances peuvent être prolongées sans inconvénient, à la condition d'entretenir le même état d'anesthésie. Si elles sont plus longues, elles seront moins nombreuses pour atteindre le même but, et surtout elles permettront de réduire, dès la première séance, tout ou partie du calcul en fragments suffisamment ténus. Ce dernier avantage mérite une très sérieuse attention. Le moment douloureux de la lithotritie, de même que la source des accidents, ne réside pas toujours dans l'opération elle-même. Il faut y ajouter l'irritation consécutive, causée par les gros graviers, soit dans la vessie, soit dans les parties profondes du canal de l'urèthre. Quand, malgré toutes les précautions, des fragments resteront engagés de la sorte, le chloroforme sera encore très utile. Parfois son action suffit pour permettre de repousser sans difficulté le corps étranger dans la vessie, ou provoquer son évacuation par la sonde, et, dans tous les cas, il aide beaucoup, s'il devient nécessaire de recourir à quelque opération.

M. Serres (de Montpellier) (1) a reconnu également de grands avantages à l'éthérisation pendant la lithotritie chez les enfants. Elle porte remède à leur indocilité et réprime leurs mouvements intempestifs qui avaient été signalés comme un des grands obstacles opposés à cette opération dans le bas âge. MM. Vinci et Jobert ont attiré de nouveau l'attention sur les succès de la lithotritie chez les enfants endormis par le chloroforme. L'opération devient simple, facile, inoffensive ; ce n'est que dans des cas exceptionnels qu'elle est suivie d'accidents inflammatoires. Aussi la recommandent-ils comme une excellente pratique. L'éthérisation leur paraît exercer une telle influence sur le résultat, qu'ils la prescrivent comme un des temps de l'opération (2).

La manière de conduire la chloroformisation ne présente rien de particulier, sinon qu'il faut toujours atteindre, avant de commencer, un degré suffisant d'anesthésie. Ce précepte, applicable en toute circonstance, devient ici du plus haut intérêt, car les mouvements intempestifs et inattendus du malade pourraient compromettre gravement le résultat. Comme M. Bouisson, nous ne pouvons partager l'opinion d'Amussat, au sujet du moment où il convient de recourir aux anesthésiques. S'appuyant sur le peu de douleur causée chez l'adulte par le cathétérisme, l'injection d'eau tiède dans la vessie et même l'introduction du lithotriteur, cet auteur recommande de ne commencer l'éthérisation qu'après ces préliminaires, c'est-à-dire

(1) Mitre, *Sur la lithotritie, et l'emploi du chloroforme chez les enfants dans cette opération* (thèse inaugurale). Montpellier, 1848.

(2) *Comptes rendus de l'Académie des sciences*, t. LV, p. 157.

au moment de rechercher le calcul et de procéder au broiement. En agissant de la sorte, on se priverait volontairement, et sans motif, d'une partie des bénéfices de la chloroformisation.

ARTICLE VI.

TRAITEMENT CHIRURGICAL DES PRINCIPALES LÉSIONS DES APPAREILS DE MOUVEMENTS.

§ I. — **Fractures.**

Ce n'est que dans des circonstances exceptionnelles qu'il convient de recourir aux anesthésiques dans le traitement des fractures. M. Maisonneuve (1) a conseillé de s'en servir dans certains cas de diagnostic douteux, pour favoriser la crépitation caractéristique. Nul doute que l'annihilation de la contractilité musculaire ne place les parties molles dans d'excellentes conditions pour permettre le contact des fragments osseux. Mais quelle indication thérapeutique nouvelle surgira d'un diagnostic plus rigoureux obtenu de cette façon? Si la crépitation est indispensable pour éclairer le chirurgien, c'est que les autres signes de la fracture qu'il importe surtout de connaître pour diriger le traitement, tels que les divers déplacements des fragments, le raccourcissement du membre, etc., font défaut. Dès lors, que l'on ait ou que l'on n'ait pas constaté la fracture d'une façon certaine, les indications restent les mêmes, puisque, dans les cas où le doute subsiste, il est recommandé d'agir comme si l'on avait la certitude d'avoir affaire à une rupture osseuse. Il y a de la sorte un peu moins de précision dans le diagnostic, mais aussi plus de sécurité. Il n'en est plus de même pour certains cas de réduction difficile, quand on la suppose entravée par des contractions mus-

(1) *Gazette des hôpitaux*, 1847, p. 259.

culaires puissantes, qui maintiennent les fragments immobiles et dans une situation vicieuse, ou interposent entre eux quelques faisceaux charnus que l'état de contraction empêche de déplacer. C'est surtout dans les cas de fracture très oblique du fémur que les agents anesthésiques ont rendu des services entre les mains de plusieurs praticiens. M. Bouisson (1) en recommande également l'usage toutes les fois que l'état général du blessé, la disposition des fragments en pointes acérées, déterminent, à la moindre tentative, des phénomènes nerveux ou des convulsions. Il y aurait aussi avantage à employer le chloroforme dans certains cas de fractures compliquées, avec issue des fragments. Les muscles irrités agissent énergiquement sur ces derniers, provoquent au loin d'autres contractions synergiques, et rendent la réduction parfois si difficile, que l'on serait forcé, sans lui, de reséquer toute la portion d'os faisant saillie au dehors.

Toutes les fois que l'on croit devoir employer le chloroforme, il faut pousser l'anesthésie jusqu'à la résolution musculaire complète. Il est en outre plus nécessaire que jamais de s'opposer aux mouvements du blessé pendant les inhalations ; ceux-ci, communiqués au foyer de la fracture, ne pourraient qu'augmenter les désordres et devenir le point de départ d'excitations réflexes, dont le moindre inconvénient serait de rendre interminable la période prodromique. Quelques auteurs, afin d'éviter toute excitation, ont donné le conseil d'avoir recours exceptionnellement aux inhalations brusques. Sans doute, le moyen serait efficace, mais il nous paraît entouré de trop de dangers. D'ailleurs, les inhalations lentes et suffisamment graduées, en même temps qu'elles offrent plus de sécurité, permettent aussi d'éviter, ou tout au moins d'atténuer considérablement la période d'excitation.

(1) Bouisson, *ouvr. cité*, p. 461.

§ II. — Luxations.

Le traitement des luxations est sans contredit le point de pratique qui fournit les plus belles et les plus nombreuses applications de la méthode anesthésique. De tout temps, la contraction des muscles a été considérée comme le plus puissant obstacle à la réduction.

On n'avait d'autres ressources, pour en triompher, que les tractions violentes, mais celles-ci, en même temps qu'elles luttaient contre l'énergie musculaire, causaient de vives douleurs, et par conséquent provoquaient de nouvelles contractions et augmentaient la résistance, en sorte que les deux effets tendaient à se détruire dans une certaine mesure. Placé dans cette espèce de cercle vicieux, le chirurgien, pour atteindre son but, se voyait forcé de recourir à un déploiement de forces considérable, la plupart du temps efficace, quelquefois insuffisant, d'autres fois la source de graves complications. Il survenait des contusions, des déchirures de la peau au niveau des points qui supportaient l'effort et la pression des lacs, parfois même des ruptures de muscles, de vaisseaux, de troncs nerveux. Bérard, MM. Denonvilliers et Malgaigne ont même déterminé des fractures de l'humérus et du fémur pendant des tentatives de ce genre. Il est vrai de dire que dans la plupart de ces cas les luxations n'étaient point récentes. Avant la découverte des anesthésiques, on avait cherché, par tous les moyens possibles, à combattre cette contraction musculaire. On peut même dire que la plupart des procédés d'anesthésie locale ou générale dont nous avons parlé précédemment n'avaient pas d'autre objet. La distraction morale, le vin et les spiritueux, la compression de l'artère principale du membre, le froid, le bain chaud, la saignée, recommandés tour à tour ou accidentellement utilisés, témoignent au moins de l'importance du but qu'il fallait atteindre.

La méthode anesthésique laissa loin derrière elle toutes ces tentatives isolées, le plus souvent infructueuses, en mettant à la disposition de l'opérateur un agent capable d'anéantir la douleur, de provoquer et d'entretenir la paralysie du système musculaire. Elle fut accueillie comme la réalisation d'un grand progrès dans la thérapeutique des luxations. M. Parckmann paraît avoir eu, le premier, la pensée de recourir un jour à l'éther pour remettre en place des os luxés. Il parvint de cette façon à traiter avec succès une luxation scapulo-humérale; mais, ainsi qu'en témoignent plusieurs auteurs, et en particulier M. Bouisson, c'est à M. Hippolyte Larrey que revient l'honneur d'avoir, le premier, conseillé l'emploi de l'anesthésie dans le traitement méthodique des luxations. Dès les premiers jours de février 1847, MM. Jobert et Velpeau n'eurent qu'à s'en louer, l'un pour une luxation de l'épaule, et l'autre pour une luxation de la hanche. Bientôt après, MM. Malgaigne, Robert, Ebrard, Bourguet (d'Aix), et presque tous les chirurgiens, constatèrent par eux-mêmes l'heureuse influence du sommeil anesthésique, et M. Bouchacourt (de Lyon) (1), dans un mémoire spécial, en fit valoir les nombreux avantages pour le traitement des luxations les plus difficiles.

L'anesthésie provoquée peut être utilement appliquée, quoique avec des avantages variables, au traitement des luxations récentes, anciennes et compliquées.

A. *Luxations récentes.* — Le chloroforme peut être utile pour reconnaître certaines luxations. Lorsque les déplacements sont peu étendus, peu apparents, et que les changements survenus dans les rapports normaux des surfaces osseuses sont peu appréciables au toucher, à cause des masses musculaires en état de contraction qui les recouvrent, il est parfois impossible de constater sur-le-champ la lésion. Forcément on temporise, on attend la disparition du gonflement,

(1) *Journal de médecine de Lyon.*

et l'on n'arrive à un diagnostic précis qu'à une époque éloignée de l'accident, et quand les tentatives de réduction sont moins certaines et plus périlleuses. Le chloroforme, en calmant la douleur et faisant instantanément cesser toute contraction, permet de reconnaître, à travers des tissus dépressibles, telle saillie, tel enfoncement qui avait échappé à une première investigation. C'est de cette façon que M. Maisonneuve, dans un cas de luxation incomplète des vertèbres cervicales, parvint à s'éclairer sur la nature du mal, et put, sans grand effort et sans causer d'accidents, remettre les parties en place. Une pareille conduite devrait être imitée, surtout s'il s'agissait d'une luxation de la colonne vertébrale. Non-seulement l'ajournement rend les tentatives de réduction plus incertaines, mais, en réclamant plus d'efforts, elle les rend particulièrement dangereuses à cause du voisinage de la moelle épinière. On sait que les mouvements brusques, et l'extension forcée à l'aide desquels on tentait la réduction des vertèbres avant l'usage des anesthésiques, étaient suivis d'accidents assez redoutables pour que l'école de Boyer ait posé en principe qu'il valait mieux ne pas essayer de réduire. N'y a-t-il pas lieu d'espérer qu'en agissant tout de suite, avec la douceur et la précision que comportent les manœuvres pendant l'état anesthésique, on évite tout retentissement dangereux du côté des centres nerveux? On pourrait ainsi désormais transgresser impunément la loi posée par Boyer. Une seule chloroformisation peut suffire pour le diagnostic et le traitement.

Appliquée à la réduction des luxations récentes, l'anesthésie rend cette opération méconnaissable. Elle permet de diminuer considérablement le nombre des aides ; elle rend le plus souvent inutiles tous ces appareils d'extension et de contre-extension si redoutés des malades, tout cet attirail si difficile à agencer en dehors des salles de clinique. De tels avantages sont plus frappants encore dans les cas où l'action musculaire créait autrefois des difficultés insurmontables. Les luxations de la cuisse, qui, en raison des puissances musculaires énormes mises en jeu, offraient le plus de résistance, sont traitées avec autant de facilité. C'est ainsi que M. Withle (de Liverpool) réussit à réduire sans effort une luxation du fémur dans le trou ovale, qui avait résisté à toutes les tentatives antérieures. Il en est de même des luxations de la rotule, dans lesquelles cet os vient se placer presque verticalement dans la rainure intercondylienne. Ces déplacements étaient la source de tels embarras, que certains opérateurs n'avaient rien trouvé de mieux que de recourir à la section du tendon du triceps ou du tendon rotulien. M. Mendoza (de Barcelone) (1), à l'aide du chloroforme, vint facilement à bout d'un déplacement de ce genre contre lequel avaient échoué tous les efforts. On peut en dire autant de ces luxations du pouce en avant, dans lesquelles la tête du premier métacarpien, passant entre les deux faisceaux du court fléchisseur, se trouve engagée dans une véritable boutonnière musculaire, formée d'un côté par le muscle court abducteur et la portion externe du court fléchisseur, et de l'autre par la portion interne du court fléchisseur, le tendon du long fléchisseur, et l'adducteur transverse. La résistance opposée par cette disposition anatomique est telle, qu'elle entraînait fréquemment l'irréductibilité, et que, pour en triompher, plusieurs chirurgiens, et en particulier M. Malgaigne, avaient conseillé la section, soit directe, soit sous-cutanée, de la lèvre externe de la boutonnière. Cette opération préliminaire devient désormais inutile avec le chloroforme. Il suffit de mettre les muscles dans le relâchement pour dégager le plus facilement du monde la tête osseuse, soit en repoussant directement le métacarpien en arrière, soit en lui faisant exécuter un mouvement de rotation de dehors en dedans, comme le recommande M. Demarquay (2). M. Bouisson, l'un des premiers, eut recours au chloroforme dans cette

(1) *El Telegrapho medico*, 1848.

(2) Demarquay, *Mémoire sur la luxation du pouce en arrière* (*Mémoires de la Société de chirurgie*, t. III, p. 114.)

variété de luxation; il le fit avec un succès complet et sans effort (1).

Il suffit de rappeler ces quelques exemples de luxations difficiles, traitées heureusement et sans beaucoup de difficultés, pour faire comprendre l'étendue et l'importance des services rendus par l'anesthésie chirurgicale à la thérapeutique des luxations récentes. Si le but est aussi facilement atteint dans les cas exceptionnels, à plus forte raison dans tous les autres. Avec un peu de chloroforme et quelques minutes d'attente, tout chirurgien, assisté d'un ou de deux aides, peut s'affranchir, à moins de circonstances exceptionnelles, des nombreux procédés de réduction dont les détails s'étalent encore compendieusement dans les traités classiques les plus modernes.

De ce qui précède, on peut déduire le degré d'importance qu'il faut attribuer aux résistances passives dans les difficultés de la réduction. Les déchirures de la capsule simulant une boutonnière à travers laquelle s'échappe la tête de l'os, la tension de certains ligaments, l'enroulement des tendons autour des parties déplacées, l'intervention de certaines saillies, de certaines anfractuosités osseuses.... toutes ces complications, quand elles existent réellement, sont amoindries, par l'état de résolution musculaire, à tel point qu'on n'a plus que de très rares occasions de les observer. C'est presque comme sur le cadavre.

B. *Luxations anciennes.* — Les luxations abandonnées à elles-mêmes deviennent le siége de transformations que les recherches expérimentales aussi bien que les dissections faites chez l'homme ont appris à bien connaître. La contusion qui résulte de l'accident, l'infiltration d'une quantité plus ou moins considérable de sang dans la trame des tissus, la pression exercée par la tête luxée, amènent inévitablement un travail inflammatoire, qui intéresse non-seulement les lambeaux déchirés de la capsule, mais aussi le tissu cellulaire et les mus-

(1) Bouisson, p. 461.

cles du voisinage. Par le fait de cette réaction qui a peu de tendance à donner du pus, le tissu cellulaire infiltré de produits nouveaux s'épaissit, se transforme en une membrane solide, qui se détache de plus en plus des parties voisines, et ne tarde pas à constituer, à l'aide d'adhérences multiples, uue sorte de capsule adventice, d'abord fibreuse, plus tard incrustée de noyaux ossiformes, et quelquefois de jetées osseuses. C'est elle qui maintient solidement l'os dans ses rapports nouveaux. Tantôt cette cavité articulaire de nouvelle formation est indépendante de l'ancienne; d'autres fois elles communiquent entre elles, et maintiennent un chemin plus ou moins largement ouvert à la réduction. D'un autre côté, les surfaces articulaires s'accommodent à leurs nouveaux rapports et leurs nouvelles fonctions. Les portions osseuses qui sont soumises à une pression réciproque s'atrophient, disparaissent par usure; les autres, libres de toute pression, s'hypertrophient, donnent naissance à des stalactites, des végétations irrégulières. Les cavités articulaires abandonnées s'effacent, se rétrécissent, et quelquefois sont comblées de très bonne heure par les débris, revenus sur eux-mêmes, de la membrane synoviale. Enfin les muscles, directement atteints dans leur structure par le travail phlegmasique, condamnés à un repos absolu et prolongé, subissent une transformation qui aboutit à une dégénérescence graisseuse, et par conséquent à la perte absolue de leur pouvoir contractile. Tous ces changements, au point de vue particulier qui nous occupe, peuvent se résumer en un mot : substitution progressive de résistances passives aux forces actives qui constituaient dans le principe le seul obstacle important à la réduction. Ce n'était pas inutile de les exposer ici, afin de mieux apprécier le rôle réservé aux anesthésiques. Il n'est plus le même que tout à l'heure. Du moment que les contractions musculaires cessent d'être la seule ou la principale résistance à surmonter, l'influence de l'agent qui a le pouvoir de les annihiler, cesse d'être prépondérante. Comme ce sont des résistances passives contre lesquelles on lutte, c'est le degré même de ces résistances, et en particulier l'état de l'articulation qui marque dans la pratique la limite de l'intervention fructueuse du chloroforme. Néanmoins, appliqué au traitement de ces accidents éloignés, il peut rendre encore des services signalés. Du moment que l'opérateur n'a plus à tenir compte de la douleur, il devient plus entreprenant à l'endroit de ces tentatives tardives, qui lui inspiraient d'autant plus de défiance qu'elles étaient plus douloureuses, plus graves et plus incertaines. Chez un malade rendu insensible, le mode opératoire peut être d'ailleurs modifié avantageusement : au lieu de chercher à rompre les adhérences par des efforts d'extension, ce qui exige un déploiement de forces excessif, et peut amener des accidents, on remplit plus fructueusement le même but, en imprimant au membre luxé des mouvements modérés dans tous les sens, destinés à déchirer successivement les diverses parties du nouvel appareil ligamenteux. La réduction qu'on recherche est ainsi précédée d'une sorte de luxation de l'os déplacé hors de la cavité accidentelle qu'il s'est formé. Une fois mobilisé de la sorte, il cédera bien plus facilement aux efforts de traction ; ceux-ci pourront être plus doux, plus modérés, et partant moins dangereux. Sans doute, l'opération ainsi décomposée sera plus longue, mais ce qui serait une objection sérieuse en dehors de l'anesthésie, à cause des douleurs excessives que provoquent de pareilles manœuvres, devient un détail insignifiant, s'il est possible, de la sorte, d'espérer plus de succès et de diminuer le nombre des accidents. Sur ce point, l'éther et le chloroforme ont incontestablement fait reculer les limites de l'art chirurgical, et permis d'agir dans des conditions où l'on se serait abstenu sans leur concours. D'ailleurs leur influence sur le système musculaire n'est pas sans quelque importance : si la contractilité musculaire a disparu dans le voisinage de la luxation invétérée, presque toujours elle n'est qu'affaiblie dans le reste du membre, et cause encore de sérieux embarras. Aussi résulte-t-il, des observations recueillies à l'Hôtel-Dieu de Lyon par M. Bouchacourt (1), que, sous l'influence des anesthésiques, non-seulement la douleur a été abolie, mais il n'a pas été nécessaire de déployer autant de forces que par la méthode ordinaire. On a souvent agité la question de savoir jusqu'à quelle époque il était prudent de recourir, en s'aidant du chloroforme, aux tentatives de réduction. A cet égard, il n'existe encore que des données peu certaines, et il en sera longtemps ainsi. L'âge du sujet, la variété de la luxation, l'étendue des déplacements, l'aptitude individuelle, et mille circonstances diverses contribuent à rendre presque personnelles les suites des luxations non réduites. C'est ainsi que chez les sujets robustes, musculeux, les obstacles deviendront beaucoup plus rapidement insurmontables que chez les sujets âgés et affaiblis. Une condition bien autrement importante, et sur laquelle M. Malgaigne (2) a appelé l'attention, réside dans le degré même du déplacement. Telle luxation incomplète de l'humérus peut encore être entreprise avec succès, au bout d'une année, tandis qu'une luxation sous-coracoïdienne et sous-claviculaire laissera peu d'espoir après quelques mois. Les réserves précédentes conservent toute leur valeur malgré le concours des agents anesthésiques. Toutefois, comme avec ces derniers on a moins à craindre de graves désordres, nous pensons qu'il est possible de fixer à des limites moins étroites que celles de Boyer et d'Astley Cooper, le laps de temps après lequel on ne doit plus faire de tentatives de réduction. A des époques éloignées de l'accident, on n'obtiendra pas toujours, et du premier coup, un succès complet ; mais il sera possible, dans bien des cas, par des essais réitérés, par des mouvements intelligemment combinés, quelquefois avec l'aide de certaines sections sous-cutanées, d'obtenir ce qu'on peut appeler un demi-succès, c'est-à-dire de placer le membre dans une

(1) Bouchacourt, *Mém. cité.*

(2) *Traité des fractures et des luxations.* Paris, 1855, p. 187.

attitude qui amoindrit la difformité, qui restitue au malade une partie des mouvements perdus. De tels essais réclament pour garantie un surcroît de circonspection et de précision dans le diagnostic ; car si le chloroforme peut être d'un grand secours lorsqu'il s'agit de rompre des adhérences, il n'empêchera pas, dans les cas où la cavité articulaire est comblée, ou détruite sur ses bords, de laisser au malade, après une opération périlleuse, un membre aussi inutile qu'auparavant.

C. *Des luxations compliquées.* — Parmi les accidents qui peuvent compliquer la luxation, il en est un qui mérite de fixer l'attention au point de vue des applications de l'anesthésie, c'est la fracture concomitante de l'os déplacé. A l'égard de la réduction, la rupture osseuse a pour conséquence de rendre impraticables les efforts d'extension, et de priver l'opérateur du bras de levier à l'aide duquel il exécute les mouvements appropriés. Plus la fracture se rapproche du siége de la luxation, plus cette double conséquence acquiert d'importance. Ces motifs, autant que les résultats de l'observation, conduisirent de bonne heure les chirurgiens à regarder comme impossible la réduction des luxations compliquées de fracture, surtout lorsque celle-ci siégeait au milieu de masses musculaires considérables, comme à l'épaule, à la cuisse. Heister (1), Boyer (2), Delpech (3), signalent même comme dangereuses les tentatives qui seraient faites dans ce but. Cependant un certain nombre d'opérateurs se sont écartés de ce précepte, et ils ont réussi dans plusieurs cas, dont on peut consulter les détails dans la thèse de M. Morel-Lavallée (4) le rapport de M. Gosselin (5) et l'ouvrage de M. Malgaigne (6).

(1) *Institutiones chirurgiæ*, t. II, p. 230.

(2) Boyer, *Traité des maladies chirurgicales*, édition de Ph. Boyer, t. III, p. 52.

(3) Delpech, *Maladies chirurgicales*, t. III, p. 40.

(4) Morel-Lavallée, *Des luxations compliquées* (thèse de concours). Paris, 1851.

(5) Gosselin, *Rapport sur un travail de M. Richet* (*Mémoires de la Société de chirurgie*, t. III, p. 469 et suiv.).

(6) Malgaigne, *ouvr. cité*, p. 204 et suiv.

Les uns étaient parvenus à réduire à l'aide d'un mouvement de bascule imprimé au fragment supérieur; d'autres, en repoussant directement la tête luxée dans sa cavité avec les doigts ou le plein d'une serviette, en même temps qu'ils faisaient pratiquer l'extension sur l'extrémité inférieure du membre fracturé, maintenu dans sa rectitude à l'aide d'un appareil bien appliqué. L'extension, suivant la judicieuse expression de M. Malgaigne « était plutôt dans l'idée des chirurgiens que dans sa manœuvre » (1), car si elle avait réellement existé, elle aurait eu beaucoup moins pour effet d'agir sur la luxation que de tirailler les muscles au niveau de la fracture, et de provoquer leur contraction. Dans les cas où le fragment supérieur n'offrait pas assez de longueur pour permettre l'extension ou le mouvement de bascule, la seule manœuvre efficace se réduisait au simple replacement direct de la tête luxée : c'est ce procédé qui a été désigné par quelques auteurs sous le nom de *procédé par coaptation, par pressions latérales*, par Gerdy sous le nom de *méthode répulsive directe*, et par M. Richet sous le nom de *méthode par refoulement*. Toutefois, si l'idée du *refoulement* existait depuis un certain temps dans la science, comme l'expression la plus rationnelle de ce qui reste à faire dans ces cas difficiles, elle n'inspirait qu'une médiocre confiance, et ceux-là même qui en avaient parlé le plus savamment, ne laissaient pas que de donner à entendre que les tentatives de refoulement échouaient à peu près nécessairement, comme les autres procédés, et que la luxation d'un fémur ou d'un humérus fracturés à la hauteur de leur col était à peu près irrémédiable. On conçoit facilement, en effet, quelle disproportion existait entre les moyens d'action représentés par les doigts du chirurgien, et les moyens de résistance représentés par des masses musculaires énergiquement contractées. M. Chassai-

(1) Malgaigne, *ibid.*, p. 206.

gnac (1) et peu de temps après MM. Nélaton et Am. Forget (2), entrevirent, les premiers, les avantages que l'on pourrait tirer du chloroforme en pareille circonstance; mais c'est à M. Richet (3) que revient le mérite d'avoir fécondé cette idée, en posant en principe le précepte de ne recourir au refoulement qu'après avoir obtenu la résolution musculaire, considérée, ajoute-t-il, comme la meilleure condition de succès. Il a fondé une méthode thérapeutique nouvelle, dont le résultat a été de faire abandonner la voie stérile de la temporisation, recommandée par Boyer, Delpech et Dupuytren dans les accidents de ce genre.

Les avantages que l'on peut en espérer sont variables suivant l'espèce de fracture ; c'est là un point de la question qui a été habilement mis en lumière par Lenoir (4), dans la discussion ouverte à la Société de chirurgie sur le rapport de M. Gosselin. Dans les fractures du col chirurgical, qui sont de beaucoup les plus fréquentes, le refoulement aidé de l'anesthésie, et pratiqué peu de temps après l'accident, réussira presque toujours, parce que le fragment supérieur offre assez de prise, pour être replacé.

A l'égard des luxations compliquées de fracture du col anatomique, et dans lesquelles la partie luxée est réduite à la tête articulaire, comme il arrive dans certaines luxations de l'épaule, les succès de l'éthérisation seront moins manifestes, parce qu'on aura à lutter contre des difficultés plus grandes. La première réside dans l'obscurité du diagnostic de ces sortes de lésions. Elles sont habituellement le résultat d'une chute violente sur le moignon de l'épaule. Les parties molles, infiltrées de sang, sont le siége d'un gonflement considérable qui forme

(1) Chassaignac, *Fractures compliquées* (thèse de concours). Paris, 1850.

(2) *Bulletin de la Société de chirurgie*, t. III, p. 103.

(3) *De la possibilité de réduire les luxations de l'extrémité supérieure de l'humérus et du fémur, compliquées de fractures de ces os* (*Mémoires de la Société de chirurgie*, t. III, p. 445).

(4) *Bulletin de la Société de chirurgie*, t. III, p. 186.

un obsstacle insurmontable à l'exploration. En outre, la déformation du membre est à peine marquée. Le fragment inférieur vient prendre un point d'appui contre la cavité glénoïde, de façon à conserver au muscle deltoïde sa forme normale, sauf une légère dépression. La crépitation n'est pas franche. Comme elle résulte du contact de l'extrémité supérieure du fragment inférieur avec la surface lisse encroûtée de cartilages de l'articulation, elle n'est représentée que par un frottement rude, sourd, bien plus propre à faire croire à l'existence d'une contusion articulaire qu'à une fracture. Ces difficultés sont assez sérieuses pour avoir conduit à des erreurs de diagnostic les cliniciens les plus habiles. Elles ne sont pourtant pas insurmontables avec le chloroforme. La constatation de la tête de l'os dans le voisinage de l'article et la vacuité de la cavité glénoïde devront être l'objet de toute l'attention du chirurgien. Pour cela, il faudra, une fois la résolution musculaire obtenue, exercer avec la main des pressions graduées, au niveau de l'articulation et du point où l'on suppose la tête osseuse, pour déprimer les parties molles, et chasser les liquides dont elles sont gorgées, de façon à atteindre et explorer les régions profondes. Quelques secousses imprimées au fragment inférieur, tantôt en avant, tantôt en arrière, seconderont avec avantage les tentatives faites directement. Si, malgré tous ces soins, le diagnostic n'a pu être posé immédiatement, pour peu qu'il reste de doute dans l'esprit, il conviendra de renouveler les recherches au moment où le gonflement commence à disparaître, car on sait que bon nombre de ces lésions n'ont été reconnues qu'au bout de dix, quinze et même vingt jours.

Le procédé recommandé par M. Richet ne diffère pas sensiblement de ceux qui étaient connus auparavant. Il consiste le plus souvent à prendre un point d'appui sur l'acromion avec les deux pouces, et à fouiller le creux de l'aisselle avec les deux mains agissant isolément ou entrecroisées.

Un procédé qui nous paraît très rationnel, surtout dans les cas de luxation intra-coracoïdienne, et qui, d'ailleurs, a été employé avec succès par M. Robert, consiste à glisser la main aussi profondément que possible entre la face profonde du grand pectoral et les parois thoraciques, de façon à aller à la rencontre de la tête humérale avec les doigts repliés en crochet. Afin de faciliter cette manœuvre, il est bon de mettre le grand pectoral dans le plus grand relâchement possible, en portant, avec la main restée libre, le bras du blessé en avant et en dedans. On pourrait encore, ainsi que le conseille M. Larrey, substituer aux doigts un instrument analogue au forceps, dont l'une des branches appliquée sur l'os luxé permettrait au besoin de suppléer à l'insuffisance de la pression digitale.

Les accidents auxquels ce mode de traitement a pour but de remédier sont trop rares pour qu'il soit possible encore d'avoir une opinion motivée sur son importance pratique. Mais, quel que soit l'avenir réservé à cette conquête chirurgicale, elle comptera parmi les progrès dont la science est redevable à la méthode anesthésique.

Les avantages de l'anesthésie en ce qui concerne la thérapeutique des luxations, sont tellement connus et appréciés, qu'il importe moins de les faire valoir, que de prévenir contre des entraînements irréfléchis. Non-seulement il faut s'abstenir quand il existe quelque contre-indication dans l'état de santé habituel du sujet, mais aussi quand on remarque cet état de prostration causé quelquefois par le traumatisme; ce qui sera d'autant moins regrettable que les muscles sont alors à demi paralysés. Il en serait de même, à plus forte raison, si le blessé était sous le coup d'un ébranlement cérébral avec perte de connaissance. D'un autre côté, le désir de faciliter la réduction ne doit jamais faire oublier que la chloroformisation est une opération sérieuse, à laquelle on ne doit recourir que quand elle est nécessaire. Par conséquent, une luxation étant donnée, il faut d'abord tenter de la réduire avec les ressources dont on dispose, toutes les fois qu'on peut le faire avec quelques chances de succès. Ce n'est qu'après avoir échoué qu'on doit recourir au chloroforme, et le faire immédiatement, car tout ajournement complique la situation du malade, et compromet les bénéfices de l'anesthésie.

La chloroformisation, appliquée au traitement des luxations, ne comporte aucune recommandation particulière. Que ce soit pour une luxation récente, ancienne ou compliquée, il est indispensable d'amener progressivement le malade à la période de résolution musculaire, avant de commencer les manœuvres. Ce précepte est d'autant plus important, qu'une anesthésie incomplète, avec persistance des mouvements réflexes, ne ferait qu'augmenter les difficultés au lieu de les aplanir. Par la même raison, l'anesthésie doit être entretenue au même degré, pendant toute la durée, quelquefois assez longue surtout, quand il s'agit de luxations anciennes, des tentatives de réduction.

§ III. — **Contractures musculaires. — Attitude vicieuse des membres.**

Les anesthésiques ont été fréquemment employés pour combattre l'état de contracture musculaire. Quand il s'agit de contractures avec perte du pouvoir contractile, c'est-à-dire de contractures passives, ils n'exercent aucune action spéciale; leur intervention ne peut avoir d'autre but que la suppression de la douleur. Dans les contractures actives, au contraire, l'éthérisation fait instantanément disparaître toute trace d'accident. Mais si le moyen est infaillible pour faire cesser le spasme, il n'en est plus de même pour supprimer les causes qui le produisent.

La contracture peut être sous la dépendance d'une excitation morbide des centres nerveux avec ou sans affection organique concomitante. Ainsi qu'on pouvait le prévoir, les résultats de l'éthérisation sont peu efficaces en pareil cas. D'après les observations de M. Gery fils, recueillies dans le service de M. Grisolle, les inhalations de chloroforme, appliquées au traitement des contractures des extrémités, n'amenèrent qu'un soulagement de courte durée. Le mal se reproduisit sitôt que la contractilité put s'exercer (1) ; il est vrai qu'une seconde administration du remède amena la guérison, mais que peut-on en conclure à l'égard d'accidents qui ont de la tendance à cesser spontanément ? Dans un cas de contracture des muscles du mollet, qui avait déterminé un pied bot équin accidentel, et pour lequel on avait employé infructueusement des mouvements méthodiques, M. Soulé (de Bordeaux) fit également usage du chloroforme. L'anesthésie triompha de la contracture, et permit de remettre le pied en place, mais ce succès dura juste autant que l'état anesthésique. Malgré l'action d'un appareil destiné à maintenir le redressement, la maladie se reproduisit sitôt que le membre fut abandonné à lui-même (2). Les résultats obtenus par M. Briquet, dans le traitement de la contracture hystérique, furent moins avantageux encore. Il n'en est pas tout à fait de même dans les faits observés par M. Delacour (de Rennes) (3). Le chloroforme paraît avoir guéri, dès les premières inhalations, deux cas de contracture hystérique datant de trois mois. Quoi qu'il en soit, la médication anesthésique s'est montrée trop peu efficace dans ces affections pour mériter aucun encouragement. On doit lui substituer d'autres moyens qui, s'ils ne sont plus actifs, ont du moins l'avantage de ne faire courir aucun danger. Il en est de même à plus forte raison, lorsque les contractures sont symptomatiques d'une affection organique déterminée des centres nerveux.

D'autres fois les contractures actives sont le résultat d'actions réflexes sollicitées par quelque état pathologique qui représente un foyer d'excitations douloureuses. Ici le chloroforme est encore tout-puissant contre le symptôme ; mais de plus, en

(1) *Gaz. des hôpit.*, 1852, p. 161.

(2) *Journal de médecine de Bordeaux*, septembre 1851.

(3) Rapport de M. Bouvier sur un mémoire de M. Delacour, professeur adjoint à l'école de médecine de Rennes, et intitulé : *Notes et observations relatives aux contractions musculaires* (*Bulletin de la Société de chirurgie*, t. X, p. 204).

fournissant le moyen de corriger l'attitude vicieuse du membre, il peut contribuer d'une façon indirecte à modifier l'état organique. Les choses se sont passées ainsi dans l'une des observations de M. Delacour : « Un petit garçon de huit ans avait depuis cinq jours la cuisse droite dans une rotation forcée en dehors, l'aine très douloureuse, les muscles fessiers et abducteurs contractés et rigides ; tout effort pour changer l'attitude du membre causait des douleurs intolérables. Une luxation semblait imminente. A l'aide du chloroforme, on plaça sans peine le malade dans une position convenable, sur un double plan incliné. Les douleurs cessèrent, et l'enfant put marcher au bout de quelques jours ; la maladie ne s'est pas reproduite (1). » M. Verneuil a communiqué à la Société de chirurgie une observation comparable à la précédente, et relative à une jeune fille de quinze ans, chez laquelle les inhalations anesthésiques, en aidant à remédier à une attitude vicieuse, mirent fin très promptement à des symptômes qui faisaient craindre le début d'une coxalgie. L'obscurité du diagnostic dans ces cas difficiles fait que l'on est encore incertain sur la nature des services que procure l'anesthésie : pour les uns, il n'est pas douteux qu'en permettant de placer et de maintenir le membre dévié dans une bonne position, elle ne détermine la rétrocession d'une affection articulaire au début : son rôle, pour les autres, se borne à modifier avantageusement un état névropathique local qui tenait sous sa dépendance les contractures musculaires.

Dans les affections articulaires confirmées, tout le monde s'accorde à reconnaître que si le redressement est impuissant pour amener la guérison de l'articulation malade, il agit toujours favorablement ; il calme les douleurs d'une façon durable, modère l'inflammation, et prépare des conséquences moins fâcheuses à l'issue de la maladie, en maintenant le membre dans une bonne position. On avait déjà constaté depuis

(1) *Rapport cité* de Bouvier.

longtemps l'utilité de ce moyen de traitement dans certaines arthrites avec déviation, et dans certaines ankyloses vicieuses quand la soudure n'était pas osseuse. Bonnet (de Lyon), en particulier, avait pratiqué le redressement avec succès dans quelques cas d'arthrite du genou et du cou-de-pied. Mais ces tentatives, en raison des douleurs excessives qu'elles causaient au malade et des inflammations dont elles étaient le point de départ, effrayaient à juste titre. Le redressement n'était tenté que dans des cas exceptionnels et d'une façon timide, à l'aide d'appareils de mouvement. En supprimant la douleur et paralysant les muscles, l'anesthésie permettait d'en généraliser l'emploi, et surtout de substituer au redressement lent et progressif le redressement immédiat, sans lequel l'application d'un appareil inamovible, considérée comme une suite indispensable du traitement, n'était pas possible : à ce titre, l'emploi du chloroforme inaugurait une méthode thérapeutique nouvelle, dont l'efficacité peut être contestée, mais dont l'application est devenue très facile.

C'est surtout dans le traitement de la coxalgie que le redressement immédiat sous l'influence de l'anesthésie a été expérimenté. M. Langenbeck, le premier, fit connaître un cas de succès. MM. Crocq, Dieffenbach, Behrend (de Berlin), et surtout Bonnet (de Lyon) obtinrent également des résultats encourageants. Dans onze cas de coxalgie publiés dans le courant des années 1853, 1855 et 1857 par M. Behrend, le traitement fut constamment suivi, ou d'une guérison complète, ou d'une amélioration notable. Après l'avoir expérimenté avec succès pendant plusieurs années à l'Hôtel-Dieu de Lyon, et l'avoir fait adopter par plusieurs chirurgiens de cette ville, Bonnet vint à Paris faire valoir le redressement immédiat ; il souleva des discussions, provoqua des vérifications cliniques, traita lui-même plusieurs malades, appela l'attention par tous les moyens possibles, en un mot, sur cette méthode dont il résume ainsi les avantages : « On favorise, par ce moyen, la résolution des engorgements, et l'on calme les douleurs parce que l'on fait cesser la distension continue des parties molles placées sur le côté convexe des déformations et les pressions anormales des os du côté de la concavité ; de plus, on prévient par ce moyen une claudication grave, incurable, ainsi que l'impossibilité de faire une marche prolongée (1). » Quand il existe des complications telles que de vastes collections purulentes, un état fébrile continu, les résultats, pour être moins positifs, n'en témoignent pas moins de l'avantage incontestable du redressement immédiat, suivi de l'application d'un appareil inamovible sur les autres méthodes de traitement.

La règle essentielle qu'il recommande pour opérer ce redressement, consiste avant tout à assouplir la hanche, à lui rendre sa mobilité par une succession douce et graduée de mouvements de flexion et d'extension, bornés aux limites des mouvements physiologiques. Après ces manœuvres qu'il est parfois indispensable de prolonger pendant dix, quinze, et même vingt minutes, on parvient, en employant plus de persévérance que de force, à ébranler le fémur, et à faire entendre des craquements caractéristiques. C'est alors qu'on peut faire exécuter quelques mouvements de circumduction, destinés à compléter l'assouplissement. Sans cette sage lenteur, on s'expose à ne pas atteindre le but si l'on agit avec modération, à provoquer quelque fracture si l'on procède avec violence. Nous tenions à rappeler ces détails opératoires, pour montrer combien la méthode du redressement immédiat se trouve intimement liée à l'existence de la méthode anesthésique. Comment serait-elle réalisable avec un système musculaire en état de contraction douloureuse? Quel est le chirurgien assez stoïque et assez confiant dans un moyen de traitement encore peu expérimenté, pour imposer à un pauvre patient dix minutes ou un quart d'heure d'aussi cruelles souffrances?

(1) *Méthode du redressement immédiat dans les coxalgies*, par M. Bonnet, professeur à l'école secondaire de Lyon (*Bulletin de la Société de chirurgie*, t. IX, p. 48 et suiv.).

Les procédés de Bonnet ont été répétés un certain nombre de fois. Il faut bien le dire, les résultats n'ont pas été aussi satisfaisants à Paris qu'à Lyon. Il paraît même que les manœuvres du redressement n'ont pas toujours été inoffensives, qu'elles ont été suivies de réactions vives, de suppuration, etc. Une pareille contradiction n'a rien qui doive surprendre à l'égard d'une affection dont la gravité est si intimement liée à l'état général du sujet. C'est sur la qualité bien plus que sur le nombre des faits qu'il faudrait baser une appréciation qui manque jusqu'alors. Quoi qu'il en soit, on sait déjà que la méthode du redressement brusque, appliquée soit pendant la période aiguë, soit pendant la période chronique de la coxalgie avec déviation du membre, calme immédiatement les douleurs, favorise le repos du malade, et lui permet, après quelques jours, à l'aide du bandage inamovible, de prendre un peu d'exercice. Une aussi grande amélioration dans les conditions hygiéniques dont le concours exerce sur la maladie l'influence la moins contestée, nous paraît plus que suffisante pour préserver de l'oubli les doctrines dont Bonnet s'est fait le principal défenseur.

ARTICLE VII.

PRATIQUE DES ACCOUCHEMENTS.

On sait depuis longtemps, par un certain nombre de faits consignés dans les annales de la science, de même que par les expériences sur les animaux, que la perte de l'activité volontaire et la paralysie du sentiment et du mouvement ne sont point un obstacle à la parturition. Ollivier a cité l'exemple d'une femme chez laquelle l'accouchement se fit sans difficulté, bien que la moelle épinière fût détruite par une collection d'acéphalocystes (1). Hasse a vu la même chose dans un cas

(1) Ollivier, *Traité des maladies de la moelle*, p. 784.

de fracture des vertèbres cervicales (1). Nous avons rapporté précédemment l'exemple de cette femme observée par Deneux, et qui accoucha sans douleur pendant le coma de l'ivresse (2). Chez une malade de M. Honoré Chailly, le travail se continua pendant la période comateuse de l'éclampsie (3). Smellie, Lamothe, Haller, etc., avaient déjà fait connaître des faits analogues : ce qui leur avait permis d'établir en principe, que l'accouchement pouvait se faire à l'insu de la femme. La physiologie avait également démontré depuis longtemps que la section des muscles abdominaux ne rendait pas impossible l'accomplissement du part. Par analogie, M. Simpson pensa qu'il devait en être de même pendant l'état ansthésique. Ce fut le 19 janvier 1847 que l'entreprenant professeur d'Édimbourg (4) jugea l'occasion favorable pour s'en assurer. Il s'agissait d'une application de forceps chez une femme atteinte d'un rétrécissement assez prononcé du bassin. Assisté de M. Figg, médecin ordinaire de la malade, et des docteurs Zeigler et Keith, il administra l'éther pendant le travail ; tout se passa de la façon la plus satisfaisante. Malgré l'insensibilité et la résolution musculaire, la matrice continua à se contracter avec régularité. D'autres tentatives faites pendant des accouchements naturels ou réclamant l'usage du forceps, lui parurent assez probantes pour mériter d'être signalées, et le 10 février 1847 il établit, dans une communication faite à la Société obstétricale d'Édimbourg, les bases de l'anesthésie obstétricale (5).

Le 30 janvier de la même année, M. Fournier-Deschamps

(1) Hasse, *Untersuchongen zur Physiologie.*

(2) Voyez l'*historique*, p. 17.

(3) *Union médicale*, 1852.

(4) *Monthly Journal of medical science*, 1847, p. 639.

(5) Simpson, *Note sur l'inhalation de l'éther dans la pratique des accouchements*, communiquée par le docteur Duncan (d'Aberdeen), et traduite par M. Campbell dans *Union médicale*, 1847, p. 120. — Procès-verbaux de la Société obstétricale, traduits dans le *Journal des connaissances médico-chirurgicales*, t. XVI, 2e partie, p. 56.

avait déjà publié dans la *Gazette des hôpitaux* (1) un fait d'éthérisation pendant laquelle il avait pu heureusement appliquer le forceps. Le 23 février, M. Dubois fit part à l'Académie de médecine du résultat des expériences qu'il avait entreprises à la clinique d'accouchements. A la même époque, MM. Stoltz (à Strasbourg), Eugène Delmas (à Montpellier), Hanner (à Manheim), Siebolt (à Gœttingue), Grenner (à Dresde), augmentèrent le nombre des observations qui devaient servir à fixer l'opinion sur la valeur de cette innovation thérapeutique. Leur exemple ne tarda pas à être suivi en France par MM. Chailly, Colzat, J. Roux, Villeneuve, en Amérique par M. Channing Clarck, Putmann, etc.

Mais l'impression causée par la lecture de ces divers documents est loin d'être la même, selon qu'ils émanent des accoucheurs français ou des accoucheurs anglais et américains. Les premiers semblent n'avoir eu d'autre but que de constater la possibilité de soustraire la femme en couches à la douleur, sans nuire au travail, tant ils entourent de réserves formelles la question de pratique ; les seconds, au contraire, ne citent leur exemple que pour vulgariser une méthode qu'ils veulent appliquer à tous les accouchements sans distinction. La confiance de M. Simpson sur ce point est telle, qu'il n'hésite pas à prédire qu'avant cinquante ans, l'annulation artificielle de la douleur deviendra une pratique tellement universelle dans les accouchements, que l'abstention sera une rare exception au lieu d'être la règle.

L'avénement du chloroforme ne fit que donner une plus vive impulsion à la nouvelle pratique. C'est encore M. Simpson qui, à la date du 8 novembre 1847, substitua, le premier, le chloroforme à l'éther. Dès le mois d'octobre 1848, il rendit compte des résultats qu'il avait obtenus dans cent cinquante accouchements, tant naturels que contre nature, pratiqués de cette façon. Le succès avait été constant ; pas le moindre accident,

(1) *Lettre de M. Fournier-Deschamps* (*Gazette des hôpitaux*, 1847, p. 52.)

soit du côté de la mère, soit du côté de l'enfant, ne s'était présenté pour assombrir un peu l'attrayant tableau dans lequel il représente la femme, calme et souriante au milieu des plus poignantes douleurs; heureuse et reconnaissante après la délivrance. De pareils débuts étaient trop encourageants pour ne pas trouver de nombreux imitateurs. MM. Keith, chirurgien du *Royal materny Hospital*, Moir, Malcolm, Thomson, Carmichael, Comming, furent aussi heureux dans un nombre considérable d'accouchements de toute nature. Le même engouement se fit bientôt remarquer sur tous les points du royaume uni et de l'Amérique anglaise. M. Dycès, professeur à Aberdeen, annonça 11 cas de succès complet; Steil (de Montrose), 6 ; Pator (de Dundee), 50; Lansdowne (de Bristol), 61; Protheroe Schmith, 125 ; les accoucheurs de Westminster, 105 dans une seule année, etc. Déjà, en 1849, le nombre des accouchements faits par M. Simpson avec le secours du chloroforme s'élevait au chiffre considérable de 1519, sans qu'il ait rencontré un seul accident qui pût être légitimement attribué à cet agent, et le rapport de la Société médicale américaine pour 1850 cite quelque part 2000 accouchements heureusement terminés sans douleur.

En dehors de ces nombreux et éclatants succès, un fait devait encore puissamment contribuer à étendre et à consolider le crédit dont jouissait déjà la nouvelle méthode en Angleterre. Le 7 avril 1853, sur l'approbation de James Clark, médecin ordinaire, et de MM. Locock et Fergusson, accoucheurs de la cour, le chloroforme fut employé dans un des accouchements de la reine d'Angleterre. Ce fut pendant la dernière période seulement que M. Snow, appelé à l'administrer, en fit usage. Les choses se passèrent au mieux, et Sa Majesté témoigna hautement sa satisfaction au sujet d'une découverte capable de soulager et de prévenir la douleur de l'enfantement.

L'Italie et surtout l'Allemagne comptèrent bientôt un assez grand nombre de partisans du chloroforme dans la parturition. Au dire de M. Simpson, dès l'année 1849, on ne faisait plus à

Vienne ni à Wurtzbourg, soit en ville, soit dans les hôpitaux, un seul accouchement sans chloroforme. Le mémoire de Kriëger (de Berlin), publié en 1855, celui de Spiegelberg, lu à la section de gynécologie du congrès de Rome, en 1857, furent entièrement consacrés à démontrer que les anesthésiques, et en particulier le chloroforme, rendaient de grands services à l'art obstétrical, et ne portaient préjudice ni à la mère, ni à l'enfant; opinion que nous voyons partagée dans cette circonstance par MM. Kilian, Schneemann, Bernbaum, Breslau, etc.

En France et en Belgique, le zèle fut loin d'être le même; c'est à peine si, dans les recueils périodiques de l'époque, on rencontre quelques observations relatives à ce sujet. Aussi, en parlant de l'application de l'anesthésie aux accouchements, M. le docteur Graux, rendant compte d'une communication de M. Andrieux, put-il dire au sein de l'Académie belge, sans soulever d'opposition : « L'obstétrique lui devra peu de choses; » la femme est condamnée à enfanter dans la douleur. » Au point de vue de leur pratique, les accoucheurs français gardèrent la réserve, dont MM. P. Dubois, H. Chailly, Danyau, Bouvier, etc., leur avaient donné, dans le principe, l'exemple et le précepte. Ils ne consentirent guère à administrer le chloroforme de même que l'éther qu'à titre d'essai, ou pour remplir quelque indication particulière. Pourtant une tentative de réaction se manifesta vers 1854. M. Alfred Liégard (de Caen), partisan du chloroforme depuis plusieurs années, publia les résultats favorables qu'il avait obtenus (1); et M. Houzelot, converti aux idées anglaises, porta la cause de l'anesthésie obstétricale devant la Société de chirurgie (2). Il fit ressortir, pour l'accouchement naturel, tous les avantages de cette méthode déjà vulgaire en Angleterre, et qui consiste à ne provoquer qu'une anesthésie incomplète avec

(1) *Annales de la Société médico-chirurgicale de Bruges*, 1854.

(2) Houzelot, *Mém. cité*.

conservation de l'intelligence. Dans sa pensée, ce procédé, introduit dans la pratique par MM. Beatty et Murphy, atténue les douleurs, s'il ne les fait disparaître ; il est toujours exempt d'inconvénients et de dangers pour la malade, parce qu'on peut toujours, en se tenant en deçà de la résolution anesthésique, arriver sans danger à l'abolition de la douleur. L'auteur eut la satisfaction de voir ses idées pleinement partagées par son rapporteur, M. Laborie (1); mais les membres de la Société qui prirent part à la discussion, éclairés par le passé de l'anesthésie chirurgicale, se montrèrent moins empressés, et surtout beaucoup moins confiants dans la possibilité de maintenir au gré de l'opérateur la chloroformisation dans des limites connues et constamment inoffensives. Il en fut de même du public médical, qui parut moins sensible à d'aussi séduisantes promesses que subjugué par d'instinctives répulsions ; pour lui, la parturition demeura un acte physiologique, dont il fallait respecter l'expression complète. Ce n'est que dans les cas où des irrégularités, des complications, fortuites ou prévues, viennent contrarier l'œuvre de la nature ou nécessitent l'intervention chirurgicale, que l'anesthésie lui parut être appelée à remplir d'excellentes indications. Telles sont les doctrines que l'on trouve formulées dans la très bonne thèse de concours de M. le docteur Blot, à laquelle nous avons eu souvent recours pour la rédaction de cet article (2), et dans l'ouvrage de Cazeaux (3), qui représentent les derniers travaux publiés en France sur cette matière.

Par ce simple aperçu, on voit où en est la question de l'anesthésie obstétricale, malgré quatorze années d'expérimentation : d'un côté du détroit, des succès, qu'aucun revers incontesté n'est venu ébranler, et que chaque praticien un peu répandu peut mettre par milliers dans la balance ; de l'autre, une

(1) *Rapport de* M. Laborie (*Mémoires de la Société de chirurgie*, t. IV, p. 202).

(2) Blot, *De l'anesthésie appliquée à l'art des accouchements* (thèse de concours). Paris, 1857.

(3) Cazeaux, *Traité des accouchements*, 5e édition.

abstention persistante qu'on n'a pas craint de qualifier de peur irréfléchie ou d'opposition systématique.

Entre ces deux opinions extrêmes, il importe que l'accoucheur puisse prendre un parti avec connaissance de cause, afin que dans l'avenir l'opportunité de l'éthérisation soit moins souvent que par le passé abandonnée à l'initiative de la malade elle-même. Dans les accouchements, les indications de l'anesthésie paraissent à priori plus complexes que partout ailleurs. En chirurgie, il suffit qu'il y ait une douleur suffisamment vive à soulager, une résistance musculaire compromettante à vaincre, pour autoriser l'usage du chloroforme, abstraction faite de toute contre-indication générale. En obstétrique, les conditions sont toutes différentes : les douleurs sont vives, mais elles sont spontanées, et pour quelques physiologistes, indispensables à la fonction dans la grande majorité des cas. Il faut savoir si l'action du chloroforme sur l'activité musculaire, loin d'être avantageuse, ne nuit pas à certaines contractions utiles; il faut de plus s'enquérir de l'influence qu'elle peut avoir sur les accidents primitifs ou consécutifs, sur la santé de la mère, sur celle de l'enfant. Ce serait difficile de fixer les limites dans lesquelles il est sage de se maintenir avant d'avoir examiné séparément chacun de ces points particuliers.

§ I. — Des modifications apportées par l'éthérisation aux conditions de la parturition.

A. *Influence de l'anesthésie sur le pouvoir contractile de l'utérus.* — Il y a dissidence complète à ce sujet. Dans les premiers faits que M. Simpson fit connaître, tantôt les contractions utérines ne furent point modifiées, d'autres fois elles parurent augmentées à tel point même, que chez une malade de *Royal materny Hospital*, chez laquelle le travail était interrompu depuis sept heures, quelques minutes suffirent pour ramener d'énergiques contractions. Il est vrai que dans ce cas et d'autres semblables, Simpson avait ajouté à l'éther de la teinture d'ergot de seigle, et il suppose que ce médicament n'a pas été sans influence sur la contractilité utérine. La matière extractive de l'ergot n'étant point volatile, on ne prévoit guère quelle action elle pourrait exercer quand elle est administrée en inhalation. C'est donc à l'agent anesthésique qu'il est rationnel de rapporter les effets observés.

MM. P. Dubois (1), Danyau (2), Villeneuve (de Marseille) (3), estiment que les contractions utérines ne sont que très rarement influencées par les anesthésiques.

M. Stoltz (4) a constaté que la matrice se contracte plus énergiquement sous l'influence de l'éther, au point de faire obstacle aux manœuvres obstétricales. Il est question d'une semblable surexcitation dans l'une des observations de M. Villeneuve, qui, pour cette raison, eut beaucoup de peine à pratiquer la version.

D'après MM. Bouvier (5), Siebolt (6), Houzelot (7), Beatty (8), les anesthésiques exerceraient une action précisément inverse et entraîneraient une diminution dans le nombre et l'intensité des contractions de la matrice. Dans un cas de la pratique de M. Danyau, les contractions devinrent moins fortes et moins fréquentes ; une autre fois, le changement fut si considérable, et le travail si manifestement ralenti, que l'on fut obligé de renoncer à la chloroformisation. Vingt-cinq minutes après, l'accouchement était terminé (9). Quelques accoucheurs, et en particulier Montgomery, pisent même avoir vu le travail se sus-

(1) *Bulletin de l'Académie de médecine*, t. XII, p. 400.

(2) *Bulletin de la Société de chirurgie*, t. IV, p. 561.

(3) Villeneuve, *De l'éthérisation dans les accouchements.* Marseille, 1847.

(4) *De l'éthérisation appliquée à la pratique des accouchements* (*Gazette médicale de Strasbourg*, 1847, p. 105).

(5) *Bulletin de l'Académie de médecine*, t. XII, p. 453.

(6) *Neue Zeitschr. für Geburtsk.*

(7) Houzelot, *Mém. cité.*

(8) *The Dublin quarterly Journal*, trad. dans la *Gazette des hôpitaux*, 1851, p. 510.

(9) *Bulletin de la Société de chirurgie*, t. IV, p. 563.

pendre et ne reparaître que plusieurs heures après la cessation des inhalations. Toutefois ce ne serait là qu'un effet accidentel, car d'après le témoignage de M. Liégard (de Caen), M. Paul Dubois n'a jamais pu obtenir cette inertie de la matrice, même quand il la recherchait en poussant la chloroformisation jusqu'à ses dernières limites (1).

M. Braun, qui a constaté souvent le ralentissement des contractions utérines dès le début, évalue à vingt minutes la durée moyenne de cette influence déprimante, à laquelle succèdent des contractions régulières, à moins toutefois que l'anesthésie ne soit poussée trop loin.

Il ne manque pas de bonnes raisons pour concilier ces opinions divergentes. D'abord quelques observateurs ont tiré des conculsions d'un trop petit nombre de faits. Rien n'est variable, irrégulier, comme l'état des contractions utérines, non-seulement chez les différentes accouchées, mais encore chez la même femme à deux accouchements différents. Avant de risquer une opinion sur une question où la contre-épreuve est impossible, il faut du moins posséder un assez grand nombre d'observations témoignant toutes d'une influence de même ordre. D'un autre côté, la plupart du temps, les auteurs n'ont pas pris le soin de noter le degré d'anesthésie provoqué chez leurs malades. Cette omission suffirait à elle seule pour expliquer toute apparence de contradiction. Chaque phase de l'éthérisme doit se refléter sur l'organe de la génération, comme sur les autres appareils de la vie organique. Durant la période d'anesthésie incomplète, toutes les fonctions de l'économie sont excitées, la respiration s'accélère, les battements du cœur augmentent de fréquence, etc. Il est rationnel d'étendre cette stimulation à l'utérus lui-même, dont les contractions deviennent plus fréquentes, plus énergiques. M. Stolz, l'un de ceux qui ont mentionné cette suractivité, a pris soin lui-même de rappeler que la femme qui fait le sujet de son observation n'était pas

(1) *Gazette des hôpitaux*, 1859, p. 94.

plongée dans une ivresse éthérée complète. Quand, au contraire, l'éthérisation est très profonde, et la résolution musculaire complète, il n'y a rien de surprenant que l'action stupéfiante retentisse jusque sur les organes internes, et provoque l'atonie temporaire de la matrice. Entre ces deux périodes extrêmes, c'est-à-dire à l'époque qui correspond à ce que nous avons décrit sous le nom de période chirurgicale, l'activité de l'utérus aura son caractère normal, comme cela s'est présenté dans les faits observés par MM. Simpson et Paul Dubois, etc. Pourtant, en continuant à juger par analogie, il doit y avoir encore à cette période un certain ralentissement dans le nombre et la vigueur des contractions, de même qu'il survient constamment une diminution dans le nombre et la force des pulsations du cœur. Le ralentissement du travail, remarqué par un grand nombre d'observateurs dès les premières inhalations, n'est plus une objection quand on se rappelle que fréquemment chez la femme, si l'on fait usage du chloroforme, la période d'excitation manque ou n'est que de très courte durée.

Cette diversité d'influences, facilement déduite du rôle qu'exercent les agents anesthésiques, a été vérifiée dans la pratique par quelques accoucheurs. M. Simpson, dans la deuxième note présentée à la Société obstétricale d'Edimbourg, rapporte deux faits dans lesquels l'état de la matrice était manifestement en rapport avec l'état de l'anesthésie. A mesure que l'éthérisation faisait des progrès, les contractions s'affaiblissaient, et à mesure que la torpeur générale disparaissait, les contractions revenaient avec plus de force. Aussi avait-il conseillé d'employer l'éthérisation maintenue à la première période, pour réveiller les contractions utérines. Des modifications analogues ont été observées par M. Liégard (de Caen) (1), qui les a heureusement utilisées chez les accouchées atteintes de rigidité spasmodique du col utérin.

(1) *Gazette des hôpitaux*, 1856, p. 411.

Une remarque faite par les accoucheurs, et que signale M. Blot (1), c'est que l'influence de l'éther et du chloroforme est variable suivant qu'elle s'exerce pendant la première ou la deuxième partie du travail, avant ou après la dilatation du col. Ils admettent généralement que l'action stupéfiante est plus prompte pendant la première période que pendant la seconde.

B. *Influence de l'anesthésie sur les contractions des muscles abdominaux.* — MM. Simpson et Paul Dubois, et après eux le plus grand nombre des accoucheurs, ont constaté que les muscles larges de l'abdomen, alors même que l'activité volontaire était suspendue, continuaient de se contracter pendant toute la durée de l'accouchement. MM. Scanzoni et Siebold croient seulement avoir remarqué un certain affaiblissement dans l'énergie de leur action, mais pas à un degré suffisant pour entraver la marche du travail. Les muscles des parois abdominales sont animés exclusivement par des nerfs émanés de l'axe cérébro-spinal. Il paraît surprenant au premier abord que leur activité survive à la suspension des phénomènes de la vie animale. M. Longet l'attribue à ce que les muscles abdominaux sont compris dans le groupe des muscles respiratoires, dont l'excitabilité persiste, comme on sait, malgré le collapsus profond dans lequel se trouve plongé l'organisme. « L'effort, en général, écrit-il, et celui qui accompagne l'accouchement en particulier, n'est qu'une modification, un changement passager de l'acte respiratoire. C'est un état pendant lequel doivent énergiquement se contracter les muscles des côtes et des épaules, le diaphragme, les muscles des parois abdominales...... Puisque dans l'éthérisation, en l'absence de la volonté, la respiration persiste dans toute son intégrité, et que le bulbe continue d'inciter tous les muscles qui concourent à son établissement, l'effort résultant de ces mêmes muscles (y compris les muscles abdominaux) doit aussi par conséquent pouvoir se produire encore (2). »

(1) Blot, *Thèse citée*, p. 14.

(2) Longet, *Mém. cité*, p. 40.

Le rapprochement établi par M. Longet entre l'effort et l'acte respiratoire, le conduit à des conclusions que ne justifie pas complétement l'observation. Malgré la persistance de la respiration, les muscles qui concourent à l'effort, tels que ceux de l'épaule, du thorax, de l'abdomen, sont paralysés en même temps que les autres muscles de la vie de relation. C'est même sur ce défaut d'aptitude que reposent tous les avantages que nous avons reconnus à la méthode anesthésique appliquée à la réduction des luxations, des hernies. Il en est de même chez les animaux. Sous ce rapport, les muscles qui concourent à l'établissement et à l'entretien de la fonction respiratoire se partagent en deux groupes : les uns, les muscles respirateurs intrinsèques, continuent leurs fonctions jusqu'à la période ultime de l'éthérisme organique; les autres, les muscles respirateurs externes, qui ne représentent en quelque sorte que des puissances complémentaires, sont bien avant les premiers frappés de paralysie. Voilà pourquoi la respiration, pendant la période d'anesthésie confirmée, cesse d'être complète, et devient presque exclusivement diaphragmatique. Cependant il faut bien expliquer pourquoi les mêmes muscles, soumis dans les deux cas à des excitations puissantes, sont frappés d'inertie, au gré de l'opérateur, quand il s'agit de la réduction d'une hernie, et continuent leur efficace concours pendant les efforts d'expulsion. Nous ne trouvons la raison de cette différence que dans le degré d'anesthésie auquel on a recours dans la pratique, pour ces deux espèces d'opérations. S'agit-il d'une hernie, d'une luxation à réduire, l'éthérisation est forcément conduite jusqu'à la période de résolution musculaire, puisque c'est là le but que l'on se propose ; à ce moment le pouvoir excito-moteur de la moelle est sinon anéanti, du moins considérablement affaibli. S'agit-il d'un accouchement, au contraire, on ne s'attache qu'à la disparition, le plus souvent même à l'atténuation de la douleur. L'action réflexe persiste tout entière ; les relations manifestes qui existent dans l'état de santé entre les viscères et les muscles abdominaux, sont maintenues, et l'incitation émanée de l'utérus pendant le travail peut être encore réfléchie par la moelle sur les plans musculeux du ventre. Aussi, dans les cas exceptionnels où l'éthérisation a été poussée plus avant, et l'action réflexe en partie anéantie, les observateurs ont-ils remarqué que les contractions musculaires abdominales diminuaient d'énergie et pouvaient même faire complètement défaut.

C. *Influence de l'anesthésie sur la résistance du périnée.* — Comme l'avaient avancé MM. Simpson et P. Dubois, dans leur première communication, la résistance du plancher périnéal est paralysée par l'anesthésie. Beaucoup d'observateurs ajoutent même que cette influence s'étend aux parois musculaires du conduit vulvo-vaginal. Telle est en particulier l'opinion de MM. Spiegelberg, Denhans et Thomson. Nous n'attribuons pas cette particularité à ce que les muscles pelviens ne font point partie de l'appareil musculaire respiratoire ; on comprend pourquoi, d'après les raisons exposées plus haut.

Les mouvements réflexes sont toujours le résultat d'une excitation soit physiologique, soit morbide. Quand les muscles abdominaux se contractent pendant la défécation ou l'accouchement, ils répondent à une incitation physiologique ; quand ils le font sous l'influence d'une péritonite, d'un étranglement herniaire, ils répondent à une incitation morbide qui est la douleur. L'incitation, c'est la cause ; la contraction musculaire, c'est l'effet. En supprimant l'une, on supprime l'autre ; en conservant l'une, on entretient l'autre. C'est précisément ce qui s'observe pendant l'anesthésie obstétricale. L'incitation physiologique provenant de l'utérus persiste tardivement, alors les muscles abdominaux continuent de se contracter : au contraire, l'excitation douloureuse provenant de l'état d'extension forcée et de compression directe, dans lequel se trouvent placés les muscles du périnée pendant le travail, disparaît beaucoup plus tôt avec la sensibilité, alors les muscles cessent d'être sollicités et tombent dans le relâchement.

Toutefois l'influence de l'anesthésie n'est point aussi radicale qu'on pourrait le supposer. L'élément contractile est peu développé dans la région périnéale. Il existe en dehors de lui des aponévroses résistantes, une couche adipeuse quelquefois très épaisse qui représentent autant de résistances passives sur lesquelles elle n'a aucune influence. Suivant la judicieuse remarque de M. Blot (1), il faudrait donc se garder de croire que les déchirures du périnée, grâce au chloroforme, seront facilement et presque toujours évitées. La science possède déjà un assez grand nombre de ces accidents survenus pendant l'accouchement, spontané ou artificiel, chez des femmes soumises à l'anesthésie, pour faire cesser toute illusion à cet égard.

D. *Influence de l'anesthésie sur la santé de la mère.* — 1° *Dans les cas d'accouchements simples.* — Pour tous les praticiens, le chloroforme n'a jamais eu la moindre influence fâcheuse sur la santé de la mère. Bien plus, au témoignage des accoucheurs anglais, non-seulement les accouchées qui ont respiré du chloroforme ne sont exposées à aucun accident spécial, mais l'idée d'accoucher sans douleur produit l'effet le plus favorable. Sitôt le travail terminé, la femme semble sortir d'un sommeil réparateur ; elle est gaie, fraîche, exempte de cette lassitude, de cette sorte de frisson qui suit souvent l'accouchement ordinaire. La convalescence est plus courte, les complications puerpérales plus rares et moins graves. Dès 1847, M. Roux (de Toulon) avait établi, ce qui n'a pas été démenti depuis, que les suites de couches n'étaient pas modifiées par l'usage de l'anesthésie, notamment en ce qui concerne l'allaitement.

2° *Dans les cas d'accouchements compliqués.* — Ce qui doit préoccuper le plus, est de savoir quelle influence peuvent exercer les anesthésiques sur la fréquence et la gravité des accidents spéciaux à l'accouchement et à ses suites.

a. *Inertie de l'utérus et hémorrhagie.* — L'action déjà étu-

(1) Blot, *Thèse citée*, p. 19.

diée du chloroforme sur la contractilité utérine confirme ce que les observateurs ont constaté : les femmes chloroformisées pendant l'accouchement ne paraissent pas plus exposées que les autres à l'inertie de la matrice, à la condition toutefois de ne pas tenir compte, puisque l'activité du travail, toutes choses égales d'ailleurs, paraît être en rapport avec le degré de l'éthérisme, des cas dans lesquels l'anesthésie aurait été poussée, soit volontairement, soit involontairement, au delà des limites imposées par la pratique, à l'anesthésie obstétricale. Cependant le ralentissement dans les contractions, observé quelquefois dès le début des inhalations, et auquel on n'a pas attaché grande importance en ce qui concerne la marche et l'issue du travail, a paru mériter une attention plus sérieuse au point de vue de l'hémorrhagie. M. Beatty (1), après avoir signalé cet état d'atonie incomplète, avait proposé d'employer concurremment l'ergot de seigle dont l'effet bien connu aurait pour but de contrarier l'influence déprimante des vapeurs anesthésiques. Dans ce but, il faisait administrer à ses malades une dose suffisante de cette substance, et ne commençait les inhalations qu'au moment où son action se faisait sentir. Il bon de conserver le souvenir de cette pratique. Elle peut rendre des services dans quelques cas particuliers, mais il faut renoncer au projet de l'ériger, à l'exemple de l'auteur, en méthode générale. L'organisme humain et en particulier les forces nerveuses ne représentent point une équation qu'il soit possible de maintenir exacte à son gré, au moyen de modifications apportées à l'un ou à l'autre de ces termes. Ajoutons, d'ailleurs, que dans une seconde publication du même auteur sur ce sujet, il n'est plus fait mention de cet emploi simultané de l'ergot de seigle et des anesthésiques (2). M. Burchard (3) a

(1) *Considérations sur l'emploi simultané du chloroforme et du seigle ergoté dans les accouchements* (*The Dublin quarterly Journal*, trad. dans la *Gazette des hôpitaux*, 1851, p. 510).

(2) *Dublin medical Press*, 1855.

(3) Canstatt's, *Jahrescricht*, 1849.

rapporté deux faits dans lesquels la réaction utérine lui a paru notablement affaiblie ; il est vrai qu'ils sont relatifs à des accouchements laborieux, très longs, et bien capables par eux-mêmes d'avoir amené cet état d'atonie. M. Atthil (1), médecin du Rotundo-Hospital de Dublin, a constaté aussi une tendance aux hémorrhagies et à l'inertie consécutive, mais sans grande gravité. Il en est de même de M. Liégard (2), qui, tout en employant le chloroforme de façon à conserver intactes l'intelligence et la volonté, eut néanmoins à combattre une inertie consécutive avec hémorrhagie. M. Blot (3) a remarqué dans les accouchements simples et naturels que la quantité de sang perdu immédiatement après la délivrance était un peu plus abondante que de coutume. Le même auteur rapporte que Duncan, dans deux circonstances, fut également témoin d'une hémorrhagie assez considérable, ce qui lui fit recommander l'administration de l'ergot de seigle à la fin du travail. Les faits dans lesquels on a cru remarquer une certaine prédisposition aux hémorrhagies sont assez nombreux pour être pris en considération ; mais pour les apprécier à leur juste valeur, il est indispensable de leur opposer le nombre infiniment plus considérable d'accouchements dans lesquels on n'a rien observé de semblable, et de rappeler que dans aucun cas, jusqu'à ce jour, une telle prédisposition n'a mis la vie en danger, ni résisté à une médication appropriée.

b. *Eclampsie.* — Il est inutile de faire ressortir à quel degré il importe pour la pratique d'être fixé sur l'influence que peut avoir l'état anesthésique sur cette redoutable complication. La congestion céphalique, presque inévitablement provoquée par l'administration de l'éther, avait paru dans le principe une prédisposition fâcheuse aux attaques d'éclampsie. Vers la même époque, l'observation de Wood (4), devenue fameuse à force

(1) *Société pathologique de Dublin*, séance du 4 mars 1854.

(2) *Gazette des hôpitaux*, 1859, p. 94.

(3) Blot, *Thèse citée*, p. 30.

(4) *London medical Gazette*, 1847.

d'être reproduite, vint prêter un certain appui à cette présomption ; pourtant il est facile de se convaincre qu'il n'y avait là qu'une simple coïncidence. La femme qui en fait le sujet n'avait été éthérisée que pendant les derniers temps du travail et les convulsions ne se déclarèrent que six heures après la cessation des inhalations. L'ivresse éthérée était, par conséquent, dissipée depuis longtemps. Or, on sait combien sont problématiques tous ces accidents qui, dans le principe, étaient attribués aux effets éloignés des agents anesthésiques. Nous pouvons en dire autant des observations sommaires exhibées dans le fougueux réquisitoire de M. Lee (1) contre l'anesthésie obstétricale. Ces faits démontrent que l'éther et le chloroforme n'empêchent pas plus l'explosion de l'éclampsie qu'ils ne la provoquent. Telle est l'opinion de l'immense majorité des chirurgiens.

Il n'en est plus de même de l'influence exercée sur la maladie une fois déclarée. La plupart des observateurs attribuent à l'anesthésie un rôle plutôt favorable que défavorable, et voici comment. Les vapeurs stupéfiantes, sans atteindre le mal dans son principe, annihilent du moins ses manifestations ; la cause des mouvements convulsifs persiste, mais les convulsions ne peuvent plus se produire. Chacun sait que les troubles respiratoires et circulatoires entretenus par cet état convulsif intermittent deviennent par eux-mêmes, après une certaine durée, un véritable danger et la cause prochaine de la mort, par suite de congestions violentes du côté des poumons ou de l'encéphale. Il y a à priori, dans cette action incontestée du chloroforme, un avantage qui est diversement apprécié, mais qui mérite une très sérieuse attention. D'ailleurs, l'expérience s'est déjà prononcée à cet égard. De l'examen des observations qu'il a pu recueillir, il résulte pour M. Blot (2) que jamais

(1) *Dublin med. Press*, 1854 : *Comptes rendus de la Société médico-chirurgicale de Dublin*.

(2) Blot, *Thèse citée*, p. 43.

le chloroforme n'a été nuisible dans l'éclampsie, et que dans bon nombre de faits, évalués par l'auteur à quarante au moins, les convulsions puerpérales semblent avoir été heureusement modifiées. M. le docteur Atthill (1) a obtenu deux succès complets sur six tentatives. MM. Richet et Gros (de Sainte-Marie-aux-Mines) ont eu aussi chacun un succès, quand déjà les autres médications avaient échoué. M. Danyau fut assez heureux également pour avoir deux guérisons sur quatre cas d'éclampsie, traités par le chloroforme. L'un d'eux, en particulier, reproduit dans tous ses détails par M. Blot, nous paraît avoir une grande valeur. On y trouve la preuve que les inhalations de chloroforme font avorter les accès. Il ne s'agissait point de rémissions spontanées, car les inhalations ayant été accidentellement suspendues, les convulsions se reproduisirent instantanément, sous la forme d'attaques bien caractérisées, suivies d'agitation et de coma, tandis que rien de semblable ne reparut sitôt qu'il fut possible de recourir de nouveau à l'anesthésie. L'opinion de M. Braun (de Vienne) n'est pas moins favorable à ce mode de traitement de l'éclampsie, et le sommeil anesthésique lui a donné des résultats qui dépassent tout ce qu'on pouvait en attendre. Dans une série de seize cas d'éclampsie traités par la chloroformisation, la plupart du temps, il a toujours obtenu une guérison complète ; il est vrai que la médication fut complexe. Les purgatifs, les révulsifs, les acides, et surtout les saignées, furent employés, soit après, soit en même temps que le chloroforme. Mais, malgré ces conditions qui amoindrissent un peu la valeur de si beaux résultats, ceux-ci n'en restent pas moins assez significatifs pour être recherchés, surtout quand il s'agit de combattre un accident contre lequel la thérapeutique offre si peu de ressources efficaces.

Il suffit de mentionner certains autres accidents beaucoup plus rares à la suite de l'accouchement, ou ne se montrant guère

(1) *Comptes rendus de la Société pathologique de Dublin*, 1854.

qu'à l'état épidémique, pour faire comprendre que l'anesthésie n'exerce sur eux aucune influence favorable ni fâcheuse. La folie, la manie puerpérale, la mort subite survenant en dehors de l'état anesthésique, la fièvre puerpérale, ne sont pas des dangers que l'abolition de la douleur puisse produire ou conjurer. Telle est, l'opinion autorisée de tous les chirurgiens et accoucheurs.

E. *Influence de l'anesthésie sur l'état de l'enfant.* — M. Hüter (de Margbourg) ayant constaté, à l'aide de l'appareil de Ragsky, la présence du chloroforme dans le sang du cordon ombilical, attribua à cette circonstance la plus forte proportion d'enfants mort-nés qu'il pensait avoir observée depuis que l'on faisait usage des anesthésiques. Le résultat des recherches du professeur de Margbourg est trop conforme à ce qu'enseigne la physiologie expérimentale pour qu'on puisse le révoquer en doute. Mais le passage du chloroforme de la circulation maternelle dans la circulation fœtale, si bien établi qu'il puisse être, est-il capable de nuire?... Plusieurs observateurs ont seulement remarqué une légère accélération dans le pouls chez les nouveau-nés après la délivrance. Au lieu de 130 à 140 pulsations, qui est la moyenne à l'état normal, M. Paul Dubois en a compté 160 et 170 après l'anesthésie. M. Houzelot (1) a noté une influence du même ordre, mais il ne lui attribue aucune conséquence fâcheuse. D'après M. Simpson, les battements du cœur de l'enfant sont aussi légèrement accélérés quand la mère a été soumise à des inhalations un peu prolongées. M. Snow ne serait pas éloigné d'attribuer au chloroforme une action plus profonde, quoique peu marquée, sur le fœtus. L'enfant, au moment de la naissance, lui a paru moins sensible à l'air extérieur. Cette remarque n'a été confirmée par aucun autre accoucheur. Elle se trouve, en particulier, en opposition avec les faits observés par M. Jules Roux (de

(1) Houzelot, *Mém. cité*, p. 16.

Toulon) (1), et dans lesquels l'enfant, même après une anesthésie avec résolution musculaire complète, parut soustrait à toute influence éthérique. On se rappelle qu'Amussat avait déjà signalé quelque chose de comparable à ce qu'a vu M. Snow chez les petits des femelles d'animaux qu'il avait soumis à l'action de l'éther. Ces faits méritent confirmation. Jusqu'alors, à part une insignifiante accélération de la circulation, tous les observateurs, à l'exception de M. Hüter, sont unanimes pour reconnaître que l'anesthésie n'exerce aucune influence fâcheuse sur le fœtus.

§ II. — Des indications et des contre-indications de l'anesthésie obstétricale.

Les remarques précédentes montrent que la chloroformisation n'a aucune action bien marquée, bonne ou mauvaise, sur la marche, l'issue et les suites de l'accouchement. Il en résulte que l'opportunité de l'anesthésie obstétricale peut être discutée au même titre que l'anesthésie appliquée aux autres opérations. Dans un cas comme dans l'autre, c'est une ressource précieuse, mais qui peut avoir ses inconvénients et ses dangers. Par conséquent, en obstétrique comme en chirurgie, le grand intérêt pratique est de décider si l'importance du but, la suppression de la douleur, l'emporte sur la gravité des moyens.

Il est nécessaire d'établir à cet égard une distinction entre les accouchements naturels et les accouchements laborieux ou artificiels.

A. *Accouchements naturels.* — Nous réservons ce nom aux accouchements qui non-seulement se terminent par les seules ressources de la nature, mais encore qui n'offrent dans leur durée, leur marche, ou dans l'état de la patiente, aucune anomalie réclamant quelque indication spéciale. Comme ils représentent les quatre-vingt-dix-neuf centièmes du chiffre total, il en résulte que nous examinons ici les bases mêmes de

(1) Jules Roux, *De l'éthérisme dans l'accouchement* (*Gazette médicale*, 1847, p. 782, et 1848, p. 196).

l'anesthésie obstétricale envisagée comme méthode générale.

Les adversaires de l'anesthésie obstétricale n'ont pas manqué de raisons pour recommander l'abstention. Nous passons sous silence les considérations religieuses invoquées par le puritanisme anglican contre la méthode de M. Simpson (1), qui représente à leurs yeux un acte d'impiété et de rébellion contre la sentence de l'Écriture sainte, qui veut : que *la femme accouche dans la douleur*. On peut en dire autant des motifs extra-scientifiques invoqués par quelques moralistes intolérants, qui proposent de refuser à la femme en couches le bienfait de l'anesthésie, sous prétexte qu'on *ferait de la sorte parler à la nature un langage qui n'est pas le sien ;* qu'on priverait l'accouchée de son libre arbitre au moment le plus solennel de son existence, qu'on substituerait la torpeur stupide de l'ivresse aux jouissances les plus délicates de la maternité. Les apôtres de la douleur auraient pu alléguer encore, à l'exemple de Mojon (2), qu'en soustrayant la femme à ses souffrances, on la privait du bonheur de les voir cesser. Nous doutons fort que de pareils arguments soient de nature à faire une impression bien vive sur l'esprit de la malheureuse en proie aux cruelles angoisses de l'enfantement. C'est dans des considérations d'un autre ordre que le médecin doit puiser ses inspirations. Pour lui, toute la question se résume à ceci : Dans l'accouchement, la douleur des contractions utérines est-elle indispensable, est-elle utile, et à quel degré ? En second lieu, est-elle assez vive, assez redoutable pour autoriser l'accoucheur à faire usage du chloroforme ?

L'influence que peut avoir la suspension de la sensibilité pendant le travail a été très diversement appréciée. On sait quelle est sur ce point l'opinion de la plupart des accoucheurs anglais, et en particulier de ceux d'Édimbourg. Pour eux, la douleur n'est qu'une sensation inutile et une source de dangers.

(1) Simpson, *Answers to some alleged objections to the superinductions of anesthesia in labour*.

(2) Mojon, *Discours sur l'utilité de la douleur*.

Il est actuellement hors de doute que la contraction utérine douloureuse n'est pas un élément essentiel au travail. Chez certaines femmes il n'y a pas du tout de douleurs. Dans la race noire, ainsi que l'a fait remarquer M. Simpson (1), elles sont presque nulles. Enfin, dans un nombre incalculable de cas depuis l'emploi de l'anesthésie obstétricale, l'accouchement, malgré l'état d'insensibilité s'est terminé tout de même et sans inconvénient. Mais en résulte-t-il que la douleur soit complétement inutile ? Nous ne le pensons pas. Nous avons déjà dit que le plus grand nombre des observateurs avaient remarqué, pendant l'état anesthésique, un ralentissement dans la marche du travail, et par conséquent une augmentation relative de sa durée. On sait à quel degré la durée de l'accouchement influe sur son issue. D'autre part, les contractions utérines douloureuses sont le point de départ des excitations, qui, par action réflexe, provoquent l'effort volontaire. Sans doute, avec l'anesthésie, on peut respecter le pouvoir excito-moteur, et par conséquent le principe de ces actions réflexes ; mais, la sensibilité étant perdue, que devient le concours de l'intelligence et de la volonté ? Si les contractions s'exercent encore, le feront-elles avec mesure, d'une façon utile, fructueuse à l'accomplissement de la fonction ? Ne seront-elles pas contrariées, annihilées par d'autres mouvements, difficiles à contenir, exposant à chaque instant la femme à des changements de position ? Il est difficile de ne pas être arrêté par de telles considérations, quand on sait combien, pendant l'anesthésie chirurgicale, les mouvements convulsifs de la période d'excitation sont embarrassants, imprévus, éloignés de la régularité physiologique. D'ailleurs ces inconvénients se laissent pressentir dans quelques-uns des faits publiés. Chez une malade de M. Villeneuve (2), les contractions musculaires furent tellement énergiques, que l'accouchement devint très difficile. Dans un autre cas, il survint des mou-

(1) *Des anesthésiques dans les accouchements* (lettre à M. le professeur Meigs, de Philadelphie), par Simpson, 1848.

(2) Villeneuve, *Mém. cité.*

vements désordonnés et difficiles à contenir, auxquels l'auteur attribue une déchirure du périnée, que rien ne put empêcher. Chez les quinze femmes soumises à l'inhalation du chloroforme par M. Danyau (1), deux fois, malgré tout le calme désirable dans l'intervalle des contractions, il eut à lutter contre des mouvements qui, n'étant plus réglés par la volonté, devinrent irréguliers et fort embarrassants. Pour ce qui concerne la durée et la régularité du travail, il y a, sans contredit, plus d'inconvénients que d'avantages à employer le chloroforme.

Existe-t-il une compensation dans la gravité des douleurs que les anesthésiques sont appelés à calmer? Rien n'est incertain, relatif, on le sait, comme une appréciation de ce genre. Sans nul doute, les douleurs sont très vives dans la parturition. Il suffit de visiter une salle d'accouchements, d'avoir présent à l'esprit le tableau des grandes douleurs, pour se sentir ému de pitié, et pourtant l'esprit maintient une distance profonde entre ces dernières et les douleurs causées par les opérations sanglantes. Les unes appartiennent à la classe des douleurs spontanées; elles sont par ce fait infiniment mieux supportées, et surtout infiniment moins redoutées. Il semblerait que, sous l'influence de l'état psychique qu'elles font naitre ou qu'elles rencontrent, il se développe, dans un cas, une puissance d'accommodation à la souffrance qui n'existe pas dans l'autre. Au demeurant, on trouve une échelle assez exacte de l'intensité de la douleur, dans l'étendue et le caractère des manifestations qu'elle provoque. La douleur de l'accouchement est facilement dominée par la volonté ou une forte contention d'esprit. Tous les jours de pauvres filles-mères accouchent dans l'ombre sans trahir la moindre émotion. On compte les exemples de ceux, quel qu'en soit le sexe, qui affrontent sans sourciller la salle d'opérations. Pour dire toute notre pensée, les effets que provoque le chloroforme chez la femme en couches ont quelque chose de si insolite et de si

(1) *Bulletin de la Société de chirurgie*, t. IV, p. 563.

exclusif, que nous serions tentés de les attribuer, au moins dans certains cas, au caractère même des douleurs, facilement dominées par une influence morale et par un simulacre de chloroformisation. Pour quiconque est habitué à donner du chloroforme, cette idée ne vient-elle pas à l'esprit, au récit d'un accouchement dans lequel la femme pratique elle-même les inhalations, atteint de la sorte l'abolition de la sensibilité sans qu'il survienne de troubles dans les autres facultés de l'encéphale, s'arrête à point, puis recommence au moment où survient le pressentiment d'une nouvelle douleur. D'autres influences secondaires contribuent de leur côté à tromper la vivacité de la douleur obstétricale ; la durée en est limitée, prévue à l'avance : la marche en est intermittente, et la violence contre-balancée par les sentiments de famille et les joies de la maternité.

Dans l'immense majorité des cas, la femme se remet très promptement de l'ébranlement qui en résulte. Pour quelques accoucheurs, il n'en serait plus de même lorsque les douleurs sont longtemps prolongées ; elles deviendraient même une cause de mort assez fréquente. A l'appui de cette assertion, on a invoqué les statistiques publiées par Collins, qui démontrent que sur 7050 femmes chez lesquelles le travail n'avait duré que deux heures, il n'y a eu que 22 morts, soit 1 sur 320 ; tandis que sur 452 femmes chez lesquelles la durée avait été de vingt heures, 42 ont succombé, soit 1 sur 11. La statistique de Collins ne prouve absolument qu'une chose, c'est que la longueur du travail rend l'accouchement beaucoup plus grave. Mais pour qu'il soit possible d'en déduire l'utilité de l'anesthésie, il faudrait encore savoir si c'est parce que la femme a souffert plus longtemps qu'elle a couru plus de dangers, car autrement le chloroforme serait plus nuisible qu'utile, puisqu'il contribuerait encore, sauf indication spéciale, à retarder, par son action sur l'utérus, le moment de la délivrance. Sans doute on doit toujours tenir grand compte de l'épuisement nerveux qu'entraîneraient des douleurs excessives et prolongées, mais ces conditions particulières, sans rapport direct avec la durée du travail, peuvent servir d'indication à une application utile de l'anesthésie, et non d'argument en faveur de l'utilité absolue de la suppression de la douleur pendant l'enfantement.

Pour tous ces motifs, nous pensons, avec M. Bouisson (1), que la douleur obstétricale, maintenue dans une certaine limite, est dans une catégorie exceptionnelle, et ne saurait être assimilée aux douleurs traumatiques ni donner lieu aux mêmes indications. En proportionnant le remède au mal, « l'anesthésie dans l'accouchement naturel, suivant l'expression d'un habile accoucheur français, n'est admissible qu'à la condition d'une complète innocuité (2). »

En est-il toujours ainsi ? Jusqu'alors, il faut en convenir, la pratique de l'anesthésie obstétricale s'est montrée exempte de dangers sérieux. En France, en Amérique et surtout en Angleterre, où le nombre des chloroformisations dépasse toute supputation, il ne s'est pas encore présenté un cas de mort subite comparable à ceux qui sont venus compromettre l'anesthésie chirurgicale. On trouve bien, dans divers recueils scientifiques, la relation de quelques accidents attribués au chloroforme ; mais il suffit de les lire pour s'assurer qu'il s'agit de faits litigieux dans lesquels la mort, survenue tardivement, peut être avec plus de raison attribuée à l'état général du sujet, à des complications étrangères, qu'à l'influence anesthésique. Les exemples invoqués par R. Lee appartiennent évidemment à d'autres affections, telles que l'éclampsie, la fièvre puerpérale, qui sont venues compliquer les suites de couches. Les faits publiés par Gream, par Ramsbotham, par Murphy, sont trop peu détaillés pour qu'on puisse en tenir compte. Ils sont d'ailleurs également relatifs à des accidents survenus une demi-heure, une heure, et même vingt-quatre heures

(1) Bouisson, *ouvr. cité*, p. 486.
(2) *Bulletin de la Société de chirurgie*, t. IV, p. 564.

après la cessation de l'éthérisation. L'observation rapportée avec plus de détails par le docteur Wolff (de Chester) (1) n'est pas plus probante. La malade était dans un état alarmant avant le début de la chloroformisation. Les inhalations furent faites par la patiente elle-même, qui se fit donner le flacon de chloroforme, et eut recours à quelques aspirations, malgré les observations des médecins qui l'assistaient. Par ce moyen les douleurs furent atténuées, mais il ne survint aucun changement dans l'état du cœur ni des forces vitales, jusqu'au moment où le chloroforme fut abandonné. Ce ne fut que peu de temps après, qu'apparurent les signes avant-coureurs de la mort, l'affaiblissement extrême du pouls, le refroidissement des extrémités avec sudorèse, et le râle de l'agonie, malgré la conservation complète de l'intelligence. L'accouchement fut alors terminé promptement, mais dix minutes après la délivrance, la mère succomba. De pareils faits peuvent assurer le succès d'une controverse, mais sans éclairer beaucoup la question. Le parti le plus sage est de n'en pas tenir compte. A notre connaissance il n'existe pas encore un seul cas de mort subite survenue sous l'influence de l'anesthésie obstétricale. Doit-on en conclure que la méthode est complétement inoffensive, que son passé peut répondre de l'avenir? Nous doutons qu'aucun chirurgien tant soit peu habitué à l'usage du chloroforme, éclairé sur la marche qu'ont suivie jusqu'à présent les accidents, ose poser cette conclusion. Pour nous, nous faisons sur ce point les plus formelles réserves. L'histoire de la méthode anesthésique nous a présenté déjà de ces périodes heureuses. Comme nous l'avons fait observer précédemment, Paris n'a pas eu un seul revers pendant cinq années consécutives; puis, dans l'espace de quelques mois, quatre morts subites sont venues éclairer sur la valeur de ces apparentes immunités. Nous croyons avoir démontré en principe que l'usage des anesthé-

(1) *The American Journal of the medical science*. Massachusetts, avril 1854.

siques expose à la syncope et la rend particulièrement grave. Que peuvent des faits heureux contre un principe! Il est vrai que les partisans de l'anesthésie obstétricale justifient, même en dehors des faits, la sécurité de la méthode par le procédé qu'ils emploient. Ils recherchent moins la disparition que l'atténuation de la douleur, et conservent à la femme l'usage de sa raison. De cette manière de faire résulterait entre l'anesthésie chirurgicale et l'anesthésie obstétricale une différence que M. Houzelot, après M. Beatty, traduit de la façon suivante : « La première calme la douleur qui existe, la seconde éteint la sensibilité pour prévenir une douleur qui s'apprête. Différence énorme (1) ! » Antithèse spécieuse plus propre à mettre en relief l'esprit de l'auteur qu'à rassurer le praticien au lit du malade ! Même pendant l'accouchement, le chloroforme ne s'accommode pas toujours des règles qu'on lui impose, et sous ce rapport les accoucheurs ont eu leurs surprises comme les chirurgiens. « Malgré mon désir de ne pas aller au delà d'un certain effet, dit M. Danyau, il m'est arrivé deux fois (sur quinze), sans doute à cause d'une sensibilité particulière des femmes à l'action du chloroforme, de déterminer une insensibilité complète (2). » D'ailleurs les partisans de la méthode sont d'avis qu'il faut enfreindre les règles qu'ils posent, au moment où le fœtus franchit le conduit utéro-vulvaire; moment suprême durant lequel MM. Simpson, Houzelot, etc., recommandent de pousser l'anesthésie plus loin et d'obtenir une insensibilité complète. Ne fût-ce que pendant cet instant plus ou moins rapide, les accouchées, à moins d'une grâce d'état sur laquelle il serait bon de s'expliquer, par cela qu'elles rentrent dans les conditions habituelles, doivent se trouver exposées aux mêmes dangers que les autres opérés. En supposant même que les inhalations répondent toujours au but que l'on recherche, quelle sécurité peuvent-elles inspirer? Ou

(1) Houzelot, *Mémoire cité* (*ibid.*, p. 192).

(2) *Bulletin de la Société de chirurgie*, t. IV, p. 562.

bien elles n'ont d'influence que sur l'imagination de la femme : dans ce cas, c'est une action morale, un simulacre de chloroformisation, évidemment sans danger; ou bien elles provoquent une anesthésie incomplète, défigurée, si l'on veut, dans son expression habituelle.

Mais l'expérience enseigne qu'à toutes les périodes, depuis les premières aspirations jusqu'au réveil complet, on a vu survenir des cas de mort subite, et c'est même pendant la période d'excitation qu'ils ont été le plus fréquents. Est-ce parce que la femme est en couches que le danger cessera d'exister? Il est bien difficile de le croire, et d'accepter comme inoffensif en obstétrique ce que de cruelles déceptions en chirurgie ont appris à redouter. Pourtant l'observation semble indiquer que l'anesthésie obstétricale est moins grave que l'anesthésie chirurgicale, sans doute à cause de la nature même de l'opération et de l'ébranlement moindre qu'elle provoque.

Pour les raisons qui précèdent, nous n'oserions affirmer que le chloroforme administré avec tous les ménagements possibles, suivant la méthode la plus recommandable, à une femme en travail, est sûrement exempt de danger. Cette déclaration équivaut à une condamnation formelle de l'anesthésie obstétricale appliquée indistinctement à tous les accouchements dans le seul but d'atténuer la douleur. En rappelant que, chez une femme bien portante et bien conformée, la délivrance s'opère après quelques heures de souffrances, vives il est vrai, mais intermittentes et bien supportées, et que, d'un autre côté, les premières inhalations peuvent devenir funestes par l'apparition d'une syncope foudroyante, nous pensons faire partager cette loi de prudente réserve, et surtout empêcher de faire de la chloroformisation dans l'accouchement une pratique facultative, qui consiste à endormir, sans motif particulier, toutes les femmes qui en témoignent le désir. Que d'amers regrets peut susciter un jour une pareille abdication ! L'éthérisation ne doit jamais être pour le médecin un acte arbitraire ou indifférent. Si l'anesthésie obstétricale paraît à l'accoucheur exempte de dangers et d'inconvénients, c'est à lui d'user de son influence pour en étendre et vulgariser les bienfaits. Si, au contraire, il lui reste quelque doute, son devoir est de résister et d'en restreindre l'usage aux cas dans lesquels il existe ou bien il se présente accidentellement une indication particulière à remplir.

Voici les principales conditions dans lesquelles elle est appelée à rendre de véritables services.

B. *Accouchements laborieux.* — 1° *Excitabilité morbide du système nerveux.* — Chez les femmes nerveuses, impressionnables, les douleurs, même modérées et régulières, peuvent devenir la source d'une agitation très fatigante, de troubles intellectuels ou d'un ébranlement nerveux excessif, qui plonge la pauvre patiente dans un état d'épuisement préjudiciable aux suites de couches.

2° *Troubles nerveux sympathiques.* — Il arrive assez fréquemment que l'excitation douloureuse partie de l'utérus, provoque l'explosion de troubles sympathiques assez importants pour rendre irrégulière la marche du travail. Les vomissements opiniâtres, les crampes, les tranchées, diverses névralgies rattachées à cette cause, sont efficacement combattues à l'aide de quelques inhalations. M. Beatty (1) n'a eu qu'à se louer de leur emploi pour faire cesser ces maux de reins qui tourmentent quelquefois d'une façon si fâcheuse les malades, dans l'intervalle des douleurs expulsives. Dans un fait rapporté par M. Liégard (2), une névralgie intercostale très violente céda facilement à l'influence anesthésique.

3° *Travail prolongé par des contractions pathologiques.* — Quelquefois l'activité du travail n'est pas en rapport avec

(1) *Dublin medical Press*, 1852.

(2) Liégard, *Mém. cité*.

l'acuité des douleurs. La malade se trouve vite épuisée par des contractions à peine interrompues, que l'on connaît sous le nom de fausses douleurs ou contractions pathologiques. Le travail languit, se prolonge, sans qu'il soit possible d'attribuer ce ralentissement à d'autre cause qu'à l'épuisement du système nerveux, ou bien à l'impossibilité où se trouve le fœtus, en raison de la continuité des contractions, de suivre la série des évolutions nécessaires à la terminaison du travail. M. Atthill (1) a saisi habilement l'indication qu'il y avait à remplir dans ces circonstances. Il donne de temps en temps un peu de chloroforme, de façon à ménager des moments de repos à l'accouchée ; il a remarqué que par ce moyen les contractions revenaient avec plus d'énergie et d'à-propos. Il est impossible de fixer une durée moyenne au delà de laquelle il devient avantageux d'intervenir. Sous ce rapport les susceptibilités individuelles sont trop variables : telle femme sera épuisée par la douleur après quatre heures d'un travail régulier, telle autre résistera pendant dix et douze heures. Pourtant, dans tout accouchement dont la durée dépasse huit et dix heures à dater du moment où la dilatation commence, il est bon de ménager les forces de la malade à l'aide d'inhalations pratiquées à longues intermittences et dont la durée est réglée par le retour des mêmes accidents. Telle est la pratique recommandée et suivie par M. Beatty (2).

4° *Douleurs excessives.* — M. Blot (3), adoptant l'opinion de M. Danyau, conseille d'avoir recours au chloroforme dans certains accouchements pendant lesquels les douleurs, au moment où la dilatation de l'orifice utérin se complète, deviennent tellement insupportables, qu'elles peuvent amener des attaques convulsives chez les femmes qui y sont prédisposées. D'après l'observation de l'auteur, ces douleurs, qui

(1) *Société pathologique de Dublin*, séance d 4 mars 1854.

(2) Beatty, *Mém. cité*, p. 281.

(3) Blot, *Thèse citée*, p. 42.

sont, comme on le sait, moins intenses que celles de la fin du travail, ont néanmoins quelque chose de plus énervant, et sont pour cette raison beaucoup moins facilement supportées.

5° *Ralentissement du travail par défaut de contractions.* — Nous avons déjà eu l'occasion de dire que M. Simpson avait, dès ses premières communications, signalé l'avantage qu'il y aurait à utiliser le chloroforme dans le but d'activer les contractions utérines. Ce résultat paraît avoir été obtenu accidentellement dans quelques cas. M. Houzelot le mentionne dans la treizième observation de son mémoire (1). Une telle ressource nous paraît trop infidèle pour mériter quelque préférence sur les autres moyens usités en pareille circonstance, et en particulier sur l'ergot de seigle.

6° *Rétraction de l'utérus.* — L'état spasmodique des parois utérines peut être limité au col ou étendu à tout l'organe. MM. Liégard et Laborie ont employé le chloroforme avec succès contre la rétraction spasmodique du col. MM. Braun, Meisinger, Villeneuve, Scanzoni, Atthill, ont également constaté que l'anesthésie modifiait l'état tétanique des parois utérines, et facilitait notablement les manœuvres de la version. Dans un cas de procidence du cordon auquel s'ajoutait un état de contraction de la matrice tel, que toute réduction était impossible, le chloroforme fut suivi d'excellents effets, entre les mains de M. Villeneuve. D'après ce que nous savons de l'influence exercée par les agents anesthésiques sur le tissu utérin, il est indispensable, pour combattre cet accident, de provoquer une anesthésie très profonde, et même, dans ces conditions, il ne faudrait pas trop compter sur le relâchement constant de la matrice. Nous avons rapporté à ce sujet l'opinion de M. Paul Dubois; M. Blot (1), dans tous les cas de cette espèce qu'il a pu observer, n'a jamais remarqué de modification notable apportée à la rétraction spasmodique ou

(1) Blot, *Thèse citée*, p. 50.

tétanique de l'utérus par l'anesthésie poussée jusqu'à l'insensibilité complète. Néanmoins, quand la rigidité des parois de la matrice devient un obstacle insurmontable à quelque intervention opportune, il ne faudrait point négliger cette ressource.

M. Wichmann (d'Eckenhagen) (1) recommande l'anesthésie au même titre, dans les cas de rétraction utérine consécutive à la sortie de l'enfant, et donnant naissance à cet accident connu en obstétrique sous le nom de *chatonnement du placenta*. Chez une femme accouchée depuis deux heures il survint, par suite de cette disposition, une hémorrhagie très inquiétante : l'opium, la belladone furent d'abord infructueusement employés ; la chloroformisation, en faisant disparaître la contraction, permit de porter remède à l'hémorrhagie. M. Le Bèle (2) a rapporté une observation analogue. Elle est relative à une jeune femme primipare, chez laquelle la délivrance tardive, rendue laborieuse par l'enchatonnement du placenta, résistait à tous les moyens rationnels dont l'art pouvait disposer. Le chloroforme fut administré. Le spasme utérin disparut, et permit l'introduction de la main et l'extraction non douloureuse du placenta.

7° *Opérations obstétricales.* — Les opérations obstétricales réclament l'anesthésie au même titre que les opérations chirurgicales ; suivant qu'elles sont plus ou moins longues, plus ou moins douloureuses, l'indication est plus ou moins formelle. L'emploi du chloroforme présente ici l'avantage spécial de faciliter, en diminuant la résistance des parois utérines, les manœuvres et le jeu des instruments.

a. *Version.* — La plupart des accoucheurs ont conseillé d'en faire usage pour aider à la version, non-seulement dans les cas de rétraction spasmodique, mais dans toutes les circonstances. La règle ainsi posée serait trop absolue. La version

(1) *Medicinische Zeitung*, 11 mars 1857.
(2) *Journal de médecine et de chirurgie pratiques*, t. XIX, p. 581.

est une opération peu douloureuse en elle-même. L'indication de l'anesthésie se déduira principalement de l'état des parois utérines. Si la poche des eaux est rompue depuis quelque temps ; si la matrice est fortement appliquée sur le fœtus, de façon à s'opposer à tout déplacement, un peu de chloroforme, même en dehors de toute contraction pathologique, facilitera la tâche de l'opérateur. Mais dans les conditions habituelles, quand on rencontre des parois souples, faciles à déprimer, mieux vaut s'abstenir.

b. *Forceps.* — Les mêmes remarques sont applicables aux manœuvres du forceps. En temps ordinaire, pas de chloroforme. Mais cette application, peu douloureuse en elle-même, peut être rendue très difficile par l'état des parois utérines : c'est pour ces cas particuliers que l'anesthésie doit être réservée. Quelques auteurs, et en particulier Cazeaux et M. Meigs (de Philadelphie), ont exprimé la crainte que l'insensibilité de la femme ne privât l'accoucheur d'une ressource précieuse, qui l'empêche en temps ordinaire de pincer ou d'arracher des lambeaux de parties molles. Les règles bien observées de l'application du forceps suffiront en général pour mettre l'opérateur à l'abri de tels accidents ; et s'ils étaient sur le point de se produire, une sensation aussi peu précise que celle qui émane de l'utérus ou des parties profondes du vagin, serait une bien faible garantie contre le danger. L'expérience s'est prononcée favorablement à cet égard.

Si l'anesthésie est appelée à rendre de grands services dans certaines applications de forceps, à plus forte raison lorsqu'il s'agit d'opérations plus graves, telles que la symphyséotomie, la crânioscopie, ou toute autre mutilation pratiquée sur le corps de l'enfant.

§ III. — Des règles à observer pendant l'anesthésie obstétricale.

L'usage de cette méthode est trop peu répandu en France pour qu'il nous ait été possible d'acquérir sur elle une opinion personnelle. Nous nous bornons pour cette raison à reproduire les préceptes recommandés par ses principaux partisans. Il est clair qu'il ne s'agit ici que de ce qu'il y a de spécial à la pratique des accouchements. Bien que la chose paraisse étrange et soit encore inexpliquée par nous, il paraît, ainsi que nous l'avons déjà dit, qu'il y a, non pas à titre exceptionnel, mais chez la plupart des femmes en état de gestation soumises à l'action anesthésique, un état éthérique qu'on peut appeler obstétrical, qui est placé entre la période d'excitation et la résolution musculaire, et dans lequel la mère en travail voit, entend, parle, a le sentiment de la contraction utérine, continue à la seconder, mais ne souffre pas.

Le début des inhalations, à moins de circonstances exceptionnelles, est fixé au moment où la dilatation du col est complète, et où vont commencer les douleurs véritablement expulsives. Une fois le moment opportun reconnu, on laisse s'établir une douleur, afin de se rendre compte des effets physiologiques qu'elle détermine chez la patiente; on explore le pouls, on s'assure qu'il n'existe aucune contre-indication générale ; puis on procède aux inhalations. Les avis sont partagés sur la manière dont il faut les conduire : les uns, en petit nombre, conseillent, avec MM. Simpson et Spiegelberg, de débuter par une forte dose, afin d'atteindre d'emblée le but que l'on se propose ; les autres, au contraire, ont recours à une administration discrète, progressive, qui conduit sans secousse la femme à l'état de calme. Les vapeurs sont données d'une façon intermittente, au retour de chaque contraction. Il arrive parfois que les contractions s'arrêtent à la première impression du chloroforme; un instant de suspension jusqu'à ce que le travail se rétablisse, ou reprenne avec plus d'énergie. L'état de *tolérance obstétricale* étant obtenu, il suffit de l'entretenir, en soumettant la patiente à quelques inspirations ménagées au retour de chaque douleur. Si, dans l'intervalle, le sommeil la surprend, comme on l'a observé souvent, c'est à l'accoucheur luimême à pressentir par le palper abdominal l'approche d'une contraction nouvelle. A moins d'indication spéciale, il ne faut jamais aller jusqu'à l'anesthésie complète : si donc on s'aperçoit que la malade est très impressionnable, il faut redoubler de précautions, de délicats tâtonnements, que la science ne trace pas à l'avance, mais que l'habitude de l'anesthésie permet de saisir. Il résulte de ces applications répétées de chloroforme un état tel, que, pour chaque contraction, une dose de plus en plus faible de vapeur suffit pour amener un engourdissement suffisant. Il peut même arriver que sans inhalations nouvelles, deux, trois contractions se succèdent sans que la patiente accuse de douleur. En général, la femme indique très bien par ses gestes ou par ses paroles si l'anesthésie est suffisante. Elle sait si l'on doit s'arrêter ou continuer, et réclame au moment venu l'emploi du remède bienfaisant. On pourra encore s'éclairer en adressant souvent la parole à l'accouchée, lui demandant des nouvelles de son état, de la force des contractions, etc.

Les chloroformisations pratiquées de la sorte ont pu être supportées pendant un temps très long. M. Snow a prolongé les inhalations pendant huit heures, M. Simpson pendant quatorze, et M. Protheroe Smith pendant vingt-huit heures et demie. Ici pas de règle fixe. Les inhalations, n'ayant d'autre but que de calmer les douleurs, doivent être continuées, toujours avec les mêmes précautions, toujours en se bornant aux mêmes effets, jusqu'à la fin du travail. Nous ne dirons rien de l'appareil dont il faut faire usage, ni de la quantité de liquide que l'on peut mettre en œuvre, car ce serait répéter tout ce que nous avons déjà dit à propos des autres applications de la méthode anesthésique.

Après les réserves formelles que nous avons cherché à faire prévaloir, d'une part à l'égard de cet état obstétrical si inconnu des chirurgiens, d'autre part sur la valeur et l'opportunité de l'anesthésie obstétricale appliquée à tous les accouchements, on conçoit que les recommandations qui précèdent perdent beaucoup de leur importance. Pour nous qui, avec la majorité des accoucheurs français, ne voulons de l'anesthésie que dans des cas déterminés, pour remplir une indication positive, nous sommes loin de régler d'une façon aussi méthodique et aussi rigoureuse la marche à suivre. S'agit-il seulement de calmer des douleurs excessives, des crampes, des contractions pathologiques, etc., ce sera le moment de s'inspirer des idées des accoucheurs anglais, de s'efforcer d'obtenir cet état d'insensibilité lucide, en prenant la précaution seulement de donner peu de chloroforme à la fois. S'agit-il, au contraire, de provoquer le relâchement du système musculaire, d'aider à supporter une opération, l'anesthésie perd toute physionomie spéciale, et l'accoucheur s'inspirera uniquement des règles posées pour assurer le succès de l'anesthésie chirurgicale.

CHAPITRE V.

ANESTHÉSIE LOCALE.

En présence des inconvénients qui restent attachés à l'emploi des anesthésiques, l'anesthésie locale, si elle était applicable à toutes les opérations, réaliserait un progrès important, puisqu'elle permettrait d'atteindre le même but, sans faire courir aucun danger. Le problème, posé dans ces termes, n'est pas résolu jusqu'alors, et nous doutons qu'il le soit jamais. Malgré des tentatives multipliées, on n'est parvenu à obtenir qu'une insensibilité incomplète, de courte durée, et limitée à la peau, à moins que l'on n'agisse sur des parties de faible volume et accessibles sur toute leur circonférence aux agents modificateurs. Le cercle des applications de l'anesthésie locale se trouve de la sorte restreint aux opérations qui se pratiquent sur les extrémités, ou qui sont d'une exécution rapide, ou dans lesquelles on n'intéresse que les plans superficiels. Dans ces limites, elle est encore une ressource précieuse, car elle peut être utilisée dans une foule de cas qui représentent comme le fond de la chirurgie usuelle. On se trouve rarement dans la nécessité de pratiquer une amputation, d'extraire un calcul, de faire ce qu'on appelle une grande opération ; mais tous les jours on opère un ongle incarné, on pratique l'amputation d'une phalange, l'ouverture d'un abcès, l'incision d'un panaris, le débridement d'un phlegmon, l'excision d'hémorrhoïdes, de végétations et autres productions pathologiques tégumentaires, etc. Loin d'avoir un rôle effacé par l'anesthésie générale, l'anesthésie locale lui sert de complément ; elle permet d'étendre à tous ceux qui souffrent l'inappréciable bienfait de la suppression de la douleur.

ARTICLE PREMIER.

ÉTHÉRISATION LOCALISÉE.

Dès que les vertus stupéfiantes de l'éther et du chloroforme furent connues, M. Simpson (1) eut l'idée de rechercher s'il serait possible d'obtenir, par des applications locales, une anesthésie limitée aux régions sur lesquelles on voudrait agir. A cet effet, il exposa à l'action du chloroforme, tantôt liquide, tantôt en vapeurs, des animaux de diverses classes, tels que des chenilles, des salamandres, des lapins, etc. Il s'aperçut que les parties exposées au contact, après avoir été le siége d'une excitation momentanée, devenaient lourdes, inhabiles au mouvement, et de plus tombaient dans une immobilité absolue. Vers la même époque, des effets identiques furent constatés chez les animaux par M. Nunneley, profes-

(1) Simpson, *De la production de l'anesthésie locale par le chloroforme chez les animaux inférieurs et chez l'homme*, traduit dans l'*Union médicale*, 1848, p. 371 et 395.

seur de physiologie à Leeds. Des membres de lapin, engourdis de la sorte, purent être mutilés et complétement retranchés sans que l'animal manifestât le moindre signe de souffrance. Mais M. Simpson ne fut pas, à beaucoup près, aussi satisfait des résultats qu'il obtint chez l'homme. Après bien des expériences, soit sur lui-même, soit sur d'autres personnes, sur des tissus sains ou pathologiques, sa conclusion fut que l'on pouvait par ce moyen rendre la peau insensible, mais pas à un degré suffisant pour enlever la douleur pendant une opération. Outre son insuffisance, l'action locale des anesthésiques lui parut présenter le double inconvénient de congestionner les tissus, et de déterminer une douleur quelquefois intolérable. De tous les agents qu'il avait expérimentés, le chloroforme était encore le moins défectueux.

M. Jules Roux (de Toulon) (1) a essayé l'éthérisation localisée chez les amputés, dans l'espoir de prévenir le tétanos traumatique. Partant de ce principe que le point de départ de cette redoutable complication siége dans les nerfs sensibles, troncs ou extrémités périphériques, qui réagissent, par action réflexe, sur l'appareil nerveux moteur, il comptait, par l'éthérisation des surfaces traumatiques, engourdir directement les nerfs sensibles qui s'y trouvent, c'est-à-dire ceux dont l'excitation morbide est à redouter, et les rendre ainsi impropres à transmettre aucune impression vers les centres. L'éther fut expérimenté à l'état liquide et en vapeurs. Sous la première forme, on l'employait pour badigeonner la surface traumatique avec un pinceau; sous la deuxième, il servait à entretenir une espèce de bain de vapeur stupéfiante autour de la plaie. Lorsque celle-ci était de petite dimension, il suffisait de la recouvrir d'une ventouse dont le fond était garni d'une éponge imbibée du liquide anesthésique. Était-elle plus étendue, M. Roux la coiffait avec l'appareil sacci-

(1) J. Roux, *De l'amputation et de l'éthérisation dans le tétanos traumatique* (*Union médicale*, 1848, p. 354 et 355).

forme qui porte son nom et dans lequel était versée une certaine quantité d'éther. La durée du bain anesthésique était variée à dessein. Ces premières tentatives, les seules qui aient été publiées, ne furent ni absolument nulles, ni bien concluantes. Elles firent connaître que par ce procédé, on pouvait engourdir la plaie ; que l'action était plus prompte sur les plaies récentes que sur les blessures anciennes; que les anesthésiques n'exerçaient aucune influence sur la peau, sur les muqueuses et très probablement sur les séreuses ; enfin que l'éthérisation directe paraissait empêcher les douleurs consécutives et certaines réactions fâcheuses.

Les résultats de l'anesthésie locale préventive n'étaient guère encourageants ; par un singulier contraste, l'anesthésie locale curative faisait merveille. Dans une note adressée à l'Académie des sciences, Aran annonça qu'il avait obtenu d'excellents effets de l'emploi de toutes les substances anesthésiques contre la douleur pathologique. « Toutes les fois, dit-il, qu'il existe une douleur vive dans un point quelconque de l'économie, soit que cette douleur constitue à elle seule la maladie, soit qu'elle en fasse seulement partie intégrante et principale, on peut sans inconvénient en débarrasser les malades pour un temps plus ou moins long, par une ou plusieurs applications anesthésiques locales (1). »

En raison sans doute de leur provenance médicale, les résultats remarquables obtenus par Aran n'eurent aucun écho dans la pratique chirurgicale. Trois ans plus tard, M. J. L. Hardy, accoucheur distingué de Dublin, appela de nouveau l'attention sur le même sujet. C'était principalement contre les douleurs du cancer utérin qu'il avait constaté l'efficacité des vapeurs de chloroforme (2). Au lieu de mettre les parties malades en contact avec l'agent stupéfiant, il dirigeait sur elles un courant plus ou moins vif de vapeurs ; au lieu d'un bain, il donnait des douches.

(1) Aran, *Note sur la médication anesthésique locale* (*Union médicale*, 1850, p. 621).

(2) *The Dublin quarterly Journal*, 1853, p. 206.

On trouve annexé à son travail le plan d'un petit appareil destiné à remplir cette dernière indication. Il se compose d'un récipient métallique, auquel sont adaptées d'un côté une canule vaginale, et de l'autre une poire de caoutchouc pour établir le courant d'air. Le récipient est muni d'une soupape qui s'ouvre de dehors en dedans ; il contient une éponge sur laquelle on verse le liquide volatil. Mais l'auteur ne tarda pas à modifier ce premier appareil (1). Il fit remplacer la poire de caoutchouc par un soufflet ordinaire, qui avait l'avantage de fournir un courant d'air plus actif et d'agir sur une plus grande étendue. Cette modification lui avait été principalement inspirée par l'espoir d'adoucir le traitement quelquefois si douloureux des anévrysmes par la compression mécanique. Au fond, les effets d'anesthésie locale, ainsi que les procédés pour les obtenir, annoncés par M. Hardy, ne différaient de ce que Aran avait dit et fait que par un détail d'exécution peu significatif, et cependant, tant est grande quelquefois l'influence de l'importation sur l'avenir d'une nouveauté, ils provoquèrent une véritable fièvre d'expérimentation. Partout, dans les hôpitaux de Paris et ailleurs, on voulut s'assurer du degré d'efficacité des vapeurs d'éther ou de chloroforme. Non-seulement on s'en servit pour calmer les douleurs du cancer, mais aussi pour déterminer l'insensibilité des parties saines qui devaient être le siége d'incisions ou de manœuvres douloureuses. Les insuccès furent la règle ; les demi-succès, l'exception. L'emploi des douches éthérées se montra partout beaucoup moins efficace comme agent d'anesthésie préventive que comme calmant dans certaines affections douloureuses.

Le procédé de M. Hardy subit plusieurs modifications entre les mains des chirurgiens français. M. Maisonneuve, revenant à l'idée de M. Jules Roux, fit usage d'un manchon de caout-

(1) Communication de M. Hardy (*Société chirurgicale d'Irlande*, séance du 8 avril 1853).

chouc, adapté à la partie qu'il voulait anesthésier, et dans lequel il versait du chloroforme liquide, de façon à obtenir une sorte de bain de vapeur entretenu pendant vingt, vingt-cinq, trente minutes. Jamais l'insensibilité de la plaie ne fut complète ; il remarqua, au contraire, que le contact du chloroforme était difficile à supporter au début; qu'il provoquait de la rougeur, des démangeaisons insupportables, une sensation d'ardeur, de brûlure, et quelquefois de l'hyperesthésie.

M. L. Figuier (1) fit espérer qu'en préservant les téguments du contact d'un liquide irritant, et en élevant la température des vapeurs pour favoriser leur absorption, on éviterait ces inconvénients et l'on obtiendrait de meilleurs effets. Il imagina un appareil assez compliqué, dans lequel le courant d'air chargé de vapeurs anesthésiques traversait un réservoir garni de plaques métalliques entretenues à une certaine température à l'aide d'une lampe à alcool. Le mélange anesthésique s'échauffait sur ces plaques, et arrivait au contact de la peau avec une température de 50 degrés. L'appareil de M. Figuier a été essayé à diverses reprises à Saint-Louis, à Lariboisière, jamais il n'a donné d'anesthésie complète; il a seulement diminué la sensibilité d'une façon notable.

M. Guérard (2), au lieu de pratiquer des insufflations d'air chargé de vapeurs, ou d'employer les bains, eut l'idée de faire arriver directement l'éther sur les parties qu'il voulait stupéfier. A son instigation, M. Mathieu construisit un appareil dans lequel ces conditions nouvelles pouvaient être réalisées. Il se compose d'une petite seringue mobile, qui, une fois pleine d'éther sulfurique, est placée sur un support allongé portant un ressort à boudin. Ce ressort, en se détendant, fait marcher le piston de la seringue aussitôt que le robinet dont celle-ci est munie, est ouvert. Tout l'appareil est monté sur deux tiges fendues dans lesquelles on engage la douille d'un soufflet ordi-

(1) *Moniteur des sciences*, 1854, p. 446.

(2) *Comptes rendus de la Société médicale des hôpitaux* (*Union médicale*, 1854, p. 313).

naire qu'il suffit de mettre en jeu au moment où le jet d'éther est projeté sur la peau. La modification de M. Guérard faisait entrer dans une phase nouvelle la question de l'action locale des substances anesthésiques. L'auteur annonça à la Société médicale des hôpitaux qu'il avait obtenu dans plusieurs circonstances d'excellents effets par son procédé. D'autres observateurs en ont été également satisfaits; mais aucun d'entre eux n'a étudié cette question avec autant de soin que M. Richet, qui en fit l'objet d'un très intéressant mémoire (1). Les faits relatés par M. Richet sont au nombre de quatorze, répartis en trois catégories : la première ne renferme qu'un seul cas dans lequel la vaporisation de l'éther ne fut suivie d'aucun résultat positif; la seconde en contient trois dans lesquels l'anesthésie fut assez complète pour rendre insensible la section de la peau, mais pas d'assez longue durée pour permettre de terminer l'opération sans douleur; enfin, dans une troisième, se trouvent dix observations relatives à l'ouverture d'un abcès ganglionnaire de l'aine, de deux phlegmons profonds de l'aisselle, d'un abcès du sein, d'un phlegmon du bras; à l'incision d'un anthrax de la cuisse, d'un hygroma suppuré, et enfin de deux panaris anthracoïdes. Dans tous ces cas, l'anesthésie fut complète et suffisamment prolongée. L'auteur a remarqué que, sous l'influence de la vaporisation de l'éther, la peau ne changeait pas notablement de couleur, et la circulation capillaire n'était en rien modifiée. Quelques malades se plaignent d'une sensation de picotements désagréables; d'autres, et c'est le plus grand nombre, n'accusent qu'une sensation agréable de fraîcheur. En outre, l'éthérisation localisée n'a jamais été suivie du plus léger symptôme inflammatoire. Le procédé employé par M. Richet était, soit l'appareil de M. Guérard, soit le plus souvent, et plus simplement, un soufflet ordinaire. On laissait tomber goutte à goutte l'éther

(1) Richet, *Anesthésie localisée* (*Bulletin de la Société de chirurgie*, t. IV, p. 519).

sur la partie qu'on voulait engourdir; un aide muni d'un soufflet entretenait le courant d'air.

Jamais l'anesthésie localisée n'avait donné d'aussi brillants résultats. Ici la proposition que nous avons énoncée plus haut se trouve renversée. Le succès complet est la règle ; l'insuccès, l'exception. Mais il faut ajouter que d'autres observateurs, en employant les mêmes moyens, ont été beaucoup moins heureux. Pour notre compte, malgré toutes les précautions, nous n'avons jamais pu obtenir le moindre effet anesthésique digne de ce nom. Souvent nous en avons fait usage pour ouvrir des abcès péri-adéniques, pour exciser des végétations, et une fois pour enlever deux tumeurs hémorrhoïdales: nous aurons longtemps présent à l'esprit le tableau des souffrances endurées, dans cette dernière circonstance, par le pauvre patient que nous n'avions pas cru pouvoir chloroformiser, à cause du mauvais état de la respiration. Et cependant nous avions pris des mesures pour que l'action irritante de l'éther fût amoindrie, le foyer d'évaporation bien baigné de liquide, bien entretenu par un courant d'air très actif; nous avions mis tout le temps nécessaire; nous avions un bon soufflet, beaucoup d'éther : rien n'y fit. La douleur fut horrible; mais ce qui nous surprit le plus, ce fut l'incertitude où se trouvait le malade, après l'opération, pour décider quel était le plus insupportable, de la sensation de brûlure provoquée par l'éther, ou du broiement causé par la chaîne de l'écraseur.

Tels sont les résultats passablement contradictoires fournis par l'éthérisation locale. On sait que leur signification a été diversement interprétée. Nous avons étudié précédemment ce point intéressant de physiologie, et nous avons donné les raisons qui nous faisaient penser qu'ils étaient dus à une action purement physique, non à une action anesthésique réelle. Le chloroforme et surtout l'éther, par leur vaporisation, provoquent dans le voisinage un abaissement de température bien suffisant pour expliquer ces phénomènes d'engourdissement. On ne se rend pas compte, au premier abord, du refroidissement qui s'opère en pareille circonstance. Pour en donner une idée saisissante, M. Follin (1), de concert avec M. Leconte, en a fait une évaluation thermométrique approximative. L'évaporation simple et lente de l'éther amena un froid qui ne différait que par quelques degrés de celui que produit un mélange de sel et de glace. Dans une autre expérience, la température extérieure étant à + 16 degrés, le thermomètre, dont la boule était entourée de coton imprégné d'éther, descendit peu à peu à l'air libre jusqu'à — 14 degrés : des flocons de neige recouvraient le coton qui enveloppait l'instrument. Le chloroforme étant substitué à l'éther, le thermomètre, avec une température initiale de + 13 degrés, marqua une température de — 2 degrés. En favorisant la vaporisation par la diminution de la pression atmosphérique, il est possible d'obtenir un abaissement de température tel que le mercure se congèle.

On comprend de la sorte pourquoi l'éther employé liquide est plus actif que sous la forme de vapeur; pourquoi l'anesthésie est superficielle; pourquoi elle est de si courte durée; et pourquoi enfin l'éther, agent anesthésique moins énergique, mais liquide plus volatil, a paru préférable au chloroforme.

En résumé, l'éther et le chloroforme, mis en contact avec les téguments, soit à l'état liquide, soit en vapeur, exercent une certaine action sur la sensibilité. Mais il est rare qu'ils déterminent une anesthésie suffisante et assez prolongée pour être utilisée en chirurgie. C'est surtout à titre d'agent de réfrigération qu'ils méritent d'être conservés dans la pratique pour certains cas spéciaux.

Quelques précautions doivent être prises si l'on veut obtenir de bons résultats; voici celles que l'expérience a suggérées à M. Richet :

L'effet sera d'autant plus rapide que la peau sera plus

(1) *Bulletin de la Société de chirurgie*, t. IV, p. 547.

souple, moins épaisse. On choisira de préférence l'éther ; il n'irrite point la peau par son contact, il occasionne peu de douleurs. Tout appareil peut être supprimé et remplacé sans inconvénient par un soufflet ou par la bouche. L'éther doit être pur, pour ne point provoquer d'irritation. Il faut le verser lentement, goutte à goutte. Le plus souvent il n'est pas nécessaire de prolonger l'irrigation au delà de trois minutes.

Pendant tout le temps que dure l'éthérisation, il faut avoir soin de frictionner la peau sur laquelle doit porter l'incision, non-seulement pour explorer la sensibilité, mais aussi pour cacher plus facilement au malade le moment où l'opération va commencer. Il faut continuer jusqu'à ce que l'on se soit assuré que l'insensibilité est suffisante.

Il serait peut-être avantageux de recouvrir la partie sur laquelle on veut agir avec un peu de charpie ou de ouate, afin de maintenir le liquide volatil en contact avec la peau. Cette précaution préviendrait une trop grande déperdition d'éther, et permettrait d'opérer sur une plus large surface à la fois.

M. Claisse (de Saint-Valérien) (1) imagina d'associer le camphre à l'éther liquide dans la proportion de deux tiers d'éther pour un de camphre. Le mélange se fait dans un petit flacon bouché à l'émeri. Une fois la dissolution du camphre obtenue, on s'en sert pour badigeonner avec un pinceau les parties que doit attaquer le bistouri.

Un de nos confrères de l'armée, M. Martenot de Cordoux, a proposé aussi l'usage du chloroforme camphré, mais il conseille de pratiquer préalablement la ligature de la partie que l'on veut rendre insensible. En opérant de la sorte, il obtint l'engourdissement complet du gros orteil au bout de quinze à vingt minutes (2). Ce procédé a été depuis expérimenté avec

(1) *Union médicale*, 1860, p. 55.

(2) *Bulletin de la Société de médecine de Besançon*, 1861.

succès, sur les orteils, par M. Foucher qui n'attribue, il est vrai, l'engourdissement qu'à l'action de la ligature (1).

Au lieu de camphre, M. Fournier eut l'idée d'ajouter de l'acide acétique au chloroforme. Au dire de l'auteur, ce mélange réussit très bien. Si, dans un appartement d'une température supérieure à 17 degrés, on applique exactement sur la peau saine, propre et non privée d'épiderme, l'orifice d'un flacon qui contient une quantité d'acide acétique cristallisable pur, équivalente au quart de sa capacité, et autant de chloroforme, on obtiendra, en ayant soin de chauffer le mélange avec la main, au bout de cinq minutes et au prix d'une très légère souffrance, une insensibilité complète de la partie. C'est, dit-il, « le moyen anesthésique local le plus sûr, le plus facile, le plus économique, le plus simple et le plus général (2). »

ARTICLE II.

MÉLANGES RÉFRIGÉRANTS.

Si l'on applique sur la peau, soit de la glace pilée, soit un mélange de glace et de sel, ou tout autre mélange réfrigérant, les parties vivantes ne tardent pas à être profondément modifiées ; après une courte sensation de brûlure, il survient de l'engourdissement, et bientôt après une insensibilité absolue. En même temps les tissus pâlissent, ils se rident, durcissent, et deviennent aussi froids que l'agent frigorifique lui-même. Ces effets ne se produisent pas toujours avec la même rapidité. L'état inflammatoire est une cause depuis longtemps connue de résistance au froid. D'après l'observation de M. Coste, professeur à l'école de médecine de Marseille, deux minutes suffisent, quand on agit sur des tissus sains, pour amener l'in-

(1) *Revue médicale française et étrangère*, 1862, p. 248

(2) *Comptes rendus de l'Académie des sciences*, t. LIII, p. 1066.

sensibilité, tandis qu'il en faut six, huit et même dix quand on opère sur des tissus envahis par l'inflammation.

M. James Arnott (de Brighton) songea à introduire dans la pratique ce procédé d'anesthésie locale. Quelques essais tentés en Angleterre lui parurent assez satisfaisants pour mériter d'être renouvelés. Étant venu en France, il en parla à M. Velpeau, dans le service duquel les mélanges réfrigérants furent mis à l'épreuve par M. Arnott lui-même. Celui dont il se servit était composé de deux parties de glace pilée et d'une partie de sel marin. Après avoir promené ce mélange renfermé dans une gaze, sur diverses parties du corps, la sensibilité disparut rapidement; on put faire des incisions sans causer aucune douleur. Mais on remarqua que l'insensibilité ne s'étendait pas au delà de la peau et du tissu cellulaire sous-jacent. C'est ainsi que, dans une amputation du sein, la malade commença à souffrir dès que le bistouri vint intéresser les parties profondes de la glande mammaire.

« Toujours est-il, conclut M. Velpeau, que cette application et la congélation temporaire, qui en est la conséquence, donnent à la peau une insensibilité suffisante pour les opérations superficielles (1). »

Les mêmes effets ont été constatés depuis par un grand nombre d'observateurs. M. Coste a fait connaître les excellents résultats qu'il en avait obtenus dans une foule de petites opérations (2).

En faisant usage d'un mélange composé de glace et de sel marin par parties égales, et d'un cinquième de sel ammoniac (chlorhydrate d'ammoniaque), M. Adolphe Richard (3) parvint, après sept minutes d'attente, à déterminer une insensibilité assez profonde et assez prolongée pour permettre la désarticulation d'un doigt sans causer de douleur. A notre

(1) *Bulletin de l'Académie de médecine*, t. XV, p. 85.

(2) Coste, *Note sur l'anesthésie locale au moyen de glace* (*Union médicale*, 1855, p. 461).

(3) *Gazette des hôpitaux*, 1854, p. 150.

connaissance, c'est l'opération la plus sérieuse qui ait été pratiquée sous l'influence du froid. Il est vrai que l'opérateur avait fait usage d'un mélange plus actif, capable d'abaisser la température à — 16 degrés. L'application en fut douloureuse, mais inoffensive pour les tissus.

La réfrigération, outre l'insensibilité qu'elle provoque, peut encore devenir une ressource précieuse, quand on veut se mettre à l'abri de l'écoulement du sang; car tant que son action persiste, les plaies restent exsangues. M. Margrave sut habilement saisir cette indication dans un cas où il avait à extraire une aiguille engagée sous l'aponévrose plantaire (1).

Néanmoins l'usage des mélanges réfrigérants s'est peu répandu, et surtout peu généralisé. Ce n'est guère que dans quelques cas spéciaux, et en particulier dans l'opération de l'ongle incarné, l'excision de l'exostose sous-unguéale, que l'on continue à s'en servir.

Quelques reproches leur ont été adressés. Leur application est un peu douloureuse, mais il y a loin de la légère sensation de brûlure qu'ils provoquent tout d'abord à la douleur qu'ils préviennent.

On a pensé que la congélation devait favoriser la gangrène. Un certain nombre de faits nous autorisent à penser que cet accident est beaucoup moins à craindre qu'on ne pourrait le supposer. Chez un malade en particulier, auquel nous voulions pratiquer l'excision d'un ongle incarné, le mélange réfrigérant ayant été, par une circonstance accidentelle, maintenu en place plus longtemps que de coutume, l'orteil tout entier fut mis en état de congélation complète ; il était glacé, terne, sonore : l'excision de l'ongle et du bourrelet ne fut nullement ressentie, et n'amena pas une goutte de sang. Nous n'étions pas sans quelque inquiétude sur le sort de l'organe, lorsqu'au bout de dix minutes environ un écoulement de sang assez abondant, au niveau de la plaie, et une sensation de brûlure, vinrent

(1) *Comptes rendus de la Société de chirurgie d'Irlande* (*Dublin medical Press*, 1854, p. 385).

nous rassurer sur le rétablissement complet des fonctions. Il survint, pour tout dommage, une petite phlyctène sur la face dorsale de la première phalange.

On a menacé de réactions inflammatoires consécutives. Ici encore l'expérience est rassurante. M. Coste, dont l'attention s'est portée sur ce point, n'a rien observé de semblable.

Enfin on a prétendu que la glace dénaturait tellement les tissus, qu'elle rendait souvent l'opération plus difficile. S'agit-il, par exemple, d'ouvrir une collection purulente, la sensation de fluctuation devient moins nette ; elle peut même disparaître. Le point où il faut plonger le bistouri n'est plus indiqué sur des tissus racornis et devenus uniformément blafards. Ces remarques ont quelque fondement ; mais rien n'est plus facile que de prendre ses mesures avant l'application du froid.

Le mélange dont on fait le plus communément usage est celui de M. Arnott, composé, avons-nous dit, de deux parties de glace et d'une de sel marin. Il faut qu'il soit aussi intime que possible. Pour cela, on pile la glace dans un vase quelconque ou simplement dans un nouet, et l'on y ajoute successivement le sel. Après l'avoir préparé, on le place dans une gaze ou tout autre tissu poreux, puis on l'applique sur les parties qu'il s'agit de congeler. La vessie de porc, dont plusieurs opérateurs ont conseillé de se servir, a l'inconvénient, à cause de son imperméabilité, de s'opposer à l'écoulement de l'eau qui provient de la fusion, et qui n'a point été absorbée par le sel. Il en résulte que le mélange devient très promptement déliquescent, et acquiert une température supérieure à zéro.

La durée de l'application est très variable selon les indications, l'état des parties, et selon que le mélange est plus ou moins bien fait, plus ou moins exactement appliqué. En interrogeant directement la sensibilité, on peut facilement être renseigné à cet égard.

La méthode de la réfrigération des tissus nous paraît estimée beaucoup au-dessous de sa valeur. Du moment que l'insensibilité qu'elle procure est complète, que son action sur les tissus sains est inoffensive, existe-t-il quelque motif, en dehors d'une légère perte de temps, pour ne pas y recourir dans toutes les opérations qui se pratiquent sur les doigts ou les orteils et dans toutes celles qui n'intéressent que la peau et les plans superficiels ? Nous faisons seulement une réserve à l'égard des tissus malades ou enflammés. Bien que la question ait été déjà envisagée à ce point de vue, de nouvelles observations nous paraissent encore nécessaires pour déterminer leur degré de tolérance. Si, comme il est permis de le croire, la congélation est tout aussi bien supportée dans ces conditions, on peut prévoir le moment où, grâce à la réfrigération, l'anesthésie pourra être étendue à toute la pratique usuelle de la chirurgie. Certes, ce ne serait pas un service vulgaire que de fournir un moyen inoffensif de pratiquer, sans causer de douleur, l'ouverture d'un abcès, le débridement d'un phlegmon, d'un panaris, d'un anthrax, etc. Un pareil sujet de recherches nous paraît bien digne de tenter quelque ami de l'humanité.

ARTICLE III.

APPLICATION LOCALE DE L'ACIDE CARBONIQUE.

On peut faire remonter très haut l'usage de l'acide carbonique comme agent anesthésique. Nous avons établi (1) que la fameuse pierre de Memphis devait très probablement à ce gaz la meilleure part de ses vertus. Avec un peu de bonne volonté, on peut aussi retrouver des traces de cette médication dans la plupart des auteurs anciens et jusque dans Hippocrate.

Mais la notion en devient beaucoup plus explicite dans les recettes que donne Ambroise Paré pour combattre l'état névropathique de l'aménorrhée et les douleurs du cancer utérin. « Tel remède, dit-il, corrige la pourriture et malice de l'hu» meur, laquelle souvent est cause de la douleur.

(1) Voyez HISTORIQUE, p. 3.

» On pourra faire des parfums tels que s'ensuivent :

Escorce d'encens, mastic, graines de genièvre, labdanum, de chacun	1/2 once.
Orpiment rouge ou citrin	2 gros.
Cinnabre	1/2 once.

» et seront formés trochisques avec térébenthine pour ietter » sur le feu et en faire recevoir la fumée (1). »

Sans contester absolument l'influence que pouvaient avoir les principes aromatiques fournis par ces substances, il est permis de réserver une part d'action à l'acide carbonique, qui, certainement, figurait, pour une proportion considérable, dans les produits de leur combustion.

C'est aussi à la présence de l'acide carbonique qu'on peut attribuer l'efficacité de certains cataplasmes prônés de longue date comme calmants et résolutifs, et composés de levûre de bière, de marc de raisin, de pâte fraîche, etc.

Quoi qu'il en soit, parmi toutes ces formules enfouies dans nos vieilles pharmacopées, aucune n'était basée sur la connaissance des vertus anesthésiques de l'acide carbonique. On en tirait parti peut-être, mais sans le savoir. C'est donc avec raison que M. Salva (2) attribue la découverte de cette médication à Percival, qui fut conduit vers 1772, après avoir obtenu de bons effets des inhalations d'acide carbonique dans le traitement de la phthisie pulmonaire, à l'essayer par analogie dans des cas d'ulcères sordides et de cancers. Il parvint de la sorte à calmer la douleur. Percival lui-même, ayant un aphthe ulcéré à la pointe de la langue, trouva un grand soulagement dans l'application de l'*air fixe* à la partie affectée, tandis que tous les autres remèdes étaient sans effet. En tenant la langue au-dessus d'un mélange de potasse et de vinaigre, il apaisait toujours la douleur et l'emportait même presque à coup sûr ; aussi y

(1) *Œuvres* d'Ambroise Paré, édition de M. Malgaigne, t. II, p. 268.

(2) Ernest Salva, *Thèse inaugurale*, Paris, 1860, n° 135.

eut-il recours toutes les fois que le tourment causé par l'ulcère était plus grand qu'à l'ordinaire (1).

Quelque temps après, un médecin hollandais, qui habita longtemps l'Angleterre, Ingenhousz, essaya l'action de l'acide carbonique sur la peau dénudée : il obtint une sédation très marquée. Cette expérience devint le point de départ de nouvelles recherches sur l'anesthésie locale, dont on trouve l'exposé dans l'intéressante notice de M. Follin (2).

Au mois d'août 1794, Ingenhousz communiqua le résultat qu'il avait obtenu à Beddoès, en ajoutant que le docteur Webster avait été informé des mêmes faits par un Français dont il avait oublié le nom. Beddoès répéta sur lui-même l'épreuve d'Ingenhousz. Un vésicatoire fut appliqué sur la face dorsale du troisième doigt de la main gauche; lorsque la douleur due à l'action des cantharides fut entièrement calmée, il enleva l'épiderme, ce qui causa une vive douleur. Il noua alors autour du doigt une vessie contenant de l'acide carbonique, et bientôt la douleur disparut. Tant que ces conditions persistèrent, la partie demeura insensible et se recouvrit d'une pellicule blanchâtre. Lorsque le derme fut de nouveau exposé à l'air, la douleur revint, et persista jusqu'au moment où l'on eut recours au même moyen. En substituant l'oxygène à l'acide carbonique, la douleur devenait beaucoup plus intense. M. Salva (3) a obtenu des résultats beaucoup moins satisfaisants. Malgré l'application d'un manchon rempli d'acide carbonique, la cuisson déterminée par la dénudation du derme à l'aide d'un vésicatoire persista avec la même intensité pendant dix minutes. Elle finit par se calmer, mais sans disparaître complétement. Les mêmes parties étant ensuite exposées à l'air, la douleur n'en devint pas plus vive.

(1) *Lettres* de Thomas Percival, dans les *Œuvres* de Priestley, traduites en français par Gibelin, édition de 1775, t. III, p. 397.

(2) *Étude historique sur l'anesthésie locale par l'acide carbonique* (*Archives générales de médecine*, 5e série, t. VIII, p. 698).

(3) Salva, *Thèse citée*, p. 15.

L'expérience si encourageante de Beddoès suggéra à quelques médecins la pensée d'employer l'acide carbonique pour calmer la douleur de certains cancers. Un chirurgien de Bath, John Ewart, publia même un mémoire sur ce sujet, à la suite de deux cas heureux de sa pratique, dans lesquels les douches d'acide carbonique avaient réussi à calmer les douleurs et à modifier avantageusement les surfaces ulcérées de deux cancers du sein (1).

D'autres faits particuliers avaient aussi depuis longtemps attiré l'attention des médecins allemands sur les propriétés anesthésiques du gaz acide carbonique. Une guérison surprenante, observée par un médecin sur lui-même, contribua surtout à vulgariser cette connaissance. M. Struve, souffrant depuis plusieurs années d'une affection très douloureuse au membre inférieur gauche, eut un jour l'idée d'exposer sa jambe au courant de gaz carbonique qui se dégage de l'une des sources de Marienbad. La première impression qu'il en ressentit fut un fourmillement bientôt suivi d'une sensation agréable et d'une abondante transpiration. Lorsqu'il retira son pied, le malade fut tout étonné de ne plus ressentir de douleur, et de pouvoir marcher sans béquilles. Il continua l'usage de ces douches, et quitta les eaux complétement guéri (2). Depuis lors les douches et les bains d'acide carbonique ont été, dans le pays, fréquemment recherchés pour calmer les douleurs.

Enfin, en 1834, Mojon, professeur de médecine à Gênes, fit connaître dans une note sommaire les heureux effets qu'il avait obtenus en employant l'acide carbonique pour combattre l'aménorrhée et les douleurs névralgiques qui l'accompagnent si souvent. C'était à l'action déprimante, contro-stimulante du gaz qu'il attribuait cette sédation (3).

(1) *The History of two cases of ulcerated cancer of the mamma, one of which was been cured, the other much relieved by a new method of applying carbonic acid air*, by John Ewart. In-8, London, 1794.

(2) Salva, *Thèse citée*, p. 10.

(3) *Bulletin de thérapeutique*, 1834, t. VII, p. 350.

Toutes ces tentatives eurent assez peu d'écho dans la pratique médicale, pour que M. Simpson ait proposé comme une pratique nouvelle les douches d'acide carbonique dans la plupart des affections douloureuses de l'utérus et de quelques organes voisins, telles que le cancer utérin, les névralgies utéro-vaginales, le prurit de la vulve, la dysurie, etc.

C'est alors que quelques expériences furent tentées dans les hôpitaux de Paris, mais avec des résultats variables. On reconnut la justesse des observations de Simpson. Employé en douches vaginales par MM. Follin, Monod, Demarquay, l'acide carbonique réussit généralement à calmer les douleurs violentes, après avoir développé d'abord une sensation d'ardeur légère dans tout le conduit utéro-vulvaire. L'influence parut surtout prompte quand on agissait sur des surfaces ulcérées, quoique pourtant on en ait aussi tiré quelque avantage dans les engorgements sans ulcérations de la matrice et dans de simples névralgies de ces organes. Mais ces effets n'avaient qu'une durée limitée : au bout d'une heure ou de deux tout au plus, les douleurs revenaient si l'on n'avait pas le soin de renouveler les injections.

Entre les mains de M. Demarquay, les mêmes procédés eurent moins de succès pour calmer les douleurs d'un cancer du rectum. Il échoua complétement aussi toutes les fois qu'il fit agir le courant gazeux sur des téguments sains, dans le but, tantôt de calmer des douleurs pathologiques, tantôt d'obtenir l'insensibilité de la peau. MM. Verneuil et Follin ne réussirent pas davantage à calmer, soit par des bains, soit par des douches, le premier les douleurs d'un phlegmon du pied, le second les douleurs d'une arthrite du poignet.

Cependant M. Broca (1) n'eut qu'à s'en louer dans le traitement de certaines formes de cystite, compliquées de ténesme et de contractions vésicales excessives. Chez un jeune homme, en particulier, des injections vésicales d'acide carbonique ame-

(1) *Moniteur des hôpitaux*, 1857.

nèrent instantanément du calme, et diminuèrent progressivement les envies d'uriner, sans toutefois avoir d'influence marquée sur l'état des urines. Pour s'assurer si ce changement était dû à une action sédative réelle, ou seulement à la distension de l'organe, M. Broca remplaça par de l'air l'acide carbonique. La douleur fut très vive et spontanément accusée par le malade, qui n'avait point été prévenu de cette substitution. Après le résultat de cette contre-épreuve, il parut hors de doute à l'auteur que l'action anesthésique devait être attribuée à une propriété particulière du gaz injecté. Ce n'est pas sans faire une réserve qu'il faudrait accepter comme démontrées par cette observation les propriétés anesthésiques de l'acide carbonique. Dans certaines formes de cystite, la distension régulière et progressive du viscère par des liquides anodins ou émollients, est, de tous les traitements employés, celui dont on retire les meilleurs effets. Rien de surprenant, à priori, que des injections faites avec un gaz inoffensif produisent le même résultat. C'est pour éloigner toute cause d'illusion que M. Broca voulut avec beaucoup de raison recourir au même mode de traitement en employant un autre gaz. Seulement le choix de ce dernier fut-il irréprochable ? L'air atmosphérique est de nature à faire naître par lui-même de la douleur, s'il est mis au contact d'une muqueuse irritée, dépouillée de son épithélium et parfois criblée d'ulcérations. Il en résulte que cette seconde tentative démontre peut-être moins l'action anesthésique de l'acide carbonique que l'action irritante de l'air sur la muqueuse vésicale enflammée. Pour être admis à conclure, il faudrait faire usage d'un gaz inerte, tel que l'azote, par exemple.

L'emploi local de l'acide carbonique a été de tout temps considéré comme inoffensif. Cependant M. Charles Bernard paraît avoir observé, chez des femmes affectées d'engorgement du col utérin, de véritables accidents, dépendants d'un commencement d'asphyxie. Ces accidents consistaient en céphalalgie, bourdonnements d'oreilles, étourdissements, nausées, somnolence continuelle, faiblesse très grande. Chez une malade il y eut même incontinence d'urine pendant quelques jours (1).

Dans un fait rapporté par M. Scanzoni, l'usage de l'acide carbonique détermina brusquement la mort ; mais les circonstances de l'observation ne permettent pas de douter que l'influence du gaz ne soit tout à fait étrangère à l'événement. Il s'agit, en effet, d'une femme enceinte de quatre mois, chez laquelle furent pratiquées des douches intra-utérines. Dans ce genre de mort subite dont M. Depaul a depuis rapporté un autre exemple, l'accident, quelle que soit la manière de l'interpréter, paraît indépendant de la nature du gaz employé.

On peut conclure de ce qui précède que l'acide carbonique employé, soit en bains, soit en douches, ne vaut rien pour déterminer l'anesthésie locale préventive. C'est à juste titre qu'il a été abandonné. Jusqu'alors il ne s'est guère montré efficace que pour calmer les douleurs de certaines affections des voies génito-urinaires. C'est encore dans les mêmes circonstances que les injections de vapeur d'éther ont fait merveille. Cette singulière coïncidence de deux agents médicamenteux différents, qui se montrent efficaces dans les mêmes cas particuliers, est propre à faire naître des doutes sur la nature des services que l'un et l'autre sont appelés à rendre. S'agit-il bien là d'une action médicatrice réelle, ou seulement d'une influence morale passagère?

L'administration de l'acide carbonique ne présente aucune difficulté. On peut se contenter d'un vase quelconque, d'un flacon de verre, par exemple, dans lequel on opère la réaction, et d'un tube de caoutchouc adapté à son col, qui conduit le gaz partout où il le faut. Il suffit de prendre certaines précautions pour que le dégagement d'acide carbonique s'effectue d'une façon modérée et régulière. Le pro-

(1) *Archives générales de médecine*, 5ᵉ série, t. X, p. 529.

cédé qui paraît à M. Follin réaliser les meilleures conditions, consiste à faire réagir l'acide tartrique sur le bicarbonate de soude dans un flacon à trois tubulures d'une contenance de 2 litres. A l'une des tubulures, celle du milieu, on adapte un tube de sûreté ; à une deuxième, on dispose un tube ou une canule de caoutchouc ; la troisième est surmontée d'un entonnoir à robinet. On verse dans le flacon, rempli d'eau aux deux tiers, un excès de bicarbonate de soude. L'entonnoir est alors rempli d'une solution saturée d'acide tartrique. L'appareil étant ainsi préparé, il suffit de tourner le robinet de l'entonnoir, de façon que l'acide tombe goutte à goutte dans le récipient. Par la graduation de l'acide tartrique, on gradue l'émission du gaz.

On peut aussi employer avec le même appareil le carbonate de chaux et l'acide sulfurique ou chlorhydrique ; mais par ce dernier procédé, le dégagement est très irrégulier. Excessif au début, il peut occasionner une explosion ; trop lent et presque nul quelques instants après, il ne fournit pas un courant suffisant. Un autre inconvénient réside dans l'impureté du gaz, qui entraîne avec lui de la vapeur d'eau chargée d'acide sulfurique ou chlorhydrique. Il est indispensable, à cause des propriétés irritantes de ces principes étrangers, de le laver en le faisant traverser un flacon rempli d'eau distillée, avant d'en faire usage. Quand on veut maintenir une surface dans un bain d'acide carbonique, il suffit de la recouvrir d'un sac imperméable, soit de baudruche, soit de caoutchouc, dans lequel on dirige le courant gazeux.

ARTICLE IV.

ANESTHÉSIE ÉLECTRIQUE.

Un jour un dentiste américain, M. J. B. Francis, eut l'idée de faire passer un courant électrique à travers une dent qu'il était sur le point d'extraire, dans l'espoir de calmer ou de modifier la douleur de l'opération. Pour y arriver, un forceps préparé de façon à être isolé de la gencive du patient et de la main de l'opérateur, fut mis en rapport avec le pôle négatif d'une machine électro-magnétique, tandis que l'autre rhéophore était placé dans la main du malade. En faisant fonctionner l'appareil, le courant traversait nécessairement la dent au moment même où l'instrument venait à la toucher : il paraît que l'électricité détermina une insensibilité complète.

Il en fut de même entre les mains de M. Préterre (de Paris). Celui-ci apporta quelques modifications au procédé primitif de M. Francis, dans le double but d'isoler plus complétement l'instrument de la gencive, et d'étendre le bénéfice de l'anesthésie électrique à toutes les opérations qui sont du ressort de la chirurgie dentaire (1).

A Philadelphie, une commission chargée par l'Institut de Franklin d'étudier la question, déclara que dans 164 avulsions de dents observées par elle, il n'y avait eu le plus souvent aucune douleur (2).

Le *Boston medical Journal* (3) fait aussi mention de 26 extractions de dents, dans lesquelles l'électricité réussit au moins dans les deux tiers des cas.

M. Morel-Lavallée fut tout aussi heureux : 15 avulsions de dents furent pratiquées sans causer de douleur (4).

Ici finit la période de succès de l'anesthésie voltaïque. Employée en France par MM. Robert, Velpeau, Follin, elle ne fournit que des résultats peu satisfaisants et contradictoires. Tantôt la douleur ne fut point ressentie ; ailleurs elle parut vive et même exagérée.

M. Wauthier échoua complétement toutes les fois qu'il s'en servit.

Les dentistes anglais n'eurent pas à s'en louer davantage. Aussi, dans une séance du collége des dentistes de Londres

(1) *Gazette hebdomadaire*, 1857, p. 701.

(2) *American Journal of med. sc.*, 1857.

(3) *Gazette hebdomadaire*, 1857, p. 750.

(4) *Bulletin de l'Académie de médecine*, 1858.

fut-il proposé de la repousser de la pratique, en déclarant, sur la proposition du président M. Mattheus « que, le galvanisme agit seulement en produisant une diversion à la douleur, mais non une véritable insensibilité (1). »

Le même moyen a été aussi essayé dans quelques petites opérations. M. Nélaton s'en est servi pour ouvrir un abcès. Le bistouri, isolé de la main du chirurgien, fut mis en communication avec un des pôles d'un appareil d'induction, pendant que l'autre rhéophore était tenu par le malade, de façon que le courant traversât le point qui devait être ponctionné au moment précis du contact de l'instrument avec la peau. Loin d'obtenir l'insensibilité, la douleur causée par le courant électrique fut tellement intense, que l'on fut obligé d'y renoncer (2). Il est vrai que M. Bergounhioux attribua cet insuccès à la forme pointue du bistouri qui servait de conducteur. Il prétendit s'être assuré qu'à l'aide de rhéophores plats et semi-lunaires, et avec des quantités très faibles d'électricité, on pouvait obtenir l'insensibilité des téguments, même quand ils étaient envahis par l'inflammation (3).

Les chirurgiens qui tentèrent l'expérience de M. Nélaton ne furent guère plus heureux. MM. Robert et Velpeau, en particulier, échouèrent complétement; pourtant M. Morel-Lavallée réussit à rendre des incisions à peine douloureuses, et M. Fonssagrives obtint l'insensibilité chez cinq malades auxquels il devait ouvrir des bubons suppurés ou pratiquer des débridements (4).

Il est difficile de se prononcer, surtout en l'absence de toute expérience personnelle, sur la valeur d'un moyen tombé actuellement en désuétude. Les rares occasions dans lesquelles il s'est montré efficace ne suffisent pas pour justifier tout ce qu'il a d'irrationnel. On comprend difficilement comment le

(1) *Med. Times and Gaz.*, 1858, p. 412.
(2) *Gazette hebdomadaire*, 1857, p. 842.
(3) *Ibid.*, p. 857.
(4) *Gazette des hôpitaux*, 1858, p. 589.

plus puissant excitant du système nerveux pourrait être transformé en agent anesthésique, et l'on est tout disposé à croire, soit à une substitution d'impression douloureuse, soit à une simple coïncidence, soit à une influence morale. Quoi qu'il en soit, pour quiconque voudrait puiser dans son observation personnelle des arguments supérieurs à tous les raisonnements du monde, voici quelles sont les conditions les meilleures pour une bonne expérimentation :

Il faut que la tension du courant soit très faible, juste ce qui est nécessaire pour que le patient, tenant en main les rhéophores, soit averti de son existence. L'appareil de MM. Morin et Legendre a paru suffisant à plusieurs observateurs, et en particulier à M. Fonssagrives.

Il faut que l'instrument, transformé en rhéophore, qui doit servir à l'opération, soit bien isolé des tissus ambiants, pour que le courant traverse précisément et exclusivement le point sur lequel il doit agir. On a cru remarquer, en effet, dans les extractions de dents, que, toutes les fois que le forceps touchait la gencive, le résultat était compromis; ce qui explique pourquoi l'extraction des racines plus ou moins recouvertes par les parties molles s'est montrée particulièrement réfractaire. Nous ne sommes pas en mesure de concilier cette recommandation dictée par l'expérience aux dentistes américains en particulier, avec le conseil donné par M. Bergonhioux, de disséminer au contraire l'électricité à l'aide de rhéophores présentant une certaine surface.

Enfin il est recommandé de ne faire fonctionner l'appareil qu'au moment précis de l'opération.

M. le docteur Richardson tenta d'utiliser l'électricité à un autre point de vue, pour obtenir l'anesthésie locale. Espérant que l'action d'un courant électrique faciliterait la pénétration dans les tissus des substances narcotiques, il imagina un procédé mixte auquel il donna le nom de *narcotisme voltaïque*. Des expériences furent faites à l'École de médecine de Grosvenor place; toutes furent concluantes, et chez les animaux, et chez l'homme. Mais il fallut une heure pour obtenir un résultat (1). Le professeur Waller, en répétant les expériences de M. Richardson, s'assura que l'électricité ne jouait aucun rôle, et que les effets observés devaient être attribués exclusivement à l'application de médicaments narcotiques sur la peau (2).

Piédagnel avait aussi proposé, pour diminuer ou faire disparaître la douleur causée par l'action des caustiques, d'ajouter à la substance escharotique une certaine quantité d'un sel de morphine. Amussat a essayé de ce procédé, pour détruire des bourrelets hémorrhoïdaux, des trajets fistuleux ; le succès ne répondit que très incomplétement à son attente. Nous-mêmes avons fait usage, pour ouvrir des bubons suppurés ou détruire des décollements, d'un mélange de chlorhydrate de morphine et de caustique en poudre. La douleur n'a été ni moins vive, ni moins durable.

(1) *Medical Times and Gaz.*, 1859, 1er semestre.
(2) Waller, *Medicinische Vochenschrift.*

FIN.

TABLE DES MATIÈRES

SECONDE SECTION.

PRATIQUE DE LA MÉTHODE ANESTHÉSIQUE.

FIN DE LA TABLE DES MATIÈRES.

Paris. — Imprimerie de L. MARTINET, rue Mignon, 2.

www.ingramcontent.com/pod-product-compliance
Lightning Source LLC
LaVergne TN
LVHW021916170726
843501LV00001BA/52

* 9 7 8 2 3 2 9 0 9 6 3 8 4 *